医院后勤标准化管理

——医院后勤ISO 9001管理实务

陈 勇 ◎ 主编

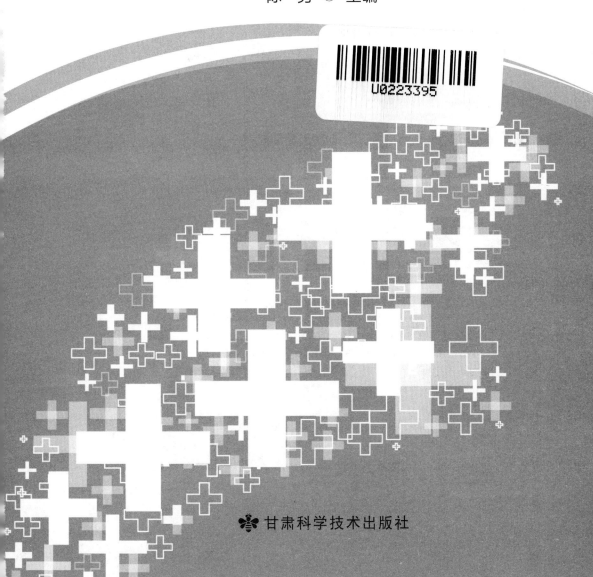

甘肃科学技术出版社

图书在版编目（CIP）数据

医院后勤标准化管理：医院后勤 ISO 9001 管理实务 /
陈勇主编. -- 兰州：甘肃科学技术出版社，2021.12
　　ISBN 978-7-5424-2884-4

　　Ⅰ.①医… Ⅱ.①陈… Ⅲ.①医院－后勤管理－标准
化管理 Ⅳ.①R197.32

　　中国版本图书馆CIP数据核字(2021)第246287号

医院后勤标准化管理——医院后勤 ISO 9001 管理实务

陈　勇　主编

责任编辑　陈学祥
封面设计　麦朵设计

出　　版　甘肃科学技术出版社
社　　址　兰州市曹家巷 1 号　　730030
网　　址　www.gskejipress.com
电　　话　0931-8120187(编辑部)　0931-8773237(发行部)

发　　行　甘肃科学技术出版社　　　印　刷　甘肃新华印刷厂
开　　本　787毫米×1092毫米 1/16　印　张　37.25　插　页　4　字　数　886千
版　　次　2021 年 12 月第 1 版
印　　次　2021 年 12 月第 1 次印刷
印　　数　1~1 000
书　　号　ISBN 978-7-5424-2884-4　　　定　价　268.00元

编 委 会

前　言

医院后勤系统引入 ISO9001 质量管理体系，进行标准化管理，是外树形象、内强素质、提升管理强院战略的一项重要举措。通过管理标准化，把后勤生产、服务环节进行全面规范、法制式约束，将之程序化、标准化。通过管理标准化，对程序文件中各部门、各类人员的职责和权限界定，进一步明确职责。所有人员知道自己的职责是什么，任务是什么，相互之间的工作衔接怎样进行，线条一清二楚，任务、责任明确，极大地提高工作效率。另外，通过管理标准化，提供更高质量的服务和产品，有利于树立和改善医院后勤形象，增强核心竞争力。

本书以 ISO9000 族管理基础理论开篇，介绍了质量管理的概念、发展、术语、原则，以及质量管理体系的基本内容。以 ISO9001 质量管理体系标准入手，详细讲解质量改进，质量管理体系文件的建立和运行，及其审核和认证，进而以 ISO9001 质量管理体系应用实践的具体实例，展示 ISO9001 质量管理体系在医院后勤管理中的应用价值。

本书内容丰富、全面，管理联系实际，注重实用性、科学性和系统性，内容设计上从质量管理的概念、发展入手，分别讲述质量管理体系的基本原理、基本内容、体系文件的建立和运行，质量管理体系的审核和认证，实践应用，层层递进，便于理解。

本书既可作为医院后勤管理的工作手册，也可作为各级医院质量管理的参考书。

本书作者均工作在后勤管理一线，年富力强，基础扎实，实践经验丰富，在编写过程中，各位作者倾尽全力，一丝不苟，在做好本职工作的同时，加班加点，高质量完成了书稿。但由于作者水平有限，书中错误与疏漏在所难免，殷请读者不吝赐教，惠以指正，以便改进。

陈　勇

2021 年 7 月

目　　录

第一篇　基础篇

第一章　质量管理概述

第一节　质量管理的发展历程

从人类历史上有商品生产以来就提出质量管理的概念，并开始了以商品成品检验为主的质量管理。据史料记载，早在 2400 年以前，我国就已有了青铜制刀枪武器的质量检验制度。

随着社会的发展，科学技术和社会文明的进步，质量的含义不断丰富和扩展，质量管理先后从开始的传统手工业的"质量检验管理"阶段进入"统计质量管理"阶段、"现代质量管理"阶段，进而又逐步完善并从管理科学体系中脱颖而出，派生成"质量管理工程"。

质量检验管理：其主要特点是严格把关，对已经完成了的全部产品进行事后的、百分之百的检验。这种质量管理的不足是：在成品中挑出废品，虽然保证了出厂产品质量，但这种事后检验把关，无法在生产过程中起到预防、控制的作用，废品已成事实，很难补救；且百分之百的检验，增加检验费用，随着生产规模进一步扩大，在大批量生产的情况下，这样做在经济上是不合理的；而且缺乏系统的观念，责任不明，一旦出现质量问题容易扯皮、推诿责任。

统计质量管理：其主要特点是应用数理统计原理和抽样技术对生产过程进行控制，以预防不良质量产品的出现，即进行事先的、预防性的生产过程控制。但是，统计质量管理也存在缺陷，它过分强调质量控制的统计方法，使人们误认为"质量管理就是统计方法""质量管理是统计专家的事"，使多数人感到高不可攀、望而生畏；同时，它对质量的控制只限于制造和检验部门，忽视了其他部门的工作对质量的影响，不能充分发挥其他部门和广大员工的积极性，从而一定程度上制约了质量管理统计方法的普及和推广。

现代质量管理：20 世纪 60 年代以来，社会生产力迅速发展，科学技术日新月异，人们对产品质量的要求越来越高，在生产技术和质量管理活动中广泛应用系统分析的概念，同时，管理理论又有了一些新发展，最突出的特点就是重视人的因素，以人为本，鼓励职工参与管理，强调依靠广大职工搞好质量管理。

上述情况的出现，仅仅依靠事后质量检验和运用统计方法已难以保证和提高产品质量，因此，许多企业开始了全面质量管理的实践。最早提出全面质量管理概念的是美国通用电器公司质量经理菲根堡姆（A.W.Feigenbaum）。1961 年，他出版了《全面质量控制》一书，该书强调执行质量职能是公司全体人员的职责。他指出："全面质量管理是为了能够在最经济的水平上并考虑到充分满足用户要求的条件下进行市场研究、设计、生产和服务，把企业各部门的研制质量、维持质量和提高质量的活动构成为一体的有效体系。"

20 世纪 60 年代以后的 20 多年里菲根堡姆的全面质量管理概念逐步被世界各国所接受,并总结成国家标准。中国自 1978 年推行全面质量管理(total quality management,TQM)以来,在实践上、理论上都发展较快。20 世纪 80 年代,质量管理的国际标准化才由国际标准化组织(international standardization orgnization,ISO)组织制定和完成,1987 年国际标准化组织在总结各国全面质量管理经验的基础上,制定了 ISO9000《质量管理和质量保证》系列标准,1994 年、2000 年、2008 和 2015 年又对标准进行了四次修订。

第二节　全面质量管理概述

一、全面质量管理的概念

全面质量管理(total quality management,TQM)是质量管理发展的最新阶段。是基于组织全员参与的一种质量管理形式。具体地说,全面质量管理就是以质量为中心,全体职工以及有关部门积极参与,把专业技术、经营管理、数理统计和思想教育结合起来,建立起产品研究、设计、生产、服务等全过程的质量管理体系,从而有效地利用人力、物力、财力、信息等资源,以最经济的手段生产出顾客满意的产品,使组织、全体成员及社会受益,从而使组织获得长期成功和发展。

全面质量管理与传统的质量管理相比,具有以下特点:从事后检验和把关为主转变为以预防为主,即从管结果转变为管因素;从就事论事、分散管理,转变为以系统的观点为指导进行全面的综合治理;突出以质量为中心,围绕质量开展全员的工作;由单纯符合标准转变为满足顾客需求;强调不断改进过程质量,从而不断改进产品质量。

二、全面质量管理的基本要求

全面质量管理的基本要求概括为"三全一多"。

(一)全员的质量管理

上至最高管理者,下至生产一线员工,人人做好本职工作,全体参加质量管理活动,才能生产出顾客满意的产品。

1.必须抓好全员的质量教育工作,加强职工的质量意识,牢固树立质量第一的思想,促进员工自觉地参加质量管理的各项活动。同时提高技术素质、管理素质和政治素质,以适应深入开展全面质量管理的需要。

2.通过制定各部门各级各类人员的质量责任制,明确自己在质量责任制中的责任和权限,各司其职、密切配合,形成一个高效、协调、严密的质量管理工作系统。

3.开展群众性质量管理活动,如质量管理小组的活动,充分发挥广大员工的聪明才智和当家做主的进取精神。

总之,全员的质量管理就意味着全面质量管理要"始于教育,终于教育"。

(二)全过程的质量管理

全过程质量管理是指把产品质量形成全过程的各个环节和有关因素控制起来,做到以预防为主,防检结合,重在提高。在管理中必须树立"预防为主,不断改进的思想"和"为顾客服务的思想"。可见,全面质量管理要"始于识别顾客的需要,终于满足顾客的需要"。

（三）全层次的质量管理

从组织角度来看,组织可划分成上层、中层、基层,全层次的质量管理就是要求组织各个层次都有明确的质量管理活动内容。上层管理者侧重质量决策,制定组织的质量方针、质量目标、质量政策和质量计划,并协调组织各部门、各环节、各类人员的质量管理活动,保证实现组织目标;中层管理者贯彻落实上层管理者的质量决策,执行各自的质量职能,并对基层工作者进行具体的管理;基层管理要求每个员工严格按标准、按规程进行生产,相互间分工合作,不断进行作业改善。

从质量职能的角度看,产品质量职能是分散在组织的有关部门中的,要保证和提高产品质量,就必须把分散到组织各部门的质量职能充分发挥出来。但由于各部门的职责和作用不同,其质量管理的内容也不一样,为了有效地进行全面质量管理,就必须加强各部门的协调。

可见,全层次的质量管理就是要"以质量为中心,领导重视,组织落实,体系完善"。

（四）多方法的质量管理

在质量管理中,必须根据不同的情况,区别不同的影响因素,广泛、灵活地运用多种多样的现代管理方法来解决质量问题,其中要特别注意运用统计学方法。在运用这些方法时,应注意以下几点:

1.尊重客观事实,尽量用数据说话

在质量管理活动中,要坚持实事求是,科学分析,尽量用数据说话。纠正大概、好像、也许、差不多的靠经验、凭感觉的工作方法,树立科学的工作作风,把质量管理建立在科学的基础上。

2.遵循 PDCA 循环的工作程序

进行任何活动都必须遵循计划（plan）、执行（do）、检查（check）、总结（action）的工作程序。

3.广泛地应用科学技术新成果

上述"三全一多",都是围绕着"有效地利用人力、物力、财力、信息等资源,以最经济的手段生产出顾客满意的产品"这一目标,是全面质量管理的基本要求,也是组织推行全面质量管理的出发点和落脚点。坚持质量第一,把顾客的需要放在第一位,树立为顾客服务的思想,提高产品质量,降低消耗,改善管理,增加效益,提供各种优质产品和优质服务。

第三节　ISO9000 系列标准概述

一、ISO9000 系列标准的制定与修订

（一）国际标准化组织（ISO）

国际标准化组织（ISO）是目前世界上最大的、最具权威性的国际标准化专门机构,是由 131 个国家的标准化机构参加的世界性组织。其前身是国家标准化协会国际联合会（ISA）和联合国标准协调委员会（UNSCC）。1945 年 10 月联合国标准协调委员会在纽约召开全体会员大会,决定成立一个新的、永久性的国际标准化组织。1946 年 10 月,来自美国、英国、法国、中国、印度等 25 个国家的 64 名代表在伦敦召开会议,同意成立新的国际标准化机构,并定名为国际标准化

组织(International Standardization Organization,ISO)。与此同时,决定将国际电工委员会(IEC)并入 ISO,主要负责电工、电子领域的标准化活动,但仍保持 IEC 本身的名称和独立性。ISO 负责除电工、电子领域之外的其他领域的标准化活动。1947 年 2 月国际标准化组织(ISO)宣告正式成立,参加 1946 年 10 月伦敦会议的 25 个国家为 ISO 的创始成员国。ISO 的最高权力机构是每年一次的全体大会,其日常办事机构是中央秘书处,设在瑞士的日内瓦。

ISO 的主要活动是制定国际标准,协调世界范围内的标准化工作,组织各成员国进行情报交流,以及与其他国际机构进行合作,共同研究标准化问题。ISO 的工作成果是正式出版的国际标准,即 ISO 标准。国际标准化组织的工作是通过 2800 个技术机构来进行的,每年约有 3 万名专家参加 ISO 标准的制定工作,每年约有 1000 份标准化文件。

(二)国际标准化组织质量管理和质量保证技术委员会(ISO/TC176)

国际标准化组织为适应质量认证制度的实施,1971 年正式成立了认证委员会(CERTICO),1985 年改名为合格评定委员会(CASCO)。1979 年 9 月在 ISO 理事会全体会议上通过决议,决定在原 ISO/TC176 第二工作组"质量保证"的基础上,单独成立质量保证技术委员会(TC176),专门研究质量保证领域内的标准化问题,并负责制定质量体系的国际标准。

1980 年在加拿大渥太华举行 TC176 首次会议,会议决定下设三个工作组。第一工作组负责质量名词术语的统一,法国为秘书国;第二工作组负责质量体系要素的确定,美国为秘书国;第三工作组负责质量保证模式的确定,英国为秘书国。1982 年召开的 TC176 第三次会议上,又决定将三个工作组合并为两个分技术委员会(SC)。在原第一工作组的基础上,设立概念及术语分委员会(SC1),负责质量名词术语的制定;第二工作组和第三工作组合并,成立质量体系分委员会(SC2),负责质量体系标准的制定。1991 年又成立了支持技术分委员会(SC3),负责审核及其他支持性技术文件的制定。1987 年在挪威举行的会议上,TC176 更名为质量管理和质量保证技术委员会,制定并发布质量管理标准,指导世界性质量管理工作。

(三)ISO9000 系列标准的制定与修订

1.第一版 ISO9000 系列标准

TC176/SCI 在总结各国质量管理经验的基础上,经过各国质量管理专家的努力工作,于 1986 年 6 月正式发布了 ISO8402《质量——术语》。TC176/SC2 于 1987 年 3 月正式发布了 ISO9000~9004 质量管理和质量保证系列标准。ISO9000 质量管理和质量保证系列标准由五个标准组成,分别是:

ISO9000:1987《质量管理和质量保证标准——选择和使用指南》

ISO9001:1987《质量体系——设计、开发、生产、安装和服务的质量保证模式》

ISO9002:1987《质量体系——生产和安装的质量保证模式》

ISO9003:1987《质量体系——最终检验和试验的质量保证模式》

ISO9004:1987《质量管理和质量体系要素——指南》

其中,ISO9000 是为该标准选择和使用提供指导原则,ISO9001、ISO9002、ISO9003 是一组三项质量保证模式,ISO9004 是指导企业建立内部质量体系的指南。ISO9000 系列标准的发布,在国际范围内达成广泛一致,ISO9000 系列标准被许多国家、地区、组织采用,提高了它在经济活动中的影响。

2.ISO9000 系列标准的修订

ISO/TC176 早在 1990 年第九届年会上提出的《90 年代国际质量标准的策略》(国际上通称《2000 年展望》)中,即确定了一个宏伟目标:"要让全世界的人都接受和使用 ISO9000 系列标准,为提高组织的运作能力提供有效的方法;增进国际贸易,促进全球的繁荣和发展;使任何机构和个人,可以有信心从世界各地得到任何期望的产品。"为此,ISO/TC176 决定按《2000 年展望》提出的目标,对 1987 版的 ISO9000 系列标准分两个阶段进行修改:第一阶段在 1994 年完成,第二阶段在 2000 年完成。

3.第二版 ISO9000 系列标准

1994 年 TC176 对第一版 ISO9000 系列标准进行了第一次修订,至此,ISO9000 系列标准共16 个。1994 年之后,ISO9000 系列标准的队伍不断壮大,至 2000 年改版前,共有如下 22 个标准和两个技术报告(TR),通常被称为第二版 ISO9000 系列标准。

ISO8402:1994《质量管理和质量保证——术语》

ISO9000-1:1994《质量管理和质量保证标准——第一部分:选择和使用指南》

ISO9000-2:1993《质量管理和质量保证标准——第二部分:ISO9001、ISO9002 和 ISO9003实施通用指南》

ISO9000-3:1993《质量管理和质量保证标准——第三部分:ISO9001 在软件开发、供应和维护中的使用指南》

ISO9000-4:1993《质量管理和质量保证标准——第四部分:可信性大纲管理指南》

ISO9001:1994《质量体系——设计、开发、生产、安装和服务的质量保证模式》

ISO9002:1994《质量体系——生产、安装和服务的质量保证模式》

ISO9003:1994《质量体系——最终检验和实验的质量保证模式》

ISO9004-1:1994《质量管理和质量体系要素——第一部分:指南》

ISO9004-2:1991《质量管理和质量体系要素——第二部分:服务指南》

ISO9004-3:1993《质量管理和质量体系要素——第三部分:流程性材料指南》

ISO9004-4:1993《质量管理和质量体系要素——第四部分:质量改进指南》

ISO10005:1995《质量管理——质量计划指南》

ISO10006:1997《质量管理——项目管理质量指南》

ISO10007:1995《质量管理——技术状态管理指南》

ISO10011-1:1990《质量体系审核指南——审核》

ISO10011-2:1991《质量体系审核指南——质量体系审核员的评定准则》

ISO10011-3:1991《质量体系审核指南——审核工作管理》

ISO10012-1:1992《测量设备的质量保证要求——第一部分:测量设备的计量确认体系》

ISO10012-2:1997《测量设备的质量保证要求——第二部分:测量过程控制指南》

ISO10013:1995《质量手册编制指南》

ISO/TR10014:1998《质量经济性管理指南》

ISO10015:1999《质量管理——培训指南》

ISO/TR10017:1999《统计技术指南》

以上24项标准构成了ISO9000系列标准的第二版。

二、2000版ISO9000系列标准构成与内容简介

（一）核心标准

1.ISO9000:2000《质量管理体系——基础和术语》

本标准取代1994版ISO8402和ISO9000-1两个标准。

（1）本标准规定了质量管理体系应遵循的基本原则，是在总结了质量管理经验的基础上，明确一个组织在实施质量管理中必须遵循的原则，也是2000版ISO9000系列标准制定的指导思想和理论基础。

（2）规定了质量管理体系的术语，并在语言上强调通俗易懂。

（3）提出了质量管理体系的基本原理，作为对质量管理八项原则的呼应。

2.ISO9001:2000《质量管理体系——要求》

本标准替代合并了1994版三个质量保证标准（ISO9001:1994、ISO9002:1994、ISO9003:1994）。

（1）标准的结构从"要素结构"变为"过程模式"，即从1994年的20个要素变为2000年的过程模式。

（2）为适应不同类型的组织需要，在一定情况下，允许有条件的剪裁，但对剪裁的规则做了明确的规定。

（3）标题发生变化，不再用"质量保证"一词，这反映了质量管理体系的要求包括产品质量保证和顾客满意两层含义。

3.ISO9004:2000《质量管理体系——业绩改进指南》

本标准代替了1994版ISO9004-1。

（1）本标准不是ISO的实施指南，而是为了超越ISO9001的最低要求，改善组织业绩的指南。

（2）本标准的基础是八项质量管理原则。ISO9004:2000和ISO9001:2000是一对协调一致并可一起使用的质量管理体系标准，两个标准采用相同的原则，但适用范围不同。

（3）本标准给出了质量改进的自我评价方法，并以质量管理体系的有效性和效率为评价目标。

4.ISO19011《质量和环境管理体系审核指南》

本标准合并取代ISO10011-1、ISO10011-2、ISO10011-3和ISO14010、ISO14011、ISO14012等几个标准。

（1）本标准是ISO/TC176与环境管理技术委员会（ISO/TC207）联合制定的，以便遵循"不同管理体系可以共同管理和审核"的原则。本标准在术语和内容方面兼容了质量管理体系和环境管理体系两方面特点。

（2）本标准规定了审核的基本原则、审核大纲的管理、环境和质量管理体系审核的实施以及评审员的资格要求等内容。

（二）其他标准

ISO10012《测量控制系统》。

（三）技术报告

ISO/TR10006《项目管理指南》；

ISO/TR10007《技术状态管理指南》；

ISO/TR10013《质量管理体系文件指南》；

ISO/TR10014《质量经济性管理指南》；

ISO/TR10015《教育和培训指南》；

ISO/TR10017《统计技术指南》。

（四）小册子

《质量管理原则》；

《选择和使用指南》；

《小型企业的应用》。

从上述简介中可知,ISO9000阐明了质量管理的理论基础,ISO9001是质量管理体系的基本要求,ISO9004是质量管理体系更高要求的指南,ISO19011是对质量管理体系进行审核的指南。

三、ISO9001

ISO9001:2008《质量管理体系——要求》于2008年11月15日正式发布,ISO和IAF(国际认可论坛)认为ISO9001:2008标准没有引入新的要求,只是根据世界上170个国家大约100万个通过ISO9001认证的组织8年实践，并清晰明确地表达ISO9001:2000的要求，并增强与ISO14001:2004的相容性。ISO9001:2015于2015年9月23日正式发布。

四、ISO9000系列标准与全面质量管理(TQM)的比较

ISO9000系列标准与全面质量管理在理论上是相同的,在采用方法上是相同的,在具体做法上是相近的,但二者还是能找出如下一些差别:

1.虽然ISO9000系列标准与全面质量管理都强调全员参加,但ISO9000是指与质量体系有关的人员,而TQM是指组织的所有人员,如企业所有的人员,二者范围不同。

2.虽然ISO9000系列标准与全面质量管理都强调全员培训,但ISO是指与质量有关的人员必须进行培训,而TQM是指所有人员,即ISO指的是有限的"全员"。

3.虽然都讲全面质量,但TQM所指的范围较ISO窄。

4.虽然都要求全过程的控制,但ISO9000强调文件化,而TQM更重视方法和工具。

5.TQM强调顾客满意和社会的收益，而ISO9000强调的是组织具有持续提供符合要求产品的能力,为顾客提供实证。

6.ISO9000能够进行国际通行的认证,而TQM却不能。

7.ISO是通用的标准,组织按照规范化的要求去做,可比较、可检查、可操作,但是TQM只有书籍、文章阐述的方法,没有规范化。

上述这些差别,都不是什么关键问题,不影响二者之间的相容、相同、相通和相近的主流。在实际工作中我们主张把开展全面质量管理和实施ISO9000系列标准有机地结合起来。

第二章　质量管理的术语和原则

第一节　质量管理的术语

一、质量方针

质量方针是组织的最高管理者正式发布的与质量有关的组织总的意图和方向。质量方针应与组织的总方针相一致并提供制定质量目标的框架，质量管理原则可以作为制定质量方针的基础。

二、质量目标

质量目标是指与质量有关的、所追求的或作为目的的事物。质量目标应建立在组织的质量方针的基础上；在组织内的不同层次规定质量目标。

三、质量管理体系

质量管理体系是指建立质量方针和质量目标并实现这一目标的体系。

四、质量管理

质量管理是指导和控制组织的与质量有关的相互协调的活动。

五、质量策划

质量策划是质量管理的一部分，致力于设定质量目标并规定必要的作业过程和相关资源以实现其目标。

六、质量控制

质量控制是质量管理的一部分，致力于达到质量要求。

七、质量保证

质量保证是质量管理的一部分，致力于对达到质量要求提供信任。

八、质量改进

质量改进是质量管理的一部分，致力于提高有效性和效率。

第二节　质量管理的原则

七项管理原则是人们在生产管理实践的基础上，总结出的七项基本管理原则，它是从现代企业管理制度中抽象出的最一般原则。可以说凝结了半个多世纪来管理学的精华，它不仅是管理体系的基础原则，也是管理学的基本原则。

一、以顾客为关注焦点

组织依存于顾客,因此,组织应理解顾客当前和未来的需求,满足顾客要求并争取超越顾客的期望。一个组织在经营上成功的关键是生产和提供的产品能够持续地符合顾客的要求,并得到顾客的满意和信赖。

(一)组织贯彻"以顾客为关注焦点"的原则应采取的措施

1.通过调查研究和访问等途径,切实了解和全面掌握顾客当前及未来的需要和期望。在理解顾客要求的基础上掌握其他相关方的要求,并将这些要求融合在一起,作为设计和开发、质量改进的依据。

2.将顾客和其他相关方的需求和期望的信息按照规定的渠道和方法,在组织内部完整而准确地传递。

3.组织在设计开发、生产经营的过程中,按规定的方法测量顾客的满意程度,以便针对顾客的不满意因素采取相应的措施。

4.建立一个连续监控的顾客信息反馈系统,规定和实施有关顾客要求、顾客满意程度的信息收集、分析和反馈,加强与顾客的沟通和联络,并管理好与顾客的关系。

(二)贯彻以顾客为关注焦点原则所产生的效果

1.促进整个组织全面和准确地理解顾客及其他相关方的需要和期望。

2.确保组织能直接根据顾客的需要和期望建立相关的质量目标。

3.以满足顾客的需求为前提,改进组织的业绩,改善与顾客的关系和提高顾客的忠诚度,有助于扩大组织的业务。

4.关注顾客的动态变化的要求,并迅速作出反应,有利于提高市场占有率和增加收益。

二、领导作用

领导者应将本组织的宗旨、方向和内部环境统一起来,并创造使员工能够充分参与实现组织目标的环境。

(一)领导的分工和职责

领导者是一个组织能实现管理的最重要的基础。在"新经济"理论中把领导者尤其是最高领导者作为人力资本来衡量。对一个组织来说,合格的领导者比合格的员工更重要。

领导者可以分为高层和中低层领导,在现代企业制度中,高层领导是负责制定战略的——也就是负责对未来的生产资料进行分配的;而中低层领导是负责按既定的计划来调整实施的——也就是对现有的生产资料进行分配。高层领导者的作用无外乎两大基本作用,一是制定企业的发展战略(包括市场战略、经营战略和资本战略等);二是确定企业的行为价值观——企业文化的宗旨。中低层领导的作用,是执行既定的战略,组织实施。中低层领导作为领导者的重要职责——组织落实、监督检查、评价处置、改进创新。通常企业的管理制度不畅就是由于中层干部在管理过程中的 PDCA 循环中没有了 CA,管理制度就不能有效地执行。

领导者在企业中的等级秩序是绝对的,是不能发生混乱的,高层兼中层是绝对不可以的;另外领导层的分工是非常重要的,是与企业的系统设置相对应的;因人设岗是绝对要避免的。

领导者的另外一项重要的作用体现在非管理制度上的作用。因为,任何管理制度都不可能十分充分、细致和十分灵活。因此,需要领导者的具体活动来完善。这就自然引出了对领导者的人格魅力以及领导艺术有了要求。管理学不但有从管理的规律上引发出来的八大控制,更有领导、决策、沟通的三大艺术。

(二)企业文化与管理目标

所谓企业文化就是企业行为的价值总和,或者说是价值体系,是组织实现有序和高效的手段。只有精神上高度的统一和乐于奉献才能把企业的目标实现的更彻底。

企业管理要解决的根本问题无外乎两个方面的问题,第一是如何做到资源合理配置,第二是如何调动人员的积极性。后者主要靠的是企业文化来实现,这种文化体现在企业的一系列专门的活动中,诸如我国企业在实践中行之有效的一些管理:全员质量、成本责任管理、全员量化考核、全方位指标比较管理等等。

(三)组织贯彻"领导作用"的原则应采取的措施

1.充分了解外部环境,通过评审组织的质量方针和质量目标,对外部环境变化迅速作出正确决策。

2.考虑所有相关方的需要和期望,包括顾客、员工和社会等的需求。

3.明确提出组织发展的前景和宏伟蓝图,并在组织的各个层次中树立和保持共同道德观和价值标准。

4.对组织内部各层次及各类人员建立具有挑战性的目标,激发他们为实现设定的目标作出不懈努力。

5.造就一个能充分发挥所有员工才能的环境,采取有效地激励措施,激励和充分肯定员工的贡献和成绩,并使员工对组织充满信心,发挥每个人的积极性和责任心。

6.加强员工教育和培训,使各类人员掌握必要的专业知识、管理知识和操作技能,确保各个岗位的人员均能具备胜任本职工作的能力。

(四)贯彻本原则所产生的效果

1.使员工理解组织的目标,以激发所有人员的工作热情。

2.在组织内部形成一股既被授予职权又具备良好素养、积极和稳定的工作力量。

3.采用规定的统一方法实施和评价各项质量活动。

4.促进全体员工积极作出贡献,并为开展持续改进创造条件。

三、全员积极参与

各级人员是组织之本,只有他们充分参与才能使他们的才干为组织带来最大的收益。质量管理实践证明,组织能否深入开展质量管理,取决于各级各类人员的质量意识、思想和业务素质、事业心、责任心、职业道德,以及适应本岗位的工作能力等因素。这就要求组织在推行质量管理中必须重视人的作用,为他们创造一个积极投入、奋发进取、充分发挥才智的工作环境,为顾客创造价值,为组织增加效益作出更大的贡献。

实现全员参与方法的基本过程是识别管理问题,宣传每个人在这些问题中的作用、识别员工发挥积极性的约束条件、赋予权利、确定目标并进行评价;同时,要不断为员工创造发挥的机会和充分交流的机会。

全员参与是一个组织的管理体系行之有效的重要基础，也是组织能够实现不断改进的保障条件之一。制定全员参与的、能调动组织所有员工积极性和潜能的管理才是实现了以人为本的管理理念。

(一)组织贯彻"全员积极参与"的原则应采取的措施

1.在完善组织结构、分配和落实质量的基础上，具体规定各层次的职责范围和各个工作岗位的质量责任与权限，使各类各级人员都能明确自己应该做什么，承担哪些责任，以及有哪些权限，以利于在开展质量活动中做到各司其职，各负其责。

2.为增强员工的工作能力、掌握和运用必要的知识及工作经验创造机会，包括识别培训要求、制定和实施员工培训计划、评价培训的实际效果，切实做到各类人员具备适应所在岗位所需的工作能力和取得必要的资格。

3.组织内部在设计开发、生产经营中所掌握的专业、管理知识和积累的实践经验是一个组织的宝贵财富，组织应有计划、有针对性地进行总结，并从组织内部各层次能共享这些知识和经验出发，采取相应的措施，以利于提高质量活动的效率和有效性。

4.组织的全体人员应牢固树立为顾客创造价值的观念，努力提高工作质量，确保组织提供的产品、体系和过程符合顾客的要求，并使顾客感到满意。

5.识别和排除对员工业绩的约束，为员工创造一个团结合作、能充分发挥创造性和积极性的工作环境，使员工对任职的工作感到满意，并将员工切身的利益和组织的利益紧密地联系在一起，使他们为是组织的一员而感到自豪，从而激发他们积极参与与持续改进。

(二)贯彻"全员积极参与"原则所产生的效果

1.使所有人员受到鼓励，积极承诺和努力完成为实现组织目标所分配的任务。

2.促进所有人员对本职工作增强责任心和成就感。

3.使所有人员能自觉地、积极地参与持续改进并作出自己的贡献。

四、过程方法

将相关的资源和活动作为过程进行管理，可以更高效地达到期望的结果。任何一项活动都可以作为一个过程来实施管理。

实现组织有序化管理的途径是所有活动都能得到分门别类的控制。要使组织的所有活动都得到识别，唯一科学的方法就是过程的方法。2000版ISO9000族标准把过程的概念加以改进，对任何有输入和输出的过程都要从管理职责、资源管理、产品实现和持续改进的四个方面来识别控制因素。这种过程识别方法包含了所有的管理都必须是闭环的原则。这种原则更细致的表示就是PDCA循环。

过程方法的一个重点是过程是需要策划的。这是因为过程是将输入转化为输出的结果，而将输入转化为同样的输出可以有不同的过程，寻找最佳的活动以及最佳的控制方案就是策划的过程。在控制方案上，需要对每个具体的活动进行风险、失效等必要的分析，才能真正地实现策划的目的，而目前我国的绝大多数企业却没有进行过这样科学的分析，因此，在管理上就自然暴露出控制不足，尤其体现在成本控制还有很大的潜力可挖、技术改进不足的一系列问题上。

过程方法的另外一个重点是过程需要评价。评价的方式根据过程的不同特点，可以有检验、定性问题的定量化评价、统计分析等一系列方法。但是，需要特别指出的是，这种评价的目的在于持续改进，而不是简单地作为放行的一种手段。比如产品检验，它一方面是产品是否放行的手段，另一方面又是为判断产品趋势做数据积累的基础，只有对这些数据进行了充分地分析，才能实现产品的最终改进。

(一)组织贯彻"过程方法"的原则应采取的措施

1.根据组织的产品、体系的特点具体研究和确定有哪些过程，包括与顾客有关的过程、识别顾客需求的过程、产品实现的过程、使顾客满意的过程等，并规定为取得预期效果所必需的关键活动。

2.制定明确的职责和权限，对关键活动实施重点管理，并具备理解和测量关键活动效果的能力。

3.识别每个过程与相关职能部门之间的关系，将实施过程的职能分配和落实到相关的部门和岗位。

4.识别每个过程的内部和外部顾客、供方及其他相关方。

5.组织内部在开展过程设计中应充分考虑工作流程、人员培训的需要、所需的设备、材料、测量和控制实施过程的方法，以及所需的信息和其他资源。

(二)贯彻"过程方法"原则所产生的效果

1.利用组织所规定的各个过程，取得更多的预期效果，并且能合理地使用资源，周期短、成本低。

2.理解各个过程的能力，能够建立富有挑战性的目标。

3.采用过程的方法能重视和优先考虑改进机会，可以使所有的过程在运行中能够降低成本，预防差错，控制变异。

4.促进重视改进机会，实施过程的持续改进。

五、改进

改进是组织的一个永恒的目标。

在质量管理体系中，改进指产品质量、过程及体系有效性和效率的提高。改进应包括：了解现状，建立目标，寻找、评价和实施解决办法，测量、验证和分析结果，把更改纳入文件等活动。

但应当指出的是，持续改进的前提是市场的要求和由此制定的企业发展战略。任何一个组织，不论它的管理水平如何，它的市场效益如何，其管理总会存在一系列的问题需要解决，如何来确定组织需要改进的目标，必须以市场为前提。如一家生产特殊机械产品日本企业，在日本国内重视质量的环境下，不研究自己产品的质量是否需要改进，就贸然对产品的质量进行改进，使产品寿命大大延长，结果不出五年，该企业就倒闭了。事后分析的结果是，由于它的产品的寿命加长，使购买需求大大下降，而使自己的产品没有了销路。因此，质量不是越高越好，改进必须按照市场的需求和企业发展战略来制定目标。

那么到底改进什么呢，只有一条——企业的核心能力。可以从产品、技术、管理体系和知识积累的由低到高的四个层次进行改进。

(一)组织贯彻"改进"的原则应采取的措施

1.组织的最高管理者应负责和领导持续改进工作,在组织内部创造一个持续改进的工作环境。各级管理者必须以身作则,加强质量改进的领导,围绕组织的质量目标制定本部门及个人持续改进的目标。

2.组织的最高管理者应将持续改进作为组织文化的重要内容,加强宣传持续改进的重要性和必要性,建立激励机制,鼓励员工积极参与质量改进。

3.定期评价和分析质量管理体系各个过程所存在的问题和薄弱环节,识别潜在的改进领域,确定质量改进项目。

4.组织的持续改进应与预防措施和纠正措施结合起来。

5.组织的各级管理者应为各层次人员掌握改进的方法提供必要的培训,特别是改进的工具和技术的应用。

6.组织应建立质量改进测量和评价系统,以便对改进机会进行识别、诊断和对质量改进效果进行评价。

(二)贯彻"改进"原则所产生的效果

1.促进组织的各级人员积极参与持续改进。

2.对改进的机会能灵活地作出快速的反应。

3.有效地改善组织的能力来增强市场竞争的优势。

六、循证决策

对数据和信息的逻辑分析是有效决策的基础。

这项原则是强调组织中为实现预期目标而进行的决策是做到科学决策的前提。以事实为依据做决策,可防止决策失误。在现代企业管理学和企业管理实践中,随着组织的复杂性和决策定量化要求的日益突出,人们开始把企业管理信息系统的作用提到重要的地位,定量决策已经成为企业管理的大趋势。

事实证明越是生产现代化水平高的企业,它的定量化工具就越多,与之相伴的产品质量水平就越高。实际上,定量决策水平已经成为企业管理水平的一个重要的标志。

在对信息和资料做科学分析时,统计技术是最重要的工具之一。统计技术可用来测量、分析和说明产品和过程的变异性。统计技术可以为持续改进的决策提供依据。

(一)组织贯彻"循证决策"的原则应采取的措施

1.组织在决策过程中应根据设定的质量目标收集与实现目标有关的信息和数据等资料,这是作出决策的基础。

2.对收集到的信息和数据等资料综合起来进行评价,确保信息和数据准确。

3.掌握和应用适宜的统计技术,以逻辑分析为基础,在兼顾经验与直觉的基础上进行决策,并采取相应措施。

(二)贯彻"循证决策"原则所产生的效果

1.根据相关的数据和信息作出正确的、有把握的决策并确保决策的有效性。

2.确保有能力进行评审,正确提出提高和变更意见,以及进行有效决策。

七、关系管理

通过互利的关系,增强组织及其供方创造价值的能力。

组织在产品实现过程中向供方采购的产品具有相当的数量,而且采购的产品质量必然会直接或间接地影响组织的最终产品质量。所以,为了使供方能够持续稳定地提供符合本组织要求的产品,组织需要采用合适的方法选择、评定合格的供方,并且与供方建立互惠互利的合作伙伴关系。

(一)组织贯彻"关系管理"的原则应采取的措施

1.识别和选择关键的供方。

2.对组织长期需要采购的关键产品,应在选择和评定的基础上,建立长期的供方关系。

3.与供方进行清晰和开放式的沟通,除了保持组织的采购与供方的销售部门之间单一渠道的沟通外,还应在双方的技术和计划职能部门之间进行沟通。

4.必要时,组织应与供方对产品和过程进行联合开发和改进。

5.鼓励供方进行质量改进。

6.在与供方沟通中应做到信息共享。

(二)贯彻"关系管理"原则所产生的效果

1.与供方结成联盟或保持合作伙伴的关系,以及共同开展质量改进活动,为双方提高增值的能力。

2.确保供方准时提供符合规定要求的产品,包括服务。

3.对顾客和市场需求的变化能够共同作出灵活和迅速的反应。

4.合理使用资源和优化成本。

第三章 ISO9001 质量管理体系的基本内容

ISO9001 质量管理体系由管理职责、资源管理、产品实现、改进等要素构成,采用本标准将能帮助组织建立和运行质量管理体系。ISO9001:2015 于 2015 年 9 月 23 日正式颁布,对应的我国国家推荐标准（GB/T19001—2016）依据此标准建立。本章用对照表的方式介绍 2008 版和 2015 版 ISO9001 质量管理体系标准。

说明:粗体为 2015 版新增加内容,下划线为删除内容,斜体为修改的内容 。

序号	ISO9001:2015(GB/T19001—2016) 条款及内容	ISO9001:2008 (GB/T19001—2008) 条款及内容
0	引言	引言
	0.1 总则 采用质量管理体系是组织的一项战略决策,能够帮助其提高整体绩效,为推动可持续发展奠定良好基础。 组织根据本标准实施质量管理体系具有如下潜在益处: a)持续提供满足顾客要求以及适用的法律法规要求的产品和服务的能力; b)促成增强顾客满意的机会; c)应对与组织环境和目标相关的风险和机遇; d)证实符合规定的质量管理体系要求的能力。 内部和外部各方均可使用本标准。 实施本标准并不意味着需要: ——统一不同质量管理体系的架构; ——形成与本标准条款结构相一致的文件; ——在组织内使用本标准的特定术语。 本标准规定的质量管理体系要求是对产品和服务要求的补充。 本标准采用过程方法,该方法结合了 PDCA(策划、实施、检查、处置)循环与基于风险的思维。 过程方法使组织能够策划其过程及其相互作用。 PDCA 循环使组织能够确保其过程得到充分的资源和管理,确定改进机会并采取行动。 基于风险的思维使组织能够确定可能导致其过程和质量管理体系偏离策划结果的各种因素,采取预防控制,最大限度地降低不利影响,并最大限度地利用出现的机遇(见附录 A.4)。	0.1 总则 采用质量管理体系是组织的一项战略性决策。一个组织质量管理体系的设计和实施受下列因素的影响: a)组织的环境、该环境的变化以及与该环境有关的风险; b)组织不断变化的需求; c)组织的具体目标; d)组织所提供的产品; e)组织所采用的过程; f)组织的规模和组织结构。 统一质量管理体系的结构或文件不是本标准的目的。 本标准所规定的质量管理体系要求是对产品要求的补充。"注"是理解和说明有关要求的指南。 本标准能用于内部和外部(包括认证机构)评定组织满足顾客要求、适用于产品的法律法规要求和组织自身要求的能力。 本标准的制定已经考虑了 GB/T 19000 和 GB/T 19004 中所阐明的质量管理原则。

续表

序号	ISO9001:2015(GB/T19001—2016) 条款及内容	ISO9001:2008（GB/T19001—2008） 条款及内容
	在日益复杂的动态环境中持续满足要求,并针对未来需求和期望采取适当行动,这无疑是组织面临的一项挑战。为了实现这一目标,组织可能会发现,除了纠正和持续改进,还有必要采取各种形式的改进,如突破性变革、创新和重组。 在本标准中使用如下助动词: "应"表示要求; "宜"表示建议; "可以"表示允许; "能"表示可能或能够。 "注"的内容是理解和说明有关要求的指南。	
	0.2 质量管理原则 本标准是在 GB/T 19000 所述的质量管理原则基础上制定的。每项原则的介绍均包含其释义、该原则对组织的重要性的理论依据、应用该原则的主要益处示例以及应用该原则改进组织绩效的典型措施示例。 质量管理原则包括: ——以顾客为关注焦点; ——领导作用; ——全员积极参与; ——过程方法; ——改进; ——循证决策; ——关系管理。	
0.3	0.3 过程方法	0.2 过程方法
0.3.1	0.3.1 总则 本标准倡导在建立、实施质量管理体系以及提高其有效性时采用过程方法,通过满足顾客要求增强顾客满意。采用过程方法所需满足的具体要求见 4.4。 将相互关联的过程作为一个体系加以理解和管理,有助于组织有效和高效地实现其预期结果。这种方法使组织能够对体系过程之间相互关联和相互依赖的关系进行有效控制,以增强组织整体绩效。过程方法包括按照组织的质量方针和战略方向,对各过程及其相互作用,系统地进行规定和管理,从而实现预期结果。可通过采用 PDCA 循环(见0.3.2)以及始终基于风险的思维(见 0.3.3)对过程和完整的体系进行管理,旨在有效利用机遇并防止发生非预期结果。	0.2 过程方法 本标准鼓励在建立、实施质量管理体系以及改进其有效性时采用过程方法, 通过满足顾客要求,增强顾客满意。 为使组织有效运行, 必须确定和管理众多相互关联的活动。通过使用资源和管理, 将输入转化为输出的一项或一组活动, 可以视为一个过程。通常, 一个过程的输出直接形成下一个过程的输入。控制。 为了产生期望的结果, 由过程组成的系统在组织内的应用, 连同这些过程的识别和相互作用, 以及对这些过程的管理, 可称之为"过程方法"。 过程方法的优点是对过程系统中单个过程之间的联系以及过程的组合和相互作用进行连续的控制。

续表

序号	ISO9001:2015(GB/T19001—2016) 条款及内容	ISO9001:2008 (GB/T19001—2008) 条款及内容
	在质量管理体系中应用过程方法能够: a)理解并持续满足要求; b)从增值的角度考虑过程; c)获得有效的过程绩效; d)在评价数据和信息的基础上改进过程。 过程的各要素及其相互作用如图1所示。每一过程均有特定的监视和测量检查点,以用于控制,这些检查点根据不同的风险有所不同。 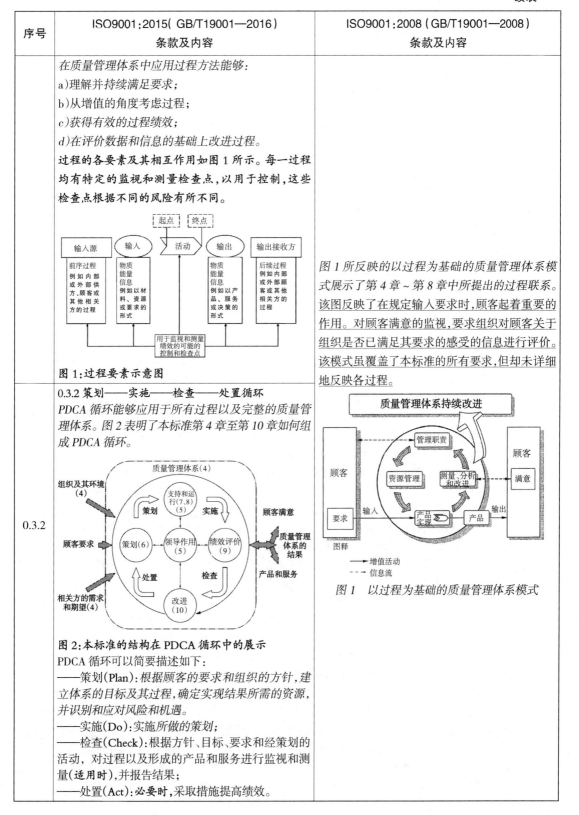 图1:过程要素示意图	图1所反映的以过程为基础的质量管理体系模式展示了第4章~第8章中所提出的过程联系。该图反映了在规定输入要求时,顾客起着重要的作用。对顾客满意的监视,要求组织对顾客关于组织是否已满足其要求的感受的信息进行评价。该模式虽覆盖了本标准的所有要求,但却未详细地反映各过程。
0.3.2	0.3.2 策划——实施——检查——处置循环 PDCA 循环能够应用于所有过程以及完整的质量管理体系。图2表明了本标准第4章至第10章如何组成 PDCA 循环。 图2:本标准的结构在 PDCA 循环中的展示 PDCA 循环可以简要描述如下: ——策划(Plan):根据顾客的要求和组织的方针,建立体系的目标及其过程,确定实现结果所需的资源,并识别和应对风险和机遇。 ——实施(Do):实施所做的策划; ——检查(Check):根据方针、目标、要求和经策划的活动,对过程以及形成的产品和服务进行监视和测量(适用时),并报告结果; ——处置(Act):必要时,采取措施提高绩效。	图1 以过程为基础的质量管理体系模式

序号	ISO9001:2015(GB/T19001—2016) 条款及内容	ISO9001:2008(GB/T19001—2008) 条款及内容
0.3.3	0.3.3 基于风险的思维 基于风险的思维是实现质量管理体系有效性的前提。本标准以前的版本已经隐含基于风险思维的概念,例如:采取预防措施消除潜在的不合格,对发生的不合格进行分析,并采取与不合格的影响相适应的措施,防止其再发生。 为了满足本标准的要求,组织需策划和实施应对风险和利用机遇的措施。应对风险和利用机遇可为提高质量管理体系有效性、实现改进结果以及防止不利影响奠定基础。 机遇的出现可能意味着某种有利于实现预期结果的局面,例如:有利于组织吸引顾客、开发新产品和服务、减少浪费或提高生产率的一系列情形。利用机遇所采取的措施也可能包括考虑相关风险。风险是不确定性的影响,不确定性可能有正面或负面的影响。风险的正面影响可能提供机遇,但并非所有的正面影响均可提供机遇。	注:此外,称之为"PDCA"的方法可适用于所有过程。PDCA模式可简述如下: P——策划:根据顾客的要求和组织的方针,为提供结果建立必要的目标和过程; D——实施:实施过程; C——检查:根据方针、目标和产品要求,对过程和产品进行监视和测量,并报告结果; A——处置:采取措施,以持续改进过程绩效。
0.4	0.4 与其他管理体系标准的关系 本标准采用 ISO 制定的管理体系标准框架,以提高与其他管理体系标准的兼容性。 本标准使组织能够使用过程方法,并结合 PDCA 循环和基于风险的思维,将其质量管理体系要求与其他管理体系标准要求进行协调或整合。 本标准与 GB/T 19000 和 GB/T 19004 存在如下关系: GB/T 19000《质量管理体系 基础和术语》为正确理解和实施本标准提供必要基础; GB/T 19004《追求组织的持续成功 质量管理方法》为组织超出本标准要求提供指南。 给出了 ISO/TC176 质量管理和质量保证技术委员会制定的其他质量管理和质量管理体系标准(陆续由 SAC/TC 151 全国质量管理和质量保证标准化技术委员会转化为国家标准)的详细信息。本标准不包括针对环境管理、职业健康和安全管理或财务管理等其他管理体系的特定要求。 在本标准的基础上,已经制定了若干行业特定要求的质量管理体系标准。其中的某些标准规定了质量管理体系的附加要求,而另一些标准则仅限于提供在特定行业应用本标准的指南。 本标准的章节内容与之前版本(GB/T 19001—2008)章节内容之间的对应关系见 ISO/TC176/SC2(国际标准化组织 / 质量管理和质量保证 / 质量体系分委员会)的公开网站:www.iso.org/tc176/sc02/public。	0.3 与 GB/T 19004 的关系 GB/T19001 和 GB/T19004 都是质量管理体系标准,这两项标准相互补充,但也可单独使用。GB/T19001 规定了质量管理体系要求,可供组织内部使用,也可用于认证或合同目的。GB/T 19001 所关注的是质量管理体系在满足顾客要求方面的有效性。 在本标准的发布时,GB/T 19004 处于修订过程中。修订后的 GB/T 19004 将为组织在复杂的、要求更高的和不断变化的环境中获得持续成功提供管理指南。与 GB/T 19001 相比,GB/T 19004 关注质量管理的更宽范围;通过系统和持续改进组织的绩效,满足所有相关方的需求和期望。然而,GB/T 19004 不拟用于认证、法律法规和合同的目的。 0.4 与其他管理体系的相容性 为了方便使用者,本标准在制定过程中适当考虑了 GB/T 24001—2004 的内容,以增强两个标准的相容性。附录 A 表明了 GB/T 19001—2008 与 GB/T 24001—2004 之间的对应关系。 本标准不包括针对其他管理体系的特定要求,如环境管理、职业健康与安全管理、财务管理或风险管理的特定要求。然而,本标准使组织能够将自身的质量管理体系与相关的管理体系要求相协调或整合。组织为了建立符合本标准要求的质量管理体系,可能会改变现行的管理体系。

续表

序号	ISO9001:2015（GB/T19001—2016）条款及内容	ISO9001:2008（GB/T19001—2008）条款及内容
	质量管理体系要求	质量管理体系要求
1	范围	1 范围
	本标准为下列组织规定了质量管理体系要求： a)需要证实其具有持续地提供满足顾客要求和适用法律法规要求的产品和服务的能力； b)通过体系的有效应用，包括体系改进的过程，以及保证符合顾客和适用的法律法规要求，旨在增强顾客满意。 本标准规定的所有要求是通用的，旨在适用于各种类型、不同规模和提供不同产品和服务的组织。 注1：在本标准中，术语"产品"或"服务"仅适用于预期提供给顾客或顾客所要求的产品和服务； 注2：法律法规要求可称作法定要求。	1.1 总则 本标准为有下列需求的组织规定了质量管理体系要求： a) 需要证实其具有稳定地提供满足顾客要求和适用的法律法规要求的产品的能力； b) 通过体系的有效应用，包括体系持续改进过程的有效应用，以及保证符合顾客要求和适用的法律法规要求，旨在增强顾客满意。 注1：在本标准中，术语"产品"仅适用于： a) 预期提供给顾客或顾客所要求的产品； b) 产品实现过程所产生的任何预期输出。 注2：法律法规要求可称作法定要求。 1.2 应用 本标准规定的所有要求是通用的，旨在适用于各种类型、不同规模和提供不同产品的组织。 由于组织及其产品的性质导致本标准的任何要求不适用时，可以考虑对其进行删减。 如果进行删减，应仅限于本标准第7章的要求，并且这样的删减不影响组织提供满足顾客要求和适用法律法规要求的产品的能力或责任，否则不能声称符合本标准。
2	2 规范性引用文件	2 规范性引用文件
	下列文件对于本文件的应用是必不可少的。凡是注日期的引用文件，仅注日期的版本适用于本文件。凡是不注日期的引用文件，其最新版本（包括所有的修改单）适用于本文件。 GB/T 19000—2015 质量管理体系 基础和术语（ISO9000:2015，IDT）	下列文件中的条款通过本标准的引用而成为本标准的条款。凡是注日期的引用文件，其随后所有的修改单（不包括勘误的内容）或修订版均不适用于本标准，然而，鼓励根据本标准达成协议的各方研究是否可使用这些文件的最新版本。凡是不注日期的引用文件，其最新版本适用于本标准。 GB/T 19000—2008 质量管理体系 基础和术语（ISO9000:2005，IDT）
3	3 术语和定义	3 术语和定义
	GB/T 19000—2015 界定的术语和定义适用于本文件。	本标准采用GB/T19000中所确立的术语和定义。本标准中所出现的术语"产品"，也可指"服务"。

续表

序号	ISO9001:2015（GB/T19001—2016）条款及内容	ISO9001:2008（GB/T19001—2008）条款及内容
4	4 组织环境	4 质量管理体系
4.1	4.1 理解组织及其环境 组织应确定与其宗旨和战略方向相关并影响其实现质量管理体系预期结果的能力的各种外部和内部因素。 组织应对这些内部和外部因素的相关信息进行监视和评审。 注1：这些因素可能包括需要考虑的正面和负面要素或条件。 注2：考虑来自于国际、国内、地区和当地的各种法律法规、技术、竞争、市场、文化、社会和经济环境因素，有助于理解外部环境。 注3：考虑与组织的价值观、文化、知识和绩效等有关的因素，有助于理解内部环境。	
4.2	4.2 理解相关方的需求和期望 由于相关方对组织持续提供符合顾客要求和适用法律法规要求的产品和服务的能力具有影响或潜在影响，因此，组织应确定： a) 与质量管理体系有关的相关方； b) 与质量管理体系有关的相关方的要求。 组织应对这些相关方及其要求的相关信息进行监视和评审。	
4.3	4.3 确定质量管理体系的范围 组织应确定质量管理体系的边界和适用性，以确定其范围。 在确定范围时，组织应考虑： a) 内部和外部因素，见4.1； b) 有关相关方的要求，见4.2； c) 组织的产品和服务。 如果本标准的全部要求适用于组织确定的质量管理体系范围，组织应遵循本标准的全部要求。 组织的质量管理体系范围应作为形成文件的信息，可获得并得到保持。该范围应描述所覆盖的产品和服务类型，如果组织确定本标准的某些要求不适用于其质量管理体系范围，应说明理由。 除非组织所确定的不适用于其质量管理体系的标准要求不影响组织确保其产品和服务合格以及增强顾客满意的能力或责任，否则不能声称符合本标准要求。	1.2 应用 本标准规定的所有要求是通用的，旨在适用于各种类型、不同规模和提供不同产品的组织。 由于组织及其产品的性质导致本标准的任何要求不适用时，可以考虑对其进行删减。 如果进行删减，应仅限于本标准第7章的要求，<u>并且这样的删减不影响组织提供满足顾客要求和适用法律法规要求的产品的能力或责任</u>，否则不能声称符合本标准。 4.2.2 质量手册 <u>组织应编制和保持质量手册，质量手册包括：</u> <u>a) 质量管理体系的范围，包括任何删减的细节和正当的理由（见1.2）；</u> <u>b) 为质量管理体系编制的形成文件的程序或对其引用；</u> <u>c) 质量管理体系过程之间的相互作用的表述。</u>

续表

序号	ISO9001:2015（GB/T19001—2016） 条款及内容	ISO9001:2008（GB/T19001—2008） 条款及内容
4.4	4.4 质量管理体系及其过程	4.1 总要求
4.4.1	4.4.1 组织应按照本标准的要求,建立、实施、保持和持续改进质量管理体系,包括所需过程及其相互作用。 组织应确定质量管理体系所需的过程及其在整个组织中的应用,且应： a)确定这些过程所需的输入和期望的输出； b)确定这些过程的顺序和相互作用； c)确定和应用所需的准则和方法（包括监视、测量和相关绩效指标）,以确保这些过程有效的运行和控制； d)确定这些过程所需的资源并确保其可用性； e)分派这些过程的职责和权限； f)应对按照6.1的要求所确定的风险和机遇； g)评价这些过程,实施所需的变更,以确保实现这些过程的预期结果； h)改进过程和质量管理体系。	组织应按本标准的要求建立质量管理体系,将其形成文件,加以实施和保持,并持续改进其有效性。 组织应： a)确定质量管理体系所需的过程及其在整个组织中的应用(见1.2)； b)确定这些过程的顺序和相互作用； c)确定所需的准则和方法,以确保这些过程的运行和控制有效； d)确保可以获得必要的资源和信息,以支持这些过程的运行和监视； e)监视、测量(适用时)和分析这些过程； f)实施必要的措施,以实现所策划的结果和对这些过程的持续改进。 组织应按本标准的要求管理这些过程。 组织如果选择将影响产品符合要求的任何过程外包,应确保对这些过程的控制。对此类外包过程控制的类型和程度应在质量管理体系中加以规定。 注1:上述质量管理体系所需的过程包括与管理活动、资源提供、产品实现以及测量、分析和改进有关的过程。 注2:"外包过程"是为了质量管理体系的需要,由组织选择,并由外部方实施的过程。 注3:组织确保对外包过程的控制,并不免除其满足所有顾客要求和法律法规要求的责任。对外包过程控制的类型和程度可受诸如下列因素影响: a) 外包过程对组织提供满足要求的产品的能力的潜在影响； b)对外包过程控制的分担程度； c)通过应用7.4实现所需控制的能力。
4.4.2	4.4.2 在必要的范围和程度上,组织应： a)保持形成文件的信息以支持过程运行； b)保留确信其过程按策划进行的形成文件的信息。	4.2 文件要求 4.2.1 总则 质量管理体系文件应包括: a) 形成文件的质量方针和质量目标； b)质量手册； c)本标准所要求的形成文件的程序和记录； d)组织确定的为确保其过程有效策划、运行和控制所需的文件,包括记录。

序号	ISO9001:2015（GB/T19001—2016）条款及内容	ISO9001:2008（GB/T19001—2008）条款及内容
4.4.2		注1:出现"形成文件的程序"之处,即要求建立该程序,形成文件,并加以实施和保持。一个文件可包括对一个或多个程序的要求。一个形成文件的程序的要求可以被包含在多个文件中。 注2:不同组织的质量管理体系文件的多少与详略程度可以不同,取决于: a)组织的规模和活动的类型; b)过程及其相互作用的复杂程度; c)人员的能力。 注3:文件可采用任何形式或类型的媒介。 4.2.2 质量手册 组织应编制和保持质量手册,质量手册包括: a)质量管理体系的范围,包括任何删减的细节和正当的理由(见1.2); b)为质量管理体系编制的形成文件的程序或对其引用; c)质量管理体系过程之间的相互作用的表述。 4.2.3 文件控制 质量管理体系所要求的文件应予以控制。记录是一种特殊类型的文件,应依据4.2.4的要求进行控制。 应编制形成文件的程序,以规定以下方面所需的控制: a)为使文件是充分与适宜的,文件发布前得到批准; b)必要时对文件进行评审与更新,并再次批准; c)确保文件的更改和现行修订状态得到识别; d)确保在使用处可获得适用文件的有关版本; e)确保文件保持清晰、易于识别; f)确保组织所确定的策划和运行质量管理体系所需的外来文件得到识别,并控制其分发; g)防止作废文件的非预期使用,如果出于某种目的而保留作废文件,对这些文件进行适当的标识。 4.2.4 记录控制 为提供符合要求及质量管理体系有效运行的证据而建立的记录,应得到控制。 组织应编制形成文件的程序,以规定记录的标识、贮存、保护、检索、保留和处置所需的控制。记录应保持清晰、易于识别和检索。
5	5 领导作用	5 管理职责
5.1	5.1 领导作用和承诺	5.1 管理承诺

续表

序号	ISO9001:2015（GB/T19001—2016）条款及内容	ISO9001:2008（GB/T19001—2008）条款及内容
5.1.1	5.1.1 总则 最高管理者应证实其对质量管理体系的领导作用和承诺,通过: a)对质量管理体系的有效性承担责任; b)确保制定质量管理体系的质量方针和质量目标,并与组织环境和战略方向相一致; c)确保质量管理体系要求融入组织的业务过程; d)促进使用过程方法和基于风险的思维; e)确保质量管理体系所需的资源是可用的; f)沟通有效的质量管理和符合质量管理体系要求的重要性; g)确保质量管理体系实现其预期结果; h)促进、指导和支持人员为质量管理体系的有效性作出贡献; i)推动改进; j)支持其他相关管理者在其职责范围内发挥领导作用。 注:本标准使用的"业务"一词可广义地理解为涉及组织存在目的的核心活动,无论是公营、私营、营利或非营利组织。	最高管理者应通过以下活动,对其建立、实施质量管理体系并持续改进其有效性的承诺提供证据: a)向组织传达满足顾客和法律法规要求的重要性; b)制定质量方针; c)确保质量目标的制定; d)进行管理评审; e)确保资源的获得。
5.1.2	5.1.2 以顾客为关注焦点 最高管理者应通过确保以下方面,证实其以顾客为关注焦点的领导作用和承诺: a)确定、理解并持续地满足顾客要求以及适用的法律法规要求; b)确定和应对能够影响产品和服务的符合性以及增强顾客满意能力的风险和机遇; c)始终致力于增强顾客满意。	5.2 以顾客为关注焦点 最高管理者应以增强顾客满意为目的,确保顾客的要求得到确定并予以满足(见 7.2.1 和 8.2.1)。
5.2	5.2 方针	5.3 质量方针
5.2.1	5.2.1 制定质量方针 最高管理者应制定、实施和保持质量方针,质量方针应: a)适应组织的宗旨和环境并支持其战略方向; b)为建立质量目标提供框架; c)包括满足适用要求的承诺; d)包括持续改进质量管理体系的承诺。	最高管理者应确保质量方针: a)与组织的宗旨相适应; b)包括对满足要求和持续改进质量管理体系有效性的承诺; c)提供制定和评审质量目标的框架; d)在组织内得到沟通和理解; e)在持续适宜性方面得到评审。
5.2.2	5.2.2 沟通质量方针 质量方针应: a)作为形成文件的信息,可获得并保持; b)在组织内得到沟通、理解和应用; c)适宜时,可为有关相关方所获取。	

续表

序号	ISO9001:2015（GB/T19001—2016） 条款及内容	ISO9001:2008（GB/T19001—2008） 条款及内容
5.3	5.3 组织的岗位、职责和权限 最高管理者应确保组织内相关岗位的职责、权限得到分派、沟通和理解。 最高管理者应分派职责和权限，以： a) 确保质量管理体系符合本标准的要求； b) 确保各过程获得其预期输出； c) 报告质量管理体系的绩效及其改进机会（见10.1），特别是向最高管理者报告； d) 确保在整个组织推动以顾客为关注焦点； e) 确保在策划和实施质量管理体系变更时保持其完整性。	5.5 职责、权限与沟通 5.5.1 职责和权限 最高管理者应确保组织内的职责、权限得到规定和沟通。 5.5.2 管理者代表 最高管理者应在本组织管理层中指定一名成员，无论该成员在其他方面的职责如何，应使其具有以下方面的职责和权限： a) 确保质量管理体系所需的过程得到建立、实施和保持； b) 向最高管理者报告质量管理体系的绩效和任何改进的需求； c) 确保在整个组织内提高满足顾客要求的意识。 注：管理者代表的职责可包括就质量管理体系有关事宜与外部方进行联络。
6	6 策划	5.4.2 质量管理体系策划
6.1 6.1.1	6.1 应对风险和机遇的措施 6.1.1 在策划质量管理体系时，组织应考虑到4.1所描述的因素和4.2所提及的要求，并确定需要应对的风险和机遇，以： a) 确保质量管理体系能够实现其预期结果； b) 增强有利影响； c) 避免或减少不利影响； d) 实现改进。 6.1.2 组织应策划： a) 应对这些风险和机遇的措施； b) 如何： 1) 在质量管理体系过程中整合并实施这些措施（见4.4）； 2) 评价这些措施的有效性。 应对风险和机遇的措施应与其对于产品和服务符合性的潜在影响相适应。 注1：应对风险可选择规避风险，为寻求机遇承担风险，消除风险源，改变风险的可能性或后果，分担风险，或通过信息充分的决策保留风险。 注2：机遇可能导致采用新实践，推出新产品，开辟新市场，赢得新顾客，建立合作伙伴关系，利用新技术以及其他可取和可行的事物，以应对组织或其顾客需求。	5.4.2 质量管理体系策划 最高管理者应确保： a) 对质量管理体系进行策划，以满足质量目标以及4.1的要求。 b) 在对质量管理体系的变更进行策划和实施时，保持质量管理体系的完整性。 8.5.3 预防措施 组织应确定措施，以消除潜在不合格的原因，防止不合格的发生。预防措施应与潜在问题的影响程度相适应。 应编制形成文件的程序，以规定以下方面的要求： a) 确定潜在不合格及其原因； b) 评价防止不合格发生的措施的需求； c) 确定并实施所需的措施； d) 记录所采取措施的结果（见4.2.4）； e) 评审所采取的预防措施的有效性。

续表

序号	ISO9001:2015（GB/T19001—2016） 条款及内容	ISO9001:2008（GB/T19001—2008） 条款及内容
	6.2 质量目标及其实现的策划 6.2.1 组织应在相关职能、层次和质量管理体系所需的过程建立质量目标。 质量目标应： a) 与质量方针保持一致； b) 可测量； c) 考虑适用的要求； d) 与产品和服务合格以及增强顾客满意相关； e) 予以监视； f) 予以沟通； g) 适时更新。 组织应保持有关质量目标的形成文件的信息。 6.2.2 策划如何实现质量目标时，组织应确定： a) 做什么； b) 需要什么资源； c) 由谁负责； d) 何时完成； e) 如何评价结果。	5.4.1 质量目标 最高管理者应确保在组织的相关职能和层次上建立质量目标，质量目标包括满足产品要求所需的内容(见 7.1 a)。质量目标应是可测量的，并与质量方针保持一致。
	6.3 变更的策划 当组织确定需要对质量管理体系进行变更时，变更应按所策划的方式实施(见 4.4)。 组织应考虑： a) 变更目的及其潜在后果； b) 质量管理体系的完整性； c) 资源的可获得性； d) 职责和权限的分配或再分配。	5.4.2 质量管理体系策划 最高管理者应确保： a) 对质量管理体系进行策划，以满足质量目标以及 4.1 的要求。 b) 在对质量管理体系的变更进行策划和实施时，保持质量管理体系的完整性。
7	7 支持	6 资源管理
7.1	7.1 资源	6 资源管理
7.1.1	7.1.1 总则 组织应确定并提供为建立、实施、保持和持续改进质量管理体系所需的资源。 组织应考虑： a) 现有内部资源的能力和局限性； b) 需要从外部供方获得的资源。	6.1 资源提供 组织应确定并提供以下方面所需的资源： a) 实施、保持质量管理体系并持续改进其有效性； b) 通过满足顾客要求，增强顾客满意。
7.1.2	7.1.2 人员 组织应确定并配备所需的人员，以有效实施质量管理体系并运行和控制其过程。	6.2 人力资源 6.2.1 总则 基于适当的教育、培训、技能和经验，从事影响产品要求符合性工作的人员应是能够胜任的。 注：在质量管理体系中承担任何任务的人员都可能直接或间接地影响产品要求符合性

续表

序号	ISO9001:2015（GB/T19001—2016） 条款及内容	ISO9001:2008（GB/T19001—2008） 条款及内容
7.1.3	7.1.3 基础设施 组织应确定、提供并维护所需的基础设施，以运行过程并获得合格产品和服务。 注：基础设施可包括： a)建筑物和相关设施； b)设备，包括硬件和软件； c)运输资源； d)信息和通信技术。	6.3 基础设施 组织应确定、提供并维护为达到符合产品要求所需的基础设施。适用时，基础设施包括： a)建筑物、工作场所和相关的设施； b)过程设备（硬件和软件）； c)支持性服务（如运输、通讯或信息系统）。
7.1.4	7.1.4 过程运行环境 组织应确定、提供并维护所需的环境，以运行过程并获得合格产品和服务。 注：适当的过程运行环境可能是人为因素与物理因素的结合，例如： a)社会因素（如无歧视、和谐稳定、无对抗）； b)心理因素（如缓解紧张情绪、预防职业倦怠、保证情绪稳定）； c)物理因素（如温度、热量、湿度、照明、空气流通、卫生、噪声等）。 由于所提供的产品和服务不同，这些因素可能存在显著差异。	6.4 工作环境 组织应确定和管理为达到产品符合要求所需的工作环境。 注：术语"工作环境"是指工作时所处的条件，包括物理的、环境的和其他因素，如噪声、温度、湿度、照明或天气等。
7.1.5	7.1.5 监视和测量资源	7.6 监视和测量设备的控制
7.1.5.1	7.1.5.1 总则 当利用监视或测量来验证产品和服务符合要求时，组织应确定并提供确保结果有效和可靠所需的资源。 组织应确保所提供的资源： a)适合所进行的监视和测量活动的类型； b)得到维护，以确保持续适合其用途。 组织应保留适当的形成文件的信息，作为监视和测量资源适合其用途的证据。	7.6 监视和测量设备的控制 组织应确定需实施的监视和测量以及所需的监视和测量设备，为产品符合确定的要求提供证据。 组织应建立过程，以确保监视和测量活动可行并以与监视和测量的要求相一致的方式实施。 为确保结果有效，必要时，测量设备应： a)对照能溯源到国际或国家标准的测量标准，按照规定的时间间隔或在使用前进行校准和（或）检定（验证）。当不存在上述标准时，应记录校准或检定（验证）的依据；（见 4.2.4）

续表

序号	ISO9001:2015(GB/T19001—2016) 条款及内容	ISO9001:2008 (GB/T19001—2008) 条款及内容
7.1.5.2	7.1.5.2 测量溯源 当要求测量溯源时,或组织认为测量溯源是信任测量结果有效的前提时,测量设备应: a)对照能溯源到国际或国家标准的测量标准,按照规定的时间间隔或在使用前进行校准和(或)检定(验证),当不存在上述标准时,应保留作为校准或检定(验证)依据的形成文件的信息; b)予以识别,以确定其状态; c)予以保护,防止可能使校准状态和随后的测量结果失效的调整、损坏或劣化。 当发现测量设备不符合预期用途时,组织应确定以往测量结果的有效性是否受到不利影响,必要时应采取适当的措施。	b) 必要时进行调整或再调整; c) 具有标识,以确定其校准状态; d) 防止可能使测量结果失效的调整; e) 在搬运、维护和贮存期间防止损坏或失效; 此外,当发现设备不符合要求时,组织应对以往测量结果的有效性进行评价和记录。组织应对该设备和任何受影响的产品采取适当的措施。 校准和检定(验证)结果的记录应予保持(见 4.2.4)。 当计算机软件用于规定要求的监视和测量时,应确认其满足预期用途的能力。确认应在初次使用前进行,并在必要时予以重新确认。 注:确认计算机软件满足预期用途能力的典型方法包括验证和保持其适用性的配置管理。
7.1.6	7.1.6 组织的知识 组织应确定所需的知识,以运行过程并获得合格产品和服务。 这些知识应予以保持,并在必要范围内可得到。 为应对不断变化的需求和发展趋势,组织应审视现有的知识,确定如何获取更多必要的知识和知识更新。 注 1:组织的知识是组织特有的知识,通常从其经验中获得。是为实现组织目标所使用和共享的信息。 注 2:组织的知识可以基于: a)内部来源(如知识产权;从经历获得的知识;从失败和成功项目得到的经验教训;获取和分享未形成文件的知识和经验;过程、产品和服务的改进结果); b)外部来源(如标准;学术交流;专业会议;从顾客或外部供方收集的知识)。	
7.2	7.2 能力 组织应: a)确定受其控制的工作人员所需具备的能力,这些人员从事的工作影响质量管理体系绩效和有效性; b)基于适当的教育、培训或经历,确保这些人员是胜任的; c)适用时,采取措施获得所需的能力,并评价措施的有效性; d)保留适当的形成文件的信息,作为人员能力的证据。 注:采取的适当措施可包括对在职人员进行培训、辅导或重新分配工作,或者招聘、分包给胜任的人员等。	6.2.1 总则 基于适当的教育、培训、技能和经验,从事影响产品要求符合性工作的人员应是能够胜任的。 注:在质量管理体系中承担任何任务的人员都可能直接或间接地影响产品要求符合性。

续表

序号	ISO9001:2015（GB/T19001—2016） 条款及内容	ISO9001:2008（GB/T19001—2008） 条款及内容
7.3	7.3 意识 组织应确保受其控制的工作人员知晓： a)质量方针； b)相关的质量目标； c)他们对质量管理体系有效性的贡献，包括改进绩效的益处； d)不符合质量管理体系要求的后果。	6.2.2 能力、培训和意识 组织应： a) 确定从事影响产品要求符合性工作的人员所需的能力； b) 适用时，提供培训或采取其他措施以获得所需的能力； c) 评价所采取措施的有效性； d) 确保组织的人员认识到所从事活动的相关性和重要性，以及如何为实现质量目标做出贡献； e) 保持教育、培训、技能和经验的适当记录（见4.2.4）。 对比的内容参见上述 6.2.2 项目编号 d)
7.4	7.4 沟通 组织应确定与质量管理体系相关的内部和外部沟通，包括： a)沟通什么； b)何时沟通； c)与谁沟通； d)如何沟通； e)谁负责沟通。	5.5.3 内部沟通 最高管理者应确保在组织内建立适当的沟通过程，并确保对质量管理体系的有效性进行沟通。
7.5	7.5 形成文件的信息	4.2 文件要求
7.5.1	7.5.1 总则 组织的质量管理体系应包括： a)本标准要求的形成文件的信息； b)组织确定的为确保质量管理体系有效性所需的形成文件的信息； 注：对于不同组织，质量管理体系形成文件的信息的多少与详略程度可以不同，取决于： ——组织的规模，以及活动、过程、产品和服务的类型； ——过程的复杂程度及其相互作用； ——人员的能力。	4.2.1 总则 质量管理体系文件应包括： a)形成文件的质量方针和质量目标； b)质量手册； c)本标准所要求的形成文件的程序和记录； d)组织确定的为确保其过程有效策划、运行和控制所需的文件，包括记录。 注 1:本标准出现"形成文件的程序"之处，即要求建立该程序，形成文件，并加以实施和保持。一个文件可包括对一个或多个程序的要求。一个形成文件的程序的要求可以被包含在多个文件中。 注 2:不同组织的质量管理体系文件的多少与详略程度可以不同，取决于： a)组织的规模和活动的类型； b)过程及其相互作用的复杂程度； c)人员的能力。 注 3:文件可采用任何形式或类型的媒介。

续表

序号	ISO9001:2015（GB/T19001—2016）条款及内容	ISO9001:2008（GB/T19001—2008）条款及内容
7.5.2	7.5.2 创建和更新 在创建和更新形成文件的信息时,组织应确保适当的: a)标识和说明(如:标题、日期、作者、索引编号等); b)格式(如:语言、软件版本、图示)和载体(如:纸质、电子格式); c)评审和批准,以确保适宜性和充分性。	4.2.3 文件控制 质量管理体系所要求的文件应予以控制。记录是一种特殊类型的文件,应依据4.2.4的要求进行控制。 应编制形成文件的程序,以规定以下方面所需的控制: a)为使文件是充分与适宜的,文件发布前得到批准; b)必要时对文件进行评审与更新,并再次批准;
7.5.3	7.5.3 形成文件的信息的控制	c)确保文件的更改和现行修订状态得到识别;
7.5.3.1	7.5.3.1 应控制质量管理体系和本标准所要求的形成文件的信息,以确保: a)在需要的场合和时机,均可获得并适用; b)予以妥善保护(如:防止失密、不当使用或不完整)。	d)确保在使用处可获得适用文件的有关版本; e)确保文件保持清晰、易于识别; f)确保组织所确定的策划和运行质量管理体系所需的外来文件得到识别,并控制其分发;
7.5.3.2	7.5.3.2 为控制形成文件的信息,适用时,组织应进行下列活动: a)分发、访问、检索和使用; b)存储和防护,包括保持可读性; c)更改控制(如版本控制); d)保留和处置。 对于组织确定的、策划和运行质量管理体系所必需的、来自外部的形成文件的信息,组织应进行适当识别,并予以控制。 对所保留的作为符合性证据的形成文件的信息应予以保护,防止非预期的更改。 注:对形成文件的信息的"访问"可能意味着仅允许查阅,或者意味着允许查阅并授权修改。	g)防止作废文件的非预期使用,如果出于某种目的而保留作废文件,对这些文件进行适当的标识。 4.2.4 记录控制 为提供符合要求及质量管理体系有效运行的证据而建立的记录,应得到控制。 组织应编制形成文件的程序,以规定记录的标识、贮存、保护、检索、保留和处置所需的控制。 记录应保持清晰、易于识别和检索。
8	8 运行	
8.1	8.1 运行的策划和控制 为满足产品和服务提供的要求,并实施第6章所确定的措施,组织应通过以下措施对所需的过程(见4.4)进行策划、实施和控制: a)确定产品和服务的要求; b)建立下列内容的准则: 1)过程; 2)产品和服务的接收。	7.1 产品实现的策划 组织应策划和开发产品实现所需的过程。产品实现的策划应与质量管理体系其他过程的要求相一致(见4.1)。 在对产品实现进行策划时,组织应确定以下方面的适当内容: a)产品的质量目标和要求; b)针对产品确定过程、文件和资源的需求;

续表

序号	ISO9001:2015（GB/T19001—2016）条款及内容	ISO9001:2008（GB/T19001—2008）条款及内容
8.1	c)确定符合产品和服务要求所需的资源； d)按照准则实施过程控制； e)在必要的范围和程度上，确定并保持、保留形成文件的信息： 1)确信过程已经按策划进行； 2)证实产品和服务符合要求。 策划的输出应适合组织的运行需要。 组织应控制策划的变更，评审非预期变更的后果，必要时，采取措施减轻不利影响。 组织应确保外包过程受控（见8.4）。	c)产品所要求的验证、确认、监视、测量、检验和实验活动，以及产品接收准则； d) 为实现过程及其产品满足要求提供证据所需的记录（见4.2.4）。 策划的输出形式应适合于组织的运作方式。 注1:对应用于特定产品、项目或合同的质量管理体系的过程（包括产品实现过程）和资源作出规定的文件可称之为质量计划。 注2：组织也可将7.3的要求应用于产品实现过程的开发。
8.2	8.2 产品和服务的要求	
8.2.1	8.2.1 顾客沟通 与顾客沟通的内容应包括： a)提供有关产品和服务的信息； b)处理问询、合同或订单，包括变更； c)获取有关产品和服务的顾客反馈，包括顾客投诉； d)处置或控制顾客财产； e)关系重大时，制定有关应急措施的特定要求。	7.2.3 顾客沟通 组织应对以下有关方面确定并实施与顾客沟通的有效安排： a)产品信息； b)问询、合同或订单的处理，包括对其修改； c)顾客反馈，包括顾客抱怨。
8.2.2	8.2.2 产品和服务要求的确定 在确定向顾客提供的产品和服务的要求时，组织应确保： a)产品和服务的要求得到规定，包括： 1)适用的法律法规要求； 2)组织认为的必要要求。 b)对其所提供的产品和服务，能够满足组织声称的要求。	7.2.1 与产品有关的要求的确定 组织应确定： a)顾客规定的要求，包括对交付及交付后活动的要求； b)顾客虽然没有明示，但规定用途或已知的预期用途所必需的要求； c)适用于产品的法律法规要求； d)组织认为必要的任何附加要求。 注：交付后活动包括诸如保证条款规定的措施、合同义务（例如，维护服务）、附加服务（例如，回收或最终处置）等。
8.2.3	8.2.3 产品和服务要求的评审	7.2.2 与产品有关的要求的评审
8.2.3.1	8.2.3.1 组织应确保有能力满足向顾客提供的产品和服务的要求。在承诺向顾客提供产品和服务之前，组织应对如下各项要求进行评审： a)顾客明确的要求，包括对交付及交付后活动的要求；	组织应评审与产品有关的要求。评审应在组织向顾客作出提供产品的承诺（如:提交标书、接受合同或订单及接受合同或订单的更改）之前进行，并应确保：

续表

序号	ISO9001:2015（GB/T19001—2016） 条款及内容	ISO9001:2008（GB/T19001—2008） 条款及内容
8.2.3.1	b)顾客虽然没有明示,但规定的用途或已知的预期用途所必需的要求; c)组织规定的要求; d)适用于产品和服务的法律法规要求; e)与先前表述存在差异的合同或订单要求。 若与先前合同或订单的要求存在差异,组织应确保有关事项已得到解决。 若顾客没有提供形成文件的要求,组织在接受顾客要求前应对顾客要求进行确认。 注:在某些情况下,如网上销售,对每一个订单进行正式的评审可能是不实际的,作为替代方法,可评审有关的产品信息,如产品目录。	a) 产品要求已得到规定; 见下面 c) b) 与以前表述不一致的合同或订单的要求已得到解决; c) 组织有能力满足规定的要求。 若顾客没有提供形成文件的要求,组织在接受顾客要求前应对顾客要求进行确认。 评审结果及评审所引起的措施的记录应予保持(见 4.2.4)。
8.2.3.2	8.2.3.2 适用时,组织应保留与下列方面有关的形成文件的信息: a)评审结果; b)产品和服务的新要求。	若产品要求发生变更,组织应确保相关文件得到修改,并确保相关人员知道已变更的要求。 注:在某些情况中,如网上销售,对每一个订单进行正式的评审可能是不实际的, 作为替代方法,可对有关的产品信息,如产品目录、产品广告内容等进行评审。
8.2.4	8.2.4 产品和服务要求的更改 若产品和服务要求发生更改,组织应确保相关的形成文件的信息得到修改,并确保相关人员知道已更改的要求。	
8.3	8.3 产品和服务的设计和开发	7.3 设计和开发
8.3.1	8.3.1 总则 组织应建立、实施和保持适当的设计和开发过程,以确保后续的产品和服务的提供。	
8.3.2	8.3.2 设计和开发策划 在确定设计和开发的各个阶段和控制时,组织应考虑: a)设计和开发活动的性质、持续时间和复杂程度; b)所需的过程阶段,包括适用的设计和开发评审; c)所需的设计和开发验证和确认活动; d)设计和开发过程涉及的职责和权限; e)产品和服务的设计和开发所需的内部和外部资源; f)设计和开发过程参与人员之间接口的控制需求; g)顾客和使用者参与设计和开发过程的需求; h)对后续产品和服务提供的要求; i)顾客和其他有关相关方期望的设计和开发过程的控制水平; j)证实已经满足设计和开发要求所需的形成文件的信息。	7.3.1 设计和开发策划 组织应对产品的设计和开发进行策划和控制。 在进行设计和开发策划时,组织应确定: a) 设计和开发的阶段; b)适合于每个设计和开发阶段的评审、验证和确认活动; c)设计和开发的职责和权限。 组织应对参与设计和开发的不同小组之间的接口实施管理,以确保有效的沟通,并明确职责分工。 随着设计和开发的进展,在适当时,策划的输出应予以更新。 注:设计和开发的评审、验证和确认具有不同的目的,根据产品和组织的具体情况,可单独或以任意组合的方式进行并记录。

续表

序号	ISO9001:2015（GB/T19001—2016） 条款及内容	ISO9001:2008（GB/T19001—2008） 条款及内容
8.3.3	8.3.3 设计和开发输入 组织应针对所设计和开发的具体类型的产品和服务，确定基本的要求。组织应考虑： a)功能和性能要求； b)来源于以前类似设计和开发活动的信息； c)法律法规要求； d)组织承诺实施的标准或行业规范； e)由产品和服务性质所决定的、失效的潜在后果。 设计和开发输入应满足设计和开发的目的，且应完整、清楚。 应解决相互冲突的设计和开发输入。 组织应保留有关设计和开发输入的形成文件的信息。	7.3.2 设计和开发输入 应确定与产品要求有关的输入，并保持记录（见4.2.4）。这些输入应包括： a)功能要求和性能要求； b)适用的法律法规要求； c)适用时，来源于以前类似设计的信息； d)设计和开发所必需的其他要求。 应对这些输入的充分性和适宜性进行评审。要求应完整、清楚、并且不能自相矛盾。
8.3.4	8.3.4 设计和开发控制 组织应对设计和开发过程进行控制，以确保： a)规定拟获得的结果； b)实施评审活动，以评价设计和开发的结果满足要求的能力； c)实施验证活动，以确保设计和开发输出满足输入的要求； d)实施确认活动，以确保形成的产品和服务能够满足规定的使用要求或预期用途要求； e)针对评审、验证和确认过程中确定的问题采取必要措施； f)保留这些活动的形成文件的信息。 注：设计和开发的评审、验证和确认具有不同目的。根据组织的产品和服务的具体情况，可以单独或以任意组合进行。	7.3.4 设计和开发评审 应依据所策划的安排（见7.3.1），在适宜的阶段对设计和开发进行系统的评审，以便： a)评价设计和开发的结果满足要求的能力； b)识别任何问题并提出必要的措施。 评审的参加者应包括与所评审的设计和开发阶段有关的职能的代表。评审结果及任何必要措施的记录应予保持（见4.2.4）。 7.3.5 设计和开发验证 为确保设计和开发输出满足输入的要求，应依据所策划的安排（见7.3.1）对设计和开发进行验证。验证结果及任何必要措施的记录应予保持（见4.2.4）。 7.3.6 设计和开发确认 为确保产品能够满足规定的使用要求或已知的预期用途的要求，应依据所策划的安排（见7.3.1）对设计和开发进行确认。只要可行，确认应在产品交付或实施之前完成。确认结果及任何必要措施的记录应予保持（见4.2.4）。
8.3.5	8.3.5 设计和开发输出 组织应确保设计和开发输出： a)满足输入的要求； b)对于后续的产品和服务的提供过程是充分的； c)包括或引用监视和测量的要求，适当时，包括接收准则； d)规定对于预期目的、安全和正确提供的产品和服务的基本特性。 组织应保留设计和开发输出的形成文件的信息。	7.3.3 设计和开发输出 设计和开发输出的方式应适合于对照设计和开发的输入进行验证，并应在放行前得到批准。 设计和开发输出应： a)满足设计和开发输入的要求； b)给出采购、生产和服务提供的适当信息； c)包含或引用产品接收准则； d)规定对产品的安全和正常使用所必需的产品特性。 注：生产和服务提供的信息可能包括产品防护的细节。

续表

序号	ISO9001:2015（GB/T19001—2016） 条款及内容	ISO9001:2008（GB/T19001—2008） 条款及内容
8.3.6	8.3.6 设计和开发更改 组织应对产品和服务设计和开发期间以及后续所做的更改进行适当的识别、评审和控制,以确保这些更改对满足要求不会产生不利影响。 组织应保留下列形成文件的信息: a)设计和开发更改; b)评审的结果; c)更改的授权; d)为防止不利影响而采取的措施。	7.3.7 设计和开发更改的控制 应识别设计和开发的更改,并保持记录。应对设计和开发的更改进行适当评审、验证和确认,并在实施前得到批准。设计和开发更改的评审应包括评价更改对产品组成部分和已交付产品的影响。更改的评审结果及任何必要措施的记录应予保持(见4.2.4)。
8.4	8.4 外部提供的过程、产品和服务的控制	
8.4.1	8.4.1 总则 组织应确保外部提供的过程、产品和服务符合要求。 在下列情况下, 组织应确定对外部提供的过程、产品和服务实施的控制: a) 外部供方的过程、产品和服务将构成组织自身的产品和服务的一部分; b) 外部供方代表组织直接将产品和服务提供给顾客; c) 组织决定由外部供方提供的过程或过程的一部分。 组织应基于外部供方按照要求提供过程、产品或服务的能力,确定外部供方的评价、选择、绩效监视以及再评价的准则,并加以实施。对于这些活动和由评价引发的任何必要的措施,组织应保留形成文件的信息。	7.4.1 采购过程 组织应确保采购的产品符合规定的采购要求。对供方及所采购产品的控制类型和程度应取决于所采购产品对随后的产品实现或最终产品的影响。 组织应根据供方按组织的要求提供产品的能力评价和选择供方。应制定选择、评价和重新评价的准则。评价结果及评价所引起的任何必要措施的记录应予保持(见4.2.4)。
8.4.2	8.4.2 控制类型和程度 组织应确保外部提供的过程、产品和服务不会对组织持续地向顾客交付合格产品和服务的能力产生不利影响。 组织应: a)确保外部提供的过程保持在其质量管理体系的控制之中; b)规定对外部供方的控制及其输出结果的控制; c)考虑: 1)外部提供的过程、产品和服务对组织持续地满足顾客要求和适用的法律法规要求的能力的潜在影响; 2)由外部供方实施控制的有效性; d)确定必要的验证或其他活动,以确保外部提供的过程、产品和服务满足要求。	

续表

序号	ISO9001:2015(GB/T19001—2016) 条款及内容	ISO9001:2008 (GB/T19001—2008) 条款及内容
8.4.3	8.4.3 提供给外部供方的信息 组织应确保在与外部供方沟通之前所确定的要求是充分的。 组织应与外部供方沟通以下要求： a)拟提供的过程、产品和服务； b)对下列内容的批准： 1)产品和服务； 2)方法、过程和设备； 3)产品和服务的放行； c)能力，包括所要求的人员资格； d)外部供方与组织的互动； e)被组织所用的外部供方绩效的控制和监视； f)组织或其顾客拟在外部供方现场实施的验证或确认活动。	7.4.2 采购信息 采购信息应表述拟采购的产品,适当时包括： a)产品、程序、过程和设备的批准要求： b)人员资格的要求； c)质量管理体系的要求。 在与供方沟通前,组织应确保规定的采购要求是充分与适宜的。 7.4.3 采购产品的验证 组织应确定并实施检验或其他必要的活动,以确保采购的产品满足规定的采购要求。 当组织或其顾客拟在供方的现场实施验证时,组织应在采购信息中对拟采用的验证安排和产品放行的方法作出规定。
8.5	8.5 生产和服务提供	7.5 生产和服务提供
8.5.1	8.5.1 生产和服务提供的控制 组织应在受控条件下进行生产和服务提供。适用时,受控条件应包括： a)可获得形成文件的信息,以规定以下内容： 1)所生产的产品、提供的服务或进行的活动的特性； 2)拟获得的结果。 b)可获得和使用适宜的监视和测量资源； c)在适当阶段实施监视和测量活动,以验证是否符合过程或输出的控制准则以及产品和服务的接收准则； d)为过程的运行提供适宜的基础设施和环境； e)配备具备能力的人员,包括所要求的资格； f)若输出结果不能由后续的监视或测量加以验证,应对生产和服务提供过程实现策划结果的能力进行确认,并定期再确认； g) 采取措施防范人为错误； h) 实施放行、交付和交付后活动。	7.5.1 生产和服务提供的控制 组织应策划并在受控条件下进行生产和服务提供。适用时,受控条件应包括： a)获得表述产品特性的信息； b)必要时,获得作业指导书； c)使用适宜的设备； d)获得和使用监视和测量设备； e)实施监视和测量； f)实施产品放行、交付和交付后活动。 7.5.2 生产和服务提供过程的确认 当生产和服务提供过程的输出不能由后续的监视或测量加以验证,使问题在产品使用后或服务交付后才显现时,组织应对任何这样的过程实施确认。 确认应证实这些过程实现所策划的结果的能力。 组织应对这些过程作出安排,适用时包括： a) 为过程的评审和批准所规定的准则； b)设备的认可和人员资格的鉴定； c)特定的方法和程序的使用； d)记录的要求(见4.2.4); e)再确认。

续表

序号	ISO9001:2015（GB/T19001—2016） 条款及内容	ISO9001:2008（GB/T19001—2008） 条款及内容
8.5.2	8.5.2 标识和可追溯性 需要时,组织应采用适当的方法识别**输出,以确保**产品和服务合格。 组织应在生产和服务提供的整个过程中按照监视和测量要求识别输出状态。 当有可追溯要求时,组织应控制输出的唯一性标识,且应保留所需的形成文件的信息以实现可追溯。	7.5.3 标识和可追溯性 适当时,组织应在产品实现的全过程中使用适宜的方法识别产品。 组织应在产品实现的全过程中,针对监视和测量要求识别产品的状态。 在有可追溯性要求的场合,组织应控制产品的唯一性标识,并保持记录(见4.2.4)。 注:在某些行业,技术状态管理是保持标识和可追溯性的一种方法。
8.5.3	8.5.3 顾客或外部供方的财产 组织在控制或使用顾客或外部供方的财产期间,应对其进行妥善管理。 对组织使用的或构成产品和服务一部分的顾客和外部供方财产,组织应予以识别、验证、防护和保护。若顾客或外部供方的财产发生丢失、损坏或发现不适用情况,组织应向顾客或外部供方报告,并保留相关形成文件的信息。 注:顾客或外部供方的财产可能包括材料、零部件、工具和设备,顾客的场所,知识产权和个人信息。	7.5.4 顾客财产 组织应爱护在组织控制下或组织使用的顾客财产。组织应识别、验证、保护和维护供其使用或构成产品一部分的顾客财产。如果顾客财产发生丢失、损坏或发现不适用的情况,组织应向顾客报告,并保持记录(见4.2.4)。 注:顾客财产可包括知识产权和个人信息。
8.5.4	8.5.4 防护 组织应在生产和服务提供期间对输出进行必要防护,以确保符合要求。 注:防护可包括标识、处置、污染控制、包装、储存、传输或运输以及保护。	7.5.5 产品防护 组织应在产品内部处理和交付到预定的地点期间对其提供防护,以保持符合要求。适用时,这种防护应包括标识、搬运、包装、贮存和保护。防护也应适用于产品的组成部分。
8.5.5	8.5.5 交付后的活动 组织应满足与产品和服务相关的交付后活动的要求。 在确定所要求的交付后活动的覆盖范围和程度时,组织应考虑: a)法律法规要求; b)与产品和服务相关的潜在不期望的后果; c)产品和服务的性质、用途和预期寿命; d)顾客要求; e)顾客反馈。 注:交付后活动可能包括保证条款所规定的相关活动,诸如合同规定的维护服务,以及回收或最终报废处置等附加服务等。	7.5.1 生产和服务提供的控制 f) 实施产品放行、交付和交付后活动。

续表

序号	ISO9001:2015(GB/T19001—2016) 条款及内容	ISO9001:2008（GB/T19001—2008） 条款及内容
8.5.6	8.5.6 更改控制 组织应对生产和服务提供的更改进行必要的评审和控制,以确保持续地符合要求。 组织应保留形成文件的信息,包括有关更改评审结果、授权进行更改的人员以及根据评审所采取的必要措施。	7.3.7 设计和开发更改的控制 应识别设计和开发的更改,并保持记录。应对设计和开发的更改进行适当评审、验证和确认,并在实施前得到批准。设计和开发更改的评审应包括评价更改对产品组成部分和已交付产品的影响。更改的评审结果及任何必要措施的记录应予保持(见 4.2.4)。
8.6	8.6 产品和服务的放行 组织应在适当阶段实施策划的安排,以验证产品和服务的要求已得到满足。 除非得到有关授权人员的批准,适用时得到顾客的批准,否则在策划的安排已圆满完成之前,不应向顾客放行产品和交付服务。 组织应保留有关产品和服务放行的形成文件的信息。形成文件的信息应包括: a)符合接收准则的证据; b)授权放行人员的可追溯信息。	8.2.4 产品的监视和测量 组织应对产品的特性进行监视和测量,以验证产品要求已得到满足。这种监视和测量应依据所策划的安排(见 7.1)在产品实现过程的适当阶段进行。应保持符合接收准则的证据。 记录应指明有权放行产品以交付给顾客的人员(见 4.2.4)。 除非得到有关授权人员的批准,适用时得到顾客的批准,否则在策划的安排(见 7.1)已圆满完成之前,不应向顾客放行产品和交付服务。
8.7	8.7 不合格输出的控制	8.3 不合格品控制
8.7.1	8.7.1 组织应确保对不符合要求的输出进行识别和控制,以防止非预期的使用或交付。 组织应根据不合格的性质及其对产品和服务符合性的影响采取适当措施。这也适用于在产品交付之后,以及在服务提供期间或之后发现的不合格产品和服务。 组织应通过下列一种或几种途径处置不合格输出: a)纠正; b)隔离、限制、退货或暂停对产品和服务的提供; c)告知顾客; d)获得让步接收的授权。 对不合格输出进行纠正之后应验证其是否符合要求。	组织应确保不符合产品要求的产品得到识别和控制,以防止其非预期的使用或交付。应编制形成文件的程序,以规定不合格品控制以及不合格品处置的有关职责和权限。 适用时,组织应通过下列一种或几种途径处置不合格品: a) 采取措施,消除发现的不合格; b) 经有关授权人员批准,适用时经顾客批准,让步使用、放行或接收不合格品; c) 采取措施,防止其原预期的使用或应用; d) 当在交付或开始使用后发现产品不合格时,组织应采取与不合格的影响或潜在影响的程度相适应的措施。
8.7.2	8.7.2 组织应保留下列形成文件的信息,以: a)描述不合格; b)描述所采取的措施; c)描述获得的让步; d)识别处置不合格的授权。	在不合格品得到纠正之后应对其再次进行验证,以证实符合要求。 应保持不合格的性质的记录以及随后所采取的任何措施的记录,包括所批准的让步的记录(见 4.2.4)。

续表

序号	ISO9001:2015（GB/T19001—2016）条款及内容	ISO9001:2008（GB/T19001—2008）条款及内容
9	9 绩效评价	
9.1	9.1 监视、测量、分析和评价	8 测量、分析和改进
9.1.1	9.1.1 总则 组织应确定： a）需要监视和测量什么； b）需要用什么方法进行监视、测量、分析和评价，以确保结果有效； c）何时实施监视和测量； d）何时对监视和测量的结果进行分析和评价。 组织应评价质量管理体系的绩效和有效性。 组织应保留适当的形成文件的信息，以作为结果的证据。	8.1 总则 组织应策划并实施以下方面所需的监视、测量、分析和改进过程： a）证实产品要求的符合性； b）确保质量管理体系的符合性； c）持续改进质量管理体系的有效性。 这应包括对统计技术在内的适用方法及其应用程度的确定。
9.1.2	9.1.2 顾客满意 组织应监视顾客对其需求和期望已得到满足的程度的感受。组织应确定获取、监视和评审这些信息的方法。 注：监视顾客感受的例子可包括顾客调查、顾客对交付产品或服务的反馈、顾客座谈、市场占有率分析、顾客赞扬、担保索赔和经销商报告。	8.2.1 顾客满意 作为对质量管理体系绩效的一种测量，组织应监视顾客关于组织是否满足其要求的感受的相关信息，并确定获取和利用这种信息的方法。 注：监视顾客感受可以包括从诸如顾客满意度调查、来自顾客的关于交付产品质量方面数据、用户意见调查、流失业务分析、顾客赞扬、索赔和经销商报告之类的来源获得输入。
9.1.3	9.1.3 分析与评价 组织应分析和评价通过监视和测量获得的适当的数据和信息。 应利用分析结果评价： a）产品和服务的符合性； b）顾客满意程度； c）质量管理体系的绩效和有效性； d）策划是否得到有效实施； e）针对风险和机遇所采取措施的有效性； f）外部供方的绩效； g）质量管理体系改进的需求。 注：数据分析方法可包括统计技术。	8.4 数据分析 组织应确定、收集和分析适当的数据，以证实质量管理体系的适宜性和有效性，并评价在何处可以持续改进质量管理体系的有效性。这应包括来自监视和测量的结果以及其他有关来源的数据。 数据分析应提供有关以下方面的信息： a）顾客满意（见 8.2.1）； b）与产品要求的符合性（见 8.2.4）； c）过程和产品的特性及趋势，包括采取预防措施的机会（见 8.2.3 和 8.2.4）； d）供方（见 7.4）。
9.2	9.2 内部审核	8.2.2 内部审核
9.2.1	9.2.1 组织应按照策划的时间间隔进行内部审核，以提供有关质量管理体系的下列信息： a）是否符合： 1）组织自身的质量管理体系要求； 2）本标准的要求； b）是否得到有效的实施和保持。	组织应按策划的时间间隔进行内部审核，以确定质量管理体系是否： a）符合策划的安排（见 7.1）、本标准的要求以及组织所确定的质量管理体系的要求； b）得到有效实施与保持。

续表

序号	ISO9001:2015（ GB/T19001—2016 ） 条款及内容	ISO9001:2008（GB/T19001—2008 ） 条款及内容
9.2.2	9.2.2 组织应： a) 依据有关过程的重要性、对组织产生影响的变化和以往的审核结果,策划、制定、实施和保持审核方案,审核方案包括频次、方法、职责、策划要求和报告； b)规定每次审核的审核准则和范围； c)选择审核员并实施审核,以确保审核过程客观公正； d)确保将审核结果报告给相关管理者； e)及时采取适当的纠正和纠正措施； f)保留形成文件的信息,作为实施审核方案以及审核结果的证据。 注:相关指南参见 GB/T 19011。	组织应策划审核方案,策划时应考虑拟审核的过程和区域的状况和重要性以及以往审核的结果。应规定审核的准则、范围、频次和方法。审核员的选择和审核的实施应确保审核过程的客观性和公正性。审核员不应审核自己的工作。 应编制形成文件的程序,以规定审核的策划、实施、形成记录以及报告结果的职责和要求。 应保持审核及其结果的记录(见 4.2.4)。 负责受审核区域的管理者应确保及时采取必要的纠正和纠正措施,以消除所发现的不合格及其原因。后续活动应包括对所采取措施的验证和验证结果的报告(见 8.5.2)。 注:作为指南,参见 GB/T 19011。
9.3	9.3 管理评审	5.6 管理评审
9.3.1	9.3.1 总则 最高管理者应按照策划的时间间隔对组织的质量管理体系进行评审,以确保其持续的适宜性、充分性和有效性,并与组织的战略方向一致。	5.6.1 总则 最高管理者应按策划的时间间隔评审质量管理体系,以确保其持续的适宜性、充分性和有效性。评审应包括评价改进的机会和质量管理体系变更的需求,包括质量方针和质量目标变更的需求。 应保持管理评审的记录(见 4.2.4)。
9.3.2	9.3.2 管理评审输入 策划和实施管理评审时应考虑下列内容： a)以往管理评审所采取措施的情况； b)与质量管理体系相关的内外部因素的变化； c)下列有关质量管理体系绩效和有效性的信息,包括其趋势： 1)顾客满意和相关方的反馈； 2)质量目标的实现程度； 3)过程绩效以及产品和服务的符合性； 4)不合格以及纠正措施； 5)监视和测量结果； 6)审核结果； 7)外部供方的绩效； d)资源的充分性； e)应对风险和机遇所采取措施的有效性(见 6.1)； f)改进的机会。	5.6.2 评审输入 管理评审的输入应包括以下方面的信息： a)审核结果； b)顾客反馈； c)过程的绩效和产品的符合性； d)预防措施和纠正措施的状况； e)以往管理评审的跟踪措施； f)可能影响质量管理体系的变更； g)改进的建议。
9.3.3	9.3.3 管理评审输出 管理评审的输出应包括与下列事项相关的决定和措施： a)改进的机会； b)质量管理体系所需的变更；	5.6.3 评审输出 管理评审的输出应包括与以下方面有关的任何决定和措施： a)质量管理体系有效性及其过程有效性的改进；

序号	ISO9001：2015（GB/T19001—2016）条款及内容	ISO9001：2008（GB/T19001—2008）条款及内容
9.3.3	c)资源需求。 组织应保留形成文件的信息,作为管理评审结果的证据。	b)与顾客要求有关的产品的改进; c)资源需求。
10	10 改进	8.5 改进
10.1	10.1 总则 组织应确定和选择改进机会,并采取必要措施,以满足顾客要求和增强顾客满意。 这应包括: a)改进产品和服务以满足要求并关注未来的需求和期望; b)纠正、预防或减少不利影响; c)改进质量管理体系的绩效和有效性。 注:改进的例子可包括纠正、纠正措施、持续改进、突破性变革、创新和重组。	
10.2	10.2 不合格和纠正措施	
10.2.1	10.2.1 若出现不合格,包括来自于投诉的不合格,组织应: a)对不合格作出应对,并在适用时: 1)采取措施以控制和纠正不合格; 2)处置所产生的后果; b)通过下列活动,评价是否需要采取措施,以消除产生不合格的原因,避免其再次发生或者在其他场合发生: 1)评审和分析不合格; 2)确定不合格的原因; 3)确定是否存在或可能发生类似的不合格; c)实施所需的措施; d)评审所采取的纠正措施的有效性; e)需要时,更新策划期间确定的风险和机遇; f)需要时,变更质量管理体系。 纠正措施应与所产生的不合格的影响相适应。	8.3 不合格品控制 组织应确保不符合产品要求的产品得到识别和控制,以防止其非预期的使用或交付。应编制形成文件的程序,以规定不合格品控制以及不合格品处置的有关职责和权限。 适用时,组织应通过下列一种或几种途径处置不合格品: a)采取措施,消除发现的不合格; b)经有关授权人员批准,适用时经顾客批准,让步使用、放行或接收不合格品; c)采取措施,防止其原预期的使用或应用; d)当在交付或开始使用后发现产品不合格时,组织应采取与不合格的影响或潜在影响的程度相适应的措施。 在不合格品得到纠正之后应对其再次进行验证,以证实符合要求。
10.2.2	10.2.2 组织应保留形成文件的信息,作为下列事项的证据: a)不合格的性质以及随后所采取的措施; b)纠正措施的结果。	应保持不合格的性质的记录以及随后所采取的任何措施的记录,包括所批准的让步的记录(见4.2.4) 8.5.2 纠正措施 组织应采取措施,以消除不合格的原因,防止不合格的再发生。纠正措施应与所遇到不合格的影响程度相适应。

序号	ISO9001:2015(GB/T19001—2016)条款及内容	ISO9001:2008(GB/T19001—2008)条款及内容
		应编制形成文件的程序,以规定以下方面的要求: a)评审不合格(包括顾客抱怨); b)确定不合格的原因; c)评价确保不合格不再发生的措施的需求; d)确定和实施所需的措施; e)记录所采取措施的结果(见 4.2.4); f)评审所采取的纠正措施的有效性。
10.3	10.3 持续改进 组织应持续改进质量管理体系的适宜性、充分性和有效性。 组织应考虑分析、评价结果以及管理评审的输出,确定是否存在应关注的持续改进的需求和机遇。	8.5.1 持续改进 组织应利用质量方针、质量目标、审核结果、数据分析、纠正措施和预防措施以及管理评审,持续改进质量管理体系的有效性。 8.5.3 预防措施 组织应确定措施,以消除潜在不合格的原因,防止不合格的发生。预防措施应与潜在问题的影响程度相适应。 应编制形成文件的程序,以规定以下方面的要求: a)确定潜在不合格及其原因; b)评价防止不合格发生的措施的需求; c)确定并实施所需的措施; d)记录所采取措施的结果(见 4.2.4); e)评审所采取的预防措施的有效性。

第二篇　实践篇

第四章 质量管理体系的审核和认证

第一节 质量审核和认证概述

一、审核的定义及理解

（一）审核的定义

为获得审核证据并对其进行客观的评价，以确定是否满足审核准则的程度所进行的系统的、独立的并形成文件的过程。

内部审核：也称第一方审核，用于内部目的，由组织内部或以组织的名义进行，可作为组织自我合格声明的基础。

外部审核：通常包括第二方审核和第三方审核。

第二方审核由组织的相关方（如顾客）或由其他人以相关方的名义进行。

第三方审核由外部独立的组织进行。这类组织提供符合要求的认证或注册。

（二）审核的理解

1.审核是一种评价组织活动和过程的有效管理工具，审核的结果为管理者采取措施提供了信息。

2.审核的主要目的是确定满足审核准则的程度。如确定组织的管理体系对规定要求的符合性；评价对法律法规要求的符合性；确认所实施的管理体系满足规定目标的有效性。

3.审核准则是审核的依据。

（1）ISO9001 质量管理体系要求是外审依据的主要准则。

（2）质量手册、形成文件的程序和其他相关质量管理体系文件。

组织根据 ISO9001 的要求编制的文件。它对组织质量管理体系的建立、实施和改进提供强制性指令和具体运作的指导，一旦发布就是组织质量管理的法规，它们是内审依据的主要准则。

另外质量方针、目标、政策、承诺等是重要的审核准则，它们一般反映在质量管理体系文件中，但也可以其他形式存在。

（3）适用于组织的法律、法规和其他要求。如行业规范、与有关机构的协定、非法规性指南等。

4.为确保审核的有效性和效率，应坚持审核的客观性、独立性和系统方法三个核心原则。

（1）审核的客观性主要表现在：

①所获得的审核证据必须是与审核准则有关的并且能够证实的记录、事实陈述或其他信息。

②审核应对收集到的证据根据审核准则进行客观评价，以形成审核发现。

③审核是一个形成文件的过程，包括审核计划，审核表，现场审核记录，不符合项报告，审核报告，首末次会议记录等。通过文件形式以确保审核的客观性。

（2）审核的独立性主要表现在：

①审核是被授权的活动，授权可来自管理者的决策、审核委托方以及法律法规的要求。

②审核员在整个审核过程中应保持公正。

③审核组成员应开展职业化的审核并遵守职业规范。

④审核员应具备相应的工作能力，并且是与被审核方无直接责任的人员。

⑤坚持在审核准则和审核证据的基础上对被审核方进行客观评价。

（3）审核的系统方法主要表现在：

①审核包括文件审核和现场审核两个方面，在文件审核符合的情况下，才能进行现场审核。文件审核重点是检查质量管理体系文件与认证标准的符合性、充分性、适宜性和可操作性；现场审核重点是检查质量管理体系文件执行过程的符合性、充分性、有效性和效率等。

②审核包括符合性、有效性和达标性三个层次。符合性是指质量活动及其有关结果是否符合有关准则；有效性是指审核准则是否被有效实施；达标性是指审核准则事实的结果是否达到预期目标。

③审核前应进行策划，以确保其实施的有效性和一致性以及审核结论的可信性。

④审核是利用已建立的方法和技巧，确保审核证据和审核发现的相关性、可信性和充分性，因此，由彼此独立的审核组对同一对象的审核应得出相类似的结论。

⑤审核应按计划和检查表进行，审核计划通常按部门或活动（过程）来编写，并强调安排对领导层的审核；检查表应列出被审核部门的主要过程和活动的审核内容和审核方法。

⑥审核的系统性是在一定"审核范围"内实现的，在审核前，首先应确定审核范围。

⑦ISO9001 在策划整个质量管理体系和在某个过程时都用了相同的质量管理体系方法。

二、与审核相关的术语

与审核相关的其他术语包括审核方案、审核准则和审核证据等 11 个术语。现对这些相关术语做简单的介绍：

（一）审核方案

针对特定时间段所策划，并具有特定目的的一组（一次或多次）审核。

审核方案是审核策划的结果。在不同的时间段，可以编制实施不同目的的审核方案（审核计划）。常见的形式有组织的年度审核计划和针对某一特定的审核项目计划。

（二）审核准则

审核准则是组织实施审核的依据或用作依据的一组方针、程序或要求。通常包括合同、组织的质量管理体系文件、质量管理体系标准、法律法规要求及其他社会要求等。

（三）审核证据

审核证据是与审核标准有关的并且能够证实的记录、事实陈述或其他信息。审核证据的最主要特点是真实和客观。

（四）审核发现

审核发现是指将收集到的审核证据对照审核准则进行评价的结果。审核发现能表明是否符合审核准则，也能指出改进的机会。

（五）审核结论

审核结论是指审核组考虑了审核目标和所有审核发现后得出的最终审核结果。审核结论是对组织质量管理体系的整体评价，所以，审核组关注的是体系的整体质量水准，以及质量管理体系持续改进的机制。

（六）审核委托方

要求审核的组织或人员。

（七）受审核方

被审核的组织。

（八）审核员

有能力实施审核的人员。

（九）审核组

实施审核的一名或多名审核员。

（十）技术专家

提供关于被审核对象的特定知识或技术的人员。

（十一）能力

经证实的应用知识和技能的本领。能力包括现有能力和潜在能力两部分。

三、审核的类型

质量审核可按不同标准进行分类，通常有三种分类法，即：审核对象分类法、审核方分类法和审核范围分类法。

（一）按审核对象分类法

按审核对象分有产品质量审核、过程质量审核和质量管理体系审核三种。

1.产品质量审核

产品质量审核是对最终产品的质量进行单独评价的活动，用以确定产品质量的符合性和适宜性。产品质量审核通常由质量保证部门的审核人员独立进行。

2.过程质量审核

独立地对过程进行质量审核，可以对质量计划的可行性、可信性和可靠性进行评价，过程质量评价可从输入、资源、活动、输出着眼，涉及人员、设备、材料、方法、环境、时间、信息及成本八个要素。

（1）人员：配备是否适当，素质是否满足岗位要求，精神状态是否饱满，是否按作业指导书操作，是否按规定进行检验。

（2）设备：设备是否符合要求，设备技术状况是否完好。

（3）材料：原材料、协作件的供应是否正常稳定，质量是否符合要求。

（4）方法：过程使用的技术文件、检验文件是否完整、统一、正确、有效。

（5）环境：作业环境是否符合规定要求，是否满足操作人员的生理、安全要求，是否符合产品质量形成的要求。

（6）时间：作业时间、节奏的控制是否符合要求。

（7）信息：过程中产生的信息是否按规定要求予以记录、传递并被处理。

（8）成本：质量成本是否得到有效控制，各种质量成本比例是否适宜。

3.质量管理体系的审核

独立地对一个组织质量管理体系进行质量审核。质量管理体系审核应覆盖该组织所有部门和过程，应围绕产品质量形成全过程进行，通过对质量管理体系中的各个场所、各个部门、各个过程的审核和综合，得出质量管理体系符合性、有效性、达标性的评价结论。

（二）按审核方分类法

按审核方分有第一方审核、第二方审核和第三方审核三种。

1.第一方审核——纠正改进

这是组织对其自身的产品、过程或质量管理体系进行的审核。审核员通常是本组织的，也可聘请外部人员。通过审核，综合评价质量活动及其结果，对审核中发现的不合格项采取纠正和改进措施。

进行第一方审核的主要理由是：

（1）质量管理体系的要求，如判断是否符合 ISO9001 的要求；

（2）内部管理的重要工具，如可促进新系统的完善与保持；

（3）在外部审核前纠正不合格项；

（4）推动内部管理的改进。

2.第二方审核——评定批准

这是顾客对供方开展的审核。这种审核由顾客派出审核人员或委托外部代理机构对供方的质量管理体系进行审核评定。对供方来说是第二方审核。

第二方审核的标准和大纲，通常由顾客根据自身需要制定或提出。目前国内外一些顾客委托代理机构对供方质量保证能力进行审核、评定。进行第二方审核的主要理由是：

（1）质量管理体系的要求；

（2）选择、评定合格供方；

（3）为改进供方的质量管理体系提供帮助；

（4）加深双方对质量要求的理解。

3.第三方审核——认证／注册

第三方是指独立于第一方（组织）和第二方（顾客）之外的一方，它与第一方和第二方既无行政上的隶属关系，也无经济上的利害关系。由第三方具有一定资格并经一定程序认可的审核机构派出审核人员对组织的质量管理体系进行审核。

第三方审核需要给审核机构付费，若审核结果符合标准要求，组织将会获得合格证明并被登记注册。此外，第三方审核机构还将在国际或国内发布公告，宣布被登记注册的组织的名称。

进行第三方审核的主要理由是：

（1）通过体系认证，获准注册；

（2）减少社会重复审核和不必要的开支；

（3）有利于提高市场竞争力和信誉；

（4）促进组织目标的实现和内部管理的改善。

（三）按审核范围分类法

按审核范围分有全部审核、部分审核和跟踪审核三种。

1.全部审核

组织质量管理体系审核，不管是组织自己进行，还是由第二方或第三方进行，如果这种审核覆盖了组织产品质量形成的各个过程、各个方面，都属于全部审核。

2.部分审核

对组织质量管理体系过程有选择性的审核。对某种类产品、某个过程的审核，均属于部分审核。这种审核仅覆盖组织产品质量形成某个过程、某个部门和某个场所。体系或产品质量认证后所进行的监督审核或监督检验一般都采用部分审核。

3.跟踪审核

属部分审核的一种，这种审核主要是用以验证以前审核后的纠正措施是否实施并有效，不合格项是否得到消除。

第二节　质量管理体系认证

一、质量管理体系认证的含义和特征

质量管理体系认证，亦称质量管理体系注册，是指由公正的第三方体系认证机构，依据正式发布的质量管理体系标准，对企业的质量管理体系实施评定，并颁发质量管理体系认证证书和发布注册名录，向公众证明企业的质量管理体系符合某一质量体系标准，有能力按规定的质量要求提供产品和服务。

（一）质量管理体系认证的目的

质量管理体系认证的目的是要让公众，包括消费者、用户、政府管理部门等，相信企业具有一定的质量保证能力。其表现形式是由体系认证机构出具体系认证证书和发布注册名录，取信的关键是体系认证机构本身具有的权威性和信誉。

（二）质量管理体系认证中使用的基本标准

质量管理体系中使用的基本标准不是产品技术标准，因为体系认证中并不对认证企业的产品实物进行检测，颁发的证书也不证明产品实物符合某一特定产品标准，而仅是证明企业有能力按政府法规、用户合同、企业内部规定等技术要求生产和提供产品。

目前，世界上体系认证已有通用的质量体系标准，即 ISO9000 系列标准。企业的组织管理结构、人员和技术能力、各项规章制度和技术文件、内部监督机制等是体现其质量保证能力的内容，它们既是体系认证机构要评价的内容，也是质量体系标准规定的内容。

各国在采用 ISO9000 系列标准时都需要翻译为本国文字，并作为本国标准发布实施。目前，包括全部工业发达国家在内，已有近 70 个国家的国家标准化机构，按 ISO 指南的规定，将 ISO9000 系列国际标准等同转化为本国国家标准。我国等同 ISO9000 系列标准的国家标准是 GB/T19000 和 ISO9000 系列标准，是 ISO 承认的 ISO9000 系列标准的中文标准，列入 ISO 发布的名录。

（三）质量管理体系认证的作用

质量管理体系认证之所以能在世界各国得到广泛推行，是因为它能帮助用户和消费者鉴别企业的质量保证能力，确保购买到优质满意的产品；能帮企业提高市场的质量竞争能力，加强内部质量管理，提高产品质量保证能力；避免外部对企业的重复检查与评定而给社会造成浪费。

二、质量管理体系认证的程序

我国质量管理体系认证的程序可分为以下几个阶段：

（一）质量管理体系认证的申请

1.申请人提交一份正式的应由其授权代表签署的申请书，申请书和其附件应包括：

（1）申请方简况，如组织的性质、名称、地址、法律地位，以及有关人力和技术资源；

（2）申请认证覆盖的产品或服务范围；

（3）法人营业执照复印件，必要时提供资质证明、生产许可证复印件；

（4）咨询机构和咨询人员名单；

（5）最近一次国家产品质量监督与检查情况；

（6）有关质量管理体系及活动的一般信息；

（7）申请人同意遵守认证要求，提供评价所需要的信息；

（8）对拟认证体系所适用的标准和其他引用文件的说明。

2.认证机构在收到申请方申请材料之日起，经合同评审以后 30 天内作出受理、不受理或改进后受理的决定，并通知委托方（受审核方），并明确：

（1）认证的各项要求规定明确，形成文件并得到理解；

（2）认证机构与申请方之间在理解上的差异得到解决；

（3）对于申请方申请的认证范围、运作场所及一些特殊要求，如申请方使用的语言等，认证机构有能力实施认证；

（4）必要时认证机构要求受审核方补充材料和说明。

3.双方签订质量体系认证合同。

（二）现场审核前的准备

在现场审核前，申请方的质量管理体系运行时间应达到 3 个月，至少提前 2 个月向认证机构提交质量手册及所需相关文件。

认证机构准备组建审核组，指定专职审核员或审核组长，并进行质量手册审查，审查以后填写《质量手册审查表》，通知受审核方，并保存记录。

认证机构在文件审查通过以后,应与受审核方协商决定审核日期并考虑必要的管理安排。在初次审核前,受审核方应至少提供一次内部质量审核和管理评审的实施记录。

认证机构正式任命审核组,编制审核计划,审核计划和日期应得到受审核方的同意,必要时在编制审核计划之前初访受审核方,察看现场,了解特殊要求。

(三)现场审核

现场审核的主要程序为:

1.召开首次会议。

(1)介绍审核组成员及分工;

(2)明确审核目的、依据文件和范围;

(3)说明审核方式,确认审核计划及需要澄清的问题。

2.实施现场审核,收集证据,对不符合项写出不符合报告单。对不符合项类型评价的标准是:

(1)严重不符合项主要指:质量体系与约定的质量体系标准或文件的要求不符合,造成系统性、区域性严重失效的不符合或可造成严重后果的不符合,可直接导致产品质量不合格。

(2)轻微的或一般的不符合项主要指:孤立的人为错误、文件偶尔未被遵守造成的后果、对系统不会产生重要影响的不符合等。

3.审核组编写审核报告作出审核结论,其审核结论有三种情况:

(1)没有或仅有少量的一般不符合,可建议通过认证;

(2)存在多个严重不符合,短期内不可能改正,则建议不予通过认证;

(3)存在个别严重不符合,短期内可能改正,则建议推迟通过认证。

向受审核方面通报审核情况和结论。

召开最后一次会议,宣读审核报告,受审方对审核结果进行确认。

认证机构跟踪受审方对不符合项采取纠正措施的效果。

(四)认证批准

认证机构对审核结论进行审定,批准自现场审核后1月内最迟不超过2个月通知受审核方,并纳入认证后的监督管理。

认证机构负责认证合格后的注册登记,并颁发由认证机构总经理批准的认证证书,在指定的出版物上公布质量体系认证注册单位名录。公布和公告的范围包括:认证合格企业名单及相应信息(产品范围、质量管理体系标准、批准日期、证书编号等)。

对不能批准认证的企业,认证机构要给予正式通知,说明未通过的理由,企业再次提出申请,至少需要经6个月后才能受理。

(五)认证范围的扩大和缩小

获证企业若需扩大或缩小体系认证范围时,由获证方提出书面申请,提出同扩大或缩小认证范围相应的质量手册,由合同管理部审查接受后,需扩大认证范围的签订扩大认证范围合同,需缩小认证范围的办理原合同更改手续。现场审核通过后,给予更换认证证书,证书内更改覆盖范围,注明换证日期,但证书有效期不变。

三、质量管理体系认证证书和认证标志

申请质量管理体系认证的企业经过审查和评定,若批准通过认证,则认证机构向获准企业颁发体系认证证书。体系认证证书一般包括:证书号、申请方的地址、名称、所认证质量体系覆盖的产品范围、评定依据的质量管理体系、体系认证机构的机构、签发人和日期。体系认证证书的有效期一般为 3 年,体系认证机构应公布其体系认证证书持有者的注册名录,并至少每年修订一次。

申请质量体系认证的企业经过审查和评定,若批准通过认证,则认证机构向获准企业颁发带有该认证机构专用标志的认证标志。企业可以利用该认证标志进行广告宣传,表明本企业所具有的质量信誉,但不得标在产品上,也不得以任何可能误认为产品合格的方式宣传。

认证机构对体系认证合格的企业还要进行监督和管理,包括:

1.通报

体系认证合格的企业应及时向认证机构通报运行中出现较大变化的情况,包括:①质量手册做重大的调整和修改;②质量体系覆盖的产生结构发生了巨大变化;③企业或质量体系的负责人发生变动;④质量体系覆盖的产品发生重大事故。认证机构在接到上述通报后,将视情况采取必要的监督检查措施。

2.监督检查

监督检查是指认证机构对体系认证合格的企业质量体系的维持情况进行监督性现场检查,包括定期和不定期的检查。重点检查的内容是:①上次检查时发现缺陷的纠正措施;②质量体系是否发生变化及这些变化对质量体系有效性可能发生的影响;③质量体系关键项目执行的情况。

3.认证暂停

认证暂停是认证机构对体系认证合格企业的质量体系发生不符合认证要求的情况时采取的警告措施。在认证暂停期间,企业不得用体系认证证书进行宣传。发生认证暂停的情况是:①企业提出暂停;②监督检查中发现企业质量体系存在不符合有关要求的情况,但不需要立即撤销认证;③企业不正确使用证书、标志但又未采取认证机构满意的补救措施。

企业在规定的期限内采取纠正措施,并满足规定的条件后可以撤销认证暂停,通知企业可以使用认证证书和认证标志;否则,将撤销并收回认证证书。

4.认证撤销

认证撤销是指认证机构撤销对供方质量体系符合质量管理体系标准的合格证书。认证撤销由认证机构书面通知供方,并撤销注册、收回证书、停止供方使用认证标志。

发生以下情况时,认证机构将作出认证撤销的决定:①企业提出撤销体系认证;②认证机构发出"认证暂停通知"后,企业未在规定期限内采取纠正措施达到规定的条件;③监督检查中发现企业质量体系存在严重不符合规定要求的情况;④认证要求发生变更时,企业不愿意或不能确保符合新的要求;⑤企业不按规定向认证机构交纳费用。企业对撤销认证发生不满时,可向认证机构提出申诉。

5.认证有效期延长

在体系认证有效期满前,如果企业愿意继续延长,可向认证机构提出延长认证有效期的申请。获准延长认证有效期的程序,原则上与初次认证相同,但由于连续性监督的因素,在具体的过程中将较初次认证有所简化。

四、质量管理体系认证的国际认可

随着各国质量管理体系认证工作的发展,各国质量管理体系认证机构迅速增加。到1955年初,已有70多个国家建立了300多个质量体系认证机构。尽管可以根据质量体系认证机构之间的双边或多边协议委托审核和注册,但仍然避免不了重复审核,并且由于各国认证制度的差异导致产生技术壁垒,从而阻碍了各国经济和国际贸易发展。

国际认可论坛(IAF)是一个拥有国家认可机构、质量体系认证/注册机构、工业界及用户代表的世界性组织。它致力于在不同国家认可机构与认证机构之间开展合作。在1998年1月广州召开的第11届全体会议上首次签署了质量体系认证机构互认的国际多边互认协议(IAF/MLA)。

至今,签约国家认可机构已有中国、美国、日本、法国、英国、德国、加拿大、澳大利亚、挪威、芬兰、南非、爱尔兰、巴西、马来西亚、新加坡、韩国、捷克及比利时等国家。另外,还有欧洲认可合作组织(EA)和太平洋认可合作组织(PAC)两个区域多边承认协议集团。其认证证书总数已占全球认证证书的90%。

依据IAF/MLA协议,这些认证证书将得到上述签约国家认可机构认可的质量体系认证机构承认,可以使用统一规定的IAF/MLA国际互认标志,从而实现了质量体系认证的国际认可。

第五章 质量管理体系文件编制原则和结构模式

第一节 质量体系文件的编制原则与注意事项

一、质量体系文件编写原则

（一）符合性

质量体系文件必须做到以下两个符合性：

1.符合组织的质量方针和目标；

2.符合所选质量保证模式标准的要求。

这两个符合性，也是质量体系认证的基本要求。

（二）确定性

在描述任何质量活动过程时，必须使其具有确定性。即何时、何地，由谁，依据什么文件，怎么做及应保留什么记录等必须加以明确规定，排除人为的随意性。只有这样才能保证过程的一致性，才能保障产品质量的稳定性。

（三）相容性

各种与质量体系有关的文件之间，应保持良好的相容性，即不仅要协调一致不产生矛盾，而且要各自为实现总目标承担好相应的任务。从质量策划开始就应当考虑保持文件的相容性。

（四）可操作性

质量体系文件都必须符合企业的客观实际，具有可操作性。这是文件得以有效贯彻实施的重要前提。因此，应该做到编写人员深入实际进行调查研究，使用人员及时反馈使用中存在的问题，力求尽快改进和完善，确保文件可以操作且行之有效。

（五）系统性

质量体系本应是一个由组织结构、程序、过程和资源构成的有机整体。而在体系文件编写的过程中，由于要素及部门人员的分工不同，侧重点不同及其局限性，保持全局的系统性较为困难。因此，应该站在系统高度，着重搞清每个程序在体系中的作用，其输入、输出与其他程序之间的界面和接口，并施以有效的反馈控制。此外，文件之间的支撑关系必须清晰：质量体系程序要支撑质量手册，即对质量手册提出的各种管理要求都有交代、有控制的安排。作业文件也应如此支撑质量体系程序。

（六）简化

简化可获得如下效果：

1.节省；

2.减少差错；

3.降低人员素质和培训要求。

在市场经济条件下,人员的流动性增加,简化的效果更明显。一个简化的系统(过程)是更为可靠的系统(过程)。

(七)优化

每个程序和过程都应权衡风险、利益和成本,寻找最佳的折中,从而实现在特定条件下的优化目标。

研究优化,首先要明确目标,然后要搞清约束条件(包括各种可能的负面效应),并找出其间的规律才能寻求最佳方案。

这种优化的思路和方法应贯穿于文件编写全过程。在文件实施中要继续进行动态优化,才能获得最佳增值效果。

(八)预防

预防是质量保证的精髓。在体系文件编写中,要预先对可能的各影响因素作出有效控制的安排。对质量策划活动,更应给予特别的关注。还应注意如何发现潜在的不合格因素并施以预防措施。

(九)独立性

在关于质量体系评价方面,应贯彻独立性原则,使评价人员独立于被评价的活动(即只能评价与自己无责任和利益关联的活动)。只有这样,才能保证评价的客观性、真实性和公正性。同理,在设计验证、确认、质量审核、检验等活动中,贯彻独立性原则也是必要的。

(十)区别

在各种管理活动中要反对一刀切,实行区别对待,分类指导,从问题的重要性和实际情况出发决定对策。如产品质量特性重要度分级、内部审核计划安排、设备、工装、检测设备和计量器具等管理活动中,更宜体现区别对待,分清轻重缓急,以便把有限的资源投入到最需要的方向上去。

(十一)闭环

任何管理活动的安排均应善始善终,并按照 PDCA 循环,力求不断改进。开环意味着管理中断,半途而废,前功尽弃。闭环也是检查质量体系运行是否正常的一个有效方法。在闭环管理中,不断检查和评价管理的效果是否达到了预期要求,是至关重要的。如合同管理,应从接受合同前的评审、合同执行中的控制与协调,直到能按质、按期交付实施全过程闭环管理。接口控制不良是造成开环的"常见病"。

(十二)制衡

在管理职责方面,从机构的设置、职能的分配,职责、职权的赋予和相互关系,都应注意到权力的制衡原则,只有权力受到制约,才能避免质量体系过分依赖某一个领导者,才能建立有效的监督机制,以保证当偏离质量方针、目标和标准要求时能及时纠正。

有的组织进行机构"改革",为了强化生产指挥,将采购、检验、生产、技术均归于一统,其结果生产任务、计划虽得到更有力的保障,但产品质量却明显滑坡。

有些组织没有独立的检验部门,独立的质管部门,使得监督、检验把关的职能难以实施到位。

（十三）补偿

所谓补偿就是对复杂事物,运用调节的方法来控制其达到规定的要求。例如,在一个复杂的尺寸链中,要保证最后装配的封闭环的尺寸精度,最简单而有效的办法就是增加补偿环后,通过补偿环来调节,从而控制封闭环的精度。在质量管理中,也可以运用这一原理,改善控制的效果。如设备、工装、检测设备、计量器具的检查,校准周期就可作为一个补偿环节,通过及时调节周期,可实现更有效而节省的控制。

（十四）动态控制

ISO9000 标准要求对质量体系实施动态管理。从顾客的质量要求,到体系文件和质量活动都应该着眼于动态控制。

实施动态控制,要求不断跟踪情况的变化和运行实施的效果,并及时、准确反馈信息,调整控制的方法和力度,从而保证质量体系具有健壮性,能不断适应质量体系环境条件的变化,持续有效地运行。

二、文件编制的注意事项

除应遵循以上所列的 14 项原则之外,还应注意以下事项:

（一）体例、格式统一

为保持文件的系统性,应遵照统一的要求来编写,而不能各行其是,百花齐放。

（二）逻辑性

在内容安排及说明文字中,要符合逻辑规律,不能前后矛盾。

（三）注意"异常流"的控制

如果把质量活动受到有效控制的情况看作是"主流"或称"正常流"的话,那么不正常的少数、特殊情况则是"支流"或称之为"异常流"。

"异常流"往往易被误为正常的,"异常流"下的产品常易失控而造成质量问题。例如:紧急放行、转序的产品;不合格品、标识丢失或不清的产品;周检中漏检或不合格的检测设备、计量器具、生产设备、工装等。

在质量体系文件中,对"异常流"问题应有充分的控制措施来预防其失控。

（四）严格界定术语

在采用术语方面要力求严谨,凡是 ISO8402 中有定义的,就要按标准中的定义正确地界定术语,凡是 ISO8402 中有定义的,一些行业用术语或企业沿用的略语,都应给出确切的定义。

（五）文字表达准确、顺畅、简练

要注意文字表达"规范性"。"准确"就是要表达清楚,避免歧义。"顺畅"就是要语句通顺,易朗朗上口。"简练"就是要简洁、明了。

第二节　质量体系文件编写模式

一、质量体系文件的作用

1.质量体系文件确定了职责的分配和活动的程序。

2.质量体系是组织内部的"法规"。

3.质量体系文件是企业开展内部培训的依据。

4.质量体系文件是质量审核的依据。

5.质量体系文件使质量改进有章可循。

二、质量体系文件的层次

第一层:质量手册。

第二层:程序文件。

第三层:第三层文件通常又可分为:

管理性第三层文件(如:车间管理办法、仓库管理办法、文件和资料编写导则、产品标识细则等);

技术性第三层文件(如:产品标准、原材料标准、技术图纸、工序作业指导书、工艺卡、设备操作规程、抽样标准、检验规程等)(注:表格一般归为第三层文件)。

三、编写质量体系文件的基本要求

1.符合性。应符合并覆盖所选标准或所选标准条款的要求。

2.可操作性。应符合本企业的实际情况。具体的控制要求应以满足企业需要为度,而不是越多越严就越好。

3.协调性。文件和文件之间应相互协调,避免产生不一致的地方。针对编写具体某一文件来说,应紧扣该文件的目的和范围,尽量不要叙述不在该文件范围内的活动,以免产生不一致。

四、编写质量体系文件的文字要求

1.职责分明;

2.语气肯定(避免用"大致上"、"基本上"、"可能"、"也许"之类词语);

3.结构清晰;

4.文字简明;

5.格式统一;

6.文风一致。

五、文件的通用内容

1.编号;

2.名称;

3.编制、审核、批准;

4.生效日期;

5.受控状态、受控号;

6.版本号;

7.页码、页数;

8.修订号。

六、质量手册的编制

(一)质量手册的结构(参考)

——封面

——前言(企业简介,手册介绍)

——目录

1.0——颁布令

2.0——质量方针和目标

3.0——组织机构

3.1——行政组织机构图

3.2——质量保证组织机构图

3.3——质量职能分配表

4.0——质量体系要求

5.0——质量手册管理细则

6.0——附录

(二)质量手册内容概述

封面:质量手册封面参考格式(见附录)。

前言:略。

企业简介:简要描述企业名称、企业规模、企业历史沿革;隶属关系;所有制性质;主要产品情况(产品名称、系列型号);采用的标准、主要销售地区;企业地址、通讯方式等内容。

手册介绍:介绍本质量手册所依据的标准及所引用的标准;手册的适用范围;必要时可说明有关术语、符号、缩略语。

颁布令:以简练的文字说明本公司质量手册已按选定的标准编制完毕,并予以批准发布和实施。颁布令必须以公司最高管理者的身份叙述,并予亲笔手签姓名、日期。

质量方针和目标:(略)。

组织机构:行政组织机构图、质量保证组织机构图指以图示方式描绘出本组织内人员之间的相互关系。质量职能分配表指以表格方式明确体现各质量体系要素的主要负责部门、若干相关部门。

质量体系要求:根据质量体系标准的要求,结合本公司的实际情况,简要阐述对每个质量体系要素实施控制的内容、要求和措施。力求语言简明扼要、精炼准确,必要时可引用相应的程序文件。质量手册管理细则:简要阐明质量手册的编制、审核、批准情况;质量手册修改、换版规则;质量手册管理、控制规则等。

附录:质量手册涉及之附录均放于此(如必要时,可附体系文件目录、质量手册修改控制页等),其编号方式为附录 A、附录 B,以此顺延。

七、程序文件的编制

(一)程序文件描述的内容

往往包括 5W1H:开展活动的目的(Why)、范围;做什么(What)、何时(When)何地(Where)谁(Who)来做;应采用什么材料、设备和文件,如何对活动进行控制和记录(How)等。

(二)程序文件结构(参考)

——封面

——正文部分:

1——目的

2——范围

3——职责

4——程序内容

5——质量记录

6——支持性文件

7——附录

(三)程序文件内容概述

封面:程序文件封面格式可参考附录 A。

正文:程序文件正文参考格式见附录 B(也可作为手册正文参考格式)。

目的:说明为什么开展该项活动。

范围:说明活动涉及的(产品、项目、过程、活动⋯⋯)范围。

职责:说明活动的管理和执行、验证人员的职责。

程序内容:详细阐述活动开展的内容及要求。

质量记录:列出活动用到或产生的记录。

支持性文件:列出支持本程序的第三层文件。

附录:本程序文件涉及之附录均放于此,其编号方式为附录 A、附录 B,以此顺延。

八、第三层文件的编制要求

1.应符合"三"、"四"条款要求;

2.应包括第"五"条款所列出的通用内容;

3.正文格式随文件性质不同而采用不同格式。可行时,可适当参考程序文件格式。

九、质量体系文件的编号(示例)

ABC—××—××—×

修订状态(仅用于质量记录表格)

分序号(质量手册、程序文件不需分序号)

顺序号

企业代号

注:国家有编号标准或有原编号标准的文件(如图纸等)按原有编号方法。

×××公司文件

编号:QWJ-01

×××文件(文件名称)

(第　　版)

(受控状态章)

受控号:

编　写

审　核

批　准

生效日期

×××公司第　层文件　文件编号:QWJ–01

版本号:1

×××文件修订号：0

页 次：1/3

内容(略)。

第六章　医院后勤系统质量手册范例

编号:LDYYHQ—SC—2017	
版本/修改状态	B
发放控制号	

质量手册

编　制:

审　核:

批　准:

目 录

5.3 后勤系统的岗位、职责和权限

5.4 相关成文信息

6.0 策划

6.1 应对风险和机遇的措施

6.1.1 质量管理体系策划要求

6.1.2 质量管理体系策划的内容

6.2 质量目标及其实现的策划

6.2.1 建立质量目标

6.2.2 实现质量目标的策划

6.3 变更的策划

6.4 相关成文信息

6.4.1 文件

6.4.2 记录

《后勤系统内外部因素识别评价表》 JL—SC/04—01

《后勤系统应对风险和机遇措施一览表》 JL—SC/06—01

7.0 支持

7.1 资源

7.1.1 总则

7.1.2 人员

7.1.3 基础设施

7.1.4 过程运行环境

7.1.5 监视和测量资源

7.1.6 组织的知识

7.2 能力

7.3 意识

7.4 沟通

7.5 成文信息

7.5.1 总则

7.5.2 创建和更新

7.5.3 成文信息的控制

7.6 相关成文信息

7.6.1 文件

7.6.2 记录

8.0 运行

8.1 运行的策划和控制

8.1.1 常规物业、膳食、幼儿园等运行策划和控制

9.3　管理评审

9.3.1　总则

9.3.2　管理评审输入

9.3.3　管理评审输出

9.4　相关成文信息

10.0　改进

10.1　总则

10.2　不合格和纠正措施

10.2.1　当出现不合格时，包括来自投诉的不合格，相关处室需

10.2.2　保留成文信息

10.3　持续改进

10.4　相关成文信息

附录 A　管理层及各处室工作职责

附录 B　程序文件清单

附录 C　作业文件清单

附录 D　记录清单

附录 E　外来文件清单

附录 F　产品和服务质量目标分解清单

修改履历表

版本	修改码	修改章节和条款号	修改原因	修改人	审核人	批准人	实施日期
A/1	12-13	职能分配表	管理调整		审核专家		2014.12
A/1	39-41	附录 A	职责调整		审核专家		2014.12
B	全部	全部	标准换版		审核专家		2017.7

0.1　前言

本手册依据 GB/T 19001—2016（ISO 9001:2015,IDT）标准《质量管理体系　要求》换版修订,于 2017 年 7 月 2 日起实施。

本手册的修订、审批人员及处室如下:

主持编写处室:后勤贯标办公室

主要修订人员:

审核:　　　　　日期:2017 年 7 月 1 日

批准:　　　　　日期:2017 年 7 月 1 日

0.2　质量手册颁布令

为不断提高医院后勤系统(以下简称后勤系统)管理水平,后勤系统依据 GB/T 19001—2016（ISO 9001:2015,IDT）标准,结合工作实际编制和修订《质量手册》,以确立后勤系统对服务对象的质量承诺,不断提高管理水平。

本手册是后勤系统质量管理体系运行的基本准则,是法规性、纲领性文件,是开展质量管理活动、提高服务质量、满足服务对象需求并实现持续改进的基本依据。因此,各处室和全体员工必须认真贯彻执行。

本手册在后勤系统具有法律效力,自发布之日起生效实施,遵循本手册是后勤系统全体员工应尽的责任,全体员工必须理解、贯彻执行。

最高管理者(签字)

2017 年 6 月 27 日

0.3　质量管理体系负责人任命书

为确保后勤系统管理体系的正常运行,特任命×××为后勤系统的质量管理体系负责人,无论其在后勤系统的工作职责如何,其在质量管理体系中的职责和权限如下:

a)确保质量管理体系所需的过程得到建立、实施和保持;

b)向最高管理者报告质量管理体系的绩效和任何改进的需求;

c)确保在后勤系统内提高满足服务对象要求的意识;

d)负责与质量管理体系有关事宜的外部联络;

e)负责组织内部审核。

望各处室及全体人员积极配合,协助质量管理体系负责人工作,确保后勤系统的质量管理体系有效运行。

最高管理者（签字）

2017 年 6 月 27 日

0.4 质量方针颁布令

0.4.1 质量方针

以人为本、优质服务、满意放心、节能高效。

"以人为本"，就是要建立以生物——心理——社会医学模式为指导，把"以病人为中心"及"以服务临床为宗旨"的口号在后勤工作方面真正落到实处。

"优质服务"，是后勤工作的生命线，是后勤工作的价值体现。拥有一支高素质的后勤队伍，以及该队伍在服务实践过程中引入质量管理体系形成的规范化、标准化作业程序，是为病人及临床提供一流服务的基本条件和可靠保证。

"满意放心"是后勤服务的最终目标，是后勤全员参与质量管理效果的具体体现，是后勤处各科室、各岗位工作好坏的评判标准。其定位于病人满意、临床满意、家属满意、社会满意、医院职工无后顾之忧；设施、设备及工作等方面运行环节无隐患、无事故发生，我们后勤职工自身满意上。

"节能高效"，就是为病人及临床提供高质量、高效率服务的同时必须厉行节约能源、节约财物，最大限度地把握运行、维保等方面消耗的经济性。这方面既有赖于对人力、物力及设施、设备进行科学化、合理化的统筹安排、更新、维保、调配，又有赖于全体员工日常工作中的良好养成，节能高效不仅体现后勤对医院经济指标上的贡献，亦是我们后勤工作者高度责任心和良好职业素质的体现。

0.4.2 质量目标

a）楼宇和设备设施完好率达：95%以上。

b）楼宇及土建设施维修及时率：95%以上，维修合格率：为 100%。

c）服务对象／用户意见、投诉处理率 100%。

d）各项服务满意率达 85%以上。

我院后勤系统全体员工必须遵循上述"质量方针"和"质量目标"，熟悉后勤系统、处室及所在岗位的质量文件，以服务质量为核心、全员参与为基础，持续推进质量管理活动，旨在打造一支服务理念超前、质量意识过硬、执行力过强、团结有力的优秀后勤队伍，为患者及家属、临床医技科室和职工提供优质服务。

最高管理者（签字）

2017 年 6 月 27 日

0.5　医院后勤系统简介

略。

0.6　医院后勤系统组织机构图

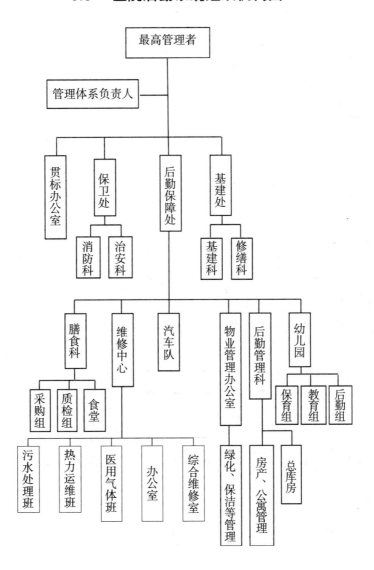

0.7　医院后勤系统 ISO9001 质量管理体系职能分配表（A/1）

★—领导责任　☆—领导相关责任　▲—主管处室　△—相关处室

职能分配 / 过程	最高管理者	管理者代表	贯标办公室	后勤保障处	基建处	保卫处
4　组织环境	★	☆				
5　领导作用		★				
6　策划		★	▲			
6.1　应对风险和机遇的措施		▲	△	△	△	
6.2　质量目标及其实现的策划		▲	△	△	△	
6.3　变更的策划		☆				
7　支持		☆	▲	△	△	
7.1　资源		☆	▲	△	△	
7.1.1　总则		☆	▲	△	△	
7.1.2　人员		☆	▲	△	△	
7.1.3　基础设施		☆	△	▲	▲	
7.1.4　过程运行环境		☆	△	△	▲	
7.1.5　监视和测量资源		☆	△	△	▲	
7.1.6　后勤系统的知识		★	▲	△	△	
7.2　能力		★	△	▲	▲	▲
7.3　意识		★	△	▲	▲	▲
7.4　沟通		★	△	▲	▲	▲
7.5　成文信息		★	▲	△	△	△
8　运行		★				
8.1　运行策划和控制		★	△	△	△	△
8.2　产品和服务的要求		★	△	△	△	▲
8.3　产品和服务的设计和开发		★				
8.4　外供过程、产品和服务的控制		☆	△	▲	▲	▲
8.5　生产和服务提供		★				
8.5.1　生产和服务提供的控制				▲	▲	▲
8.5.2　标识和可追溯性				▲	▲	▲

续表

职能分配　　　涉及处室　　　过程	★—领导责任　☆—领导相关责任　▲—主管处室　△—相关处室										
	最高管理者	管理者代表	贯标办公室	后勤保障处	基建处	保卫处					
8.5.3　顾客或外部供方的财产				▲	▲	▲					
8.5.4　防护				▲	▲	▲					
8.5.5　交付后活动				▲	▲	▲					
8.5.6　更改控制				▲	▲	▲					
8.6　产品和服务的放行	★	▲	▲	▲	▲						
8.7　不合格输出控制	★	▲	▲	▲	▲						
9　绩效评价	★										
9.1　监视、测量、分析和评价	★	▲	△	△	△						
9.1.1　总则	★	▲	△	△	△						
9.1.2　顾客满意	★	▲	△	△	△						
9.1.3　分析与评价	★	▲	△	△	△						
9.2　内部审核	☆	▲									
9.3　管理评审	★	▲	△	△	△						
10　持续改进	★	▲	△	△	△						
10.1　总则	★										
10.2　不合格和纠正措施	★	▲	△	△	△						
10.3　持续改进	★	▲	△	△	△						

1.0　范围

本手册依据 GB/T 19001—2016(ISO 9001∶2015,IDT)标准对质量管理体系的要求,建立、实施并保持后勤系统的质量管理体系:

a)确保后勤系统具有稳定地提供满足顾客要求及适用法律法规要求的产品和服务的能力;

b)通过体系的有效应用,包括体系改进的过程,以及保证符合顾客要求和适用的法律法规要求,旨在增强顾客满意。

2.0　规范性引用文件

2.1　管理体系标准

GB/T 19000—2016(ISO 9000:2015,IDT)《质量管理体系　基础和术语》

GB/T 19001—2016(ISO 9001:2015,IDT)《质量管理体系　要求》

GB/T 19011—2003(ISO 19011:2002,IDT)《质量和(或)环境管理体系　审核指南》

2.2　适用的法律法规和其他要求

采用国家、地方和行业的法律法规和技术标准。

2.3　与其他体系标准的相容性

后勤系统质量管理体系作为基础管理的一部分,与其他管理体系相容(如安全管理)。

3.0　术语和定义

3.1　通用术语

采用 GB/T 19000 标准所确立的术语和定义。

3.2　专业术语

医院:指医院。

后勤系统:指医院后勤系统。

院办:指医院办公室。

物业:已建成并投入使用的各类房屋及配套的设备、设施和场地。

服务对象:顾客,即在服务区域内接受管理与服务的医院医务人员、患者及家属等。

供方:以合同形式向后勤系统提供物资和劳务服务的组织和个人。

办公室:指贯标办公室。

4.0　后勤系统环境

4.1　理解后勤系统及其环境

后勤系统在发展过程中，与后勤系统目标和战略方向相关并影响实现质量管理体系预期结果的能力的各种外部和内部因素详见《后勤系统内外部因素识别评价表》,这些因素可能包括需要考虑的正面和负面要素或条件。

办公室负责组织相关处室识别确定这些内部和外部因素的相关信息，并对其进行监视和评审,当内外部因素发生重大变化时要及时评审,评审的结果作为后勤系统决策的依据。

4.2　理解相关方的需求和期望

办公室负责组织相关处室确定对后勤系统稳定提供符合顾客要求及适用法律法规要求的能力具有影响或潜在影响的相关方:

a)与质量管理体系有关的相关方;

b)与质量管理体系有关的相关方要求。

办公室负责组织相关处室编制《相关方及要求一览表》,并每年年底组织相关处室对这些相关方的信息及相关要求进行监视和评审。

4.3　确定质量管理体系范围

办公室负责组织相关处室确定后勤系统的质量管理体系的边界及适用性,以确定其范围:

a)后勤系统所涉及的内外部因素详见《后勤系统内外部因素识别评价表》;

b)相关方的要求详见《相关方及要求一览表》;

c)产品和服务:医院后勤保障产品和服务的提供(包括基建工程管理,物业、膳食、安保服务和幼儿园的管理)。

本后勤保障系统质量管理体系采用 GB/T 19001 标准的全部条款。

经识别,后勤系统外包过程包括:保洁和保安服务,电梯、空调的维保,基础设施维修和改造等。对此类外包过程的控制,由相关处室通过对服务供方的评价、选择和监督管理进行控制,具体执行《外部提供的过程、产品和服务控制程序》《医院采购管理办法》。

办公室负责保持后勤系统质量管理体系范围的成文信息,可使相关人员获得。

4.4　质量管理体系及其过程

4.4.1　建立质量管理体系

后勤系统按照 GB/T 19001 标准的要求建立、实施、保持和持续改进质量管理体系,包括所需过程及其相互作用。

办公室负责组织各处室确定后勤系统质量管理体系所需的过程及其在整个后勤系统内的应用,且须:

a)确定这些过程所需的输入和期望的输出,这包括体系策划、支持提供、运行控制、绩效评价和持续改进等过程;

b)确定这些过程的顺序和相互作用,如后勤系统组织架构图、各处室职责等;

c)确定和应用所需的准则和方法(包括测量、监视和相关绩效指标),以确保这些过程的有效运行和控制;

d)确定这些过程所需的资源并确保其可以获得;

e)分配这些过程的职责和权限;

f)按照本手册 6.1 的要求,应对风险和机遇;

g)评价这些过程,实施所需的变更,以确保实现这些过程的预期结果;

h)改进过程和质量管理体系。

4.4.2　成文信息要求

各处室负责在必要的范围和程度上:

a)保持成文信息以支持过程运行;

b)保留成文信息以确信其过程按策划进行。

4.5　相关成文信息

《后勤系统内外部因素识别评价表》　JL—SC/04—01

《相关方及要求一览表》　JL—SC/04—02

5.0 领导作用

5.1 领导作用的承诺

5.1.1 总则

最高管理者需通过以下方面,证实其对质量管理体系的领导作用和承诺:

a)对质量管理体系的有效性负责;

b)确保制定质量管理体系的质量方针和质量目标;并与后勤系统环境相适应,与战略方向相一致;

c)确保质量管理体系要求融入后勤系统的业务过程;

d)在后勤系统内部促进使用过程方法和基于风险的思维,对后勤系统的各项工作实施动态管理,确保质量管理体系的有效性;

e)确保质量管理体系所需的资源是可获得的;

f)沟通有效的质量管理和符合质量管理体系要求的重要性;

g)确保质量管理体系实现其预期结果;

h)促使人员积极参与、指导和支持他们为质量管理体系的有效性作出贡献;

i)推动改进;

j)支持其他相关管理者在其职责范围内发挥领导作用。

5.1.2 以服务对象为关注焦点

最高管理者需确保通过以下方面,证实其对以服务对象为关注焦点的领导作用和承诺:

a)确定理解、并持续地满足服务对象要求和适用法律法规要求;

b)确定和应对风险和机遇,这些风险和机遇可能影响产品和服务合格以及增强服务对象满意的能力;

c)始终致力于增强服务对象满意。

5.2 方针

5.2.1 制定质量方针

最高管理者负责制定、实施和保持质量方针,同时要确保质量方针:

a)适应后勤系统的宗旨和环境并支持其战略方向;

b)为建立质量目标提供框架;

c)包括满足符合要求的承诺;

d)包括持续改进质量管理体系的承诺。

5.2.2 沟通质量方针

后勤系统的质量方针将:

a)可获取并保持成文信息;

b)在后勤系统内部得到沟通、理解和应用;

c)适宜时,可为有关相关方所获取。

后勤系统的质量方针详见本手册《0.4　质量方针颁布令》。

5.3　后勤系统的岗位、职责和权限

最高管理者需确保后勤系统相关岗位的职责、权限得到分配、沟通和理解。

最高管理者需分配职责和权限,以:

a)确保质量管理体系符合 GB/T 19001 标准的要求;

b)确保各过程获得其预期输出;

c)报告质量管理体系的绩效以及改进机会(见本手册 10.1 条款),特别是向最高管理者报告;

d)确保在整个后勤系统中推动以服务对象为关注焦点;

e)确保在策划和实施质量管理体系变更时保持其完整性。

经最高管理者确认,后勤系统已确定组织结构及各处室的职责和权限(组织架构图详见本手册 0.5 章节,管理层和各处室详见本手册附录 A)。

各级专职和相关的质量岗位职责详见后勤系统《岗位说明书》,由办公室下发至各处室,并通过交谈、培训、会议、宣传栏、板报等方式进行沟通,使各处室的工作相互衔接和配合。

当后勤系统的组织机构发生变化和对相关人员的职责进行调整时,由医院办公室以成文信息公布,并对相关的成文信息进行更改。

5.4　相关成文信息

《岗位说明书》。

6.0　策　划

6.1　应对风险和机遇的措施

6.1.1　质量管理体系策划要求

后勤系统在策划质量管理体系时,需根据《后勤系统内外部因素识别评价表》和《相关方及要求一览表》,确定需要应对的风险和机遇,形成《后勤系统应对风险和机遇措施一览表》以便:

a)确保质量管理体系能够实现其预期结果;

b)增强有利影响;

c)预防或减少不利影响;

d)实现改进。

6.1.2　质量管理体系策划的内容

a)应对这些风险和机遇的措施;

b)如何:在质量管理体系过程中,按本手册 4.4 要求整合并实施这些措施;评价这些措施的有效性。

应对措施需与后勤系统风险和机遇对于产品和服务符合性的潜在影响相适应。

6.2 质量目标及其实现的策划

6.2.1 建立质量目标

办公室负责编制和组织各处室实施《质量目标控制程序》,以针对后勤系统质量管理体系所需的相关职能、层次和质量管理体系所需的过程建立质量目标。

质量目标需:

a)与质量方针保持一致;

b)可测量;

c)考虑适用的要求;

d)与产品和服务合格以及增强服务对象满意相关;

e)予以监视;

f)予以沟通;

g)适时更新。

办公室负责保持有关质量目标的成文信息。

6.2.2 实现质量目标的策划

在策划如何实现质量目标时,办公室需组织各处室确定:

a)要做什么;

b)需要什么资源;

c)由谁负责;

d)何时完成;

e)如何评价结果。

为确保质量目标的实现,并融入后勤系统的业务过程,后勤系统质量目标按年度分解到各处室,并通过每季度的监督检查和每年的管理评审活动对质量目标的完成情况和适宜性进行评审。

后勤系统的质量目标和目标分解及实现措施详见《附录 F 产品和服务质量目标分解清单》。

6.3 变更的策划

当后勤系统确定需要对质量管理体系进行变更时,此种变更需按本手册 4.4 要求进行策划并实施。

后勤系统需考虑:

a)变更目的及其潜在后果;

b)质量管理体系的完整性;

c)资源的可获得性;

d)责任和权限的分配或再分配。

6.4 相关成文信息

6.4.1 文件

《质量目标控制程序》。

6.4.2　记录

《后勤系统内外部因素识别评价表》　JL—SC/04—01

《相关方及要求一览表》　JL—SC/04—02

《后勤系统应对风险和机遇措施一览表》　JL—SC/06—01

7.0　支　持

7.1　资源

7.1.1　总则

最高管理者或各处室负责人根据后勤系统在发展过程中可能存在的风险和机遇，确定并提供为建立、实施、保持和持续改进质量管理体系所需的资源。并从以下方面考虑：

a)现有内部资源的能力和局限；

b)需要从外部供方获得的资源。

7.1.2　人员

办公室负责组织编制《人力资源控制程序》，各处室实施，以确定并配备所需要的人员，有效实施质量管理体系，并运行和控制其过程。

7.1.3　基础设施

后勤系统需确定、提供并维护医院所需的基础设施，以运行过程，并获得合格产品和服务。

办公室负责组织编制《固定资产管理规定》和《维修中心工作手册》等文件，各处室实施，以确保医院基础设施得到有效管理。医院的基础设施主要包括：

a)医院的建筑物、医疗场所、工作场所；

b)物业、膳食、幼儿园等服务过程设备(如：硬件、软件，水、电、气供应设施，办公自动化设备、消防保卫监控系统等)；

c)支持性服务(如通讯、运输和信息系统等)。

后勤保障处维修中心负责医院基础设施的运行维护。

基建处负责医院基础设施的更新和改造。

7.1.4　过程运行环境

后勤系统负责确定、提供并维护所需的环境，以运行过程，并获得合格产品和服务。

后勤系统在产品和服务过程和运行中所涉及的环境，包括：

a)社会因素(如无歧视、和谐稳定、无对抗)；

b)心理因素(如舒缓心理压力、预防过度疲劳、保护个人情感)；

c)物理因素(如温度、热量、湿度、照明、空气流通、卫生、噪声等)。

后勤保障处物业管理办公室负责医疗区域和办公区域工作环境的保持与管理。

后勤保障处维修中心负责作业区域工作环境的保持与管理。

后勤保障处幼儿园负责幼儿生活、活动区域和办公区域工作环境的保持与管理。

各处室负责保持和管理好本处室的工作环境。

7.1.5 监视和测量资源

7.1.5.1 总则

办公室负责组织编制《监视和测量资源控制程序》，各处室负责确定并提供验证本处室产品和服务符合要求时所需的监视或测量资源，并确保结果有效和可靠。

确保所提供的资源：

a)适合各处室开展的监视和测量活动的特定类型；

b)得到维护，以确保持续适合其用途。

各处室负责保留适当的成文信息，作为监视和测量资源适合其用途的证据。

7.1.5.2 测量溯源

当要求测量溯源时，或使用处室认为测量溯源是信任测量结果有效的前提时，则测量设备需：

a)对照能溯源到国际或国家标准的测量标准，按照规定的时间间隔或在使用前进行校准和(或)检定，当不存在上述标准时，需保留作为校准或检定依据的成文信息；

b)予以识别，以确定其状态；

c)予以保护，防止由于调整、损坏或衰减所导致的校准状态和随后的测量结果失效。

当发现测量设备不符合预期用途时，相关处室需确定以往测量结果的有效性是否受到不利影响，必要时需采取适当的措施。

7.1.6 组织的知识

办公室负责组织各处室确定本处室必要的知识，编制《后勤系统的知识一览表》，以运行过程，并获得合格产品和服务。这些知识包括：

a)内部来源(例如知识产权；从经历获得的知识；从失败和成功项目得到的经验教训；得到和分享未成文的知识和经验，过程、产品和服务的改进结果)；

b)外部来源(例如标准；学术交流；专业会议，从服务对象或外部供方收集的知识)。

各处室需确保这些知识得到保持，并在需要范围内可得到。

为应对不断变化的需求和发展趋势，办公室负责组织各处室审视现有的知识，确定如何获取或接触更多必要的知识和知识更新。

7.2 能力

办公室负责组织编制《人力资源控制程序》《岗位说明书》，各处室实施，以：

a)确定在后勤系统控制下工作的人员所需的能力，这些人员从事的工作影响后勤系统质量管理体系绩效和有效性；

b)基于适当的教育、培训或经验，确保这些人员是胜任的；

c)确定与质量管理体系相关的培训需求；

d)适用时，采取措施以获得所必需的能力，并评价所采取措施的有效性；

e)保留适当的成文信息作为人员能力的证据。

7.3 意识

各处室负责按《人力资源控制程序》要求，开展有关质量管理体系方面的教育和培训，确保在其控制下工作的人员知晓和意识到：

　　a)质量方针；

　　b)相关的质量目标；

　　c)他们对质量管理体系有效性的贡献，包括改进产品和服务质量绩效的益处；

　　d)不符合质量管理体系要求的后果。

7.4　沟通

　　办公室负责编制《沟通控制程序》，各处室实施，以确定与质量管理体系相关的内部和外部沟通，包括：

　　a)沟通什么；

　　b)何时沟通；

　　c)与谁沟通；

　　d)如何沟通；

　　e)谁来沟通。

7.5　成文信息

7.5.1　总则

　　办公室负责编制和组织实施《成文信息控制程序》。以确保后勤系统的质量管理体系包括：

　　a)GB/T 19001 标准要求的成文信息；

　　b)后勤系统所确定的、为确保质量管理体系有效性所需的成文信息。

7.5.2　创建和更新

　　办公室需在《成文信息控制程序》有关创建和更新成文信息的要求中规定以下内容，以确保适当的：

　　a)标识和说明（如：标题、日期、作者、索引编号）；

　　b)形式（如：语言、软件版本、图表）和载体（如：纸质的、电子的）；

　　c)评审和批准，以保持适宜性和充分性。

7.5.3　成文信息的控制

7.5.3.1　控制要求

　　在《成文信息控制程序》中需明确后勤系统质量管理体系和 GB/T19001 标准的控制要求，以确保：

　　a)在需要的场合和时机，均可获得并适用；

　　b)予以妥善保护（如：防止泄密、不当使用或缺失）。

7.5.3.2　控制活动

　　为控制成文信息，在《成文信息控制程序》中需规定进行下列活动：

　　a)分发、访问、检索和使用；

　　b)存储和防护，包括保持可读性；

　　c)更改控制（如版本控制）；

　　d)保留和处置。

办公室负责对后勤系统确定、策划和运行质量管理体系所必需的来自外部的成文信息进行适当识别,并予以控制。

各处室负责对所保留的作为符合性证据的成文信息予以保护,防止非预期的更改。

7.6　相关成文信息

7.6.1　文件

《人力资源控制程序》

《岗位说明书》

《固定资产管理规定》

《维修中心工作手册》

《监视和测量资源控制程序》

《沟通控制程序》

《成文信息控制程序》

7.6.2　记录

《后勤系统的知识一览表》　　JL—SC/07—01

8.0　运　行

8.1　运行的策划和控制

为满足产品和服务提供的要求,并实施本手册第 6 章所确定的措施,办公室负责组织各处室通过以下措施对所需的过程(见本手册 4.4)进行策划、实施和控制:

a)确定产品和服务的要求。

b)建立下列内容的准则:

1)过程和子过程;

2)产品和服务的接收。

c)确定符合产品和服务要求所需的资源。

d)按照准则实施过程控制。

e)在需要的范围和程度上,确定并保持、保留成文信息,以:

1)证实过程已经按策划进行;

2)证明产品和服务符合要求。

8.1.1　常规物业、膳食、幼儿园等运行策划和控制

对常规性的物业、膳食、幼儿园等管理及服务的工作过程的策划结果,各处室工作手册(包含管理办法、工作程序、服务标准、岗位职责等)已按上述要求建立和实施,要求全体员工在日常工作中予以执行。

8.1.2　对日常的工作安排策划和控制

a)每年的工作安排

后勤系统各处室在每年 12 月底上报医院办公室下年度本处室工作计划,由医院办公室汇

总后,报最高管理者审批后作为下年度工作计划的依据。

b)每月的工作安排

由办公室组织召开后勤系统每月工作例会,之后各处室负责人召集本处室人员,对本月工作进行策划和布置。

c)每周的工作安排

处室负责人召集本处室人员,对本周工作进行布置并对下周工作进行策划。

各有关处室或人员在接收到工作计划后,按工作计划的规定实施。

8.1.3　对较重要的或特定的活动的策划

a)活动类别

1)举办大型活动、设备设施的改造、大修、安装等;

2)已预知的停水停电前的应急准备工作、预案的演练及其他临时性的重要工作;

3)食堂新菜品的推出;

4)幼儿园专项和临时性活动。

在开展上述工作之前,相关处室负责人应先进行充分的策划准备,必要时,由最高管理者组织有关人员召开会议进行策划。

b)活动策划内容

1)举办活动需要达到的目标及各项要求;

2)活动的时间、地点、各项具体步骤安排;

3)参与处室及人员的职责和权限、需要准备的设备设施及工具,资金的需求;

4)服务所需的验证、确认、监视、检验和试验活动,以及服务接收准则;

5)活动过程中需要填写的工作记录,如活动策划方案(质量计划)、检查记录、活动总结等;

6)根据策划结果,由相关处室制定质量计划,可以是策划方案、会议纪要、工作安排、通知等形式。

各处室负责实施和运行所策划的活动,策划的输出需适合于本处室的运行。

各处室负责控制策划的更改,并确保其有效。

各处室负责评审非预期变更的后果,必要时,采取措施消除不利影响。

各处室需确保外部提供的过程受控。

8.2　产品和服务的要求

办公室负责组织编制《服务对象信息管理程序》,各处室实施。

8.2.1　服务对象沟通

各处室负责与服务对象保持联络,建立沟通渠道,及时解决并处理服务对象提出的各种需求。

与服务对象沟通的内容包括:

a)提供有关产品和服务的信息;

b)处理问询、合同或订单,包括更改;

c)获取有关产品和服务的对象的反馈,包括服务对象投诉;

d)处置或控制服务对象财产；

e)关系重大时,制定应急措施的特定要求。

8.2.2 产品和服务要求的确定

通常,医院办公室以年度计划和预算的方式向后勤系统各处室提出有关物业、膳食、幼儿园和设备设施维修等产品和服务要求,以及以电话、面谈等方式提出的要求。

各处室在确定向服务对象提供的产品和服务的要求时,需确保：

a)产品和服务的要求得到规定,包括：

1)适用的法律法规要求,通常以法律、法规、条例、行业标准、技术规范、医院办公室下发的文件、通知等形式提出要求。各处室对上述外来文件进行识别,并编制外来文件清单。

2)后勤系统认为的必要要求,通常以后勤系统制定的各种规章制度、管理办法、岗位职责等形式提出要求。

b)对服务对象所提供的产品和服务,能够满足后勤系统声明的要求。

8.2.3 产品和服务要求的评审

8.2.3.1 评审要求

医院办公室以年度计划和预算的方式下发的有关物业、膳食、幼儿园等服务要求,各处室负责人在执行前需对医院办公室提出的年度计划和预算的要求进行评审,以确保有能力满足：

a)医院办公室规定的要求,包括交付及交付后活动的要求；

b)服务对象虽然没有明示,但规定的用途或已知的预期用途所必需的要求,如食品安全、幼儿安全等；

c)后勤系统规定的要求；

d)适用于产品和服务的法律法规要求；

e)与年度计划和预算表述存在差异的要求。

各处室需确保与以前表述不一致的年度计划和预算已得到解决。

各处室对医院办公室以电话、面谈等方式提出的要求做好记录,在接受要求前,需对要求进行确认。

8.2.3.2 保留成文信息

各处室负责保留以下成文信息：

a)年度计划和预算；

b)针对产品和服务的新要求。

8.2.4 产品和服务要求的更改

当产品和服务要求由于某种原因需要变更时,各处室需将变更的要求与医院办公室协商一致,并确保相关成文信息得到修改,通知到相关科室和人员,使他们知道已更改的要求。

8.3 产品和服务的设计和开发

8.3.1 总则

办公室负责编制和组织相关处室实施《产品和服务开发控制程序》,以便确保后续的产品和服务的提供。

8.3.2　设计和开发策划

办公室负责组织相关处室对服务对象提出的新的产品和服务设计和开发要求进行策划,在确定产品和服务的各个阶段和控制时,需考虑:

a)设计和开发活动的性质、持续时间和复杂程度;

b)所要求的过程阶段,包括适用的设计和开发评审;

c)所要求的设计和开发验证和确认活动;

d)设计和开发过程涉及的职责和权限;

e)产品和服务的设计和开发所需的内部和外部资源;

f)设计和开发过程参与人员之间接口的控制需求;

g)服务对象参与设计和开发过程的需求;

h)后续产品和服务提供的要求;

i)服务对象和其他相关方期望的设计和开发过程的控制水平;

j)证实已经满足设计和开发要求所需的成文的信息。

办公室负责组织相关处室对设计和开发策划的结果进行评审。

8.3.3　设计和开发输入

办公室负责组织相关处室针对服务对象提出的具体类型的产品和服务要求,确定设计与开发所必需的要求。相关处室需考虑:

a)产品和服务功能、环保及安全性能的要求;

b)来源于以前类似设计和开发活动的信息;

c)法律法规要求;

d)后勤系统承诺实施的标准和行业规范;

e)由产品和服务性质所决定的、失效的潜在后果。

设计和开发输入需完整、清楚,满足设计和开发的目的。

需解决相互冲突的设计和开发输入。

办公室负责保留有关设计和开发输入的成文的信息。

8.3.4　设计与开发控制

办公室负责组织相关处室对设计和开发过程进行控制,以确保:

a)规定拟获得的结果;

b)实施评审活动,以评价设计和开发的结果满足要求的能力;

c)实施验证活动,以确保设计和开发输出满足输入的要求;

d)实施确认活动,以确保产品和服务能够满足规定的使用要求或预期用途要求;

e)针对评审、验证和确认过程中确定的问题采取必要措施;

f)保留这些活动的成文的信息。

设计和开发的评审、验证和确认具有不同目的。相关处室根据产品和服务的具体类型,可以单独或以任意组合进行。

8.3.5　设计和开发输出

办公室负责组织相关处室确保设计与开发输出：

a)满足输入的要求；

b)对于产品和服务提供的后续过程是充分的；

c)包括或引用监视和测量的要求，包括接收准则；

d)规定对于实现预期目的、保证安全和正确提供(使用)所必须的产品和服务特性。

办公室负责保留有关设计和开发输出的成文信息。

8.3.6　设计和开发更改

办公室负责组织相关处室识别、评审和控制产品与服务设计和开发期间以及后续所做的更改，以便避免不利影响，确保符合要求。

办公室负责保留以下成文信息：

a)设计和开发变更；

b)评审的结果；

c)变更的授权；

d)为防止不利影响而采取的措施。

8.4　外部提供的过程、产品和服务的控制

8.4.1　总则

办公室负责组织编制《外部提供的过程、产品和服务控制程序》，各处室负责实施，以确保外部提供的过程、产品和服务符合要求。

在下列情况下，各处室需确定对外部提供的过程、产品和服务实施的控制：

a)外部供方的过程、产品和服务构成后勤系统自身的产品和服务的一部分(如物资采购)；

b)外部供方替后勤系统直接将产品和服务提供给服务对象(如保安和保洁服务)；

c)后勤系统决定由外部供方提供过程或部分过程(如电梯、基础设施维修和改造等)。

各处室负责根据基于外部供方提供所要求的过程、产品或服务的能力，确定外部供方的评价、选择、绩效监视以及再评价的准则，并加以实施。对于这些活动和评价所引发的任何必要的措施，各处室负责保留所需的成文信息。

8.4.2　控制的类型和程度

各处室负责确保外部提供的过程、产品和服务不会对后勤系统稳定地向服务对象交付合格产品和服务的能力产生不利影响。并需：

a)确保外部提供的过程保持在后勤系统质量管理体系的控制之中。

b)规定对外部供方的控制及其输出结果的控制。

c)考虑：

1)外部提供的过程、产品和服务对后勤系统稳定地提供满足服务对象要求和适用的法律法规要求的能力的潜在影响；

2)外部供方自身控制的有效性。

d)确定必要的验证或其他活动，以确保外部提供的过程、产品和服务满足要求。

8.4.3　提供给外部供方信息

各处室负责确保在与外部供方沟通之前所确定的要求是充分的。

各处室负责与外部供方沟通以下要求：

a)所提供的过程、产品和服务。

b)对下列内容的批准：

1)产品和服务；

2)方法、过程和设备；

3)产品和服务的放行。

c)能力，包括所要求的人员资质。

d)外部供方与相关处室的接口。

e)各处室对外部供方绩效的控制和监视。

f)后勤系统或服务对象拟在外部供方现场实施的验证或确认活动。

8.5　生产和服务提供

8.5.1　生产和服务提供的控制

办公室负责组织各处室编制《工作手册》《紧急事件处理控制程序》等成文信息，各处室实施，以确保生产和服务提供：医院区域内水电暖的运行、安全消防、卫生保洁、交通、餐饮、幼儿园和物资供应等各项后勤服务，以及紧急事件处理过程在受控条件下进行。

具体受控条件包括：

a)各处室可获得成文信息，以规定以下内容：

1)明确本处室服务标准和工作要求，如服务规程(方案)、岗位职责、管理办法、计划安排、外来文件等；

2)如何提供符合服务对象要求的生产和服务。

b)各处室可获得和使用的适宜的测量和监控资源，如压力表、电子台秤、温湿度计及专职监督检查人员等。

c)各处室按《产品和服务质量监督检查管理规定》要求，在适当阶段实施监视和测量活动，以验证是否符合过程或输出的控制准则以及产品和服务的接受准则。

d)相关处室在过程的运行中使用适宜的基础设施(如膳食、幼儿园所需的基础设施)，并保持适宜的环境(如服务对象就餐环境的适宜性及保持)。

e)各处室负责根据需要，配备具备能力的人员，包括所要求的资格，如电工证、厨师证、教师证、健康证等。

f)对那些输出不能由后续的监视或测量进行验证的过程，相关处室负责对其过程能力实施确认，并每年进行一次再确认。经分析后勤系统在物业、膳食、幼儿园等产品和服务中常见的这些过程是：

1)保安门岗盘查；

2)特约服务；

3)入室维修和保洁；

4)档口售餐过程；

5)幼儿教学和卫生保健服务过程；

6)紧急事件的处置。

针对上述过程,需采取的控制措施包括：

1)明确产品和服务的要求；

2)规定产品和服务的流程和方法；

3)对相关人员进行产品和服务质量意识方面的培训和教育；

4)产品和服务设施充分并运转良好。

g)采取措施防止人为错误,如人员产品和服务质量意识培训、监视测量设备等定期校准等。

h)各处室根据各自的生产和服务特点,实施放行、交付和交付后的活动,如设备检修后的验收、交接和交接后的服务对象满意度调查等,以及出现问题时的撤回活动。

8.5.2　标识和可追溯性

为确保产品和服务合格,经识别后勤系统的输出标识包括：物料标识、设备设施类标识和人员标识等。

a)物料标识,库管员负责库存物料的分类存放,建立物料卡以标识品种和存量；属特采或让步的情况要予以注明；

b)设备设施标识,相关处室负责设备设施的标识,包括：区域挂牌、道路指示牌、交通限行挂牌、停车场、服务设施、消防设施、机电设备和警示等的标识；

c)人员标识,办公室负责后勤系统工作人员工作标牌的统一订购、编号和发放工作。

各处室负责定期对本处室使用的标识进行检查和维护,保持标识清洁且完好无损。对于用记录表示的标识应保持字迹清楚、完整。

按照监视和测量要求,经识别后勤系统在生产和服务提供的整个过程中的输出状态标识包括：

a)物品输出状态,根据检验结果采用标牌或记录标识；

b)服务输出标识,根据服务质量检查和考评结果,采取记录方式予以标识。

后勤系统对所购物料及各项服务有可追溯性要求。为此,各处室负责保留所需的成文信息,以实现可追溯。如每个员工的姓名、工作牌号是唯一的,当涉及服务工作的质量问题时,可通过工牌号和记录签名追查到相关人员的责任。

8.5.3　服务对象或外部供方财产

各处室负责对使用或构成本处室产品和服务一部分的服务对象或外部供方财产进行识别、验证、保护和防护。通常,服务对象财产或外部供方包括：

a)停车场的车辆；

b)服务对象搬入搬出的物品；

c)室内的服务对象财产；

d)委托管理的房屋、设施。

各处室需爱护在本处室控制下或使用的服务对象或外部供方财产,具体要求:

a)保卫处负责服务对象搬入、搬出物品的管理,具体执行《查证验证流程》;

b)后勤保障处负责停车场的车辆管理,具体执行《地下车库管理规定》;

c)当维修中心维修人员在入室维修、保洁员在入室保洁时应注意对服务对象的室内财产进行必要的遮挡和防护,以防碰损,保证服务对象财产不受损害,完工后要将现场清理干净;

d)维修中心负责对委托接管的房屋、设施实施管理,具体执行《设备维修管理规定》等管理规定。

当上述服务对象或外部供方的财产发生丢失、损坏或发现不适用时, 相关处室需向服务对象或外部供方报告,并保留所发生情况的成文信息。

8.5.4　防护

各处室需在生产和服务提供期间对输出提供必要的防护,以确保符合要求。这些防护包括标识、处置、污染控制、包装、储存、传输或运输以及保护。

具体执行各处室《工作手册》中的相关规定。

8.5.5　交付后的活动

相关处室负责满足与产品和服务相关的交付后活动的要求, 如与服务对象签订合同中保证条款所规定的措施、合同义务(如维护服务)、附加服务(如回收或最终处置), 在确定所要求的交付后活动的覆盖范围和程度时,相关处室需考虑:

a)法律法规要求;

b)与产品和服务相关的潜在不期望的后果;

c)其产品和服务的性质、用途和预期寿命;

d)服务对象要求;

e)服务对象反馈。

8.5.6　更改控制

办公室负责组织相关处室对生产和服务提供的更改进行必要的评审和控制, 以确保持续地符合要求。

办公室负责保留成文信息,包括有关更改评审结果、授权进行更改的人员以及根据评审所采取的必要措施。

8.6　产品和服务的放行

办公室负责组织编制《产品和服务质量监督检查管理规定》,各处室实施策划的安排,以验证产品和服务的要求已得到满足。

a)日常检查

——日检:由各处室班组员工每日通过交接班或巡视对所辖岗位的服务质量进行检查,并做好记录。

——周检:由各处室管理人员对本处室服务质量进行综合检查和评价,具体执行各处室的相关检查规定。

——月检:由后勤系统抽调各处室相关人员,对各处室对服务质量进行综合检查和评价。

b)定期检查

办公室通过内部质量审核活动,对质量管理体系过程涉及的各项工作进行审核。

根据监视和测量结果,如发现过程运行情况未达到预期效果时,由相关处室采取相应纠正和纠正措施并实施和验证,具体按《不合格输出控制程序》和《不合格和纠正措施控制程序》进行控制。

c)定期考核

1)各处室通过日常的服务检查结果进行考评,来验证本处室等管理和服务要求已得到满足;

2)各处室通过对本处室质量目标完成情况的数据分析,对相关工作目标的达标情况进行考核;

3)检查人员对上述检查和考核的结果形成记录,并签字确认;

4)后勤系统中层干部由医院人事组织处室每年进行一次考评。

除非得到有关授权人员的批准,适用时得到服务对象的批准,否则在策划的安排已圆满完成之前,不应向服务对象放行产品和交付服务。

各处室负责保留有关产品和服务放行的成文信息。成文信息需包括:

a)符合接收准则的证据;

b)授权放行人员的可追溯信息。

8.7　不合格输出的控制

8.7.1　不合格输出的识别和控制

办公室负责组织编制《不合格输出控制程序》,相关处室实施,以确保对不符合要求的输出进行识别和控制,以防止非预期的使用或交付。

相关处室需根据不合格的性质及其对产品和服务符合性的影响采取适当措施,这也适用于在产品交付之后,以及在服务提供期间或之后发现的不合格产品和服务。

相关处室需通过下列一种或几种途径处置不合格输出:

a)纠正,如保洁不符合要求,重新服务使其满足规定的要求;

b)隔离、限制、退货或暂停对产品和服务的提供;

c)告知服务对象;

d)获得让步接收的授权。

物业、膳食、幼儿园等产品和服务的不合格输出经纠正后,需按程序进行验证其是否符合规定。

8.7.2　保留成文信息

相关处室需保留以下成文信息:

1)描述不合格;

2)描述所采取的措施;

3)描述获得的让步;

4)识别处置不合格的授权。

8.8　相关成文信息

《服务对象信息管理程序》

《外部提供的过程、产品和服务控制程序》

《紧急事件处理控制程序》

《不合格输出控制程序》

《不合格和纠正措施控制程序》

《产品和服务质量监督检查管理规定》

9.0　绩效评价

9.1　监视、测量、分析和评价

9.1.1　总则

办公室负责组织编制《绩效考核管理规定》，各处室负责对本处室的工作绩效进行监视、测量、分析和评价，需确定：

a)需要监视和测量的对象和内容；

b)需要用什么方法进行监视、测量、分析和评价，以确保结果有效；

c)何时实施监视和测量；

d)何时对监视和测量的结果进行分析和评价。

办公室负责组织各处室评价后勤系统质量管理体系的绩效和有效性。

办公室负责保留绩效考核管理的成文信息，以作为结果的证据。

9.1.2　服务对象满意

办公室负责编制《服务对象信息管理程序》，各处室实施，以监视服务对象对其需求和期望获得满足的程度的感受。作为对质量管理体系绩效的一种测量。

后勤系统获取、监视和评审服务对象感受的信息的方法包括：

a)服务对象满意度调查，如采用调查表法，将设计好的调查项目，请服务对象填写；

b)服务对象对保安、保洁等服务的反馈，如受理服务对象投诉和意见，包括口头、电话、电子邮件或其他形式；

c)市场占有率分析，如进行市场调研，预测市场未来的发展和需要；

d)与服务对象直接交流，如走访服务对象；服务对象会晤、赞扬、担保、索赔。

9.1.3　分析与评价

办公室负责组织各处室分析和评价通过监视和测量获得的适当的数据和信息。

需利用分析结果评价：

a)产品和服务的符合性，由各处室负责；

b)服务对象满意程度，由办公室负责；

c)质量管理体系的绩效和有效性，由办公室负责；

d)策划是否得到有效实施，由办公室负责；

e)应对风险和机遇所采取措施的有效性,由办公室负责;

f)外部供方的绩效,由各处室负责;

g)质量管理体系改进的需求,由办公室负责。

办公室是统计技术的归口管理处室,负责统筹统计技术的选用、培训,并对统计技术的实施效果进行检查。

各处室负责统计技术的选择和使用。

9.2 内部审核

办公室负责编制和组织实施《内部审核控制程序》,以对审核的策划、实施形成记录以及报告结果的职责和要求作出规定。

办公室负责按策划的时间间隔组织实施内部审核,以提供后勤系统质量管理体系的下列信息:

a)是否符合:

1)后勤系统自身的质量管理体系要求;

2)GB/T 19001 标准的要求。

b)是否得到有效的实施和保持。

办公室负责组织各处室:

a)依据有关过程的重要性、对后勤系统产生影响的变化和以往的审核结果,策划、制定、实施和保持审核方案,审核方案包括频次、方法、职责、策划要求和报告;

b)规定每次审核的审核准则和范围;

c)选择可确保审核过程客观公正的审核员实施审核;

d)确保相关管理处室获得审核结果报告;

e)及时采取适当的纠正和纠正措施;

f)保留作为实施审核方案以及审核结果的证据的成文信息。

9.3 管理评审

办公室负责编制和组织实施《管理评审控制程序》,以确保管理评审按规定的时间间隔实施和得到保持。

9.3.1 总则

最高管理者负责按照策划的时间间隔主持评审质量管理体系,以确保其持续的适宜性、充分性和有效性,并与后勤系统的战略方向一致。

9.3.2 管理评审输入

策划和实施管理评审时需考虑下列内容:

a)以往管理评审所采取措施的实施情况。

b)与质量管理体系相关的内外部因素和环境的变化。

c)下列有关质量管理体系绩效和有效性的信息,包括其趋势:

1)服务对象满意和有关相关方的反馈;

2)质量目标的实现程度;

3)过程绩效以及产品和服务的符合性；

4)不合格及纠正措施；

5)监视和测量结果；

6)审核结果；

7)外部供方的绩效；

8)资源的充分性。

d)应对风险和机遇所采取措施的有效性。

e)改进的机会。

9.3.3　管理评审输出

管理评审的输出需包括与下列事项相关的决定和措施：

a)改进的机会；

b)质量管理体系的变更；

c)资源需求。

办公室负责保留成文信息，作为管理评审结果的证据。

9.4　相关成文信息

《绩效考核管理规定》

《服务对象信息管理程序》

《内部审核控制程序》

《管理评审控制程序》

10.0　改　进

10.1　总则

各处室需确定和选择改进机会，并采取必要措施，满足服务对象要求和增强服务对象满意。这将包括：

a)改进产品和服务，以满足要求并应对未来的需求和期望；

b)纠正、预防或减少不利影响；

c)改进质量管理体系的绩效和有效性。

10.2　不合格和纠正措施

办公室负责编制《不合格和纠正措施控制程序》，各处室实施，以确保各处室及时针对所发现不合格按要求采取纠正措施，实现持续改进。

10.2.1　当出现不合格时，包括来自投诉的不合格，相关处室需

a)对不合格作出应对，并在适用时：

1)采取措施以控制和纠正不合格；

2)处置后果。

b)通过下列活动，评价是否需要采取措施，以消除产生不合格的原因，避免其再次发生或

者在其他场合发生：

　　1)评审和分析不合格；

　　2)确定不合格的原因；

　　3)确定是否存在或可能发生类似的不合格。

　　c)实施所需的措施。

　　d)评审所采取的纠正措施的有效性。

　　e)需要时,更新策划期间确定的风险和机遇。

　　f)需要时,变更质量管理体系。

纠正措施需与所产生的不合格的影响的重要程度相适应。

　　10.2.2　保留成文信息

相关处室负责保留成文信息,作为下列事项的证据：

a)不合格的性质以及随后所采取的措施；

b)纠正措施的结果。

　　10.3　持续改进

后勤系统需持续改进质量管理体系的适宜性、充分性和有效性。

　　后勤系统需考虑分析和评价结果以及管理评审的输出,以确定是否存在需求或机遇,这些需求或机遇需作为持续改进的一部分加以应对。

　　10.4　相关成文信息

《不合格和纠正措施控制程序》

附录 A　管理层及各处室工作职责

1.最高管理者

1)组织制定医院后勤保障系统规章制度,确定后勤保障系统各处室的分工及职责,任命质量管理体系负责人,全面掌握服务动态情况,合理调配人力、物力、财力,全面完成工作计划,不断提高服务管理水平。

2)编制后勤系统发展计划、发展战略和年度计划,确定劳动工资、奖金分配方案和会计预算报表、财务报告。决定资金运作,员工奖金、福利和费用开支。

3)贯彻执行国家有关法律法规,协调与医院办公室的关系,建立后勤系统良好的外部环境。

4)负责主持管理评审,抓好物业、膳食等管理工作,保证各处室工作质量达标。

5)每周定时主持召开工作例会,听取各处室汇报,协调工作,对每周工作进行布置,检查执行情况。

6)发现问题及时召集相关人员采取措施解决,重大问题应立即向上级报告。

7)督促、检查管理制度、服务质量、工作程序等的实际落实和执行情况。

8)负责批准后勤系统的质量手册、质量方针和目标、管理文件、工作程序、考核办法等,并组织实施。

2.贯标办公室

1)负责综合协调后勤系统各处室,行政、党务、事务工作,传达及后勤系统领导有关决定、指示;

2)负责组织、召集、接待各种会议,完成会议纪要、工作总结的撰写;

3)负责起草后勤系统综合性文件、报告,负责文秘、信息、档案管理工作;

4)负责服务保障相关业务检查、监督、评比的组织、协调、回访总结工作;

5)负责质量管理体系的建立、实施和保持工作包括内部审核和管理评审工作。

3.后勤保障处

a)后勤管理科

1)负责医院土地房屋管理及房改工作的具体实施;

2)负责后勤物资、办公家具及电脑耗材等的采购及出入库管理工作;

3)负责医院集体宿舍的管理工作。

b)物业管理办公室

1)负责医院办公区域及医疗区域的保洁、绿化外包监督管理工作;

2)负责院内的勤杂管理;

3)负责医疗废物、生活垃圾的处置工作。

c)膳食科

1)负责医院职工灶、病员灶和清真灶的管理工作,执行"三级甲等医院"膳食质量管理的 6条标准;

2)负责人员的调配,制定安全卫生管理措施;

3)负责检查各食堂及档口的产品质量、经营环境卫生和操作安全。

d)维修中心

1)负责全院水、电、暖、蒸汽、中央空调、中央制氧、中央吸引、净化系统设备层的正常运行、供应、管理和维护,定期对各类设备及电话线路进行维护和保养,及时排除运行中的各类故障,确保以上各系统运行正常。

2)负责全院经营铺面及水电暖的费用收缴工作,病区及家属区开水供应及浴室用水的供应。

3)负责全院污水净化消毒及下水道、化粪池的疏通清理工作,负责全院各区域损坏的灯泡、灯管、水龙头等的更换和维修。

4)做好各种应急措施的准备工作,以便及时处理突发事故的抢修、维护工作。

5)负责全院公共区域、公共设施的维修、保养及简单家具门锁、玻璃设施的安装、维修、制作。

6)负责后勤"一站式"服务管理工作。

e)幼儿园

1)负责幼儿园幼儿教师的管理工作;

2)负责幼儿园入园儿童的教学工作;

3)负责幼儿园入园儿童的用餐、午休、卫生保健管理工作;

4)负责幼儿园入园儿童家长的沟通工作;

5)负责幼儿园基础设施和消防工作。

f)汽车队

1)负责医院及有关领导的日常和会议公务用车、车辆维修保养、建档和节能减排工作;

2)确保"120"急救车辆和救护车的正常运行;

3)负责有关规章制度、安全目标的制定与检查落实。

4.基建处

a)基建科

负责医院的大中型建设工程(工程造价在 500 万及以上的工程)及外勤工作的管理。

1)开展科内的日常行政管理,负责本科室相关的文件、公函及资料的传递和立卷归档;

2)根据医院的发展规划,配合相关部门编制(修编)医院的建设总体规划,编制规划设计任务书;

3)对建设项目进行前期调研,收集资料后,组织编制项目建议书、设计任务书、可行性研究报告、项目建设计划、年度基建投资计划,报领导研究决定后上报主管部门审批,并催办落实;

4)负责办理建设项目的规划、消防、人防、质监、环保、施工许可证等建设审批手续,做好开工前准备工作;

5)参与工程建设项目的各类招投标活动,负责工程建设项目各类合同的管理;

6)掌握工程建设管理基本知识,熟悉基本建设程序,实施工程建设项目过程和目标管理,确保工程建设项目投资、进度、质量三大控制目标的实现；主动协调工程建设项目各参建单位间的工作关系；

7)认真熟悉工程项目的图纸,参与图纸会审和技术交底；

8)负责施工组织计划审查,协助有关单位解决"三通一平"及有关场地、设施等问题；

9)根据施工合同、监理合同检查项目监理机构履行职责情况,掌握项目施工质量、施工进度情况；严格要求施工承包单位按设计文件和施工验收规范施工；做好施工日志；

10)组织召开工程例会；对工程施工进行质量追踪管理,做好专项验收、分阶段验收、隐蔽验收等工作；

11)办理施工过程中的设计变更有关事宜；

12)掌握施工现场的材料选用、技术做法、操作规程的运用,检查施工单位进入现场的材料、设备的质量；

13)掌握投资计划完成情况,分析投资完成趋势,及时向领导汇报计划执行情况并适时调整投资计划；

14)负责审查工程进度,提供拨付工程款的依据；

15)负责工程施工过程中对工程跟踪审计单位的配合工作；

16)负责组织编制工程项目预算,审核工程项目结算；组织编制工程造价控制指标,负责工程竣工后配合审计部门对工程进行结算审计的工作；

17)负责组织工程竣工验收,主要包括质监、节能、消防、环保等验收,做好工程移交工作,参与工程决算；

18)在竣工验收后,组织整理施工技术资料,对竣工图复核确定后交资料员归档；

19)工程竣工后,在保修期内跟踪工程的质量情况,及时联系施工单位对存在质量问题进行维修；

20)完成领导交办的其他工作。

b)修缮科

负责房屋维修、修缮、改扩建、装修等中小型工程(工程造价在500万以下的工程)管理。

1)开展全处和科内的日常行政管理,负责文件、公函及资料的传递和立卷归档,正确管理和使用公章；

2)提出工程项目设计要求及技术参数,组织方案设计和预算编制；

3)协助招标办办理项目的招投标及合同签订工作；

4)负责工程项目过程管理和目标管理,与施工单位和其他相关单位共同协作,管理好工程施工,确保工程质量；

5)认真学习《建筑法》《建筑工程质量管理条例》等与基本建设有关的法律法规和条例,严格依法办事,自觉遵守医院的各项规章制度,尽心、尽职、尽责地工作；

6)认真熟悉工程项目的图纸,参与图纸会审,组织技术交底；

7)协助相关部门解决"三通一平"及有关场地、设施等问题；

8)对工程施工进行追踪管理,及时掌握项目施工质量、施工进度情况；严格要求施工承包

单位按设计文件和施工验收规范施工;做好施工日志;

9)组织召开工程例会;在工程过程中做好专项验收、隐蔽验收等;

10)办理施工过程中的设计变更有关事宜;

11)掌握施工现场的材料选用、技术做法、操作规程的运用,检查施工单位进入现场的材料、设备的质量;

12)负责组织建设项目的预决算、工程进度款支付的初审;

13)组织工程竣工验收,办好工程交接,及时交付使用;

14)在工程竣工验收后,组织整理施工技术资料,交资料员归档;

15)基建处所有工程资料的最终归档管理,包括基建档案的收集、保管、整理、立卷、归档、查阅等;

16)协助处长做好基建处所有内勤工作及办理基建处所有工程款拨付手续;

17)完成领导交办的其他工作。

5.保卫处

a)消防科

1)掌握医院消防工作情况,依据相关法规制定不同时期的消防工作计划;

2)会同有关部门深入医院职工中开展消防法律法规及消防安全知识宣传教育,提高广大职工的消防安全意识;

3)负责医院、科室的消防管理工作;

4)定期对医院义务消防队进行消防培训和实战演练;

5)组织起草医院重点要害单位(部位)消防安全管理规定;

6)负责与重点要害科室(部位)消防安全责任人签定消防安全责任书;

7)定期或重大活动前对各科室进行消防隐患检查,发现重大火险隐患及时报处领导,并提出整改建议;

8)负责《隐患整改通知书》的下发及隐患整改后的复查工作;

9)及时制止医院内非法用电、乱点明火、乱搭乱建等违反消防安全法规的行为,检查医院内经营户及营养楼消防安全情况;

10)负责消防器材的添置、维修、养护;对损坏、挪用、盗窃消防器材的行为进行查处;

11)发生火情立即赶赴现场,组织人员报警和进行扑救;火灾扑灭后,保护火灾现场,协助调查起火原因;

12)完成处领导交办的其他消防工作。

b)治安科

1)落实医院安全保卫工作责任制和安全技术防范措施,防止盗窃、破坏和治安灾害事故的发生;

2)调解处理医院内治安纠纷;维护医院正常的教学秩序和工作秩序;

3)对医院内有违法但尚未构成犯罪的人员进行帮助、教育;

4)积极协助公安机关查破医院内发生的各类刑事案件和治安案件;

5)积极开展法纪法规、安全防范宣传教育工作,配合领导协调各职能部门落实治安责任制,不定期组织各类安全检查;

6)加强对保安人员的业务指导和监督管理;

7)负责对医院治安应急队伍和医院保安队伍的指导,调动职工及患者自我管理、自我防范的积极性,发挥治安自我防范的作用;

8)完成处长交给的其他工作。

6.各处室通用管理职责与权限

1)做好本处室的文件和记录管理;

2)组织处室内职责的实施和目标的分解及实施;

3)按规定组织处室间的内部沟通;

4)参加管理评审,提交评审所需信息;

5)收集、分析有关质量管理体系的信息,组织本处室的改进工作。

附录 B　程序文件清单

序号	文件编号	文件名称	备注
1	LDYYHQ—CX/01	质量目标控制程序	
2	LDYYHQ—CX/02	人力资源控制程序	
3	LDYYHQ—CX/03	监视和测量资源控制程序	
4	LDYYHQ—CX/04	沟通控制程序	
5	LDYYHQ—CX/05	成文信息控制程序	
6	LDYYHQ—CX/06	服务对象信息管理程序	
7	LDYYHQ—CX/07	产品和服务开发控制程序	
8	LDYYHQ—CX/08	外部提供的过程、产品和服务控制程	
9	LDYYHQ—CX/09	紧急事件处理控制程序	
10	LDYYHQ—CX/10	不合格输出控制程序	
11	LDYYHQ—CX/11	内部审核控制程序	
12	LDYYHQ—CX/12	管理评审控制程序	
13	LDYYHQ—CX/13	不合格和纠正措施控制程序	

附录 C　作业文件清单

序号	文件编号	文件名称	备注
1	LDYYHQ—2Y/01~10	岗位说明书	
2	LDYYHQ—2Y/11	固定资产管理规定	
3	LDYYHQ—2Y/12	产品和服务质量监视和测量管理规定	
4	LDYYHQ—2Y/13	绩效考核管理规定	

附录 D 记录文件清单

序号	记录名称	记录编号	保留期限
1	内外部因素及问题识别评价表	JL—SC/04—01	长期
2	相关方及要求一览表	JL—SC/04—02	长期
3	应对风险和机遇措施一览表	JL—SC/06—01	长期
4	知识一览表	JL—SC/07—01	长期
5	产品和服务质量目标分解清单	JL—CX/01—01	长期
6	产品和服务质量目标完成情况检查评价表	JL—CX/01—02	长期
7	年度员工培训计划	JL—CX/02—01	3 年
8	培训记录表	JL—CX/02—02	3 年
9	培训效果评价表	JL—CX/02—03	3 年
10	外培人员取证登记表	JL—CX/02—04	长期
11	监视和测量资源台账	JL—CX/03—01	长期
12	校准记录	无编号	3 年
13	检定记录	无编号	3 年
14	会议记录	无编号	3 年
15	成文信息发放登记表	JL—CX/05—01	长期
16	成文信息更改/评审表	JL—CX/05—02	3 年
17	记录清单	JL—CX/05—03	长期
18	成文信息处置登记表	JL—CX/05—04	长期
19	外来文件清单	JL—CX/05—05	长期
20	工作日志	无编号	3 年
21	服务对象信息记录本	无编号	3 年
22	服务对象满意度调查表	JL—CX/06—01	3 年

续表

序号	文件编号	文件名称	备注
23	服务对象满意度分析报告	无编号	3年
24	产品和服务的设计和开发方案	无编号	长期
25	设计和开发输入清单	JL—CX/07—01	长期
26	设计和开发输出清单	JL—CX/07—02	长期
27	设计和开发评审/验证/确认记录表	JL—CX/07—03	长期
28	设计和开发更改记录表	JL—CX/07—04	长期
29	紧急事件记录	JL—CX/09—01	长期
30	事故报告	JL—CX/09—02	长期
31	不合格输出处置单	JL—CX/10—01	3年
32	内部审核方案	JL—CX/11—01	3年
33	内部审核实施计划	JL—CX/11—02	3年
34	内部审核检查表	JL—CX/11—03	3年
35	不符合报告	JL—CX/11—04	3年
36	内部审核报告	JL—CX/11—05	3年
37	管理评审计划	JL—CX/12—01	3年
38	会议签到表	JL—CX/12—02	3年
39	会议记录	无编号	3年
40	管理评审报告	JL—CX/12—03	3年
41	管理评审实施情况验证报告	JL—CX/12—04	3年
42	不合格和纠正措施报告	JL—CX/13—01	3年

附录 E　质量目标分解清单

序号	质量目标	责任处室	质量目标分解	保证措施和方法
1	楼宇和设备设施完好率达95%以上	后勤保障处 基建处	建筑物外观无损坏,立面整洁,无非正式手续的改变使用功能,不在建筑房屋公用部位的私搭乱建和任意占用。	1.加强巡查,发现问题随时整改。 2.外墙面按计划定期保洁一年一次。
		后勤保障处 基建处 保卫处	1.建筑物内配套设备设施完好,保持正常使用功能,无故障隐患。	加强巡视,发现问题随时通知维修中心检修。
			2.建筑结构、道路场坪、公共设施性能良好,保持正常使用功能,运行正常,无故障隐患。	加强对基础、公共设施的巡查,特殊公用设施由相关处室分管,一般问题报维修、检修,重大问题专题研究解决。
			3.实现质量目标的维修保障:建筑外观及内部损坏的维修和隐患处理以保持使用功能。 4.建筑结构、道路场坪及公用设施的维修以保持正常使用功能。	加强自查自修和及时通知维修,根据实际情况安排急修或计划维修。
			5.消防喷淋、消火栓及消防报警、安控系统设备设施良好,运行正常无事故隐患。 6.给水排水、隔油池系统设备设施良好,运行正常,无事故隐患。 7.采暖、通风、制冷系统设备设施良好,运行正常,无事故隐患。 8.电气、电讯、电梯、安控系统设备设施良好,运行正常,无事故隐患。	1.按计划对系统设备设施进行检修保养,认真执行设备管理规章制度、操作规程、安全守则、管理办法,按章作业并加强巡视。 2.电梯为外包检修保养,实行监管并委托进行年检。
2	楼宇及土建设施维修及时率:95%以上,维修合格率:100%	后勤保障处 基建处	1.房产建筑土建设备设施和各专业系统设备设施任务通知检修,零修及时完成,不超过一个作业班时间。维修项目符合质量标准,无二次返修。 2.物业内部通知和服务对象投诉急修20分钟赶到现场,零修不超过一个作业班时间,维修项目符合质量标准,无二次返修。	运行值班室24小时值班接受维修信息和投诉。运行值班室备有常用维修材料。持工作任务单的请服务对象在任务单意见栏签署满意程度意见。

序号	质量目标	责任处室	质量目标分解	保证措施和方法
3	服务对象/用户意见、投诉处理率100%	贯标办公室相关处(室)	接投诉后及时处理，限期改正，达到服务对象满意。	由相关管理规定、管理办法等保证。
4	各项服务满意率达85%以上	后勤保障处基建处保卫处	1.水、暖、电、制冷、电梯、电讯服务：保障供给，满足医院工作需求。	由相关制度、规程、守则、管理办法保证。
			2.维修服务：日常维修及时，应急维修随叫随到，服务对象报修后，20分钟内到达现场。	严格按照岗位职责要求和服务中心奖惩制度考核。
			3.电梯服务：坚守岗位、热情服务，业余时间随叫随到。	严格按照岗位职责要求和服务中心奖惩制度考核。
			4.保洁服务：服务区域清洁卫生	由物业保洁相关制度、外包合同、作业程序、管理办法来保证。
			5.顾客对膳食供应满意，无食物中毒事件发生。	由食品安全相关制度、外包合同、作业程序、管理办法来保证。
			6.家长对幼儿园教育、饮食满意	由相关制度、作业程序、管理办法来保证。
			7.建筑物、场坪道路无损坏	
			8.保安服务：服务区域内治安环境良好、安全	
			9.停车有序、绿化规范，环境优美	

质量目标分解计算方式/公式：

1.设备设施完好率$=\dfrac{完好设备台数+基本完好台数}{设备总台数}\times100\%$

2.楼宇完好率$=\dfrac{完好楼宇建筑面积+基本完好楼宇建筑面积}{管理楼宇的总建筑面积}\times100\%$

3.楼宇及土建设施零修及时率$=\dfrac{报修后在规定时间到达现场处理的项目数}{保修总项目数}\times100\%$

4.服务满意率$=\dfrac{服务对象/用户所填写的某项"满意"和"比较满意"合计数}{被调查的服务对象/用户总数}\times100\%$

编制：　　　审核：　　　批准：　　　年　　月　　日

第七章　后勤系统程序文件范例

编号：LDYYHQ—CX—2017	
版本 / 修改状态	B
发放控制号	

程序文件

编　制：

审　核：

批　准：

前　言

本程序文件依据 GB/T 19001—2016(ISO 9001:2015,IDT)《质量管理体系　要求》编写和修订,于 2017 年 7 月 2 日起实施。

本程序文件的编写和修订、审批人员及处室如下:

主持编写和修订处室:办公室

主要编写和修订人员:

审核:　　　　　　　日期:2017 年 7 月 2 日

批准:　　　　　　　日期:2017 年 7 月 2 日

修改履历记录

版本	修改码	修改章节和条款号	修改原因	修改人	审核人	批准人	实施日期
B		全部	标准换版		审核专家		2017.7

目 录

序号	文件编号	文件名称	备注
1	LDYYHQ—CX/01	质量目标控制程序	
2	LDYYHQ—CX/02	人力资源控制程序	
3	LDYYHQ—CX/03	监视和测量资源控制程序	
4	LDYYHQ—CX/04	沟通控制程序	
5	LDYYHQ—CX/05	成文信息控制程序	
6	LDYYHQ—CX/06	服务对象信息管理程序	
7	LDYYHQ—CX/07	产品和服务的设计和开发控制程序	
8	LDYYHQ—CX/08	外部提供的过程、产品和服务控制程序	
9	LDYYHQ—CX/09	紧急事件处理控制程序	
10	LDYYHQ—CX/10	不合格输出控制程序	
11	LDYYHQ—CX/11	内部审核控制程序	
12	LDYYHQ—CX/12	管理评审控制程序	
13	LDYYHQ—CX/13	不合格和纠正措施控制程序	
14	LDYYHQ—CX/14	安全生产控制程序	

质量目标控制程序
LDYYHQ—CX/01

1.目的

为确保后勤系统所制定的质量目标分解到各处室,并可测量、可操作、与质量方针保持一致,以实现后勤系统的质量方针,特制定本程序。

2.适用范围

适用于后勤系统范围内为实现质量方针,对质量目标进行制定、分解、实施和变更的活动。

3.职责

3.1 质量管理体系负责人负责审批后勤系统的质量目标。

3.2 办公室负责组织各处室质量目标的制定、评审和修订工作。

3.3 各处室负责实施本处室的质量目标。

4.工作程序

4.1 质量目标的制定

办公室于每年年初组织各处室根据后勤系统的质量方针、上年度质量管理体系运行成果及外部因素的变化,制定后勤系统质量目标,并分解到各处室融入他们的业务过程,形成后勤系统《产品和服务质量目标分解清单》,由质量管理体系负责人批准后生效,并得到保持。

4.2 制定质量目标需考虑的内容

a)与质量方针一致;

b)可测量;

c)考虑到适用于后勤系统产品和服务质量的国家和地方的法律法规和其他要求;

d)与提供合格产品和服务以及增强服务对象满意相关;

e)财务、运行和经营要求;

f)予以监视;

g)予以沟通;

h)适时更新。

4.3 实现质量目标的策划

办公室负责组织各处室进行如何实现质量目标的策划,需确定:

a)要做什么;

b)需要什么资源(人员、设施、资金等);

c)由谁负责;

d)何时完成;

e)如何评价结果。

4.4 质量目标的实施

后勤系统通过下发文件、内部会议、宣传栏等方式对各处室管理人员、作业人员进行质量目标的宣贯和落实。

各处室在进行本处室新员工的入职教育和培训时,需进行质量目标的宣贯。

各处室负责本处室的质量目标的实施和日常检查。

4.5 质量目标结果评价

办公室负责组织相关人员每季度对各处室质量目标的落实情况进行监督检查,并进行评价,编制和保留《产品和服务质量目标完成情况检查评价表》。

4.6 质量目标的评审

当后勤系统的质量方针,以及法规要求、质量目标的进度状况、推出新的产品和服务及相关外界因素等发生变化时,办公室负责组织相关处室对质量目标进行评审和修订,并提交管理评审,经过质量管理体系负责人审批后生效。

质量目标的评审所引发的成文信息的修订,办公室负责按照《成文信息控制程序》执行,并将修订后的成文信息发放至原持有人,同时撤出作废的成文信息。

5.相关成文信息

5.1 文件

《成文信息控制程序》 LDYYHQ—CX/05

5.2 记录

《产品和服务质量目标分解清单》 JL—CX/01—01

《产品和服务质量目标完成情况检查评价表》 JL—CX/01—02

人力资源控制程序
LDYYHQ—CX/02

1.目的

为确保后勤系统所有从事影响产品和服务符合性工作的人员(包括临时聘用人员),经过相应措施、培训和教育,使其具备所需能力,能够胜任本职工作,特制定本程序。

2.适用范围

适用于后勤系统所有与产品和服务质量有关的岗位人员的能力确定、培训和教育的管理。

3.职责

3.1 各处室负责本处室年度员工培训计划的编制及员工培训考核和资格确认记录的保存。

3.2 质量管理体系负责人负责批准各处室年度员工培训计划和员工外送培训申请。

4.作程序

4.1 人员能力

办公室负责组织各处室编制本处室各岗位的《岗位说明书》,以明确岗位工作人员的能力,包括学历、资格、工作经历和经验等方面的具体要求。

经质量管理体系负责人审批后的《岗位说明书》,作为人员招聘、选择和安排的主要依据。

4.2　人员的配置

医院人事处负责组织后勤系统管理人员的招聘、录用、调配、奖惩、晋升、调离、退职、辞退等项工作,各处室配合。

4.3　明确培训需求

各处室负责按《岗位说明书》各岗位人员的素质要求,结合业务发展和竞争的需要,统筹规划培训工作,并将这些要求转化为相应的培训需求。后勤系统需要培训的人员包括:各级管理人员、内审员、新进员工、作业人员和转岗人员。对各类人员的培训要求如下:

4.3.1　各级人员意识培训

a)了解后勤系统的质量方针和相关的质量目标,以及为实现方针和目标所需采取的主要控制措施;

b)对全体员工进行质量管理意识的培训,确保这些人员认识到其活动对实现产品和服务质量的相关性和重要性,以及对质量管理体系有效性的贡献,包括改进产品和服务质量的益处;

c)不符合质量管理体系要求的后果。

4.3.2　管理知识培训

a)了解质量管理体系基础知识;

b)了解本处室产品和服务的质量管理过程和活动的特点;

c)了解本处室在后勤系统管理体系中的位置和作用;

d)了解胜任管理工作所需要的管理方法、专业背景知识和标准知识,以及应具备的管理实际经验。

4.3.3　内审员培训

a)掌握质量管理体系标准背景知识、审核理论和审核技巧;

b)熟悉各处室的产品和服务过程和活动的特点,具备一定的专业知识。

内审员培训可由外部培训机构或认证咨询机构实施,并经考核后上岗,内审员培训由办公室协调办理。

4.3.4　新进员工培训

新进员工需符合相关处室《岗位说明书》所规定的学历、职称和业务能力要求才能招入。上岗前需经过基础入门教育,内容包括:

a)后勤系统概况和有关后勤系统各项规章制度和劳动安全纪律;

b)后勤系统质量管理体系概况、质量方针和目标的内涵;

c)了解相关的质量法律法规常识及质量管理体系标准知识;

d)了解本岗位质量职责和所使用的作业文件。

4.3.5　作业人员及转岗人员培训

a)了解所在岗位所要求的专业知识和相关技能;

b)掌握所在岗位工作所依据的程序文件和作业指导文件。

作业人员及转岗人员的培训由所在处室负责组织实施。

4.4 培训的实施

4.4.1 年度员工培训计划的制定

各处室根据本处室年度质量目标和员工培训需求,编制本处室《年度员工培训计划》,培训计划经质量管理体系负责人批准后实施。

4.4.2 年度员工培训计划的实施

开班前,各处室认真落实师资及授课场地、设施,选择有较强责任心、一定管理能力和授课水平的人员作为授课教师,以保证培训质量。并指定专人负责日常管理。

4.4.3 培训方式

内部培训按培训计划要求可举办各种类型的讲座、报告、训练及培训班,由相关处室有关人员、外聘教师授课或自学。

外培人员(如电工等)须经有资质的机构进行培训。

4.5 员工培训的考核和评价

新入职员工需经相关处室进行产品和服务质量意识培训和教育后,安排上岗前培训、考核和评价,相关处室负责填写《培训效果评价表》。

按年度员工培训计划实施的内部培训,由相关处室组织实施,并考核、评价和填写《培训效果评价表》。

4.6 人员外培

各处室负责外送有关人员进行培训,对外送人员的结业证书或有关证明材料进行核实,并填写《外培人员取证登记表》。

4.7 实施培训和记录

相关处室在组织每次培训时,都需填写和保留《培训记录表》,记录培训人员、时间、地点、教材、教师、内容及考核成绩等。

5.0 相关成文信息

5.1 文件

《岗位说明书》

5.2 记录

《年度员工培训计划》 JL—CX/02—01

《培训记录表》 JL—CX/02—02

《培训效果评价表》 JL—CX/02—03

《外培人员取证登记表》 JL—CX/02—04

（　　　）年度员工培训计划

编号：JL—CX/02—01

序号	培训目的	培训内容	培训对象	培训时间	培训方式	师资

（　　）培训记录表

编号：JL—CX/02—02

培训地点：

培训时间		培训教师		培训方式		课时		考核方式	
培训内容摘要									

到课情况	序号	姓名	部门	序号	姓名	处室	序号	姓名	部门	序号	姓名	部门

备注	

编制：

培训效果评价表

编号：JL—CX/02—03

受训单位		培训日期	年 月 日	评价时间	
培训方式	集中授课	培训主题			
受训对象信息	姓名：	所属处室/岗位：	文化程度：	工作年限：	
	姓名：	所属处室/岗位：	文化程度：	工作年限：	
	姓名：	所属处室/岗位：	文化程度：	工作年限：	
	姓名：	所属处室/岗位：	文化程度：	工作年限：	
培训讲师				培训地点	
培训效果评价					
你认为进度与课程安排是否合理？					
你对所学内容的那个章节最感兴趣？					
内容与工作联系是否密切？					
你对讲师的授课风格感受如何？					
通过培训学会的方法和知识是什么？					
本次培训你最大收获和启发是什么？					
请您对培训讲师的满意度打分	非常满意 120 分 □ 满意 100 分 □ 较满意 90 分 □ 一般 80 分 □ 不满意 70 分 □				
讲师的授课水平/特点评估	语速适当 □ 语言表达清晰 □ 系统性强 □ 逻辑性强 □ 亲和力强 □ 互动性强 □ 知识面广 □ 案例分析透彻 □ 耐心讲解 □				
请写下您对本次培训的意见和建议：					

外培人员取证登记表

编号:JL—CX/02—04

序号	部门	姓名	工种	证书名称	取证时间	证书编号	复审间隔	备注

监视和测量资源控制程序
LDYYHQ—CX/03

1.目的

为对后勤系统产品和服务质量符合规定要求的监视和测量资源进行控制，以确保监视和测量资源处于受控状态,保证结果的准确性,特制定本程序。

2.适用范围

适用于后勤系统各处室对产品和服务质量有影响的监视和测量资源的控制。

3.职责

3.1　后勤保障处负责后勤系统监视和测量资源的测量溯源工作。

3.2　各处室负责本处室需购监测设备的申购、验收、使用、维护和信息管理工作。

4.工作程序

4.1　监视和测量资源管理

各处室负责建立本处室《监视和测量资源台账》。监视和测量资源包括:

a)后勤保障处:温度计、压力表、电子秤和摄像头等;

b)保卫处:报警装置、摄像头等;

c)基建处:钢卷尺、水平仪等。

4.2　监视和测量资源的分类

监视和测量资源实行 A、B 分类:

A 类:用于产品和服务计量、质量检测的设备;

B 类:只起指示或显示的简易测量设备,如摄像头等。

4.3　监视和测量资源的采购及验收

根据产品和服务质量要求，相关处室提出所需监视和测量资源的配置要求，提出申购报告,经主管领导批准后,由后勤保障部采购,相关处室验收。

4.4　测量溯源

4.4.1　监视和测量设备的校准和(或)检定

a)当 A 类监视和测量设备要求测量溯源时,或使用的处室认为测量溯源是信任测量结果有效的前提时,则测量设备需对照能溯源到国际或国家标准的测量标准,按照规定的时间间隔进行校准和(或)检定,相关处室保留校准和(或)检定记录。

b)对 B 类只起简易指示或显示、不易损坏,准确度不易改变的监视和测量资源只做使用前一次校准和(或)检定,相关处室保留《校准记录》和(或)《检定记录》。

c)当不存在上述标准时,相关处室需保留作为校准或检定依据的成文信息。

4.4.2　监视和测量设备的校准状态

相关处室负责对监视和测量设备的校准状态予以识别,以确定其状态:

a)监视和测量设备的校准状态标识有合格、不合格、准用、停用;

b)对校准和(或)检定后的设备,要贴上校准和(或)检定状态标识。

4.4.3　监视和测量设备的防护

为防止由于调整、损坏或衰减所导致的校准状态和随后的测量结果失效,当操作人员发现检测设备偏离校准状态时,需立即停止检测工作,及时报告相关人员,相关人员负责对被检验的产品和服务进行标识,并组织对该设备故障进行分析,重新校准;相关人员需追查使用该设备的产品和服务流向,确定以往测量结果的有效性是否受到不利影响,确定需要重新检测的范围,并重新进行检测。

4.5　监视和测量设备的报废

监视和测量设备经多次修理后,已无法再修复时,相关处室作出书面评估,经处室负责人审核后,报后勤系统最高管理者批准后实施报废处理。

5.相关成文信息

《监视和测量资源台账》　JL—CX/03—01

《校准记录》　无编号

《检定记录》　无编号

监视和测量资源台账

编号:JL—CX/03—01

序号	设备名称	规格／型号	生产厂家	启用日期	检定(校准)周期	使用部位	备 注

沟通控制程序
LDYYHQ—CX/04

1.目的

为建立后勤系统内部各层次和职能间及与外部进行质量管理体系沟通的渠道，确保质量管理体系的有效运行，特制定本程序。

2.适用范围

适用于后勤系统内部及外部进行质量管理体系沟通的管理。

3.职责

3.1　办公室负责后勤系统质量管理体系的内部和外部沟通。

3.2　各处室负责本处室与质量管理体系相关的内部和外部沟通。

4.工作程序

4.1　沟通

4.1.1　内部沟通的内容

a)质量管理体系的有效性；

b)后勤系统质量方针、目标、领导决定事项、各级文件、制度、办法、规定、通知等；

c)后勤系统监督检查检查、内审、管理评审和外审的结果；

d)质量管理体系负责人有关质量管理体系运行的指示和要求；

e)事件及紧急情况下的内部联络等紧急信息；

f)其他内部信息。

4.1.2　外部沟通的内容

a)与产品和服务质量有关的法律法规、条例、规范和标准等信息；

b)医院办公室或地方主管处室发出的规定、决定、要求、指示等信息；

c)就产品和服务质量与服务对象沟通，并上报等；

d)对质量管理体系的有效性或更新产生影响，或将被其影响的相关处室沟通有关的信息。

4.1.3　内部沟通的方式

a)各种会议；

b)口头、微信传达和汇报；

c)宣传栏、调查问卷等；

d)印发文件、报表、通知等。

4.1.4　外部沟通的方式

a)各种会议；

b)微信、电话或电子邮件；

c)公文等。

4.2 沟通的实施

4.2.1 内部沟通

办公室负责以会议等形式向员工传达后勤系统质量管理体系文件，做好《会议记录》。

质量管理体系运行中产生的信息，由其产生处室及时传递到相关处室及人员，并保留其内容和结果。

内外部审核、管理评审、监测和测量、法律法规和其他要求变化的信息，由各处室及时向本处室传达。

紧急状态下的信息按《紧急事件控制程序》的规定进行沟通。

4.2.2 外部沟通

各处室负责接收登记医院办公室有关产品和服务的要求，接受医院办公室的监督检查，必要时，在其下发的《整改通知》的需要整改项目栏中签字确认。

对医院办公室提出的有关产品和服务质量的抱怨、意见和申诉，相关处室负责人会同相关人员提出处理意见或建议，报质量管理体系负责人批准。

各处室需将重要的产品和服务质量的保持情况作为后勤系统管理评审的依据。

4.3 沟通的验证

必要时，相关处室负责对沟通的信息的处理情况进行跟踪验证。

5.相关成文信息

5.1 文件

《紧急事件控制程序》 LDYYHQ—CX/09

5.2 记录

《会议记录》 无编号

《整改通知》（外来）

成文信息控制程序
LDYYHQ—CX/05

1.目的

为对后勤系统质量管理体系运行的成文信息进行控制，确保使用者无论何时何处均可获得适用、有效的所需的信息，使后勤系统的各项工作依法有序地进行，特制定本程序。

2.适用范围

适用于后勤系统各处室各类成文信息的控制。

3.术语和定义

外来文件：

a)与后勤系统物业、膳食和幼儿园等产品和服务要求有关的国家法律法规、规范、规程，行业、地方颁布的条例、标准、办法等；

b)医院办公室所下发的文件；

c)与质量管理体系运行有关的标准及法规等。

4.职责

4.1　办公室负责制定并修订本程序,负责受控成文信息的报批、发放和修订工作。

4.2　各处室负责本处室各类成文信息的日常管理和相关外来文件的识别与控制。

5.工作程序

5.1　创建和更新

5.1.1　标识和说明

a)对长期有效的成文信息通过索引编号、标题、日期、作者等进行标识和说明,过期文件将进行回收；

b)对一次性或短时间有效的成文信息过期自然失效,以其标题、日期作为标识和说明,不跟踪回收；

c)对质量管理体系有重要作用的一次性成文信息(如管理评审报告、内部审核报告);或短时间有效的成文信息过期自然失效,以其编号、标题、日期作为标识和说明,不跟踪回收。

5.1.2　格式和媒介

5.1.2.1　文件格式

a)文件的封皮以程序文件的封皮为模板。

b)正文字体与字号：

1)封面:全部加粗,标题采用宋体小初号字体,其他采用宋体三号字体。

2)文件名称采用宋体三号字体加粗,正文标题采用宋体小四号字体加粗,正文内容采用宋体小四号字体,两端对齐。

3)1.5 倍行距或在固定行距 20～25 磅之间。

c)正文其各层标题的编号方式：

1)质量手册、程序文件：

第一层编号:以阿拉伯数字 1.、2.、3.……递增,并做加粗处理。

第二层编号:以 1.1、1.2……2.1、2.2……递增。

第三层编号:以 1.1.1、1.1.2……2.1.1、2.1.2……递增。

第四层编号:以 1.1.1.1、1.1.1.2……2.1.1.1、2.1.1.2……递增。

第五层编号:以 a)、b)、c)……递增。

第六层编号:以 1)、2)、3)……递增。

第七层编号:以(1)、(2)、(3)……递增。

2) 管理文件和作业文件：

可根据文件的内容和复杂程度按以下方式编号：

第一层编号:以阿拉伯数字一、二、三……递增,并做加粗处理。

第二层编号:以 1.、2.、3.……递增。

第三层编号：以 a)、b)、c)……递增。

第四层编号：以 1)、2)、3)……递增。

第五层编号：以(1)、(2)、(3)……递增。

d)正文文字的编写：

1)职责：简要描述本文件涉及的主要处室或职位(岗位)的职责。

2)工作程序或工作内容及要求：描述具体的工作步骤和要求，应与流程图的逻辑顺序保持一致。

3)相关文件：列出本文件所涉及的文件的名称(在此列出的相关文件应在正文部分引出出处)

4)记录：列出本文件所涉及的记录的名称：

(1)应形成记录的工作环节，应在文件正文部分明确规定。

(2)有固定格式的记录，应在正文中提出明确的使用要求，如"应填制《×××表》"；

(3)没有固定格式的，应在正文中明确形成记录，对于一些重要的记录，还应明确记录应包括的内容，如"应形成×××报告，内容包括……"，但不编号。

5.1.2.2 媒介

后勤系统各类文件采用纸质文档和电子文档相结合的形式下发和应用。

5.1.2.3 文件的编号

a)质量手册

LDYYHQ—SC—×××

LDYYHQ——后勤系统代号，SC——质量手册代号，×××——编写年份。

b)程序文件

LDYYHQ—CX/××—××××

CX——程序文件代号，××——程序文件顺序号，××××——编写年份。

c)管理文件

LDYYHQ—GL/A—××—××××

GL——管理文件代号，A 类别代号，××/××——管理文件顺序号，××××——编写年份。

注：各管理类别代号

类别	代码	类别	代码	类别	代码
人事管理	RS	安全管理	AQ		
日常管理	RC	财务物资管理	CW		

d)作业文件

LDYYHQ—ZY/B—××—××××

ZY——作业文件代号，B——处室(业务)代号，××——作业文件顺序号，××××——编写年份。

注:各处室(业务)代号

处室	代码	处室	代码	业务	代码
办公室	BG	维修中心	WX	配电室	PD
后勤保障处	HQ	物业科	WY	给排水	PS
保卫处	BW	交通科	JT	空调	KT
基建处	JJ	膳食科	SS	应急预案	YA
综合管理	ZG	库房	KF	锅炉	GL
房产	FC	电梯	DT	幼儿园	YEY
清洗中心	QX				

e)记录

1)质量手册产生的记录

JL—SC/××—××

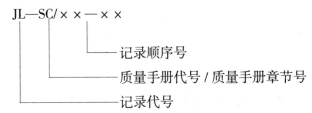

　　　　记录顺序号
　　　质量手册代号/质量手册章节号
　　记录代号

2)程序文件产生的记录

JL—CX/××—××

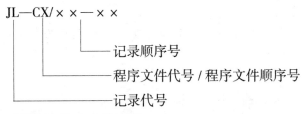

　　　　记录顺序号
　　　程序文件代号/程序文件顺序号
　　记录代号

3)管理文件产生的记录

JL—GL/A—××/××

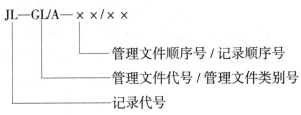

　　　　管理文件顺序号/记录顺序号
　　　管理文件代号/管理文件类别号
　　记录代号

4)作业文件产生的记录

JL—ZY/B—××/××

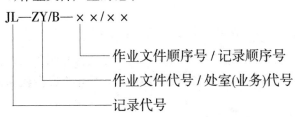

　　　　作业文件顺序号/记录顺序号
　　　作业文件代号/处室(业务)代号
　　记录代号

5)外来文件

外来文件和记录以其原文件号作为其编号。

说明:上述未特别注明的均以阿拉伯数字表示。

5.1.3 评审和批准

质量手册、程序文件、管理文件由办公室组织各处室和相关人员进行评审,质量管理体系负责人批准。

作业文件由各处室负责人组织本处室相关人员进行评审,质量管理体系负责人批准。

成文信息发布或使用前,评审人员、批准人需对其进行认真的评审、确认,确保成文信息内容的适用性、完整性和充分性。

5.2 成文信息的控制

5.2.1 控制要求

a)各处室负责人需通过成文信息的发放(包括电子版)、上墙等确保本处室的相关科室、班组及相关人员在需要的场合和时机,均可获得并适用;

b)各处室相关人员负责妥善保护(如:防止泄密、不当使用或缺失)成文信息。

5.2.2 控制活动

5.2.2.1 文件的分发、检索、访问和使用

a)后勤系统成文信息由办公室负责按以下范围,以书面和电子文档形式分发:

1)质量手册、程序文件和后勤系统管理文件及相关的记录表格下发至各处室;

2)作业文件及相关的记录下发至需要使用的相关处室和人员。

b)文件的检索和访问可通过后勤系统的内部网络平台进行查阅。

c)对电子文件的控制,参照上述规定执行。

办公室负责编制《成文信息发放登记表》,按上述规定范围发放文件,并注明发放数量,填写发放编号,并由领用者签名。

5.2.2.2 文件的存储和防护,包括保持可读性

a)向各处室发放的成文信息办公室负责存档保存一份;

b)各处室的相关人员需确保所获得的成文信息得到防护,保持其可读性。

5.2.2.3 更改控制

成文信息在实施过程中遇到机构变动、产品和服务内容或工作流程变化、法律法规修订等情况时,办公室负责组织相关处室对原有成文信息进行评审,或在内部审核及管理评审时根据需要对成文信息进行评审, 以确定成文信息是否需要更改, 使成文信息内容始终符合管理需要,避免游离于质量管理体系之外。

a)质量手册、程序文件和管理文件的局部改动办公室以《成文信息更改/评审表》的形式实施。

b)作业文件的更改分别由各编制处室负责实施。

更改成文信息的审批应由原审批人进行, 当原审批人调离时, 可由接替其职务的人员进行。若指定其他人员审批时,该人员要以原审批的有关背景资料为依据,禁止未经授权和批准的任意修改。

成文信息更改时,与所更改成文信息有关的其他所有成文信息也需作相应修改,以保证相关成文信息的有效性。

本后勤系统文件更改状态按版本号为 A 版(B、C、D 等)/ 修改状态为 0(1、2、3、4 等)依此编号。版本号与更改状态之间的关系为:每版文件同一版本内可以允许修改 10 次,即修改状态号最高是 10,当超过 10 次时,文件换版,如由 A 版升为 B 版,以此类推。特殊情况下,换版不受此限制。

5.2.2.4　保留和处置

a)与质量手册、程序文件、管理文件和作业文件相关的记录由使用处室相关人员编制《记录清单》,在清单中明确保留期限,并按规定的保留期限予以妥善存储和防护;

b)成文信息经多次更改或需进行大面积更改换版时,或超过保留期限,这些成文信息由原发放处室收回,经主管领导批准后由办公室统一处置,并填写《成文信息处置登记表》。

需作为资料保留的,经相关处室负责人批准后,加盖"作废"和"保留"印章留档保存。

需销毁的重要成文信息进行销毁处理,一般成文信息可回收后作为打印或草稿纸继续使用。

5.3　外来文件

办公室负责对确定策划和运行质量管理体系所必需的来自外部的原始的成文信息进行识别和控制,收集和了解这些成文信息及修订情况,确保它们为最新有效版本,编制《外来文件清单》,及时更新。

各处室负责对所保留的作为符合性证据的成文信息予以保护,防止非预期的更改。

6.相关成文信息

《成文信息发放登记表》 JL—CX—05/01

《成文信息更改 / 评审表》 JL—CX—05/02

《记录清单》 JL—CX—05/03

《成文信息处置登记表》 JL—CX—05/04

《外来文件清单》 JL—CX—05/05

文件发放登记表

编号：JL—CX/05—01

序号	文件名称	文件编号	接收处室	份数	签字	发放/回收日期	发放/回收处室

文件更改／评审表

编号：JL—CX/05—02

文件编号	
文件名称	

更改原因：

更改内容：

评审结论：

评审人员：

编制：　　　　　　　　　　　　　　　　　　　　　　　　　年　　月　　日

记录清单

处室：　　　　　　　　　　　　　编号：JL—CX/05—03

序号	记录编号	记录名称	保留期限	备注

成文信息处置登记表

编号:JL—CX/05—04

序号	文件名称	文件编号	处置日期	处置人签字

外来文件登记表

编号:JL—CX/05—05

序号	文号	法律法规/标准名称	适用条款	发布日期	实施日期	适用范围	备注

服务对象信息管理程序
LDYYHQ—CX/06

1.目的

为确保后勤系统产品和服务质量,预测可能出现的产品和服务质量问题,寻求改进机会,增强服务对象满意,特制定本程序。

2.适用范围

适用于后勤系统各处室与服务对象的沟通及服务对象信息的收集、分析和处理。

3.职责

3.1　各处室负责与服务对象的日常沟通,收集分析服务对象的建议、意见,协调投诉等事项。

3.2　办公室负责开展服务对象满意度调查工作。

4.工作程序

4.1　与服务对象沟通

a)沟通的方式

1)在日常工作中,各处室通过电话、口头交流保持与服务对象信息的沟通,对反馈的信息记录在《工作日志》中,并及时处理;

2)办公室采用走访服务对象和问卷调查等方式,获取服务对象满意度信息,对反馈的意见进行统计、分析和评价。

b)沟通的内容

1)向服务对象提供有关产品和服务的信息及其相关资料;

2)了解服务对象对产品和服务的需求(包括潜在需求);

3)向服务对象通报对问询的处理情况,包括产品和服务要求的变更;

4)获取并处理服务对象有关产品和服务的投诉、意见和抱怨以及反馈的其他信息;

5)服务对象财产的处置或控制情况;

6)关系重大时,所制定的有关应急措施的特定要求。

4.2　服务对象信息的收集、分析和处理

办公室负责监控服务对象满意或不满意信息,作为对质量管理体系业绩的一种测量。

对服务对象以面谈、电话等方式提供建议的,由相关处室专人解答、记录并收集;暂时未能解答的,填写《服务对象信息记录本》并与相关人员协商后予以答复。

各处室对服务对象需要协调解决的问题和处置的结果,填写和保留《服务对象信息记录本》,并定期对这些收集的信息进行汇总分析,形成工作报告,提交管理评审,寻求改进机会。

4.3　服务对象满意程度的测量

办公室负责每年组织一次服务对象满意度调查,向医院各处室(科室)发送《服务对象满意度调查表》,调查服务对象对后勤系统各项产品和服务的满意程度,收集相关意见和建议,并对上述调查表进行统计分析,形成《服务对象满意度分析报告》,确定服务对象的需求和期望,责任处室采取相应的纠正措施,具体执行《不合格和纠正措施控制程序》。

5.相关成文信息

5.1　文件

《不合格和纠正措施控制程序》

5.2　记录

《工作日志》　无编号

《服务对象信息记录本》　无编号

《服务对象满意度调查表》　JL—CX/06—01

《服务对象满意度分析报告》　无编号

服务对象满意度调查表

编号：JL—CX/06—01

服务项目	满意程度			备　注
	满　意	比较满意	不满意	
员工礼仪				
日常服务				
保安服务				
车辆管理服务				
日常保洁服务				
环境(楼外保洁等)服务				
绿化管理服务				
给水、排水服务				
供暖(冷)服务				
供电服务				
电梯服务				
日常(应急)维修服务				
安全消防服务				
膳食服务				
基建维修服务				

填表单位(签章)：　　　　　　　　　　　　　　年　月　日

注：

1.服务对象在满意程度对应栏内打"√"。

2.服务对象在未接触的服务项目栏可不填。

3.满意程度中满意指:称心、满足、赞扬;比较满意指:基本肯定、有好感、还算愉快;不满意指:烦恼、抱怨、甚至投诉。

产品和服务的设计和开发控制程序
LDYYHQ—CX/07

1.目的

为对后勤系统相关处室新设计和开发的产品和服务实施控制，以便确保后续的产品和服务的提供,特制定本程序。

2.适用范围

适用于后勤系统相关处室新设计和开发的产品和服务全过程的控制。

3.职责

3.1 办公室负责组织相关处室进行新的产品和服务的设计和开发工作。

3.2 相关处室负责提供市场相关需求信息和后续的实施。

4.工作程序

4.1 设计和开发策划

办公室负责组织相关处室对服务对象所提出的新的产品和服务设计和开发要求的各个阶段和控制进行策划,编制和保留《产品和服务的设计和开发方案》,方案的内容需考虑：

a)设计和开发活动的性质、持续时间和复杂程度；

b)所要求的过程阶段,包括适用的设计和开发评审；

c)所要求的设计和开发验证和确认活动；

d)设计和开发过程涉及的职责和权限；

e)产品和服务的设计和开发所需的内部和外部资源；

f)设计和开发过程参与人员之间接口的控制需求；

g)服务对象参与设计和开发过程的需求；

h)后续产品和服务提供的要求；

i)服务对象和其他相关方期望的设计和开发过程的控制水平；

j)证实已经满足设计和开发要求所需的成文的信息。

办公室负责组织相关处室对设计和开发策划的结果《新开发产品和服务项目方案》进行评审。

4.2 设计和开发输入

办公室负责组织相关处室针对服务对象要求的产品和服务的具体类型，确定设计与开发所必需的要求。相关处室需考虑：

a)由分析所识别的需求而产生的产品和服务功能、环保及安全性能要求:如提供服务的人员的能力和服务效果,以及服务的时间等；

b)来源于以前类似设计和开发活动的信息和已经实施该产品和服务的其他单位的成功经验；

c)法律法规要求；

d)后勤系统承诺实施的相关标准和行业规范；

e)由产品和服务性质所决定的、失效的潜在后果；

f)设计和开发输入需完整、清楚,满足设计和开发的目的;

g)需解决相互冲突的设计和开发输入。

办公室负责填写和保留《设计和开发输入清单》。

4.3 设计与开发控制

办公室负责组织相关处室对设计和开发过程进行控制,以确保:

a)规定拟获得的结果;

b)实施评审活动,以评价设计和开发的结果满足要求的能力;

c)实施验证活动,以确保设计和开发输出满足输入的要求;

d)实施确认活动,以确保产品和服务能够满足规定的使用要求或预期用途要求;

e)针对评审、验证和确认过程中确定的问题采取必要措施;

f)办公室负责填写和保留《设计和开发评审 / 验证 / 确认记录表》。

设计和开发的评审、验证和确认具有不同目的。办公室根据产品和服务的具体类型,可以单独或以任意组合进行。

4.4 设计和开发输出

办公室负责组织相关处室确保设计与开发输出:

a)满足输入的要求,这个过程可导致相关管理文件和操作性文件的形成;

b)对于产品和服务提供的后续过程是充分的,如采购要求等;

c)包括或引用监视和测量的要求,包括接收准则,如产品和服务验收标准;

d)规定对于实现预期目的、保证安全和正确提供(使用)所必须的产品和服务特性。

办公室负责填写和保留《设计和开发输出清单》。

4.5 设计和开发更改

办公室负责组织相关处室识别、评审和控制产品和服务设计和开发期间以及后续所做的更改,以便避免不利影响,确保符合要求。

办公室负责填写和保留《设计和开发更改记录表》,需包含以下信息:

a)设计和开发变更;

b)评审的结果;

c)变更的授权;

d)为防止不利影响而采取的措施。

5.相关成文信息

《产品和服务的设计和开发方案》 (无编号)

《设计和开发输入清单》 JL—CX/07—01

《设计和开发输出清单》 JL—CX/07—02

《设计和开发评审 / 验证 / 确认记录表 JL—CX/07—03

《设计和开发更改记录表》 JL—CX/07—04

设计和开发输入清单

编号:JL—CX/07—01

项目名称	
服务对象要求:	
输入清单:	

责任处室		制表人/日期	
批准人/日期			

附件:

设计和开发输入清单

编号:JL—CX/07—02

项目名称	
输出要求:	
输出清单:	

责任处室		制表人/日期	
批准人/日期			
附件:			

设计和开发评审／验证／确认记录表

编号：JL—CX/07—03

项目名称				
时　间	评审/验证内容	责任处室和人员	评审/验证结果	备注

评审/验证发现问题及结论：

批准人/日期：

不合格改进措施：

批准人/日期：

服务对象确认：

签字/日期：

设计和开发更改记录表

编号:JL—CX/07—04

项目名称	
更改内容:	
评审/验证/确认意见	

责任处室		制表人/日期	
批准人/日期			
附件:			

外部提供的过程、产品和服务控制程序
LDYYHQ—CX/08

1.目的

为对后勤系统所实施的外部提供的过程、产品和服务进行有效控制，确保其符合规定要求，特制定本程序。

2.适用范围

适用于后勤系统各处室对外部提供的过程、产品和服务的外部供方的选择、评价和控制。

3.职责

3.1 质量管理体系负责人负责审核《相关方及要求一览表》及采购计划。

3.2 后勤保障处负责对涉及医院需采购的物资，通过医院的招标程序对外部供方进行评价和选择，编制采购计划，实施采购作业并对采购的物资进行验证。

3.3 各处室负责对涉及本处室的外部提供的过程，通过医院的招标程序对外部供方进行评价，并对外部提供的过程进行监控。

4.工作程序

4.1 对外部供方控制要求

在下列情况下，各处室需确定对外部提供的过程、产品和服务实施的控制：

a)外部供方的过程、产品和服务构成后勤系统自身的产品和服务的一部分（如物资采购）；

b)外部供方替后勤系统直接将产品和服务提供给服务对象（如保安和保洁服务）；

c)后勤系统决定由外部供方提供过程或部分过程（如电梯、基础设施维修和改造等）。

各处室负责基于外部供方提供所要求的过程、产品或服务的能力，确定外部供方的评价、选择、绩效监视以及再评价的准则，填写和保留《相关方及要求一览表》，记录这些活动和由于评价所引发的任何必要的措施。

4.2 控制的类型和程度

各处室负责确保外部提供的过程、产品和服务不会对后勤系统稳定地向服务对象交付合格产品和服务的能力产生不利影响。并需：

a)确保外部提供的过程保持在后勤系统质量管理体系的控制之中。

b)规定对外部供方的控制及其输出结果的控制。

c)考虑：

1)外部提供的过程、产品和服务对后勤系统稳定地提供满足服务对象要求和适用的法律法规要求的能力的潜在影响；

2)外部供方自身控制的有效性。

d)确定必要的验证或其他活动，以确保外部提供的过程、产品和服务满足要求。

对外部提供的过程、产品和服务的控制类型和程度具体执行《医院招标采购管理办法》。

4.3 提供给外部供方信息

各处室负责确保在与外部供方沟通之前所确定的要求是充分的。

各处室负责与外部供方沟通以下要求：

a)所提供的过程、产品和服务。

b)对下列内容的批准：

1)产品和服务；

2)方法、过程和设备；

3)产品和服务的放行。

c)能力,包括所要求的人员资质。

d)外部供方与相关处室的接口。

e)各处室对外部供方绩效的控制和监视。

f)后勤系统或服务对象拟在外部供方现场实施的验证或确认活动。

5.相关成文信息

5.1 文件

《医院招标采购管理办法》

5.2 记录

《相关方及要求一览表》 JL—SC/04—02

相关方及要求一览表

编号:JL—SC/04—02

序号	相关方名称	相关方需求	联系人	电话	地址

编制：　　　　　　　　　　　　　　　　　　　　　年　　月　　日

紧急事件处理控制程序
LDYYHQ—CX/09

1.目的

为对各类紧急事件及时作出反应,采取各种手段进行有效、及时的处理。确保服务对象、后勤系统员工的财产和人身安全。

2.适用范围

适用于医院医疗区域和办公区域发生的与服务对象和后勤系统自身有关的安全突发事件以及管辖区内水、电、暖等工程有关的紧急事件的控制。

3.主要职责

3.1 后勤系统最高管理者负责监督指导紧急事件的具体指挥和处理工作。

3.2 主管领导负责各类紧急事件的具体指挥和组织工作。

3.3 相关处室

a)负责跑冒滴漏、给排水、电气、电梯、电讯、暖气、制冷等设备故障的应急处理。

b)负责火险、盗窃事件的应急处理和配合匪警、刑事案件的调查。

4.工作程序

4.1 值班人员对紧急事件的处理

值班人员在上岗之前要经过培训,学习与自己相关的岗位职责要求和相关制度,检查值班的必备资料(服务对象联系电话和后勤系统各处室电话等),熟悉所辖区域的基本情况,了解紧急事件发生时的应对方案。并熟悉后勤系统相关应急预案。

值班人员交班、接班时,执行相关交接班管理要求。

值班人员在巡视过程中,发生紧急事件时就地采取紧急措施。处理不了的要以最快速度通知就近工作人员留守现场控制事态发展,然后报告相关处室或领导安排处理。

当被告知有紧急事件发生或有消防火警时,值班人员可安排一名替班人员后,自己奔赴现场,核实是否误报。确定不是误报后,就地进行处置或及时通知相关工作人员前去处理,并迅速报告主管处室负责人、后勤系统领导安排处理。

当遇到后勤系统现有人力、物力无法解决的重大险情时,要迅速报告后勤系统最高管理者,并拨打相应的救援电话。

当有关处室处理事件时,值班人员或临时委托的替班人员要坚守岗位,通过各种方式密切注视事件的发展趋势,以便对新发生的情况作出及时的处理。

在紧急事件的发生和处理过程中,值班人员应随时准确详尽地在《紧急事件记录》中记录所发生的一切事情。

紧急事件结束后,值班人员要将经过写成正式《紧急事件记录》,呈交处室负责人和后勤系统最高管理者阅后,由办公室归档。

4.2　工程紧急事件处理

工程紧急事件包括:跑冒滴漏、给排水、电气、电梯、电讯、暖气、制冷等设备故障。

4.2.1　工程紧急事件的应急处理

a)值班人员发现或接到跑冒滴漏的情况后,应立即通知有关人员及时进行处理,或拨打相应救援电话,并封锁现场。如有关人身安全等重大情况,需急报处室负责人和后勤系统最高管理者组织救人。事后填写《紧急事件记录》。

b)值班人员接到如水管爆裂、停水、漏水等紧急事件时迅速通知项目部水暖工赶赴现场抢修,事后填写《紧急事件记录》。

c)如遇到突发停电时,值班人员应及时通知服务对象,立即通知值班电工进行查实,并同时报告项目部以便根据停电实际情况安排恢复送电或安排倒电。事后查明停电原因,填写《紧急事件记录》。

d)值班人员发现或接到电梯故障的情况时,应立即通知值班电梯维修工进行现场处理。并查明原因,填写《紧急事件记录》。

e)值班人员发现或接到空调故障时,应立即通知值班室,派维修工到现场解决故障,填写《紧急事件记录》。

4.2.2　其他紧急事件

如天气灾害、自然灾害等,各处室负责做好应急准备工作,随时听从安排,进行自我抢救或协助其他有关处室进行抢救。

4.3　不安全情况的紧急处理

4.3.1　火警事件

a)有关人员发现火灾报警时,立即通知值班室或保安核查,确定非误报时,由核查人员利用灭火器或消火栓进行就地扑救,并通知消防值班室立即启动消防设施或气体灭火设施,同时报告保卫处领导和后勤系统领导。

b)根据现场火灾种类,现场指挥人员启动消火栓或气体灭火设施,组织保安员迅速到现场扑救,火灾情况较严重或有发展趋势时拨打119求救电话,同时派人在路口引路。

c)保卫处根据实际情况,及时安排人员进行疏导和扑救等。

d)由保卫处负责组织人员保护火灾现场,并与有关处室进行协调。

e)保卫处在事后以书面形式写出《紧急事件记录》,经处室负责人审核报后勤系统最高管理者阅后由办公室归档。

4.3.2　匪警事件

a)保安员遇到公开使用暴力或其他手段强行索取或毁坏后勤系统或服务对象财物时,应保持冷静,机智勇敢,自己或联合其他人员设法制服罪犯。

b)如无法制服罪犯,根据实际情况,保护现场,上报后勤系统领导并拨打报警电话,积极配合公安机关做好制服罪犯工作。

c)保卫处在事后以书面形式填写《紧急事件记录》,经处室负责人审核,报后勤系统最高管理者阅后由办公室归档。

4.3.3 其他刑事案件

a)值班人员发现或接到有刑事案件的报告时,应立即赶赴现场,设法制服罪犯,同时与保卫处领导取得联系,封锁现场。

b)如无法制服罪犯,则立即向后勤系统领导汇报,同时拨打 110 报警电话与公安机关取得联系。积极配合公安机关进行调查取证工作,尽快破案。

c)事发后,当事人应写出《紧急事件记录》,由保卫处上报后勤系统最高管理者,阅后由办公室归档。

发生安全事故时,相关处室要按照"三不放过"的原则,调查处理,并写出《事故报告》报主管领导和后勤系统最高管理者,并归档。

5.相关成文信息

《紧急事件记录》 JL—CX/09—01

《事故报告》 JL—CX/09—02

紧急事件记录
编号:JL—CX/09—01

序号	时间	部位	内容	处理现场当事人或负责人	登记人
	月 日 时 分				
	月 日 时 分				
	月 日 时 分				
	月 日 时 分				
	月 日 时 分				
	月 日 时 分				
	月 日 时 分				
	月 日 时 分				
	月 日 时 分				

编制: 年 月 日

事故报告

编号:JL—CX/09—02

事故发生时间地点		事故种类	
责任部门		责任人	

事故陈述及原因分析:

责任部门: 年 月 日

事故原因分析及整改措施:

总经理/主管领导: 管理部门:
年 月 日 年 月 日

整改措施验证:

验证人: 年 月 日

备注:一页写不完加页续写

不合格输出控制程序
LDYYHQ—CX/10

1.目的

为确保对不符合要求的输出进行识别和控制,以防止非预期的使用或交付,特制定本程序。

2.适用范围

适用于后勤系统各处室对采购不合格品及不合格产品和服务输出的控制。

3.职责

3.1 各处室负责对本处室所发现的不合格产品和服务输出的评审和处置。

3.2 后勤保障处负责采购不合格品的评审、处置和验证。

4.工作程序

4.1 不合格输出的识别

相关处室需根据不合格的性质及其对产品和服务符合性的影响采取适当措施,这也适用于在产品交付之后,以及在服务提供期间或之后发现的不合格产品和服务。

4.1.1 不合格输出范围

a)不合格产品和服务——指经相关处室在物业、膳食、幼儿园等产品和服务控制中发现并判定的不合格产品和服务;

b)采购品不合格——指采购的物品、食品、设备等在进货验收时或使用过程中发现并判定为不合格的物品。

4.1.2 不合格分类

a)一般不合格

指下列情况之一或其任意组合的不合格:

1)不合格对物业、膳食、幼儿园等产品和服务质量等未造成延缓、停顿、降低和交付;

2)能即刻纠正 / 改善的不合格;

3)工作 / 管理 / 控制人员自行发现并采取措施避免不合格的扩散 / 延伸的不合格。

b)严重不合格

指下列情况之一或其任意组合的不合格:

1)影响后勤系统目标实现的不合格;

2)导致工作停顿、物业、膳食等产品和服务质量降低和交付的不合格;

3)严重影响物业、膳食、幼儿园等产品和服务质量的不合格。

4.1.3 不合格的判定

不合格除自行发现并已予纠正 / 改进的以外,均需判定方能成立,判定的处室 / 人员为:

a)物品采购 / 接收 / 使用的处室或验收人员;

b)负责物业、膳食、幼儿园等产品和服务质量控制工作的质检人员;

c)服务对象投诉的验证处室负责人。

4.2　不合格输出的控制

4.2.1　一般不合格控制

a)相关处室对责任处室提出 / 提交的不合格,如果以口头形式提出的,接受处室可以不予记录,但确认后仍应进行纠正 / 改进,并将纠正 / 改进效果向提出处室反馈;

b)如果以书面形式提出的,则应予以记录,进行纠正 / 改进,将验证结果向提交处室反馈。提交的书面形式为:《不合格输出处置单》。

4.2.2　严重不合格控制

4.2.2.1　记录

责任处室在收到严重不合格的书面信息后,需填写和保留《不合格输出处置单》。

4.2.2.2　标识

a)物业、膳食、幼儿园等产品和服务经检查、验收判为严重不合格,在处置前,责任处室要在界定的不合格现场树立 / 悬挂 / 张贴 / 书写"不合格"标识。

b)经验收 / 确认判定为严重不合格的采购物品,由库房实施隔离,不得与合格的物品混料 / 混合存放。

4.2.2.3　处置

相关处室需通过下列一种或几种途径处置不合格输出:

a)纠正,如保洁不符合要求,重新服务使其满足规定的要求;

b)严重不合格的采购物品直接由相关处室办理拒收或退货手续。

c)物业、膳食、幼儿园等所需的严重不合格现场设备,禁止在其服务中使用,由相关处室进行隔离,实施退货。

d)物业、膳食、幼儿园等产品和服务质量等严重不合格可采取暂停服务或更换服务人员,由办公室签发《不合格输出处置单》,责任处室负责制定并实施纠正措施,按要求填写《不合格输出处置单》,并实施整改。

4.2.2.4　验证

物业、膳食、幼儿园等产品和服务的不合格输出经纠正后,办公室负责跟踪验证其是否符合规定,并填写和保留《不合格输出处置单》。

4.3　保留成文信息

相关处室需填写和保留的《不合格输出处置单》,需包含下述要求:

1)描述不合格;

2)描述所采取的措施;

3)描述获得的让步;

4)识别处置不合格的授权。

5.相关成文信息

《不合格输出处置单》 JL—CX/10—01

不合格输出处置单

编号:JL—CX/10—01

发现人员		日期	
责任处室		处室负责人	

不合格事实描述:

检查人员: 日期:

原因分析:

处室负责人: 日期:

采取的措施:

处室负责人: 日期:

验证结果:

主管处室: 验证人: 日期:

内部审核控制程序
LDYYHQ—CX/11

1.目的

通过内部审核,控制和改进质量管理体系运行,以确保后勤系统质量管理体系的有效实施和保持。

2.适用范围

适用于后勤系统内部与质量管理体系有关的所有过程和各处室。

3.职责

3.1　管理体系负责人主管内部审核工作,批准审核实施计划、任命审核组长,批准审核报告和纠正措施。

3.2　办公室实施本程序的编制、修订和归口管理。

3.3　审核组长全面负责审核阶段的工作,负责编制审核的实施计划,按计划组织审核小组成员对管理体系运行的处室进行审核、评价和提交审核报告。

3.4　内审员负责收集相关处室的客观证据,完成审核组长分配的工作,对内审中发现的不符合项开出不符合报告。

3.5　各处室内部审核所涉及的人员,要积极配合内审员的工作,针对审核中发现的不符合项,制定纠正措施并实施。

4.　工作程序

4.1　内部审核要求

办公室负责按策划的时间间隔组织实施内部审核,以提供后勤系统质量管理体系的下列信息:

a)是否符合:

1)后勤系统自身的质量管理体系要求;

2)GB/T 19001 标准的要求。

b)是否得到有效的实施和保持。

4.2　内部审核的策划

4.2.1　编制内部审核方案

办公室负责依据有关过程的重要性、对后勤系统产生影响的变化和以往的审核结果,策划、制定、实施和保持《内部审核方案》,内部审核方案包括频次、方法、职责、策划要求、每次审核的审核准则和范围及报告。

4.2.2　内部审核

正常情况下,每年至少进行一次内审,内审时间间隔不超过 12 个月。如有下列情况之一,可临时决定开展内审:

a)当后勤系统组织机构或产品和服务范围发生重大变化时;

b)发生重大产品和服务质量的服务对象投诉等;

c)当质量管理和改进需要时;

d)接收外部审核之前。

4.3 审核组要求

a)审核员需是经培训并经质量管理体系负责人授权的人员;

b)选择可确保审核过程客观公正的审核员实施审核;

c)确保相关处室获得审核结果报告。

4.4 审核准备

a)质量管理体系负责人任命审核组长,并成立审核组。由审核组长分配审核组成员的任务。

b)审核组长负责确定审核各处室的审核员、具体条款和时间,并编制《内部审核实施计划》,报请质量管理体系负责人批准。

c)需要时,审核组应查阅有关成文信息,如质量手册、程序文件和作业文件等。

d)审核组成员按照审核组长的分工编制《内部审核检查表》,并经审核组长审批。

e)办公室提前 3 天将《内部审核实施计划》发到各处室,以便确认计划安排。

4.5 实施审核

4.5.1 召开首次会议

a)审核组长主持,后勤系统领导、各处室负责人和审核组成员参加;

b)会议内容包括:介绍审核的目的与范围、明确审核方法和程序、确定末次会议时间等;

c)参加首次会议的人员在《会议签到表》中签到。

4.5.2 现场审核

a)审核组成员按《内部审核实施计划》和《内部审核检查表》实施审核。

b)审核员通过与相关人员交谈、查阅文件和记录、现场观察和提问、对话或结果进行验证等方式收集客观证据,并做好记录。

4.5.3 确定不符合项

评审观察结果,确定不符合项。按不符合性质分,不符合一般分两种类型:严重性不符合和一般性不符合。

4.5.4 编写不符合报告

确定不符合项后,审核员开据《不符合报告》。《不符合报告》内容包括:审核员、审核时间、被审核处室负责人、不符合事实描述、不符合类型、不符合条款等。不符合事实描述要具体,并经受审方确认。

4.5.5 末次会议

a)审核组长主持,后勤系统领导、受审处室负责人和审核员参加;

b)会议内容包括:重申审核目的、范围和依据、说明审核过程、说明不符合数量和分布,宣布审核结果、提出纠正要求等;

c)参加末次会议的人员在《会议签到表》中签到。

4.6　编制审核报告

审核组长负责编写《内部审核报告》,经质量管理体系负责人批准后,下发至各处室。

内部审核报告的内容包括:

a)审核目的、范围和依据;

b)审核计划完成情况及不符合项的汇总分析;

c)体系运行结果的评价;

d)审核报告的发放范围等。

4.7　纠正和纠正措施的实施与跟踪验证

针对每一个不符合项,责任处室分析原因制订纠正和纠正措施计划并经质量管理体系负责人批准。

责任处室及时实施经批准后的纠正和纠正措施。

内审员负责纠正和纠正措施的跟踪与验证。验证内容包括:是否按计划完成,完成后效果如何。

4.8　保留成文信息

审核结束后,审核组长负责将实施审核方案以及审核结果的证据移交办公室保留。

内部审核的结果将作为管理评审的输入。

5.相关成文信息

《内部审核方案》　JL—CX/11—01

《内部审核实施计划》　JL—CX/11—02

《内部审核检查表》　JL—CX/11—03

《会议签到表》　JL—CX/12—02

《不符合报告》　JL—CX/11—04

《内部审核报告》　JL—CX/11—05

内部审核方案

编号:JL—CX/11—01

审核目的	评价后勤系统质量管理体系运行的符合性、有效性,对发现的问题及时采取纠正和纠正措施,以持续改进,迎接第三方审核。				
审核范围	后勤系统产品和服务所涉及的全过程及所覆盖的所有处室。				
审核频次	每年进行一次,在每年的外审(监督)审核之前。				
审核方法	按后勤系统产品和服务质量所涉及的过程(处室)审核。				
审核依据			组织	实施处室	办公室
授 权					
审核组长		内部审核员			

一、策划要求

办公室负责按策划的时间间隔组织实施内部审核,以提供质量管理体系的下列信息:

a)是否符合:

1)后勤系统自身的质量管理体系要求;

2)GB/T 19001—2016 标准的要求。

b)是否得到有效的实施和保持。

二、对审核活动进行监视和检查(测量)安排

1.审核实施计划

每次内审前,审核组长负责编制《内部审核实施计划》,主管领导审批,以查证其与审核方案、审核程序的符合性以及策划的合理性。

2.审核实施过程的监视

每次内审时,由办公室随时了解审核的情况,发现问题,随时解决。每次审核结束时,要在向受审核方(处室)发布对审核实施情况的评价意见表,征求各方面的意见。

3.审核结果的监视

每次内审结束时,质量管理体系负责人要参加审核的末次会议,关注审核组的审核结论和审核结果确定的合理性,以及分析后勤系统改进机会的正确性与合理性。

4.审核成文信息的监视和测量 每次审核组完成审核后,要将审核的成文信息提交办公室,办公室按有关规定对其完整性和符合性进行评审。

三、内部审核方案的评审

每次内部审核实施后,办公室相关人员及审核组长和各处室的代表参加审核方案与审核工作的总结检查会,对年度审核方案的可行性、有效性进行评审,提出改进意见。

四、内审员的评价与管理

1.后勤系统于每年年底对内审员进行一次有关质量管理体系标准和管理体系审核的培训活动或研讨活动,以提高其审核和审核管理水平。

2.办公室负责对内审员进行考核,对于能力欠缺者,继续予以有针对性的培训。

编制: 年 月 日	批准: 年 月 日

_____年内部审核实施计划

编号:JL—CX/11—02

审核组长		审核员		
审核目的				
审核依据				
审核范围				
审核日期	年　月　日——　日			
首次会议	年　月　日			
时　间				
	受审核处室	受审核内容		审核员
日				
日				
	审核组会议			
公共要素				
末次会议	年　月　日			

编制:

批准:

年　月　日

年　月　日

内部审核检查表

编号：JL—CX/11—03

受审核处室			负责人		审核时间		审核员	
序号	标准条款		审核内容、方法					
序号	标准条款		审核记录				符合情况	

审核组长：　　　　　√:符合 ×:不符合　　　　　年　　月　　日

不符合报告

编号:JL—CX/11—04

受审核处室		处室负责人	
审核日期		审核员	

不符合事实陈述:

不符合条款:

不符合类型: □一般性　□严重性

原因分析:

纠正计划和措施:

处室负责人:

纠正完成情况验证:

内审员:

审核组长:　　　　　　　　　　　　　　　　　　年　　月　　日

内部审核检查表

编号:JL—CX/11—05

审核目的				
审核依据				
审核范围				
审核日期	年　　月　　日—　　　日			
审核组长		审核员		

一、现场审核概况

二、管理体系有效性的综合评价

1.管理体系文件评价

2.目标和实施情况评价

3.资源状况评价
1)人力资源:
2)基础设施:
3)工作环境:

4.服务实现过程控制有效性评价

三、现场审核结论

四、不符合项整改要求

五、审核报告发放范围

编制:　　　　　　　　　　年　　月　　日	批准:　　　　　　　　　　年　　月　　日

管理评审控制程序
LDYYHQ—CX/12

1.目的

为按照策划的时间间隔评审质量管理体系,以确保其持续的适宜性、充分性和有效性,并与后勤系统的战略方向一致,特制定本程序。

2.适用范围

适用于后勤系统质量管理体系的管理评审活动。

3.职责

3.1 质量管理体系负责人按计划的时间间隔主持管理评审,批准管理评审计划和管理评审报告,并向最高管理者报告质量管理体系运行情况。

3.2 各处室负责评审后相关纠正措施的制定和实施。

3.3 办公室负责组织各处室制定和实施纠正措施并验证其效果。

4.工作程序

4.1 评审的频次和时机

4.1.1 常规情况

每年进行一次管理评审,计划的两次时间间隔不超过 12 个月,一般在内部审核之后进行。

4.1.2 在下列情况下,需增加管理评审:

a)市场需求发生重大变化;

b)后勤系统组织结构发生重大变化(如处室调整);

c)连续发生重大事故或服务对象的重大投诉。

4.2 管理评审计划

办公室负责编制《管理评审计划》,质量管理体系负责人审批后,由办公室负责提前一周通知各处室。

《管理评审计划》内容包括:目的、依据、方法、内容、出席会议人员及时间安排、需要准备的资料。

各处室提供评审所需资料执行本程序 4.3 规定,办公室负责收集并提交质量管理体系负责人确认。

4.3 管理评审输入

策划和实施管理评审时需考虑下列内容:

a)以往管理评审所采取措施的实施情况。

b)与质量管理体系相关的内外部因素的变化。

c)有关质量管理体系绩效和有效性的信息,包括下列趋势性信息:

1)服务对象满意和相关方的反馈;

2)质量目标的实现程度；

3)过程绩效以及产品和服务的符合性；

4)不合格及纠正措施；

5)监视和测量结果；

6)审核结果；

7)外部供方的绩效。

d)资源的充分性。

e)按 GB/T 19001 标准 4.1 要求,应对风险和机遇所采取措施的有效性。

f)改进的机会。

4.4 评审的实施

4.4.1 评审的方法

通常以会议的形式进行,由质量管理体系负责人主持管理评审会议,各处室负责人及所指定的人员参加。

会议一般按本程序 4.3 规定评审内容和所提供的管理评审资料展开讨论。

4.4.2 评审会议的记录

《会议签到表》要有会议召开时间及所有到会人员签名。

由后勤系统质量管理体系负责人所确定的记录人员在《会议记录》上如实记录会议的主要内容、主要领导发言、会议结论(包括肯定成绩、指出问题、体系总体评价等)。

评审会议记录由办公室保留。

4.5 管理评审输出

每次管理评审要形成《管理评审报告》,由办公室草拟。管理评审报告内容包括:

a)改进的机会；

b)质量管理体系所需的变更；

c)资源需求。

评审报告编写好后,由质量管理体系负责人审批。

办公室按规定的发放范围发放《管理评审报告》。

4.6 跟踪验证

办公室负责对各处室纠正措施的实施效果进行跟踪验证,并编写《管理评审实施情况验证报告》。并作为下次管理评审的输入。

若引起成文信息的变更则执行《成文信息控制程序》的有关规定。

4.7 保留成文信息

办公室负责保留管理评审产生的相关成文信息,作为管理评审结果的证据。

5.相关成文信息

5.1 文件

《成文信息控制程序》

5.2　记录

《管理评审计划》　JL—CX/12—01

《会议签到表》　JL—CX/12—02

《会议记录》　无编号

《管理评审报告》　JL—CX/12—03

《管理评审实施情况验证报告》　JL—CX/12—04

_____年管理评审计划

编号:JL—CX/12—01a

评审目的	评价质量方针和目标及质量管理体系改进的机会和变更的需要,以确保质量管理体系持续的符合性、充分性和有效性。
评审内容	1.质量方针、目标;2.质量管理体系运行状况;3.资源配置;4.纠正措施实施的有效性
评审依据	1.内审结果;2.工作报告;3.服务对象满意度调查;4.GB/T 19001—2016 标准;5.服务对象信息反馈。
评审时间	外部审核之前
评审人员	由最高管理者主持,管理层、各处室负责人等
评审方式	通过会议集体讨论,形成报告
评审结论	1.对质量方针及目标的符合性进行评价;2.对内部审核及整改情况进行评价;3.对与服务对象相关的产品和服务要求的符合性进行评价;4.对资源需求的决策;5.对质量管理体系的符合性、充分性和有效性做出评价。
评审要求	1.做好会议记录;2.编制管理评审报告。
评审验证	管理者代表需组织相关人员按管理评审报告对改进项目的时间要求,验证其执行完成情况,并报告最高管理者。

序号	所需资料	负责人	完成期限
1	质量管理体系内审报告		
2	质量管理体系运行报告		
3	服务对象满意度分析报告		
4	各处室工作总结		

编制:　　　　　　　　　批准:　　　　　　　　　日期:

会议签到表

编号:JL—CX/12—02

序　号	姓　名	部　门	职　务	备　注

编制:　　　　　　　　　　　　　　　　　　　　　　　　年　月　日

管理评审报告

编号:JL—CX/12—03

评审时间	年　月　日		
主持人		参加人员	
管理评审会议内容概述			
管理评审会议决策			
评审结论			

编制:　　　　　　批准:　　　　　　　　　　　年　月　日

管理评审实施情况跟踪报告

编号：JL—CX/12—04

管理评审会议决策实施情况	
验证结论	

编制：　　　　　　批准：　　　　　　　　　　　　年　　月　　日

不合格和纠正措施控制程序
LDYYHQ—CX/13

1.目的

为确保各处室能够及时针对在产品和服务的提供过程中出现的不合格，按要求采取纠正措施，实现持续改进，特制定本程序。

2.适用范围

适用于后勤系统不合格和纠正措施的制定、实施和验证。

3.职责

3.1　办公室负责对后勤系统质量管理体系的不合格和纠正措施的实施进行监测、质量目标完成情况的检查、内外部审核、管理评审发现的不合格和纠正措施的跟踪验证。

3.2　各处室负责对本处室出现的不合格进行原因分析，制定纠正措施并组织实施。

4.工作程序

4.1　不合格

当出现下述不合格时：

a)服务对象对产品和服务质量的投诉；

b)过程、产品和服务质量出现重大问题或超过后勤系统规定控制限时；

c)管理评审发现的不合格；

d)内审发现的不合格；

e)采购物品或供方服务出现的严重不合格；

f)其他不符合质量方针、目标或质量管理体系文件要求的情况。

相关处室需对不合格作出应对，并在适用时：

1)采取措施以控制和纠正不合格；

2)处置后果。

4.2　纠正措施及实施

相关处室需通过下列活动，评价是否需要采取措施，以消除产生不合格的原因，避免其再次发生或者在其他场合发生：

a)评审和分析不合格；

b)确定不合格的原因；

c)确定是否存在或可能发生类似的不合格。

相关处室根据上述要求，填写《不合格和纠正措施报告》：

对本程序 4.1a)、b)、c)、e)、f)由办公室在《不合格和纠正措施报告》中填写"不合格事实"栏，确定责任处室；由责任处室组织对不合格进行评审和分析，在"原因分析"栏确定不合格的原因，制定纠正措施并实施。

对本程序 4.1d)，由审核组编制《不符合报告》，具体执行《内部审核控制程序》。

4.3　纠正措施的有效性

每项纠正措施实施后，由办公室进行跟踪验证，评审所采取纠正措施的有效性，在《不合格和纠正措施报告》的"跟踪验证"栏内说明纠正措施的有效性，并签字确认。

4.4　变更

重大不合格可能会对后勤系统现行的质量管理体系产生较大影响，为此：

a)可在需要时，更新策划期间确定的风险和机遇；

b)可在需要时，变更质量管理体系。

各处室实施纠正措施需与其所产生的不合格的影响的重要程度相适应。

4.5　保留成文信息

相关处室负责保留《不合格和纠正措施报告》，以作为下列事项的证据：

a)不合格的性质以及随后所采取的措施；

b)纠正措施的结果。

5.相关成文信息

《不合格和纠正措施报告》　JL—CX/13—01

不合格和纠正措施报告

编号:JL—CX/13—01

检查发现人员			
责任处室		日期	

不合格事实简述及纠正要求:

检查发现人员: 年 月 日

原因分析:

责任处室负责人: 年 月 日

是否存在或可能发生类似的不合格:

责任处室负责人: 年 月 日

纠正措施:

责任处室负责人: 年 月 日

跟踪验证结论:

验证人员: 年 月 日

安全生产控制程序
LDYYHQ—CX—14

1.目的

为确保后勤系统落实安全生产,提高职工安全意识和安全素质,落实安全生产主体责任,提高安全生产水平,预防和减少各类事故特别是重特大安全生产事故发生,特制定本程序。

2.适用范围

本程序适用于后勤系统所有与产品和服务有关的活动。

3.职责

3.1 后勤系统要建立安全生产教育制度和全员安全培训制度,要建立安全宣传、安全承诺、安全岗位描述、班前安全会等制度,将安全生产宣传教育纳入后勤日常管理工作,与生产、管理工作同研究、同部署、同落实。

3.2 各处室负责安全生产程序和制度的落实。

4.工作程序

4.1 安全培训

a)将安全生产宣传教育作为班前会、月度例会、生产经营管理和安全生产工作会议的固定议题;

b)结合岗位风险防控,突出岗位应知应会教育,定期开展岗前安全知识普及与培训,有计划地开展安全应急演练;

c)深入开展"安全生产示范岗"创建、安全文化建设、"安全生产月"等活动。

4.2 安全文化

持续开展安全文化创建工作,将安全文化建设作为安全生产标准化建设重要内容,同时切实承担起安全文化辐射全社会的责任。

4.3 注重警示

在食堂、医疗区、办公区等显著位置设置显示屏、标语、宣传栏,宣传安全法规知识和警示教育标语,播放警示教育、安全生产法律权责义务等宣传片。

4.4 规范标识

设置岗位安全描述、风险公告、警示提示、安全操作规程等标识。

5.相关记录

《安全生产会议记录》（无编号）

《安全生产工作计划》（无编号）

《安全生产检查记录》（无编号）

第八章 后勤保障处及所属部门作业文件范例

第一节 后勤保障处工作手册范例

编号：LDYYHQ—CX—2017	
版本 / 修改状态	B
发放控制号	

后勤保障处工作手册

编　制：

审　核：

批　准：

2017 年 07 月 01 日发布　　　　　　　　　2017 年 07 月 02 日实施

前　言

本工作手册依据 GB/T 19001—2016（ISO 9001:2015, IDT）《质量管理体系　　要求》和交通处实际编制，于 2017 年 7 月 2 日起实施。

本手册的编写、审批人员及部门如下：

主持编写部门：后勤保障处

主要编写人员：

审　核：　　　　　日期：2017 年 07 月 01 日

批　准：　　　　　日期：2017 年 07 月 01 日

修改履历记录

修改日期	修改前内容	修改原因及修改内容	修改人	批准人
2017.7		体系转版		

目　录

后勤保障处质量目标
LDYYHQ—ZY/HQ—01

1.楼宇和设备设施完好率达:95%以上;

2.楼宇及土建设施零修及时率:95%以上,零星修合格率:为100%;

3.服务对象/用户意见、投诉处理率100%;

4.各项服务满意率达85%以上。

后勤保障处组织机构图(B/0 版)
LDYYHQ—ZY/HQ—02

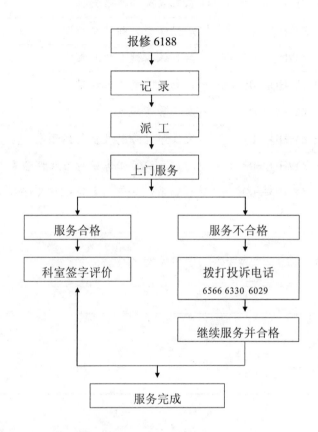

后勤保障处工作职责
LDYYHQ—ZY/HQ—03

1.在医院和主管院长领导下。负责制定医院整体后勤工作计划,经医院审核同意后组织具体实施。

2.具体负责对管理科、维修中心、汽车队、膳食科、物业管理办公室、幼儿园的管理工作,并进行全面协调和指导,发现问题及时解决,重要问题向主管院长请示。

3.带领所属科室保证医院的正常供水、供电、供暖、供气、物资采购供应、水电暖维修工程、物业卫生保障、膳食保障等,积极为临床一线服务,做到上门服务,保证后勤正常运转,提供优质服务,做好后勤保障工作。

4.加强安全生产教育工作,及时有效地预防及处置各种突发应急事件,注意防火、防爆、防触电、防工伤事故、防交通事故。做好突发公共事件应急物资储备及停电、停水等应急预案。

5.有计地改善院容、院貌,搞好医院绿化、美化和环境卫生工作,加强医院环境保护。

6.加强驾驶员交通法规学习,保证车辆状况良好和车容整洁,保障医院各科室安全用车。

7.安排好水、电线路、管道的维修工作,做到年初有计划,经常有检查,年终有总结。

8.做好各种记录、登记,保证有关资量的完整和规范。

9.加强组织纪律性,相互理解,相互尊重,团结协作,遵守医院各项规章制度。开展法制教育,提高职工法制观念。

10.加强后勤人员的业务、技能培训,努力提高后勤人员整体素质。

11.遵守职业道德规范。

后勤保障处工作规范
LDYYHQ—ZY/HQ—05

1.在医院和主管院长领导下负责制定医院整体后勤工作计划,经医院审核同意后组织具体实施。

2.具体负责对管理科、水电暖中心、汽车队的管理工作,并进行全面协调和指导,发现问题及时解决,重要问题向主管院长请示。

3.带领所属科室保证医院的正常供水、供电、供暖、供气、物资采购供应、水暖维修工程、物业卫生等保障,积极为临床一线服务,做到服务上门,保证后勤正常运转,提供优质服务,做好后勤保障工作。

4.加强安全生产教育工作,及时有效地预防及处置各种突发应急事件,注意防火、防爆、防触电、防工伤事故、防交通事故。做好突发公共事件应急物资储备及停电、停水等应急预案。

5.有计划地改善院容、院貌,搞好医院绿化、美化和环境卫生工作,加强医院环境保护。

6.加强驾驶员交通法规学习,保证车辆状况良好和车容整洁,保障医院各科室安全用车。

7.安排好水、电线路、管道的维修工作,做到年初有计划,经常有检查,年终有总结。

8.做好各种记录、登记,保证有关资料的完整和规范。

9.加强组织纪律性,相互理解,相互尊重,团结协作,遵守医院各项规章制度。开展法制教育,提高职工法制观念。

10.加强后勤人员的业务、技能培训,努力提高后勤人员整体素质。

11.模范遵守职业道德规范。

房产管理规定
LDYYHQ—ZY/HQ—06

1.医院房屋及建筑设施由房地产管理办公室负责管理。职工住房分配,由房管办根据《房管条例》,提出方案交院分房委员会讨论,办公和业务用房,也由房管办请示主管院长、后勤保障处处长,提出分配使用方案。

2.所有房屋的维修,均由院基建处统一安排,大型维修和改扩建工程,由基建处提出具体方案审批后施工。

3.医院《职工住房分配及管理条例》的执行和修改,均需经过房屋土地管委会、分房领导小组及职代会通过,院行政批准,其他任何人无权修改。

4.医院职工应自觉履行住房搬迁手续,任何人不得强占住房,拒绝搬迁或私自调换,住户对房屋及附属设施应负责保护,不得随意拆除和改建。

5.职工调出本院,人事科应与"房管办"联系,调出职工应办妥退房手续,方能开具行政介绍信及工资关系。

突发事件应急处置总体预案
LDYYHQ—ZY/HQ—07

后勤保障处是代表医院进行后勤保障服务与管理管理的职能部门,担负着全院后勤保障、供应任务,由于医院占地面积大,人员众多,后勤保障供应点多、线长、面广,存在诸多可能产生突发事件的因素。为了预防和减少后勤保障事故的发生,提高对突发事故的应急反应能力,建立紧急情况下快速、有效地事故抢险和应急处理机制,确保后勤保障设施、设备及后勤保障处的正常供应,及时开展安全事故应急救援工作,最大限度地减少损失,结合医院后勤保障供应的实际情况,特制定本预案。

一、组织机构

成立医院后勤保障突发事件应急处置领导小组,组织和协调突发事件处置工作,小组人员如下:

组　长:

副组长:

成　员:

领导小组下设应急突击队,成员如下:

二、主要职责

1.统一协调各部门、各班组应急救援工作。

2.组织制定并实施生产安全事故的应急救援工作。

3.统一调配救援设备、人员、物资、器材。

4.适时批准启动救援预案和终止紧急状态。

5.必要时协调其他单位参与应急救援工作。

三、突发事件保障分工

1.水、电、维修、中央空调、制氧、锅炉保障组:

组　长:

副组长:

成　员:

2.物资供应保障组：

组　　长：

成　　员：

3.食堂保障组：

组　　长：

成　　员：

4.物业、电梯保障组

组　　长：

成　　员：

5.车辆运输保障组：

组　　长：

成　　员：

6.急救电话：120

7.消防急救电话：119

8.公安局报警电话：110

9.院保卫处电话：

四、应急准备

1.后勤处负责制定安全事故应急救援预案，并监督安全运行措施的落实，对安全隐患登记造册，实行日常监督和动态监督，督促有关部门对隐患进行整改。

2.对可能发生的火灾安全事故，平时应急工作由部门责任人员具体负责。后勤处经常对各站进行消防安全检查，消除火灾隐患。

3.加强对全体员工安全知识教育和特殊岗位操作技能培训，实行新上岗职工岗前安全培训制度，建立并完善安全责任制，严格执行国家有关安全生产的法律、法规。

五、院内事件报告程序及现场处置

1.突发事件发生后，必须以最快的方式将情况报告主管院领导及保障处处长，如发生重特大事件，同时由医院上报主管部门，并在24小时内写出书面报告。重特大事件报告应包括以下内容：发生重特大事件的部门（岗位）、事件发生的时间、原因、简要情况、性质的初步判断、处理情况及采取措施等。

2.突发事件发生后，应迅速采取必要措施进行处置，尽快抢修并作出处理，防止事件扩大，同时尽量保护事件现场，以便分析判断事件发生原因。

六、事件处理原则

1.反应迅速：突发事件领导小组副组长和有关人员在15分钟内赶到现场，组织人员抢修和处理突发事件。

2.以人为本：把保障人民群众的生命安全、身体健康和降低对正常医疗工作的影响作为首要任务。

3.统一领导：出现安全生产突发事件，不急不乱，在组长或副组长的协调下，按照各自分工和职责,负责突发事件的应急处置工作。

4.预防为主:贯彻落实"安全第一,预防为主"的方针,坚持应急和预防工作相结合,做好常态下的风险评估、物资储备、队伍建设、完善装备等工作。

七、工作原则

1.预防为主,常备不懈。立足于防范,抓早、抓小,强化信息的广泛收集和深层次研究,争取早发现、早报告、早控制、早解决。做好宣传普及突发事件的防控措施,提高水电中心员工应对突发事件的水平,及时采取预防与控制措施,防止事态的扩大。

2.统一指挥,快速反应。严格执行国家有关法律法规,对水电中心突发事件的预防、报告、控制和处理依法实行管理,对于违法行为,依法追究责任。水电服务中心突发事件领导小组全面负责水电服务中心突发公共事件的处置工作,形成处置突发公共事件的快速反应机制。一旦发生重大事件,确保发现、报告、指挥、处置等环节的紧密衔接,做到快速反应,正确应对,果断处置,力争把问题解决在萌芽状态。

3.加强保障,重在建设。从法规上、制度上、组织上、物质上全面加强保障措施。在领导精力、经费保障和力量部署等方面加强硬件与软件建设,提高工作效率。

4.条块结合,以块为主。发生突发事件后,在中心的统一领导下,启动应急预案,中心突发事件的预防和控制工作实行条块结合,以块为主。

5.快速反应,运转高效。建立预警控制和处理快速反应机制,强化人力、物力、财力储备,增强应急处理能力。按照"四早"要求,即早发现、早报告、早控制、早处理,及时快速对突发事件做出反应。

6.系统联动,群防群控。发生突发公共事件后,各相关部门负责人要立即深入第一线,掌握情况,开展工作,控制局面。形成各部门系统联动,群防群控的处置工作格局。

八、院外突发公共卫生事件及医疗救助后勤保障

突发院外医疗救助事件,以上后勤保障全体人员按照医院安排及要求,迅速做好电力设施、应急物资、食品储备、车辆运输等保障,保证 24 小时值班待命。

九、总结报告

1.发生突发事件后,应针对事件的发生、经过、后果,自觉查找工作中存在的不足,进行总结与完善,强化管理,杜绝类似事件再次发生,同时向上级有关部门作出书面报告。

2.对在应急工作中有积极表现,予以表彰奖励,并作为考核评先的重要依据。

3.任何违背本应急预案的行为:属领导责任的,追究其所负责任;属不服从领导小组紧急调配,不积极配合工作的集体或个人,也按事件性质后果予以责任追究,并作为今后考核的重要依据。

4.要认真总结经验教训,针对存在的问题和薄弱环节,完善制度,不断提高对突发事件的处置水平,积极探索稳妥、快速、高效做好突发性事件处置工作的新途径。

后勤系统员工考核标准及评分表

LDYYHQ—ZY/HQ—08

序号	考核项目	考核内容	扣分标准	得分
1	履职情况工作业绩（35分）	严格履行岗位职责，具体详见各部门《工作手册》《岗位职责》及相关文件。	后勤系统定期、不定期组织检查职责履行情况，发现履行不到位的每项扣2分，没有履行的每项扣5分； 隶属本职工作，推诿、拖延造成矛盾、后果的每次扣10分； 岗位职责履行不认真，经上级领导指出扣5分，上级领导指出仍不改正的，发现一次扣10分； 工作不认真造成中心或上级领导点名批评的每次扣5分，造成较大影响的扣10分，造成重大影响的扣20分。 工作失误造成医院损失（500元以下）的每次扣10分，造成较大损失（500元至1000元）的扣20分，造成严重损失（1000元至2000元）的此项不得分，重大损失（2000元以上）交由院处理（留用查看、撤职或开除处理）。	
2	业务能力执行力（25分）	坚决执行上级指示，服从指挥，按时保质保量完成各工作计划及任务。	确保按计划完成本职责工作内各项工作任务，未完成的每项扣5分；完成了但质量不过关的每项扣2分； 圆满完成上级交给的各项工作任务，未完的每次扣10分； 当上级交给工作任务隶属他人工作时，应及时通知并监督工作所属人按时完成任务，未完成的工作所属人扣10分，监督人扣5分；重大任务按严重程度扣分，但最低扣分不得少于20分。 不服从上级管理的，每次扣5分，发生顶撞行为的扣10分，有肢体顶撞行为的此项不得分。	
3	工作态度劳动纪律（15分）	严格遵守各项规章制度，确保各项制度落实到位。	上班迟到、早退的每次扣2分，半小时以上扣5分。 工作期间聊天、扎堆的每次扣2分。 工作期间处理个人事务、公话私用发现一次扣5分。 严格按照操作规程、流程办事，违反规程、流程的每次扣2分，造成矛盾、纠纷的每次扣5分，造成损失的遵照"职责履行"的第5条执行。 在工作场所吸烟每次扣6分。	
4	品质素养团队精神（10分）	道德品质高尚，团结同志，有强烈的集体荣誉感和奉献精神。	严禁利用职务之便谋取私利，发现一次根据情况扣10分，有经济行为的，移交院纪委处理，严重的移交司法机关； 与同事、上下级关系紧张，发生吵架行为的当事人双方各扣5分，发生打架等情节严重的不得分，并根据情况移交司法机关处理。	
5	出勤率（15）	出满勤	事假<0.5月、病假<1.5月，得10分 事假>0.5月、病假>1.5月，得5分 事假>1月、病假>3月，得0分	

后勤系统各部门考核标准及评分表
LDYYHQ—ZY/HQ—09

序号	考核项目	考核内容	考核办法：应采取措施不到位，每缺1项扣2分	相关处室得分
1	楼宇和设备设施完好率达:98%以上（30%）	建筑物外观无损坏，立面整洁，无非正式手续的改变使用功能，不在建筑房屋公用部位的私搭乱建和任意占用。	加强巡查，发现问题随时整改，外墙面按计划定期保洁一年一次。	
		建筑物内配套设备设施完好，保持正常使用功能，无故障隐患。	加强巡视，发现问题随时通知水电暖中心检修。	
		实现质量目标的维修保障：建筑外观及内部损坏的维修和隐患处理以保持使用功能。建筑结构、道路场坪及公用设施的维修以保持正常使用功能。	加强自查自修和及时通知维修，根据实际情况安排急修或计划维修。	
		电气、电讯、电梯、安控系统设备设施良好，运行正常，无事故隐患。	按计划对系统设备设施进行检修保养，认真执行设备管理规章制度，操作规程、安全守则、管理办法，按章作业并加强巡视，电梯为外包检修保养，委托进行年检。	
		消防喷淋、消火栓及消防报警、安控系统设备设施良好，运行正常无事故隐患。		
		给水排水、隔油池系统设备设施良好，运行正常，无事故隐患。	电梯为外包检修保养，实行监督并委托进行年检。	
		采暖、通风、制冷系统设备设施良好，运行正常，无事故隐患。		
2	楼宇及土建设施零修及时率:98%以上，零修合格率:为100%（20%）	房产及土建设备设施和各专业系统设备设施任务通知检修，零修及时完成，不超过一个作业时间，无二次返修。服务对象投诉总修20分钟赶到现场，零修不超过一个作业时间，维修项目符合质量标准，无二次返修。	相关处室值班室24小时值班接受维修信息和投诉。值班室备有常用维修材料。持工作任务单的请服务对象在任务单意见栏签署满意程度意见。	

管理科科长(办公室主任)岗位说明书

LDYYHQ—ZY/HQ—04/02

职务名称	科长	直接上级	后勤保障处处长
所属部门	管理层	所辖人数	11
定员人数	1	工作性质	管理

工作职责:

1.主持本科全面工作,组织制定科内各项规章制度,并监控实施;

2.主管总务库房、公寓、房产工作;

3.制定年度工作计划,主持召开科内工作例会和各种会议;

4.根据后勤保障处有关质量管理办法制定科内质量实施办法;

5.负责全科人员的思想教育和管理工作,确保所属人员思想稳定和管理正规有序;

6.搞好全科人员的业务培训,不断提高大家的业务技能;

7.带领所属人员严格执行后勤系统的各项规章制度及工作安排;

8.督促检查工作落实情况,确保各项工作保质保量完成;

9.完成上级赋予的其他任务。

任职资格:

1.大专以上学历,五年以上工作经验;

2.熟悉任职岗位及下属岗位的各项业务及运作流程;

3.具有较强的管理能力和领导水平;

4.通过人力资源部统一组织的考核。

膳食科科长岗位说明书

LDYYHQ—ZY/HQ—04/03

职务名称	副科长(膳食科科长)	直接上级	后勤保障处处长
所属部门	后勤保障处	所辖人数	18
定员人数	1	工作性质	管理

工作职责:

1.负责本科膳食及固定资产管理工作,组织制定科内各项规章制度,并监控实施;

2.制定年度膳食及固定资产管理工作计划;

3.根据后勤保障处有关质量管理办法制定科内质量实施办法;

4.负责所属人员的思想教育和管理工作,确保所属人员思想稳定和管理正规有序;

5.带领所属人员严格执行后勤系统的各项规章制度及工作安排;

6.督促检查工作落实情况,确保各项工作保质保量完成;

7.完成上级赋予的其他任务。

任职资格:

1.大专以上学历,五年以上工作经验;

2.熟悉任职岗位及下属岗位的各项业务及运作流程;

3.具有较强的管理能力和领导水平;

4.通过人力资源部统一组织的考核。

物业管理办公室科长岗位说明书

LDYYHQ—ZY/HQ—04/04

职务名称	副科长(物业管理科长)	直接上级	后勤保障处处长
所属部门	后勤保障处	所辖人数	12
定员人数	1	工作性质	管理

工作职责:

1.负责本科物业监督管理工作、勤杂及绿化工作,组织制定科内各项规章制度,并监控实施;

2.制定年度物业监督管理、勤杂、绿化工作计划;

3.根据后勤保障处有关质量管理办法制定科内质量实施办法;

4.负责所属人员的思想教育和管理工作,确保所属人员思想稳定和管理正规有序;

5.带领所属人员严格执行后勤系统的各项规章制度及工作安排;

6.督促检查工作落实情况,确保各项工作保质保量完成;

7.完成上级赋予的其他任务。

任职资格:

1.大专以上学历,五年以上工作经验;

2.熟悉任职岗位及下属岗位的各项业务及运作流程;

3.具有较强的管理能力和领导水平;

4.通过人力资源部统一组织的考核。

水维修中心主任岗位说明书

LDYYHQ—ZY/HQ—04/05

职务名称	主任	直接上级	后勤保障处处长
所属部门	管理层	所辖人数	69
定员人数	1	工作性质	管理

工作职责：

1.主持本科室全面工作,组织制定科内各项规章制度,并监控实施;

2.主管锅炉房、中央空调、电工房、维修班、污水站、一站式服务中心、制氧中心,负责运行维修维护工作;

3.制定年度工作计划,主持召开科内工作例会和各种会议;

4.根据后勤保障处有关质量管理办法制定科内质量实施办法;

5.负责全科人员的思想教育和管理工作,确保所属人员思想稳定和管理正规有序;

6.搞好全科人员的业务培训,不断提高大家的业务技能;

7.带领所属人员严格执行后勤系统的各项规章制度及工作安排;

8.督促检查工作落实情况,确保各项工作保质保量完成;

9.完成上级赋予的其他任务。

任职资格：

1.大专以上学历,五年以上工作经验;

2.熟悉任职岗位及下属岗位的各项业务及运作流程;

3.具有较强的管理能力和领导水平;

4.通过人力资源部统一组织的考核。

维修中心副主任岗位说明书

LDYYHQ—ZY/HQ—04/06

职务名称	副主任	直接上级	水电暖维修中心主任
所属部门	后勤保障处	所辖人数	
定员人数	1	工作性质	管理

工作职责：

1.负责本科室水、暖供应及维修管理工作,组织制定科内各项规章制度, 并监控实施;

2.制定年度水、暖供应及维修管理工作计划;

3.根据后勤保障处有关质量管理办法制定科内质量实施办法;

4.负责所属人员的思想教育和管理工作,确保所属人员思想稳定和管理正规有序;

5.带领所属人员严格执行后勤系统的各项规章制度及工作安排;

6.督促检查工作落实情况,确保各项工作保质保量完成;

7.完成上级赋予的其他任务。

任职资格：

1.大专以上学历,五年以上工作经验;

2.熟悉任职岗位及下属岗位的各项业务及运作流程;

3.具有较强的管理能力和领导水平;

4.通过人力资源部统一组织的考核。

汽车队队长岗位说明书

LDYYHQ—ZY/HQ—04/07

职务名称	汽车队队长	直接上级	后勤保障处处长
所属部门	后勤保障处	所辖人数	13
定员人数	1	工作性质	管理

工作职责:

1.组织大家认真学习各项交通法规和医院规章制度,努力学习专业知识,熟练掌握专业技术。

2.坚持原则、热情服务,搞好车队自身建设。

3.管理好全车队人员及车辆,本着服务临床一线及全院的宗旨,完成各项出车任务,负责车队严把车辆调度,认真执行相关规章制度。

4.抓好驾驶员的安全教育和职业道德教育,做好车辆安全运行,力争做到无重大责任事故发生。

5.提高驾驶员个人素质,做到服务优质、文明驾驶、礼让三先。

6.检查、安排、车辆保修,审核车队各种票据。不定期对车辆进行技术检查和安全检查,发现问题及时处理,消除隐患,确保行运安全。

7.遇重大突发应急事件,应启动车队应急预案,调动全车队精英力量及车辆,保障医院应急救援用车。

任职资格:

1.大专以上学历,五年以上工作经验;

2.熟悉任职岗位及下属岗位的各项业务及运作流程;

3.具有较强的管理能力和领导水平;

4.通过人力资源部统一组织的考核。

办公室秘书岗位说明书

LDYYHQ—ZY/HQ—04/08

职务名称	后勤保障处办公室秘书	直接上级	后勤保障处处长
所属部门	后勤保障处	所辖人数	
定员人数	1	工作性质	管理

工作职责：

1.负责全科科务、对外联络、核算等事物。

2.负责医院范围内所有房产的管理和使用。贯彻国家的有关房改政策,并做好相应的宣传解释工作。严格执行医院住房管理条例,配合领导做好职工住房的分配工作。

3.完成上级赋予的其他任务。

任职资格：

1.大专以上学历,五年以上工作经验;

2.熟悉任职岗位的各项业务及运作流程;

3.具有较强的文字处理能力;

4.通过人力资源部统一组织的考核。

幼儿园园长岗位说明书

LDYYHQ—ZY//HQ—04/09

职务名称	园长	直接上级	后勤保障处处长
所属部门	后勤保障处	所辖人数	21
定员人数	1	工作性质	管理

工作职责:

1.园长负责幼儿园的全面管理,主持全园工作。

2.认真学习党的教育方针和国家的有关法律、法规、政策,全面贯彻《幼儿园工作条例》和《幼儿园工作规程》。

3.主持制定全园工作计划和各项规章制度,确立分级管理目标,建立结构合理、协调灵活、反馈及时的科学管理机制。定期召开园务会,深入第一线检查各项工作实施情况。

4.负责调整园内工作人员结构,定期对保教工作人员进行考核并作出正确评估。

5.全面了解教育、教研、卫生保健及膳食管理情况,并根据实际情况及时调整,尽量减少工作中的失误。充分发挥党团组织、工会及教代会的作用,发扬民主,尊重人格,加强"爱心、和谐、团结、向上"的园风建设。

6.全面掌握教职员工的思想动态,开展经常性的政治、业务学习,提高修养。关心教职工的生活,改善生存环境,维护合法权益,增强向心力,提高凝聚力。

7.定期召开家长会,展示教育成果,宣传家教方法,听取家长意见,提高办园质量。

8.及时了解国内外幼儿教育动态,研究幼儿教育新成果,关注幼儿教育发展的新动向。

任职资格:

1.具有幼儿师范学校(包括职业学校幼儿教育专业)毕业程度,或者经教育行政部门考核合格;

2.具有五年以上工作经验。

第三节 管理科工作手册范例

编号:LDYYHQ—ZY/GL—2014	
版本 / 修改状态	A/0
发放控制号	

管理科工作手册

编　制：

审　核：

批　准：

2017 年 07 月 01 日发布　　　　　　2017 年 07 月 01 日实施

前　言

本工作手册依据 GB/T 19001—2016 (ISO 9001:2015,IDT)《质量管理体系　要求》和交通处实际编制,于 2017 年 07 月 01 日起实施。

本手册的编写、审批人员及部门如下:

主持编写部门:贯标办公室

主要编写人员:

审　核:　　　　　日期:2017 年 06 月 28 日

批　准:　　　　　日期:2017 年 06 月 29 日

修改履历记录

修改日期	修改前内容	修改原因及修改内容	修改人	批准人

目　录

管理科组织机构设置图
LDYYHQ—ZY/GL—02

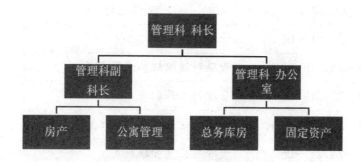

管理科工作职责
LDYYHQ—ZY/GL—03

1.在后勤保障处领导下,全面负责后勤保障服务与管理、维护医院后勤保障工作的正常秩序,使之适应医疗、教学、科研以及行政管理的要求。负责制定医院整体后勤工作计划,经医院审核同意后组织具体实施。坚持"以病人为中心"的宗旨,做好后勤为临床一线服务的保障工作。

2.建立健全科学、规范的后勤物资管理制度,及时制定采购计划,规范库存物资出入库的电子账务管理以及实物管理,本着节约原则,力争零库存管理。

3.全面负责全院各类房屋、各类家具以及其他固定资产的实物管理,使之规范化、制度化。负责医院房产管理的有关数据资料整理,建立相关的管理标准及技术标准,设立房产管理的文字档案及电子档案,并按档案管理要求妥善保管。

4.负责全院单身公寓、进修生公寓的入住及管理工作,定期监督检查配套设施的完好及环境卫生情况。

5.加强后勤人员的业务、技能培训,努力提高后勤人员整体素质。模范遵守职业道德规范。

6.完成上级指派的其他工作任务。

工作标准:面向临床、医技、教学、行政科室,提供优质的后勤保障管理与服务,满足医院发展的需要。

房产土地管理办公室工作规范
LDYYHQ—ZY/GL—04

1.办公室受医院房地产管委会、主管院长及后勤保障部部长直接领导,是常设的医院房地产管理机构。

2.负责医院范围内所有房产（包括业务用房、办公用房、各类经营用房，职工住房、公寓）、地产（包括公共场所、交通路面、绿化地域、闲置地段）的管理和使用。

3.掌握全院各部门各类用房的质量、面积和利用情况，为医院分配、调整、修缮、改建提供资料和依据。

4.对全院房产管理提出合理化建议。

5.关心职工生活，积极解决特困户、危房户的住房问题。

6.在院房地产管委会的领导下，贯彻国家的有关房改政策，并做好相应的宣传解释工作。

7.严格执行医院住房管理条例，充分发挥房屋土地管委会和职工代表大会的作用，做好职工住房的分配工作。

进修生公寓管理规定
LDYYHQ—ZY/GL—05

1.凡入住本公寓人员必须是本院职工、正式聘用人员、进修生，必须填写《职工公寓入住登记表》，并经医院所在科室、人事部门、管理科登记盖章同意后方可办理入住手续。

2.入住人员凭管理科签发的《职工公寓入住登记表》手续到公寓管理员处办理入住，并对入住人员的《职工公寓入住登记表》存档备查，填写登记簿，确定房间、床号，填写个人信息卡片，卡片须贴本人照片，悬挂于床头，发放入住物品及入住须知、文明公约等。

3.入住人员必须按照所登记房间、床位、卡片住宿，不准私自调换房间及床位，如果确需调换须由本人提出书面申请，经管理科签字同意，由管理员重新登记改填卡片后方可调换，对违反本规定人员将进行相应处罚并限期纠正。

4.入住人员因工作调动等其他原因需办理公寓退住手续的，须向管理员交回床卡，退还领用物品，经管理员上报管理科签字同意，并履行医院其他相关手续后，方可退还本人押金。

5.入住人员在办理退宿手续时，不得私自将床位转交他人使用，对违者将进行处罚并立即纠正。

6.公寓内原则上不允许与外来人员聚会、聚餐，不允许留宿外来人员，对违者并不听劝阻的，将进行相应处罚，直至取消入住资格。

7.记录

《进修生住宿登记表》 JL—ZY/GL—05/01

进修生公寓住宿登记表(第一联)
编号:JL—ZY/GL—05/01

No.　　　　　　　登记日期:　年　月　日

姓名		性别		
年龄		科室		
入住时间		联系电话		
	起　年　月　日			
	止　年　月　日			
入住房号		床号		
经办人		管理员		

进修生公寓住宿登记表(第二联)
编号:JL—ZY/GL—05/01

No.　　　　　　　登记日期:　年　月　日

姓名		性别		
年龄		科室		
入住时间		联系电话		
	起　年　月　日			
	止　年　月　日			
入住房号		床号		
经办人		管理员		

公寓安全管理规定
LDYYHQ—ZY/GL—06

为切实树立"以人为本,安全第一,预防为主"的理念,以保护各位住宿人员的人身安全及财产安全为重要宗旨,现强调公寓各住宿人员及管理员必须遵循此规定:

1.由于我单身公寓房屋年久、简陋,电线线路老化,负荷功率较小,大都是照明线路,只能满足基本的照明用电。为防止线路烧坏、引燃起火,造成严重事故,宿舍内坚决禁止使用大功率电器设备,如洗衣机、电饭煲(锅)、电炒锅、电炉子、各种电热器、大功率电热壶、热得快、电热毯、挂烫机等,不听劝阻擅自使用上述电器引起事故者,责任自负,严重者自负法律责任。

2.各住宿人员每日离开宿舍前应检查电灯等电源是否关闭,锁好门窗。

3.住宿人员不得引领、留宿本单位以外闲杂人员,如因擅自留宿引起自身安全或他人安全事故者,自负全部责任,严重者追究法律责任。

4.公寓管理人员务必每日巡查各宿舍用电情况,尤其检查上班时间无人房间内有无未关电器情况,发现违规使用的电器一律没收上交卫科。禁止外来人员及闲杂人员入内,高度重视公寓人身及财产安全。如因监督、巡查不利造成事故,将追究管理人员管理不善的责任。

5.遇重大情况及时上报科室。

公寓管理员管理规定
LDYYHQ—ZY/GL—07

1.公寓管理员必须服从科室及主管负责人的管理和调配,认真履行管理员的职责,对所管公寓入住人员要做到心中有数;有事主动请示汇报,坚守岗位,勤搞卫生,坚持查夜制度,管理好公寓。

2.公寓管理员请假须个人提出书面申请并通过科长签字批准。

3.公寓管理员不得随意找人替岗,确有事者必须通过科室请假并由科室安排替岗人员,私下找人替岗视作旷工对待。

4.科室将不定期、不定时进行电话或实地查岗,查岗无正当理由不在岗者一次扣发当日工资 20 元,连续脱岗 3 次,记旷工一天。凡有旷工记录者年终不享受年终奖。

5.管理员一般不允许长期请假,遇特殊情况请假一月以内必须向科室出示假条、病例等相关依据,科室批准后方能休假。休假两月以上(包括两月)视为自动辞职,我科将退至人事科办理相关手续。

6.公寓管理员一周以上无正当理由不在岗或找人替岗,视为旷工对待,扣发当月工资,同时科室将进行辞退处理。

7.科室将不定期对公寓卫生进行检查,发现卫生质量较差,楼梯脏、污迹严重,厕所异味大,将视情节扣罚 10~50 元工资。

进修生公寓安全应急预案
LDYYHQ—ZY/GL—08

1.安全要求

公寓管理人员务必高度重视公寓住宿人员的人身安全及财产安全,每日巡查各宿舍用电情况,尤其检查上班时间无人房间的用电情况,发现违规使用的电器一律没收上交保卫科。禁止外来人员及闲杂人员入内,如因监督、巡查不利造成重大安全责任事故,将追究管理人员管理不善的责任。

2.遇重大情况,如火灾、伤害、盗窃等事件

(1)第一时间上报保卫科、管理科。

(2)如遇火灾,在报告保卫科同时,第一时间疏散人员至安全地带。在保证自身安全情况下

迅速使用灭火器材等先行控制火势,配合保卫、消防人员积极灭火,将损失降到最低。

(3)遇伤害、打架等事件在报告保卫科同时,尽快控制事态发展,尽最大努力避免人身伤害。遇盗窃事件,第一时间配合被盗者报案并保护好现场,等待执法部门到来。

(4)树立以预防、检查为主的安全防护意识,认真履行管理职责,努力避免一切事故的发生。

保卫科值班电话:

管理科负责电话:

公寓管理员消防安全责任书
LDYYHQ—ZY/GL—09

1.组织实施日常消防安全管理工作。

2.组织制订消防安全制度和保障消防安全的操作规程并检查督促其落实。

3.组织实施防火检查和火灾隐患整改工作。

4.组织实施对宿舍消防设施、灭火器材和消防安全标志的维护保养,确保其完好有效,确保疏散通道和安全出口畅通。

5.协助保卫科对入住人员开展消防知识、技能的宣传教育和培训。

6.每月详细检查公寓消防设施、器材和可能存在的安全隐患至少一次,建立巡查记录,并直接向管理科递交书面报告一份。

7.每日负责对每间公寓住房进行检查,认真监督,及时发现和制止乱拉乱接电源及不规范电器使用情况,及时切断无人住房电源,彻底消除火灾隐患。

8.积极主动协助医院处理公寓晚上紧急事务或突发事件。

9.对所负责公寓消防安全工作承担监管责任。

10.一旦因管理人员管理不善,工作时间没有尽到监督管理职责,发生火灾事故,管理人员要承担相应的责任,重大事故将负相应的法律责任。

总务库房工作职责
LDYYHQ—ZY/GL—10

1.总务库房负责全院办公、生活、劳保用品、医疗表格、印刷品及水暖、电器维修材料等物品的采购、保管、发放工作。本着“服务全院,保障临床一线”的服务宗旨做好上述物资的保障供应。

2.对库存物资要定期进行盘点,账物要相符,各类物资要存放整齐有序,标明货卡。

3.所有购入物资必须办理验收入库手续,带有技术性的材料、设备等应会同用料部门共同验收,发现不合格产品,有权拒收,不得入账。

4.物资验收一般应全验,抽验只用于证件齐全,数量较大,包装完整的物资。

5.严格执行医院采购制度,严格执行采购计划,与科室保持密切联系,掌握需求动向和使用情况,做好记录,及时向科领导和采购人员反映。

6.实行库房"零库存"制度,严格物品的采购、发放、保管制度,节约开支,建立"节约型"库房。

7.爱护国家公物,做好防霉、防压、防火、防爆、防盗等安全工作。

总务库房工作流程
LDYYHQ—ZY/GL—11

总库房负责全院被服、办公用品、各种表格(印刷品)、劳保生活用品、采暖、五金、电器设备(除医疗)和各种维修材料等的采购、供应、保管工作,是服务保障医院正常运转的关键环节。其工作流程:

1.所有物品由采购办统一招标进行采购。采购物品做到有四联《入库验收单》,认真验收品种、数量、价格、质量,严把验收关,不合格品种或质量坚决退回,坚持原则,不徇私情。

2.库房实行信息化管理物资出入库(四联单)工作流程和相关规章制度。每月出、入库报表报财务科对账,做到账账相符、账实相符。

3.每月科室需用日常物资于月初向总务库房报采购计划,计划经采购办审批后,库房采购供应、满足需要。提前做好节假日临床应急物资储备,做到计划供应,保障急需。

4.掌握各科物资使用情况,及时了解库存,做到日常物资不积压、少量储存。

5.各种物资按类存放、标识醒目。

6.库管员按《出库单》配齐物资由专人(送货员)向科室送货(有数量及登记记录),由各科护士长签收。

7.突发事件应急背包、物资齐全,有《物品明细记录单》,特殊应急物品做到 8 小时内补充到位。

8.科室需用特殊物资(冰箱、微波炉、热水器)等,科室需提出申请经主管部门及采购办审批、批转总库房后,采购员根据《采购审批表》,会同审计、纪检部门人员共同采购并备案。

9.库房严格执行当月盘库盘点制度,有盘点记录,做到账实相符。每月清查物品发放数量,做到及时补充常用物资。定期检查所有物品的防霉、防蛀、防水、防爆及使用期限等安全情况。库房防火、防盗制度齐全,灭火设施齐全,24 小时有专人值班,保证库房物资财产安全。

10.记录

《入库验收单》 LDYYHQ—ZY/GL—11/01

《出库单》 LDYYHQ—ZY/GL—11/02

《采购审批表》 LDYYHQ—ZY/GL—11/03

总务库房物品采购流程
LDYYHQ—ZY/GL—12

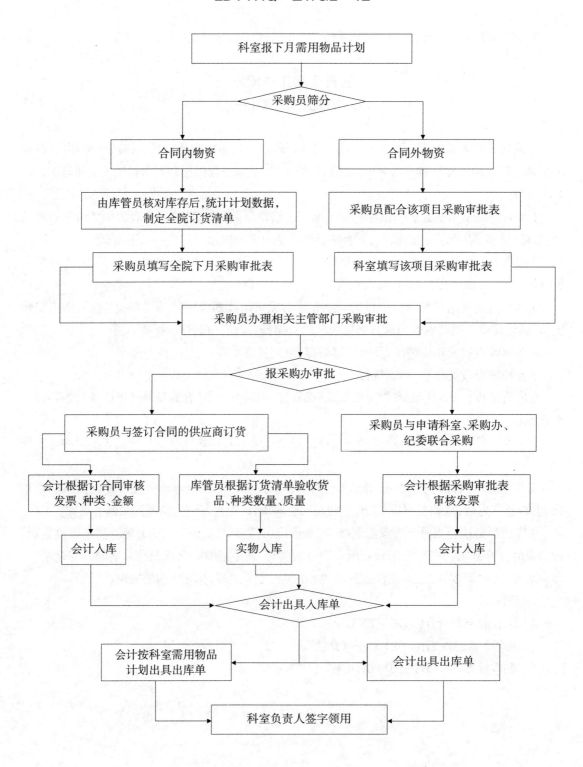

总务库房物资申购、领用管理规定
LDYYHQ—ZY/GL—13

1.总库房负责全院办公、生活、劳保用品、医疗表格及水暖、电器维修材料等物品的采购、供应、保管、发放工作。本着节约实用、避免浪费及占用医院资金原则,库房主张实行"零库存",即按科室所报计划采购。库房工作人员应本着"服务医院、保障临床一线"原则,坚持按计划采购,遵守库房领用制度。

2.各科室计划内大宗物品的采购定于每月 20~25 日将下月《采购计划》一式两份、并由护士长签字后报送至总库房,由总库房汇总统一报送纪委、采购办等审批后采购,月初货到后由总库房配合各病房严格按计划送货到病区。

3.计划外少量零星特殊物品的急用或应急突发事件物品,为不影响工作,保障临床或其他工作急需,需由科主任、护士长写申请,标明名称、规格、质量、数量等要求,签章后交总库房,先购买保障工作急需,后由使用科室迅速到相关科室补办申购报批手续。为避免不必要的混乱和核算上的麻烦,科室临时有急需派其他人员领用物品时必须携带护士长名章。

4.按财务制度规定,总库房每月结账、盘点时间为 21~25 号,此间库房不对外发货,各科室应在此日期前备好需用物品,以免耽误工作。

5.为响应医院绩效考核,成本核算、控制的号召,开源节流,节约开支,控制成本,减少不必要的浪费,改变无节制领用办公用品的现状,现经有关部门规定,行政、后勤科室领用办公用品、耗材及劳保用品须由科室指定专人按计划领取,或有科主任签字认可领取,科室将指定领取人员名单报总库房,非指定人员不予领取。

6.记录

《采购计划》 LDYYHQ—ZY/GL—13/01

总务库房采购物品验收入库流程
LDYYHQ—ZY/GL—14

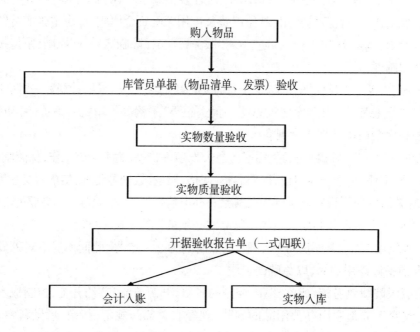

购入物品

库管员单据（物品清单、发票）验收

实物数量验收

实物质量验收

开据验收报告单（一式四联）

会计入账　　　　实物入库

总务库房物品出库流程
LDYYHQ—ZY/GL—15

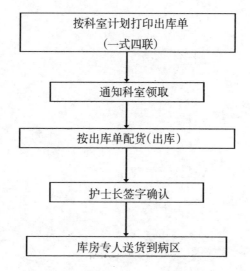

按科室计划打印出库单
（一式四联）

通知科室领取

按出库单配货(出库)

护士长签字确认

库房专人送货到病区

总务库房物品下送服务流程
LDYYHQ—ZY/GL—16

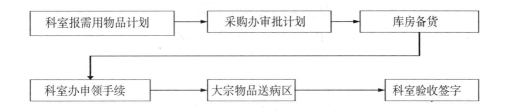

总务库房物品采购、申领、下送服务指南
LDYYHQ—ZY/GL—17

一、工作流程

1.全院所有科室所需物品,必须由科室先提出需用计划,于月末报总库房,总库房将科室需用计划汇总后,经主管科、处、院领导签批后,报医院采购办审批。

2.经审批的计划再转到总库房,总库房才可按审批计划采购,所有物品必须从采购办统一招标所确定的供货商处进行采购。科室特殊、急需或临时所需物品经批准后,采购员必须协同采购办、监察审计部门、使用科室共同市场询价采购。

3.采购物品入库时库管员必须会同采购员共同认真验收品种、数量、价格、质量,验收合格后认真填写四联《入库验收单》,办理入账、实物入库手续。严把验收关,不合格品种或质量坚决予以退回,坚持原则,不徇私情。

4.科室按计划办理签字领用手续:库房会计处打《出库单》,库管员按出库单配齐物资由专人(送货员)向科室送货(有数量及登记记录),由各科护士长签收。

二、库房注意事项

1.库房实行计算机联网管理账目,物资出入库实行四联单制,工作须严格按工作流程和相关规章制度办理。每月出、入库报表报财务科对账,做到账账相符、账实相符。

2.库房负责人、库管员本着一切服务临床、保障临床一线需求为宗旨,掌握各科物资使用情况,及时了解库存,做到日常物资不积压、按计划少量储存。提前做好节假日临床应急物资储备,做到计划供应,保障急需。

3.各种物资按类存放、标识醒目,整齐有序。

4.突发事件应急背包、物资齐全,有物品明细记录单,特殊应急物品做到8小时内补充到位。

5.科室需用特殊物资(冰箱、微波炉、热水器)等,科室需提出申请经主管部门及采购办审批、批转总库房后,采购员根据采购审批表,会同纪检部门及使用科室共同采购并备案。

6.库房严格执行当月盘库盘点制度,有盘点记录,做到账实相符。每月清查物品发放数量,做到及时补充常用物资。定期检查所有物品的防霉、防蛀、防水、防爆及使用期限等安全情况。

7.库房防火、防盗制度齐全,灭火设施齐全,24 小时有专人值班,保证库房物资财产安全。

总务库房安全应急预案
LDYYHQ—ZY/GL—18

一、日常工作要求

总务库房工作人员应高度重视库房的防火、防盗安全,每日下班前检查各库,关闭电灯开关,锁好门窗。

值班人员认真坚守岗位,节假日保持高度警惕,禁止在库房院内使用明火。禁止外来及闲杂无关人员入内,高度重视库房财产安全。如因检查、值守不利造成事故,将追究工作人员失职责任。

二、遇重大情况,如火灾、盗窃等事件

1.第一时间上报保卫科、管理科。

2.如遇火灾,第一时间报告保卫科同时,在保证自身安全的情况下,迅速使用灭火器材等先行控制火势,配合保卫、消防人员积极灭火,将损失降到最低。

3.遇盗窃事件,第一时间报告保卫科后,应努力保护现场,不得随意乱动或破坏现场,积极配合保卫、公安人员调查处理事故。

4.树立以预防、检查为主的安全防护意识,认真履行管理职责,努力杜绝一切事故发生。

5.联系方式

保卫科值班电话:

管理科负责电话:

应急物资储备预案
LDYYHQ—ZY/GL—19

总务库房是医院除医疗用品外的所有办公用品、布类、印刷品、电料、杂项等的后勤保障物资库,承担着保障全院医疗正常运转的后勤物资供应任务。日常工作以大宗物资、物品按审批计划、招标定点采购为主,特殊及紧急抢险救援、救灾物资按以下预案储备:

1.库房为应对紧急救援任务常年专库储备有急救包 40 个,内装四季救援服、棉大衣、帽子、口罩、胶鞋、雨靴、手电筒、电池、洗漱用具、旅行饭盒等。平时检查,过期更换。

2.配备有野外专用帐篷、行军床、睡袋、卧具、铁锹、榔头、炊具、煤气罐、应急灯、专用发电机等。经常检查,以备用时完好。

3.水、食品在接到紧急出发任务时,由我科膳食组以最快速度(两小时内)准备最新鲜、安全、快捷的食品、水等,平时和食品供应超市签订好《应急救援食品供应协议》,保障急时所需。

4.特殊急需物资按医院紧急救援指令,临时会同有关部门以最快速度特事特办,及时采购,同时与招标采购供应商签订《应急救援物资供应协议》,保障供应。

5.联系方式

紧急物资保障组电话:

紧急膳食保障组电话:

总务库 24 小时值班电话:

6.记录

《应急救援物资供应协议》　JL—ZY/KF—13/01

《应急救援食品供应协议》　JL—ZY/KF—13/02

应急救援物资供应协议
编号:JL—ZY/GL—19/01

公司:

根据紧急救援物资储备预案,如遇紧急救援任务,出发前两小时内你公司务必为我科准备好急救所用包括办公用品、日杂物品、服装、鞋类及其他临时所需急救物资。

以上物品必须保证质量优良,安全可靠,保质期内,货真价实。

承诺人:

电　话:

管理科:

电话:

应急救援食品供应协议
编号:JL—ZY/GL—19/02

后勤总公司超市:

根据紧急救援物资储备预案,如遇紧急救援任务,出发前两小时内你超市务必为我科准备好以下常用食品物品:

方便面、挂面、矿泉水、火腿肠、卤鸡蛋、罐头、咸菜、小食品、袋装牛奶、各种调料等物品。

以上食品、物品必须保证在食品保质期内,安全可靠,质量优良。

其他需用物品临时根据提供清单供应。

承诺人：

超市电话：

管理科膳食供应组：

电话：

固定资产出入库管理规定
LDYYHQ—ZY/GL—20

1.对验收合格的固定资产应及时办理编号、建账、入库、分配等有关手续,财务和财产管理部门根据发票和入库验收单,登记固定资产总账和明细分类。

2.领用物品必须严格手续,应由使用单位主管人员和经办人填写《财产物资出库单》一式三份,经管理部门负责人批准签章后,一联交保管员发放物品,一联由领用单位存查,一联交财务部门。做到领发双方责任明确,手续完备。

3.固定资产的报损、报废、调出、变卖应有报告制度和审批手续,凡申请报损、报废财产物资,使用单位必须详细说明情况和报损、报废原因,提出书面申请,并应组织有关人员检查鉴定,按审批权限批准后才能销账。

4.建立清查,核对制度。清查工作要深入到各使用单位逐一盘点核对,发现余缺应及时作出记录,查明原因,提出处理意见,办理报批手续,批准后调整账卡,保证账、卡、物三相符。

5.健全账、卡制度,实行三级管理。财务部门在固定资产总账科目下,按财产类别设置二级科目进行金额核算。财产管理部门按财产类别、品名、规格、型号设明细分类账,核算购入、发出,结存的数量和金额。使用单位或个人建立固定资产领用卡片,只记数量,不记金额。做到财会部门有账、管理部门有账有卡,使用单位有卡。有利于清查核对,互相制约。

6.工作人员应切实树立为临床第一线做好服务的观念,增强职工当家理财的积极性和责任感,建立"节约型"库房。

7.记录

《财产物资入库单》 JL—ZY/GL—20/01

《财产物资出库单》 JL—ZY/GL—20/02

家具库房安全应急预案
LDYYHQ—ZY/GL—21

一、日常工作要求

家具库房工作人员应高度重视库房的防火、防盗安全,每日下班前检查各库,关闭电灯开关,锁好门窗。节假日保持高度警惕,禁止在库房内吸烟及使用明火。禁止外来及闲杂无关人员入内,高度重视库房财产安全。

二、遇重大情况,如火灾、盗窃等事件

1.第一时间上报保卫科、管理科。

2.如遇火灾,第一时间报告保卫科同时,在保证自身安全的情况下,迅速使用灭火器材等先行控制火势,配合保卫、消防人员积极灭火,将损失降到最低。

3.遇盗窃事件,第一时间报告保卫科后,应努力保护现场,不得随意乱动或破坏现场,积极配合保卫、公安人员调查处理事故。

4.树立以预防、检查为主的安全防护意识,库房内禁止存放报废木质家具及物品,物品摆放整齐,有安全通道。认真履行管理职责,努力杜绝一切事故发生。

5.联系方式

保卫科值班电话:

管理科负责电话:

第四节 管理科岗位说明书范例

编号:LDYYHQ—ZY/GL—04—2017	
版本 / 修改状态	A/0
发放控制号	

管理科岗位说明书

编　制:

审　核:

批　准:

前　言

本岗位说明书依据 GB/T 19001—2016（ISO 9001:2015,IDT）《质量管理体系　要求》和交通处实际编制,于 2017 年 07 月 01 日起实施。

本说明书的编写、审批人员及部门如下:

主持编写部门:贯标办公室

主要编写人员:

审　核:　　　　　日期:2017 年 06 月 28 日

批　准:　　　　　日期:2017 年 06 月 29 日

修改履历记录

修改日期	修改前内容	修改原因及修改内容	修改人	批准人

目　录

序号	文件编号	文件名称	备注
01	LDYYHQ—ZY/GL—04/01	管理科科长岗位说明书	
02	LDYYHQ—ZY/GL—04/02	管理科副科长岗位说明书	
03	LDYYHQ—ZY/GL—04/03	管理科办公室职员岗位说明书	
04	LDYYHQ—ZY/GL—04/04	管理科公寓管理专干岗位说明书	
05	LDYYHQ—ZY/GL—04/05	管理科房产管理专干岗位说明书	
06	LDYYHQ—ZY/GL—04/06	管理科公寓管理员岗位说明书	
07	LDYYHQ—ZY/GL—04/07	总务库房采购员岗位说明书	
08	LDYYHQ—ZY/GL—04/08	总务库房库管员岗位说明书	
09	LDYYHQ—ZY/GL—04/09	总务库房会计岗位说明书	
10	LDYYHQ—ZY/GL—04/10	管理科总务库房送货员岗位说明书	

管理科科长岗位说明书

LDYYHQ—ZY/GL—04/01

职务名称	科长	直接上级	后勤保障处处长
所属部门	管理层	所辖人数	12
定员人数	1	工作性质	管理

工作职责：

1.主持本科全面工作,组织制定科内各项规章制度,并监控实施;

2.主管总务库房、公寓、房产工作;

3.制定年度工作计划,主持召开科内工作例会和各种会议;

4.根据后勤保障处有关质量管理办法制定科内质量实施办法;

5.负责全科人员的思想教育和管理工作,确保所属人员思想稳定和管理正规有序;

6.搞好全科人员的业务培训,不断提高大家的业务技能;

7.带领所属人员严格执行后勤系统的各项规章制度及工作安排;

8.督促检查工作落实情况,确保各项工作保质保量完成;

9.完成上级赋予的其他任务。

任职资格：

1.大专以上学历,五年以上工作经验;

2.熟悉任职岗位及下属岗位的各项业务及运作流程;

3.具有较强的管理能力和领导水平;

4.通过人力资源部统一组织的考核。

管理科副科长岗位说明书

LDYYHQ—ZY/GL—04/02

职务名称	副科长	直接上级	后勤保障处处长
所属部门	管理层	所辖人数	4
定员人数	1	工作性质	管理

工作职责：

1.主管公寓、房产等工作；

2.根据后勤保障处有关质量管理办法制定科内主管业务质量实施办法；

3.负责主管人员的思想教育和管理工作，确保所属人员思想稳定和管理正规有序；

4.搞好主管人员的业务培训，不断提高大家的业务技能；

5.带领所属人员严格执行后勤系统的各项规章制度及工作安排；

6.督促检查工作落实情况，确保各项工作保质保量完成；

7.完成上级赋予的其他任务。

任职资格：

1.大专以上学历，五年以上工作经验；

2.熟悉任职岗位及下属岗位的各项业务及运作流程；

3.具有较强的管理能力和领导水平；

4.通过人力资源部统一组织的考核。

管理科办公室职员岗位说明书

LDYYHQ—ZY/GL—04/03

职务名称	管理科办公室职员	直接上级	管理科科长
所属部门	后勤保障处	所辖人数	
定员人数	1	工作性质	管理

工作职责：
1.负责全科科务、对外联络、核算等事物；
2.负责外出采购、询价及科室账目报销；
3.负责科内文件、文档资料管理编制；
4.固定资产出入库管理,及合同外物资的采购；
5.完成上级赋予的其他任务。

任职资格：
1.本科以上学历,五年以上工作经验；
2.熟悉任职岗位的各项业务及运作流程；
3.具有较强的文字处理能力；
4.通过人力资源部统一组织的考核。

管理科公寓管理专干岗位说明书

LDYYHQ—ZY/GL—04/04

职务名称	公寓管理专干	直接上级	管理科副科长
所属部门	管理科	所辖人数	
定员人数	1	工作性质	管理

工作职责：
1.管理规培生公寓、进修生公寓的日常事务；
2.进修人员登记入住；
3.公寓日常安全管理及巡查。

任职资格：
1.有较强的责任心；
2.通过人力资源部统一组织的考核。

管理科房产管理专干岗位说明书

LDYYHQ—ZY/GL—04/05

职务名称	房产管理专干	直接上级	管理科副科长
所属部门	管理科	所辖人数	
定员人数	1	工作性质	管理

工作职责：

1.负责医院范围内所有房产的管理和使用；

2.贯彻国家的有关房改政策,并做好相应的宣传解释工作；

3.严格执行医院住房管理条例,配合领导做好职工住房的分配工作；

4.做好全院公务用房登记管理工作。

任职资格：

1.熟悉任职岗位的各项业务及运作流程；

2.熟悉相关法律法规；

3.通过人力资源部统一组织的考核。

管理科公寓管理员岗位说明书

LDYYHQ—ZY/GL—04/06

职务名称	公寓管理员	直接上级	管理科副科长
所属部门	管理科	所辖人数	
定员人数	2	工作性质	管理

工作职责：

1.进修生公寓的管理；

2.搞好卫生,严格执行入门验证、出门验物和会客登记制度,熟悉公寓楼的基本情况,坚守岗位不擅离职守；

3.检查区域内防火防盗等工作。

任职资格：

1.身体健康；

2.认真履行公寓管理职责,保障公寓安全。

总务库房采购员岗位说明书

LDYYHQ—ZY/GL—04/07

职务名称	采购员	直接上级	科长
所属部门	管理科	所辖人数	
定员人数	1	工作性质	管理人员

工作职责：

1.严格执行医院采购制度,严格按采购办、监察审计部门审批计划及招标采购指定供应商进行采购,严格按照临床需求标准进行采购。认真按时完成采购任务。

2.大宗物品的采购必须经过医院招标采购程序进行采购,并会同医院招标采购办、监察审计部门及需求科室共同把好价格、质量关。

3.对招标外所采购的零星急需物品坚持会同医院招标采购办、纪委监察部门共同询价,按照"货比三家""质优价廉"的采购原则进行采购。

4.日常工作、零星采购任务及时向管理科汇报。

5.严格执行采购物品入库检查、核对、验收制度;保管好采购审批、计划等资料单据,及时报销清账。

6.廉洁奉公,自觉接受纪检监察部门及科室的监督管理。

任职资格：

1.高中以上学历,五年以上工作经验;

2.熟悉任职岗位工作流程;

3.具有较强的协调能力,廉洁奉公;

4.通过人力资源部统一组织的考核。

总务库房库管员岗位说明书

LDYYHQ—ZY/GL—04/08

职务名称	库管员	直接上级	科长
所属部门	管理科	所辖人数	
定员人数	1	工作性质	管理人员

工作职责：

1.库房保管员对库存物资负有验收入库、核对数量、质量，出、入库登记入账，保管实物的责任。

2.对库存物资定期进行盘点、整理，做到账实相符，各类物资存放整齐有序，标签明确。

3.所有购入物资必须严格办理验收入库手续，认真核对数量、质量，带有技术性的材料、设备等应会同用料部门共同验收，发现不合格产品，有权拒收，不得入账。

4.物资验收一般应全验，抽验只用于证件齐全，数量较大，包装完整的招标采购定点供应商物资。

5.严格执行医院采购制度，严格执行采购计划，与科室保持密切联系，掌握需求动向和使用情况，对库存物资做到心中有数，及时向采购员提供库存信息，杜绝物资积压和浪费，做好记录及保管台账。

6.实行库房"零库存"制度，严格物品的采购、发放、保管制度与修旧制度，厉行节约，建立"节约型"总库房。

7.爱护国家公物，定期检查库存物资，做好防霉、防压、防火、防爆、防盗等安全工作。

任职资格：

1.高中以上学历，五年以上工作经验；

2.熟悉任职岗维职责及工作流程；

3.具有较强的责任心；

4.通过人力资源部统一组织的考核。

总务库房会计岗位说明书

LDYYHQ—ZY/GL—04/09

职务名称	会计	直接上级	管理科科长
所属部门	管理科	所辖人数	
定员人数	1	工作性质	管理人员

工作职责：
1.严格审核票据与出入库单据,及时准确输入财务数据,做到日清月结。
2.妥善保管好各种单据,管好会计档案。
3.按时与保管员盘点库存物资,及时与财务会计核对账务。
4.及时编制打印各类报表,做到报表对口,并认真分析,按时上报。
5.负责各项会计事务处理,做到科目准确,数字真实,凭证完整,装订整齐,记录清晰。

任职资格：
1.高中以上学历,五年以上工作经验;
2.熟悉任职岗维职责及工作流程,有会计任职资格;
3.具有较强的责任心;
4.通过人力资源部统一组织的考核。

管理科总务库房送货员岗位说明书

LDYYHQ—ZY/GL—04/10

职务名称	送货员	直接上级	管理科科长
所属部门	管理科	所辖人数	
定员人数	1	工作性质	管理

工作职责：
1.为临床科室下送货物;
2.搞好库房卫生,坚守岗位不擅离职守。

任职资格：
1.身体健康;
2.认真履行公寓管理职责,责任心强。

第五节 膳食科工作手册范例

编号：LDYYHQ—ZY/SS—2017	
版本 / 修改状态	A/0
发放控制号	

膳食科工作手册

编　制：

审　核：

批　准：

2017 年 07 月 01 日发布　　　　　　　　2017 年 07 月 01 日实施

前　言

　　本工作手册依据 GB/T 19001—2008(ISO 9001:2008,IDT)《质量管理体系　要求》和膳食科实际编制,于 2017 年 7 月 1 日起实施。

　　本手册的编写、审批人员及部门如下:

　　主持编写部门:贯标办公室

　　主要编写人员:

　　审　核:　　　　　　日期:2017 年 7 月 1 日

　　批　准:　　　　　　日期:2017 年 7 月 1 日

修改履历记录

修改日期	修改前内容	修改原因及修改内容	修改人	批准人
2017.07.01	后勤保障处管理科膳食中心	后勤保障处膳食科(科室重新划分)		

目　录

序号	文件编号	文件名称	备注
1	LDYYHQ—ZY/SS—01	膳食科质量目标	
2	LDYYHQ—ZY/SS—02	膳食科岗位设置图	
3	LDYYHQ—ZY/SS—03	膳食科工作职责	
4	LDYYHQ—ZY/SS—04	膳食科岗位说明书	单列
5	LDYYHQ—ZY/SS—05	各档口管理人员工作职责	
6	LDYYHQ—ZY/SS—06	就餐场所管理规定	
7	LDYYHQ—ZY/SS—07	餐厅节约管理规定	
8	LDYYHQ—ZY/SS—08	财务管理规定	
9	LDYYHQ—ZY/SS—09	成本控制管理规定	
10	LDYYHQ—ZY/SS—10	安全管理规定	
11	LDYYHQ—ZY/SS—11	卫生管理与检查规定	
12	LDYYHQ—ZY/SS—12	员工行为规范与处罚规定	
13	LDYYHQ—ZY/SS—13	员工体检、培训管理规定	
14	LDYYHQ—ZY/SS—14	误餐供应管理规定	
15	LDYYHQ—ZY/SS—15	集体用餐配送管理规定	
16	LDYYHQ—ZY/SS—16	食品原料采购管理规定	
17	LDYYHQ—ZY/SS—17	食品储存管理规定	
18	LDYYHQ—ZY/SS—18	粗加工管理规定	
19	LDYYHQ—ZY/SS—19	专间管理规定	
20	LDYYHQ—ZY/SS—20	食品卫生安全管理办法	
21	LDYYHQ—ZY/SS—21	食品留样管理规定	
22	LDYYHQ—ZY/SS—22	食品安全自查规定	
23	LDYYHQ—ZY/SS—23	营养膳食管理规定	
24	LDYYHQ—ZY/SS—24	烹调加工管理规定	
25	LDYYHQ—ZY/SS—25	凉菜(生食海产品)加工管理规定	
26	LDYYHQ—ZY/SS—26	面食、糕点加工管理规定	
27	LDYYHQ—ZY/SS—27	食品用设施、设备管理规定	

序号	文件编号	文件名称	备注
28	LDYYHQ—ZY/SS—28	餐饮具清洗消毒规定	
29	LDYYHQ—ZY/SS—29	规范使用食品添加剂规定	
30	LDYYHQ—ZY/SS—30	废弃油脂回收管理规定	
31	LDYYHQ—ZY/SS—31	膳食科风险评估	
32	LDYYHQ—ZY/SS—32	食物中毒应急预案	
33	LDYYHQ—ZY/SS—33	消防应急预案	
34	LDYYHQ—ZY/SS—34	二楼就餐 B 卡刷卡管理规定	
35	LDYYHQ—ZY/SS—35	营养楼天然气使用现场应急处置预案	
36	LDYYHQ—ZY/SS—36	营养楼控烟管理制度	
37	LDYYHQ—ZY/SS—37	食品经营"一票通"实施方案	
38	LDYYHQ—ZY/SS—38	充值餐卡 B 卡消费流程	
39	LDYYHQ—ZY/SS—39	膳食科误餐补助充值卡管理规定	
40	LDYYHQ—ZY/SS—40	就餐 B 卡管理规定	
41	LDYYHQ—ZY/SS—41	职工餐厅财务管理制度	
42	LDYYHQ—ZY/SS—42	膳食科食材市场询价办法	
43	LDYYHQ—ZY/SS—43	膳食科三楼职工餐厅管理制度	

膳食科质量目标
LDYYHQ—ZY/SS—01

1.综合服务对象满意度 80%以上；

2.食物中毒事故:0；

3.服务对象合理投诉:

类别	涉及内容	控制目标
一类	饭菜不熟、开饭不准时、供应不足等涉及面广或事件严重的投诉。	≤1 次/季
二类	有玻璃、头发、铁丝、石子、小虫等或餐具不卫生	≤1 次/月
三类	服务态度、个人卫生、环境卫生差等其他情况	≤2 次/月

膳食科岗位设置图
LDYYHQ—ZY/SS—02

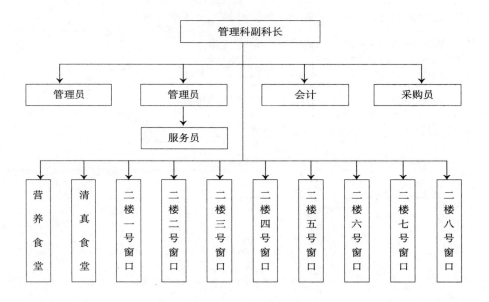

膳食科工作职责
LDYYHQ—ZY/SS—03

1.树立全心全意为职工及病员服务的思想,认真负责,文明服务。

2.遵守医院的一切规章制度和食品安全法。

3.做好全院食品卫生及食品安全检查工作。

4.严禁采购、销售腐烂变质食物,防止食物中毒。

5.严格遵守操作规程,防止发生火灾事故和机械事故。

6.组织培训工作人员,做好安全教育工作。

7.制定并完善各项规章制度、管理办法及服务规范,组织实施和检查考核。

8.落实安全责任,确保生产安全和饮食安全。

9.负责医院营养楼一、二楼的卫生、质量、价格和服务等的监管和协调工作。

各档口管理人员工作职责
LDYYHQ—ZY/SS—05

1.在后勤保障处膳食科的领导下,各膳食科窗口责任人全面负责膳食科的经营管理工作,带领全体职工完成上级交给的各项工作任务。

2.制定工作计划和膳食科的各项规章制度,并检查落实情况。

3.严格遵守膳食科、管理科的各项规章制度,认真做好职工的思想政治工作,关心职工生活,严格管理,充分调动职工积极性,不断提高膳食科饮食质量和服务水平。

4.负责本膳食科伙食的成本核算,要降低伙食成本,提高伙食质量;扩大服务项目,增加花样品种、风味特色;热情周到为就餐者服务作为根本宗旨,不断推进伙食工作向前发展。

5.建立和完善膳食科内部的岗位责任制,责任到人的运行机制。

6.认真抓好膳食科的饮食、环境、个人卫生的管理工作,贯彻执行《卫生五四制》和《食品卫生法》,公用餐具做到每餐消毒,防止流行疾病和食物中毒事件的发生。

7.定期召开全体膳食科工作人员大会和班组长会议,研究讨论本膳食科工作重点,制定工作计划。定期组织膳食科职工开展业务学习和技术培训。不断提高职工业务技术水平,完善膳食科的各项规章制度和改进措施。

8.认真抓好本膳食科的安全教育和治安消防工作,经常检查用电、用火、用气、机械设备运行情况,明确岗位责任,发现事故隐患,及时采取措施整改,杜绝各类事故发生。

9.加强膳食科临时工人的教育管理,经常进行业务技能、生产安全的培训,注意发挥和调动临时工人的积极性。

10.根据本膳食科工作情况,合理安排劳动力,调动员工的工作积极性。

11.严格遵守财务制度,做好每月结算工作。

就餐场所管理规定
LDYYHQ—ZY/SS—06

1.大厅、包间等就餐场所要保持环境卫生整洁,按规定摆放餐具,餐具摆台超过当次就餐时间尚未使用的要回收,顾客就餐时不得清扫地面。

2.销售直接入口食品要使用专用工具,专用工具应洗净消毒后定位存放备用,并做到货款严格分开,防止污染。

3.供顾客自取的调味品,要符合食品安全所必需要的贮存和使用要求。

4.设有充足供顾客专用的洗手设施,不得与从业人员混用。就餐场所内要设有符合要求的餐具保洁设施,提供的毛巾、餐巾纸应符合食品安全要求。

5.配送饭菜等食品时,服务人员的手指不得接触食品,分餐工具不得接触顾客。顾客使用的餐饮具必须消毒,用过的餐饮具应及时撤回进行清洗消毒,并清洁台面,严禁在包厢或大厅等就餐场所清洗消毒餐饮具。

6.及时做好台面、桌椅及地面的清扫工作,盛装垃圾的容器应密闭,垃圾应及时处理,做好"三防"工作,保持整洁卫生。

7.建立群众投诉处理机制,凡被顾客告知或发现所提供的食品确有感官性状异常或可疑变质时,服务人员应当立即撤换该食品,并同时告知有关备餐人员,备餐人员要立即检查被撤换的食品和同类食品,作出相应处理,确保供餐安全。

餐厅节约管理规定
LDYYHQ—ZY/SS—07

1.在餐厅内醒目位置张贴"文明餐桌"行动的宣传标语、海报。

2.营养大楼将"文明餐桌"行动纳入各岗位的日常绩效考核的重要项目,普及餐桌礼仪,倡导文明用语,构建"服务有笑脸,消费说谢谢"的良好人际关系。

3.打菜时适时提醒客人菜量多少,提倡吃多少点多少,不够再点;套餐菜单,根据用餐人数合理控制菜量,既要够吃,让客人满意,又坚决杜绝浪费;用餐结束,提醒客人饭菜打包,减少不必要的浪费。

4.从采购货品的质量着手,来货严格验货,不合格坚决不收货,有效减少损耗和不必要的浪费。

5.就餐低峰期菜品少炒勤炒,控制膳食中心食材量。

6.每一位就餐者要树立"节约粮食光荣,浪费粮食可耻"的观念,自觉从现在做起,从自身做起,节约每一粒粮食,抵制和反对浪费粮食的行为,养成勤俭节约的良好风尚!

财务管理规定
LDYYHQ—ZY/SS—08

1.膳食科财务实行集中管理,部门独立核算的财务管理。

2.财务所属各部门应严格执行医院后勤发展有关财务的管理制度,自觉接受财务和上级主管部门的监督检查。

3.财务室负责日常的报账、算账、记账等财务会计管理工作;同时也要为膳食科科长提供会计信息和经济分析数据,参与中心的规划和决策。

4.财务室协助膳食科科长做好中心的各项财务管理工作,实行科长"一支笔"的财务审批制度。

5.会计人员应尽职尽责做好会计工作,严格实行会计监督,遵守成本开支范围,降低伙食成本费用。会计人员应根据《会计法》和《会计人员工作制度》行使自己的权力和义务。

6.现金管理制度

(1)严格执行国务院《现金管理暂行条例》。

(2)遵守"现金收、支两条线"的原则,严禁私自坐支、挪用。

(3)不准用任何方式给其他单位或个人套取现金。

(4)现金发生差错,要及时查明原因,做好记录,按有关规定处理。

(5)各部门当天收入的现金要及时上缴医院财务账户,库存现金不得超过限额规定。

(6)任何人不得将收入的现金私自挪用或存放。

(7)因工作责任心不强,疏忽、马虎,造成现金丢失、被盗,应追究当事人责任,并赔偿损失。

7.银行存款、支票管理制度

(1)财会人员必须严格执行财会管理有关规定,不得出借,出租银行账号,不准签发空头支票。

(2)填写结算凭证,必须认真、准确、清楚,不准涂改,大小写金额要一致。

(3)出纳人员从银行购回支票,首先要按号码顺序在支票登记簿中登记,然后启用,未用的空白支票要妥善保管。

(4)出纳员要认真核对银行往来账目,做到日清月结,对未达账款要及时催要清理。

(5)中心会计要不定期检查库存现金和银行存款。

8.借款制度

(1)任何借款都必须严格遵守审批程序。

(2)任何人借款都必须填写借款单,由膳食科科长审批后方可申请。

9.收据管理与报账制度

(1)建立收据信用登记簿,由专人负责管理。

(2)开错的收据,必须全套留存在本收据本内,不准撕下废弃。

(3)购买伙食原材料商品报账时,必须填写市场购货单及发货票方可报账,否则,财务不予办理。

(4)报账时,市场购货单、发货票必须有保管员、经手人、膳食中心主任、主管副主任和主任签字后方可报销。同时,发货票为一票多样商品时,必须列出购物名细及单价,保管员、经手人签字后附在发货票后。

(5)差旅费按医院财务规定执行。

10.会计凭证复合及会计档案管理制度

(1)会计凭证要不定期进行抽查,并在装订前要进行复核。

(2)对于复核出有错误的会计凭证,要按规定的程序改正。

（3）会计档案要妥善保管，存放有序，方便查找。

（4）每年形成的会计档案要整理成卷，装订成册，并严格执行安全保密制度，不得随意堆放、毁损散失和泄密。

（5）会计档案保管期满要销毁时，必须报集团财务科批准后方可销毁。

（6）会计档案销毁时，应在后勤集团财务科派人监督下，经中心会计出纳核对准确后进行，销毁后在销毁清册上签字。

成本控制管理规定
LDYYHQ—ZY/SS—09

随着物价的上涨，餐厅的经营成本大幅提高。为了降低成本开支，保证餐厅的利润，特制定如下成本控制管理规定：

一、采购

1.原料的采购要制定采购规格和标准，其中包括原料的形状、色泽、等级、包装要求等。

2.采购计划要和实际需要相符合，以免造成浪费，占用资金。

3.采购员必须熟悉食品原料知识并掌握市场动态，按时、保质、保量地采购符合餐饮部需要的原料。

4.采购时要做到货比三家，以合理的价格购进优质的原料；同时要尽量就地采购，以减少运输等费用。

5.要对采购员进行经常性地职业道德教育，使其树立一切都要为公司的利益着想的思想，避免以次充好或私拿回扣。

6.采购审批程序：需要采购原料的店面厨房先填写采购申请单，然后由厨师长签字后交给采购员进行采购。

7.采购超过最高限额时，要报财务部审批。

二、验收

原料验收要严格按照"三方监督"的原则进行。即：采购（出示货物原料清单）、仓管（验收数量）、厨房验收人员（验收质量）。

三、入库

贮存是食品成本控制的一个重要环节，若贮存不当，会引起食品原料的变质或丢失，从而造成食品成本的增高。

1.食品原料的贮存保管工作必须由专人负责，即仓库保管员。

2.仓库保管员负责仓库的安全，未经许可，任何人均不得入内。

3.为防止原料被盗，仓库门须随手锁上。

4.仓库要保持通风、干燥、温度适当、无"四害"。

5.不同的原料要进行分类贮存。

6.勤检查食品原料的保质期。

四、原料发放

1.见单发货。

2.厨房只准领取短期所需的食品原料。

3.按规定的时间发货。

五、粗加工

1.要科学、准确地测定各种原料的净料率。

2.要严格按照规定的操作程序和要求进行加工,达到并保持原料应有的净料率。

3.对于成本较高的原料,应在有经验的厨师指导下进行粗加工。

4.粗加工过程中剔除的部分应视情况予以回收,提高其利用率,做到物尽其用,以降低成本。

六、切配控制

1.切配要遵循整料整用、大料大用、小料小用、下角料综合利用的原则,以降低成本。

2.实行食品原料配量定额制度,主料要过秤,不能凭经验随手抓,力求保证菜肴规格与质量。

七、烹调控制

在食品烹调过程中,要严格控制调味品的用量,以稳定菜肴质量、准确计算成本。

安全管理规定
LDYYHQ—ZY/SS—10

1.膳食科安全保卫工作由膳食中心负责人实施监督,人员定点定岗,责任落实到人。

2.使用各种炊事机械设备必须严格执行操作规程,工作中要精神集中,不准说话、聊天,必须穿戴工作服,杜绝热源事故发生。

3.注意用电安全,机械使用后必须彻底关闭电源,人人注意用电节水,发现问题及时反映、及时处理,避免责任事故的发生。

4.工作人员上岗时应穿戴整齐的工作衣帽,并保持个人卫生。

5.使用煤气时要检查煤气装置,发现漏气及时处理隐患,点燃明火时必须有人员值守岗位,以防火灾事故的发生。工作人员都必须熟练掌握灭火器的使用,记住火警电话:119。

6.下班前负责人要对水、电、气、门窗进行检查,是否彻底关闭,做好防盗、防冻等安全工作。

7.提高警惕,搞好安全保卫,无关人员不得进入操作间,严防污染、盗窃和破坏。

卫生管理与检查规定
LDYYHQ—ZY/SS—11

为了保证食品卫生、保障就餐人员的基本利益,给就餐人员提供一个干净卫生的就餐环境,根据《食品卫生法》有关规定,特制定如下卫生管理规定:

1.贯彻执行《食品卫生法》，实行卫生五四制。

2.卫生许可证应悬挂于醒目处，工作人员应体检、培训合格后持有效的健康证方可上岗。

3.餐厅的厨房保持空气清新、无异味；地面、门窗、墙面、抽油烟设施、照明灯具无灰尘；室内无蝇、无虫；垃圾桶洁净并加盖。

4.桌椅物品设备洁净，无污垢、油渍，放置整齐。

5.食品卫生由专人管理和负责。生熟食品及刀、容器等分开，放入冰箱的熟食品盖好，无交叉污染。食用工具每天用后应洗净，做到：一刮、二洗、三过清、四消毒、五保洁。采取蒸汽和消毒柜两种办法，保障就餐人员健康。

6.生熟食品、半成品、成品的加工和存放要有明显标识，应做到有分类、有标志、离地离墙保管。各种蔬菜等食品必须清洗干净，先洗后切，防止食物营养流失，餐具每天必须进行高温灭菌消毒。不购进、不加工、不出售腐烂变质、有毒、有害、超过保质期的食品。严防生物污染。

7.膳食科工作人员上岗时工作衣帽应穿戴整齐，养成良好的卫生习惯、做到四勤：勤洗手、勤换衣、勤理发、勤剪指甲。工作人员每年体检一次，凡患有传染病都不得参加、接触食品工作（工作人员卫生知识培训时间与健康检查同期进行，每年度培训一次，合格后方可上岗）。无传染性疾病，不穿工作服上厕所。

8.做好膳食中心外围环境卫生，每餐一打扫、每天一清洗，每周大扫除。要有防蝇、防虫等措施。

9.要求每日管理人员巡回检查，发现问题及时上报和处理。

员工行为规范与处罚规定
LDYYHQ—ZY/SS—12

为提高后勤保障处膳食科膳食服务水平，特制定膳食科员工行为规范与处罚规定：

一、员工行为规范

1.员工应具有职业道德

（1）热爱本职工作。热爱本职工作是一切职业道德中最基本的道德原则。应破除各种落后的旧观念，正确认识餐饮行业，明确自己工作的目的和意义，热爱本职工作，乐于为顾客服务，忠实履行自己的职责，并以满足客人的需求为自己最大的快乐。

（2）遵守公司的规章制度。

（3）自洁自律，廉洁奉公。

①不利用掌握的权力和工作之便贪污受贿或谋取私利。

②不索要小费，不暗示、不接受客人赠送物品。

③自觉抵制各种精神污染。

④不议论客人和同事的私事。

⑤所有人员都不带个人情绪上班。

2.员工职业道德的标准

（1）热爱本职工作，具有奉献精神。

（2）坚持顾客至上，服务第一。

（3）爱护公司和客人财物，珍惜职业荣誉。

（4）克己奉公、不谋私利。

（5）坚持一视同仁，不背后议是议非。

（6）遵守个人道德，展开公平竞争。

3.员工应具有的工作态度

语言：谈吐文雅，常用礼貌用语，避免粗言烂语。

礼仪：站立服务，面带笑容，举止、言谈热情有礼。

态度面貌：微笑服务，表现出热情、亲切友好的情绪，做到精神集中，情绪饱满，给客人一种轻松愉快的感觉。

效率：提供高效率的服务，关注业务、工作上的技术细节，急客所急，为客排忧。

责任：尽职尽责，严格执行交接班制度，遇有疑难问题及时向有关部门反映，求得圆满结局。

协助：各部门之间要互相配合，真诚协助，不得互相扯皮，应同心协力解决疑难问题，维护公司的声誉。

忠诚：忠诚老实，有事必办，不能提供假情况，不得阳奉阴违、诬陷他人。

时间观念：准时上下班，不迟到、早退，不无故旷工，少请假。

工作作风：头脑机智，眼光灵活，口才流利，动作敏捷。

工作态度：服从安排，热情耐心，和蔼谦恭，小心谨慎，虚心好学。

体力要求：能长时间站立进行工作，用托盘托起3千克以下的物品行走不至于滑倒。

工作意识：领会技能，不断学习业务知识，遵守规章制度，勤恳踏实工作，明了发展前景。

4.员工应具有的服务态度

主动：在工作中全心全意为客人服务，自觉地把服务做在客人提出要求之前。

耐心：在工作中热情解答客人提出的问题，做到"问多不烦，事多不厌，遇事不急促，严于律己，恭敬谦让"。

热情：对待宾客要像对自己的亲人一样，工作时面带笑容，态度和蔼，语言亲切，热心诚恳。

周到：宾客进入公司要周到服务，处处关心，帮助客人排忧解难，使宾客满意。

二、处罚

1.A级处罚，负激励10元：

（1）仪容仪表严重不合格。

（2）头发（不允许怪异发型、染色）、指甲过长。

（3）工衣太脏或破损及掉扣子现象严重。

（4）上岗不带工号牌。

（5）区域卫生：依三效五常要求标准处理。

（6）地面维护不及时，无故不锁更衣柜。

（7）包厢员工没有送客（特殊原因除外）。

（8）上岗时间闲聊、打闹、嬉笑、吃零食、修指甲、打口哨，立岗不规范等。

2. B级处罚，负激励20元：

（1）工作时间私自外出会客，接、打私人电话。

（2）用店内打包袋携带私人用品。

（3）打饭不排队，使用客用餐具（包括一次性筷子）。

（4）进后厨不戴帽子。

（5）上班时间脱岗、窜岗，立岗不标准（包括与工作无关人员进入或其他人在操作间逗留，尤其是凉菜间、后厨）。

（6）不服从管理：①安排工作未落实；②不接受工作安排，抵制、顶撞上级；③当值期间工作未经上级检查而私自下班。

（7）不爱护店内财产，损坏设备、工具。

3.C级处罚，严重者给予开除处理（100~300元或根据不同的情况予以处罚）：

（1）偷吃100元、偷拿200元（情节严重的将予以开除）。

（2）吵架（100元）、打架（200元）（店外打架同店内处理）。

（3）上班时间吸烟（100元）（包括在卫生间吸烟，员工餐期间允许在指定地点吸烟）。

（4）弄虚作假（100元以上——根据不同情况予以处罚）。

（5）丢失菜谱（800元）。

（6）浪费原材料、能源，造成经济损失的（100元——根据不同情况予以处罚）。

（7）浪费职工餐（100元）。

（8）飞单现象（罚款200元，并承担全部飞单金额）。

（9）与供货商搞不正当的交易予以开除处理（只限于库管、等特殊岗位）。

（10）提前收市，拒绝接待顾客予以开除。

（11）偷窃同事或公有财物。

员工体检、培训管理规定
LDYYHQ—ZY/SS—13

1.餐饮业和集体用餐配送单位中凡从事食品采购、保管、加工及提供供餐服务及管理等工作的人员应每年按时进行健康检查，新参加工作和临时参加工作的从业人员必须先进行健康检查，取得食品药品监督管理部门颁发的健康体检和培训上岗证后方可参加工作。

2.从业人员每年必须体检一次，凡患有痢疾、伤寒、甲型病毒性肝炎、戊型病毒性肝炎等消化道传染病，以及患有活动性肺结核、化脓性或者渗出性皮肤病等有碍食品安全疾病的人员，不得从事接触直接入口食品的工作，食品生产经营者应当将其调整到其他不影响食品安全的工作岗位。

3.建立从业人员健康档案管理制度，对从业人员健康状况进行日常监督管理，及时组织新上岗人员体检办证,组织每日人员晨检,督促"五病"人员调离。凡发现有发热、腹泻、皮肤伤口或感染、咽部炎症等有碍食品工作的,应立即调离工作岗位,待查明原因、排除有碍食品的病症或治愈后,方可重新上岗。

4.从业人员必须接受食品安全知识培训并经考核合格后,方可从事食品生产经营工作。食品安全管理人员应按照国家食品监管部门的规定,每年参加食品监管部门的培训和考核工作。

5.建立从业人员食品安全知识培训档案,将培训时间、培训内容、考核结果等有关信息记录归档,并明细每人培训记录,以备查验。

6.从业人员要养成良好的卫生习惯,严格规范操作。在加工操作时,应当将手洗净,穿戴清洁的工作衣帽(专间操作人员还需戴口罩),头发不得外露,不得留长指甲,涂指甲油,佩戴饰物,并不得用手抓取直接入口食品或用勺直接尝味。

7.严格按规范洗手,操作时手部应保持清洁,操作前手部应洗净。接触直接入口食品时,手部还应进行消毒。

8.专间操作人员进入专间时应按照规定穿戴专用工作衣帽和口罩,操作前双手严格进行清洗消毒,操作中应适时消毒,不得从事与专间内操作无关的工作。

9.个人衣物及私人物品不得带入食品处理区。

10.食品处理区内不得有抽烟、饮食等行为,不得面对食品打喷嚏、咳嗽,随地吐痰,穿工作服如厕及其他有碍食品安全的行为。

11.进入食品处理区的非加工操作人员,应符合现场操作人员的有关要求。

误餐供应管理规定
LDYYHQ—ZY/SS—14

为了更好地服务于临床一线的医务工作人员。体现以人为本的服务原则,院行政会议决定,为加班的医务人员提供送餐服务,规定如下:

1.科室根据工作的需要,向医院打报告,申请误餐。

2.由科室主管院长审批。

3.膳食科根据申请的份数送餐。手术室根据每天手术人员进行订餐,现场供餐。

4.膳食科每周制定食谱。

5.月底统计后经科室主任、护士长签字确认后,上报医院核算办公室,进行科室成本核算。

6.其他科室工作人员如需用餐提前电话订餐,膳食科提供送餐。

集体用餐配送管理规定
LDYYHQ—ZY/SS—15

1.集体用餐配送的食品不得在10℃~60℃的温度条件下贮存和运输,从烧熟至食用的间隔时间(保质期)应符合以下要求:烧熟后2小时的食品中心温度保持在60℃以上(热藏)的,其保质期为烧熟后 4 小时。烧熟后 2 小时的食品中心温度保持在 10℃以下（冷藏）的，保质期为烧熟后 24 小时，但供餐前须再充分加热。

2.盒饭不得在现场分装。

3.分装好的盒饭应使用专用保温箱及密闭式车辆贮运，每次配送前应对保温箱及车辆内部进行严格清洗消毒。

4.盒饭包装上应标有加工单位、生产日期及时间和 2 小时内用餐提示。

5.盒饭分发处应设有符合卫生要求的存放场所。

6.装卸时食品不得直接落地，不得踩踏食品及用手直接接触直接入口食品。

7.盒饭分发工作人员必须穿戴整洁干净的工作衣帽、佩戴一次性口罩和手套，在符合卫生要求的地点或场所进行分发，未及时分发的盒饭必须在专用保温箱保存；工作人员提示进餐者在 2 小时内食用，如已超过 2 小时请勿食用。

8.进餐人员食用前应洗手，注意不要暴饮暴食，食用热食后请勿饮用冰镇饮料等过凉食品。

9.废弃、剩余饭菜应存放在密闭容器内，勿随意扔弃，与供应成品分开存放，防止交叉污染。

10.做好各项登记记录。

食品原料采购管理规定
LDYYHQ—ZY/SS—16

1.严格按照《食品安全法》《餐饮服务食品安全监督管理办法》及《餐饮服务食品采购索证索票管理规定》，采购食品（包括食品成本、原料及食品添加剂、食品容器和包装材料、食品使用工具和设备），严格按照国家有关规定向供货方索取检验合格证、卫生合格证和质量合格证。同时检查核对合格证明中记载的产品名称和生产日期、批号等，必须与产品相符，不得涂改伪造。

2.采购食品时必须做到索证索票，保证购进的食品具有合法性和可追溯性。鼓励和提倡定点采购、定点配送，并建立固定供货商档案，签订采购供货合同或协议。

3.建立食品、食品添加剂和食品相关产品采购索证册、索票册和进货验收台账记录，按照食品监督管理部门制定的《食品原辅料索证册》《食品原辅料索票册》《食品、食品相关产品采购验收台账》和《食品添加剂采购验收台账》模板做好证票的留存及台账记录，记录、票据保存不少于 2 年。索取的检验合格证明由采购部门妥善保管，以备查验。

4.从食品生产单位、批发市场等采购的，应当查验、索取并留存供货者的相关许可证和产品合格证明等文件；从固定供货商或者供货基地采购的，应当查验、索取并留存供货商或者供货基地的资质证明、每笔供货清单等；从超市、农贸市场、个体经营商户等采购的，应当索取并留存采购清单。

5.采购验收台账记录应按格式如实填写食品名称、规格、数量、生产日期、保质期、供货商名称及联系方式、保存条件及进货日期、票据序号等，做到实物、索证、索票和记录四统一。

6.采购预包装食品时，应仔细查看包装标识或产品说明书，符合《食品安全法》第 42、47、48、66 条规定；采购肉类、水产品、果蔬类等散装食品时要通过视、嗅、触、味来检查食品的形态、色泽、气味、滋味等食品安全质量情况,防止购进一些过期、变质或其他感官性状不良、来源不明、病死或死因不明的畜禽,腐烂变质、掺杂掺假、霉变、有毒虫害及质量不新鲜的食品原料,以及无产地、无厂家、无生产日期和保质期或标识不清以及超过保质期限的食品。不得采购无卫生许可证的食品生产经营者供给的食品及原料。

7.积极倡导利用先进技术做好食品采购管理,从本单位实际出发,采取先进科学的管理技术有效推进电子台账等工作。验收员在验收食品及原料时,要检查所采购食品有无检验合格证明,并做好记录。

8.附:采购流程图

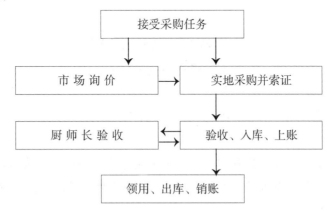

食品储存管理规定
LDYYHQ—ZY/SS—17

1.依法按照保证食品安全的要求贮存食品。食品与非食品不能混放,食品不得与物品、杂物、药物、洗涤剂、消毒剂、化学试剂、杀虫剂等有毒有害物质同库存放。

2.设立专人负责管理,并建立健全食品采购、进货查验、索证索票、台账管理制度。食品入库前必须进行验收、登记,检查感官、包装及索证、索票情况,做到先进先出,尽量缩短贮存时间。凡不符合要求者不得入库,不得存放过期变质、异味、污秽不洁的食品。

3.食品存放应做到分类分架摆放整齐,并有明显种类标记,做到隔墙离地 10cm 以上存放;宜设主食、副食分区(或分库房)存放。

4.食品库房门口应设置有 60cm 以上的防鼠板等有效防鼠、防虫、防蝇、防蟑螂设施,库内应设置纱窗、机械通风、空调设备或自然对流,定期清扫,保持仓库清洁、干燥、通风,定期灭鼠并做到防潮、防霉、防鼠等。

5.严格按照食品保存条件保存食品。散装食品应盛装于容器内,并在贮存位置标明食品的名称、生产日期、保质期、生产者名称及联系方式等内容。肉类、水产、蛋品等易腐食品须冷藏,冻肉、禽、水产类原料应储存在−18℃以下冷冻,同一冷库内不得存放相互影响风味的原料,冷藏冰箱或库要记录温度并及时除霜和定期消毒。

6.应有满足生熟分开存放数量的冷藏设备,并定期除霜、清洁和保养,保证设施正常运转。用于保存食品的冷藏设备,须贴有明显标志(原料、半成品、成品、留样等)。肉类、水产类分柜存放,生食品、半成品、熟食品分柜存放,不得生熟混放、堆积或挤压存放。

7.发现腐败变质、超过保质期的食品要及时处理,不得退回厂家。处理前必须与正常食品分开存放并有明显标记,以防继续食用。

8.新鲜果蔬原料应存放在遮阳、通风良好的场地。特殊原料应根据要求进行贮存。

9.贮存、运输和装卸食品的容器、工具和设备应当安全、无害,保持清洁,防止食品污染,并符合保证食品安全所需的保温和冷藏设施,不得将食品与有毒、有害物品一同运输。

粗加工管理规定
LDYYHQ—ZY/SS—18

1.食品原料粗加工应在粗加工间或区内进行,洗涤池、刀、墩、案、容器等用具应分开,标记明显。

2.分设肉类、水产类、蔬菜原料加工洗涤区或池,并有明显标志。食品原料的加工和存放要在相应位置进行,不得混放和交叉使用,加工肉类、水产类的操作台、用具和容器与蔬菜分开使用,并要有明显标志。

3.加工前应认真检查待加工食品,发现有腐败变质迹象或者其他感官性状异常的,不得加工和使用。

4.蔬菜摘洗、肉类清洗及水产宰杀均应在操作台案上进行,用具、容器须专用。

5.各种食品原料在使用前应洗净,动物性食品、植物性食品应分池清洗,水产品宜在专用水池清洗,禽蛋在使用前应对外壳进行清洗,必要时消毒处理。

6.食品原料要按"一择、二洗、三切"的顺序操作,彻底浸泡清洗干净。肉类食品清洗后应无血、无毛污;鱼类清洗后无鳞、鳃、内脏;素菜洗后无泥沙杂物等。

7.清洗后的荤素食品应保持清洁,存放在专用清洁的容器内,并放置于专用货架或台案;易腐食品应尽量缩短在常温下的存放时间,加工后应及时使用或冷藏。

8.保持室内清洁卫生,加工场地要保持清洁无积水,地面干燥,无垃圾积存,无异味,使用密闭垃圾设施及时清理垃圾污物,做到不积压、不暴露、不外溢。

9.加工台案、工用具、容器、设施设备用后应及时清洗并保持清洁、干燥,定位存放备用。

10.不得在加工清洗食品原料的水池内清洗拖布。

专间管理规定
LDYYHQ—ZY/SS—19

1.凡加工凉菜、裱花、备餐、生食海产品、现榨果汁、集体用餐分装等均应设置专用加工操作场所,并做到"五专"即专人负责、专室制作、专用工具、专用冷藏、专用消毒设施。

2.非操作人员不得擅自进入专间,不得在专间内从事与专间加工品种无关的活动。未经清洗消毒的蔬菜、瓜果及个人生活用品、杂物不得带入专间。

3.专间工作人员应严格注意个人卫生,在进入专间前应在预进间内进行二次更衣,更换洁净的工作衣帽、口罩,严格执行规范操作进行手部清洗消毒。触摸未经清洗消毒的食品外包装袋等食用品、工用具后,必须严格洗手、消毒,或更换清洁手套后,方能接触成品,避免交叉污染。

4.保持专间清洁,每天严格做好有关工用具和空气消毒工作。每餐(或每次)使用前应对操作台案、工用具进行消毒, 每天应使用紫外线杀菌灯进行空气消毒 0.5~1 小时, 保持室温在25℃以下,并做好各项记录。

5.专间内不得放置热源,地面不得设置明沟,专间的各种刀具、砧板等工用具、容器必须专用,定位存放。用前消毒,用后洗净。消毒应严格按要求使用酒精灼烧、煮沸、蒸汽、红外线消毒或用含氯制剂浸泡消毒等方法。

6.认真检查食品质量,发现提供的食品可疑或者感官性状异常,应立即作出撤换等相应处理。瓜果蔬菜消毒应按要求使用含氯制剂和高锰酸钾(PP 粉)浸泡等清洁消毒方法,盛放直接入口食品的容器必须经过严格消毒保洁。

7.各种凉菜现配现用,尽量当餐用完。生食水产品加工后至食用的间隔时间不得超过 1 小时,新鲜水果(经清洗消毒)应于当天加工、当天使用。

8.应严格遵照不同食品贮存条件的要求,及时存放于专用冰箱内,半成品和成品应用保鲜膜或餐盒等密封保存,标签注明生产时间,注意在保存时效内使用。隔餐隔夜的改刀熟食及冷盘凉拌菜,冷藏时间不超过 24 小时,食用前须按规定进行充分加热。

食品卫生安全管理办法
LDYYHQ—ZY/SS—20

为保证我院职工和病员的食品卫生安全,预防和控制食物中毒的发生,确保职工和广大病员的身体健康,根据《食品安全法》《餐饮业和集体用餐配送单位卫生规范》和《兰州市膳食中心卫生管理办法》以及食品五四制的规定,现对我院后勤保障处膳食科食品安全工作制定管理办法如下:

1.膳食科负责对整个营养大楼食品卫生的安全监督、检查和指导。全体经营户在完全接受膳食中心对食品卫生安全的监督、检查,并保证供应食品安全的基础上自主经营,严禁食物中毒事件的发生。

2.应严格控制和把握粮、油、肉三大原材料的进货渠道和途径,向合法和有质量保证的经营单位采购原料,并按规定做好索证验证,确保原料符合国家有关规定,并建立原料采购、加工数量、供应单位情况等台账记录。接受我院膳食中心对供应商资质的验证和实地考察的认可后方可与之订立长期供货合同。

3.必须严格控制加工时膳食的中心温度和加工时间,做到烧熟煮透。

4.在生产加工区域设置、从业人员操作、工用具及容器使用、食品存放等环节要坚决杜绝生熟交叉污染的现象。特别是生熟食品的工用具、容器必须做到分开使用、分开存放,并有标记。主动接受膳食科管理人员的监督检查。

5.在食品原料、半成品及成品储存时要保证冷库、冰箱、加热保温等设备、设施运转正常。

6.要严格落实生产加工区域、工用具及容器、供应顾客餐具的各项消毒措施,保证热力消毒温度和时间、化学消毒浓度和时间符合规定。

7.禁止在膳食科供应生拌菜、生食水产品以及国家和本市禁止出售的其他食品。

8.对存在风险的食品,要严格控制加工工艺,确保食用安全。如:刀豆、扁豆要"先过水,再煸炒",达到充分加热,烧熟煮透;鱼虾、螃蟹等海鲜,加工前要仔细检查新鲜程度,不新鲜的,不得加工食用。

9.膳食科应当做到"以需定量",严格控制食品食用、保存时间,禁止加工、销售超过保质期限的膳食。严格库房管理制度。

10.膳食科的从业人员必须取得健康合格证明,并佩戴上岗,建立健康状况晨检制度,接受我院膳食科的监督检查,对无"健康证"的人员坚决不允许上岗从业。

11.认真履行膳食科与各经营商签订的《食品安全责任书》。

12.膳食科制定《食品卫生安全检查制度及标准》,认真履行职责并监督执行。认真履行每天巡回检查食品卫生、操作间卫生及个人卫生,每周定期检查,每旬召开各经营负责人会议,反馈检查结果,研究解决存在的问题并提出整改方案,每月召开全科食品安全工作会议,随机抽查卫生情况,学习有关食品卫生知识,请有关专业人员定期为各经营户负责人进行食品卫生安全讲座和培训。

13.膳食科应加强对各经营户食品安全的监督和管理。

14.违反《中华人民共和国食品安全法》和《食品卫生五四制》及本《管理办法》相关规定,出现食物安全问题的,食品药品监管部门将依法查处,各经营户负完全法律责任。

食品留样管理规定
LDYYHQ—ZY/SS—21

1.凡承办 100 人以上集体聚餐,均向辖区食品监督管理部门实行备案。学校膳食中心(托幼机构)等集体膳食中心、中央厨房、集体用餐配送单位、重要接待活动和大中型餐饮服务单位凡100 人以上集体聚餐的食品成品均应实行留样,并做到由膳食中心分餐人员专人负责留样。发生问题时,以便送有关食品安全检验部门查验。

2.设立专用留样冰箱、留样盒及留样工具。留样食品应按品种分别盛放于清洗消毒后的密闭专用留样盒内并做好标记。

3.留样食品在冷藏条件下放入专用留样冰箱,0℃~10℃存放 48 小时以上,每个品种留样量不少于 100g,分别盛放在已消毒的餐具中,重要接待活动宜保留 72 小时。

4.留样前,留样冰箱及留样盒必须进行清洗消毒,食品留样冰箱为专用设备,严禁存放与留样食品无关的物品。 重要接待活动留样冰箱要求上锁。

5.留样食品取样后,立即存放在完好的食品罩内,留样食品取样不得被污染,贴好食品标签,待留样食品冷却后,放入 0℃~4℃专用留样冰箱内冷藏,并认真做好留样食品登记,填写食品留样登记表,标明留样日期、时间、品名、餐次、留样人。

6.留样食品必须按期限要求保留,留样期间不得打开留样盒,保证留样食品不受外界因素污染。进餐者如有异常,立即封存,同时向辖区食品监督管理部门报告。

7.做好每餐每样留样食品的记录,包括食品样源、食品名称、留样时间、目测样状等,以备检查。

8.留样食品一般保存 48 小时,进餐者如无异常,即可处理留样的食品;如有异常,立即封存,送食品卫生安全部门查验。

9.食品留样冰箱为专用设备,严禁存放与留样食品无关的物品。

10.卫生监督小组及监督管理员不定期检查留样工作,发现未按要求留样,将对责任人进行工作失职处罚。

食品安全自查规定
LDYYHQ—ZY/SS—22

1.建立健全本单位食品安全管理制度,并上墙公示在相应功能区;建立本单位食品安全管理组织机构,配备专职或者兼职的食品安全员,对食品生产经营全过程实施内部检查管理并记录,落实责任到人和员工奖罚制度管理,积极预防和控制食品安全事件,严格落实监管部门的监管意见和整改要求。

2.食品安全管理员须认真按照职责要求,组织贯彻落实管理人员和从业人员食品安全知识培训、员工健康管理、索证索票、餐具清洗消毒、综合检查、设备管理、环境卫生管理等各项食品安全管理制度,并做好本单位管理档案盒相关记录以备查。

3.制定定期或不定期食品安全检查计划,采用全面检查、抽查与自查形式相结合,实行层层监管,主要检查各项制度的贯彻落实情况。

4.食品安全员应每天在操作加工时段至少进行一次食品安全检查,检查各岗位是否有违反制度的情况,发现问题,及时告知改进,并做好食品安全检查记录备查。

5.各岗位负责人、主管人员每天开展岗位或部门自查,指导、督促、检查员工进行日常食品安全操作程序和操作规范。

6.本单位的食品安全管理组织机构或食品安全员应每周组织不少于一次的全面现场检查,检查各部门的自查记录和各岗位的食品安全状况,对发现问题及时反馈,并提出限期改进意见,做好检查记录。

7.食品安全员对检查中发现的同一类问题经二次提出仍未改进的,应及时向单位负责人报告,以书面形式提出整改意见,严重的向辖区食品药品监督管理部门汇报,依照有关法律法规处理。

8.在就餐场所公示区内设置食品安全宣传栏,主动公示自查管理及奖惩等情况,向消费者及从业人员宣传有关食品安全法律法规及知识,及时处理消费者投诉意见。

营养膳食管理规定
LDYYHQ—ZY/SS—23

1.营养膳食必须合乎治疗原则和卫生需求,根据患者的经济状况和市场物价,制定不同的伙食标准和菜谱。

2.各类膳食要考虑和计算营养价值、热量;考虑治疗原则、伙食标准、季节性食物、患者饮食习惯等具体情况。积极配合临床做好各种饮食治疗。经常深入病区,征求患者对膳食的意见和建议。

3.营养师要对炊事员、配餐员进行营养、卫生常识教育。开饭前要检查和品尝,确保膳食质量和卫生要求才能配送。

4.采购的食品应严格执行保管员验收制度,采购、储存、烹饪膳食要做好价格核算,执行餐量供膳制度。

5.膳食中心工作人员必须定期进行体检,发现传染病或带毒菌者立即隔离,新上岗人员先体检合格后方可上岗。

6.工作期间必须穿工作服,戴工作帽。炊具、餐车要定期清洁消毒。

7.要保持膳食中心内外卫生环境清洁,膳食中心应有防鼠、防蝇、洗涤、洗手、污水排放及垃圾存放设施。

8.采购的食品必须保证新鲜,符合卫生标准,生熟食品要分开放置。防止污染。

烹调加工管理规定
LDYYHQ—ZY/SS—24

1.烹调加工前应认真检查待加工食品,不加工腐败变质、油脂酸败、霉变生虫、污秽不洁、混有异物、掺杂掺假或感官性状异常的食品及原料。

2.切配好的食品应按照加工操作规程,在规定时间内使用,保证食品原料新鲜。未经粗加工的食品原料不得违反操作程序直接进行加工切配或烹调。

3.需要熟制加工的食品应当烧熟煮透,防止里生外熟;煎炸食品时要避免油温过高、时间过长,不得连续反复使用煎炸油。隔夜食品要再次回锅方可食用,不得将回收后的食品(包括辅料)经烹调加工后再次供应。

4.烧煮、出菜流程合理。烹调后的食品要及时供应,烹调后至食用前需较长时间存放的食品,应及时在 60℃以上热藏或 10℃以下冷藏(热食品须尽快冷却后再冷藏)。

5.盛放生熟食品的容器应有明显标记,不得混用,用后洗净消毒,定位保洁存放;已盛装食品的容器不得直接置于地上,防止食品污染。

6.盛装调料的容器应加盖,做好防尘防蝇和定期消毒,保证调料中无异物、无油垢,易腐调料要注意使用后冷藏。

7.荤素食品原料、半成品、成品使用的刀、墩、案、容器等工用具、设备应严格分开、标记明显,定位存放,用后洗净,保持清洁,避免交叉污染。

8.灶台、抹布随时要清洗,保持清洁,不用抹布揩碗碟,不用炒勺尝味。

9.加工后要及时清理垃圾污物和清洗抽油烟机罩,保持场所环境卫生整洁、下水通畅,地面不留卫生死角、不留食物残渣和油腻。

凉菜(生食海产品)加工管理规定
LDYYHQ—ZY/SS—25

1.严格执行《食品安全法》《餐饮服务食品安全监督管理办法》和《餐饮服务食品安全操作规范》,重点加强凉菜、生食海产品等高风险食品品种的管理。

2.凉菜加工要做到"五专"(专人、专室、专用冰箱、专用消毒设施和专用工具)。

3.加工凉菜的菜墩等工用具用后要洗净并保持清洁,用前必须消毒。

4.操作人员应讲究个人卫生,穿戴干净整洁的工作衣帽,进入凉菜间应进行二次更衣、洗手和消毒。

5.供加工凉菜用的食品原料的粗加工和热加工应在凉菜间外进行,未经清洗、加工的原料不得带入凉菜间,蔬菜、水果等直接入口食品应洗净消毒后方可加工供应。

6.盛装熟食品或直接入口食品的容器应经清洗消毒,熟食品应在凉菜间内冷却凉透后再冷藏或冷冻,加工后待供应的熟食品应存放在凉菜间或备餐间内,并注意分层摆放防止污染。

7.当天制作、当天供应。存放或待售超过2小时的熟食品应重新彻底加热后方可食用。

8.严禁在凉菜间内或使用木制菜板加工生食水产品和肉类。生食水产品应保持绝对新鲜,生食肉类必须经严格检疫。

9.非凉菜间工作人员不得进入凉菜间。

面食、糕点加工管理制度
LDYYHQ—ZY/SS—26

1.加工前要检查各种食品原料,确保使用的原辅料新鲜,无霉变生虫、无异物、无酸败,随用随加工。

2.做馅用的肉、蛋、水产品、蔬菜等原料要按照粗加工管理制度的要求加工,蔬菜要彻底浸泡清洗,未经清洗的食品原料不得带入面点加工间,并不得存放与加工无关的个人物品和杂物。

3.分设制作区和成品区,工具、用具、容器生熟分开使用,用后及时清洗干净定位保洁存放,避免生熟混放。

4.制作糕点须有相应许可项目方能加工经营。并设置有制作间和烧烤间,如需分装,应另设凉冻和分装间,分装间的设置和操作按专间要求进行。使用者按照以上相应功能间摆放用具、规范操作。

5.成品糕点存放在专柜内,做到通风、干燥、防尘、防蝇、防鼠、防毒,含水分较高的带馅糕点存放在冰箱。奶油类原料应按贮存要求低温存放。含奶、蛋的面点制品应当在10℃以下或60℃以上的温度条件下储存。

6.严格按照《食品添加剂使用标准》所规定的使用范围和最大使用量使用食品添加剂,需添加时应准确计算并使用计量工具称量。

7.裱花时应在专间内进行并符合专间操作基本要求。专间内每班前后应使用紫外线杀菌灯消毒0.5~1小时,由专人进行制作,所用工用具应保持清洁并经过消毒,裱花用辅料使用后应及时冷藏防止污染,成品应冷藏保存。

8.从业人员应保持个人卫生良好,穿戴干净整洁的浅色工作衣帽,讲究个人卫生,不得留长发、长指甲,戴戒指、手镯等饰物,涂指甲油等。

9.各种食品加工设备,如绞肉机、豆浆机、和面机、馒头机等用后及时清洗干净,定期消毒。各种用品如盖布、笼布、抹布等要洗净晾干备用。

10.加工结束后及时清理面点加工场所,做到地面无污物、残渣,面板清洁,各种容器、用具、刀具等清洁后定位存放。

食品用设施、设备管理规定
LDYYHQ—ZY/SS—27

1.食品处理区应按照原料进入、原料处理、半成品加工、成品供应的流程合理布局设备、设施,防止在操作中产生交叉污染。

2.配备与生产经营的食品品种、数量相适应的消毒、更衣、盥洗、采光、照明、通风、防腐、防尘、防蝇、防鼠、防虫、洗涤以及处理废水、存放垃圾和废弃物的设备或设施。主要设施宜采用不锈钢,易于维修和清洁,标记明显。

3.与外界相通的加工与就餐场所出入口应设置纱门、纱窗、门帘或空气幕,距地面2m高度可设置灭蝇灯等设施;排水沟、排气、排油烟出入口应有网眼孔径小于6mm的防鼠金属隔栅或网罩,木门下端应设50cm以上金属防鼠板等有效"除四害"消杀措施。

4.配置方便使用的从业人员洗手设施,附近设有相应清洗、消毒用品、干手设施和洗手消毒方法标示。宜采用脚踏式、肘动式或感应式等非手动式开关或可自动关闭的开关,并宜提供温水。

5.食品处理区应采用机械排风、空调等设施,保持良好通风,及时排除潮湿和污浊空气。

6.用于加工、贮存食品的工用具、容器或包装材料和设备应当符合食品安全标准。食品接触面原则上不得使用木质材料(工艺要求必须使用除外),必须使用木质材料的工具,应保证不会对食品产生污染;加工直接入口食品的宜采用塑胶型切配板。

7.各功能区和食品原料、半成品、成品操作台、刀具、砧板等工用具,应分开定位存放使用,并有明显标识。

8.贮存、运输食品,应具有符合保证食品安全所需要求的设备、设施,配备专用车辆和密闭容器,远程运输食品须使用符合要求的专用封闭式冷藏(保温)车。每次使用前应进行有效地清洗消毒,不得将食品与有毒、有害物品一同运输。

9.应当定期维护食品加工、贮存、陈列、消毒、保洁、保温、冷藏、冷冻等设备与设施,校验计量器具,及时清理清洗,必要时消毒,确保正常运转和使用。

餐饮具清洗消毒规定
LDYYHQ—ZY/SS—28

1.分别设立专用的餐具、杯具等饮具清洗消毒场所,并与建筑规模、供餐人数相适应,不得在就餐场所清洗餐饮具;采用化学消毒的,至少设有 3 个水池,标记明显,不得用于清洗食品原料和拖把等。经营区域内的餐桌、椅、门(把手)、窗及地面使用消毒液擦拭。

2.建立加工操作设备及工具清洁制度。用于食品加工的设备及工具使用后应洗净,接触直接入口食品的还应进行消毒。

3.餐饮具应做到一客一用一消毒。刀、墩、案、容器等工用具使用后应及时洗净,并做到定期消毒、定位存放,保持清洁,清洗消毒时应注意防止污染食品、食品接触面。

4.配备充足完善的清洗消毒设施,并定期检查消毒设备、设施是否处于良好状态;提倡使用蒸汽等物理消毒方式,采用化学消毒方式的,消毒浓度应达到 250mg/L。

5.《市售消毒液配比方法》应上墙,消毒池要标明水位线,从业人员应掌握清洗消毒方法和程序,按照"一洗、二消、三冲、四保洁"的顺序操作,准确配比消毒液浓度,并定时测量有效消毒浓度,留存消毒瓶盖,做好消毒记录。

6.物理消毒。

(1)煮沸消毒:将餐具完全没入锅中开水(水一定要没过餐具),煮沸 10~15 分钟。

(2)蒸汽消毒:将餐具放入蒸箱,使温度上升到 100℃ 时工作 10 分钟以上。

(3)干热消毒:采用红外或电烘消毒箱,温度为 120℃ 时工作 10~20 分钟。

7.药物消毒。

将餐具放入按比例配置的含有效氯消毒液中,使餐具完全浸入消毒液里,消毒 5 分钟以上。取出后用清水彻底清洗餐具,使之洁净无异味。

8.消毒后餐具、用具应符合《食(饮)具消毒卫生标准》(GB14934)规定,达到表面光洁、无油渍、水渍、异味、泡沫等。

9.每餐次回收的餐饮具,餐具回收入口通道与出口通道宜分开设置。应及时洗净消毒,做到不隔餐、不隔夜。洗消工作结束后,应及时清理,保持环境卫生整洁。

10.清洗消毒后的餐用具应及时存放在专用保洁柜内备用,保洁柜应有明显的"已消毒"标记,已消毒和未消毒餐饮具应分开定位存放。餐具保洁柜应当定期清洗,保持洁净,不得存放其他物品。

11.定期检查清洗消毒设备、设施,保持其正常良好运转。

12.不得重复使用一次性餐饮具和集中式消毒餐饮具,不得使用国家明令禁止使用一次性泡沫餐盒等不符合食品安全标准的餐饮具。

13.采购使用集中消毒企业供应的餐具、饮具,应当查验其经营资质,索取消毒合格凭证;清洗餐饮具、工用具的洗涤剂、消毒剂必须符合国家有关卫生标准并按要求留存票证。

14.大中型餐饮服务单位的就餐包厢内须配备至少一台消毒柜。

15.附:餐厨具消毒工艺流程

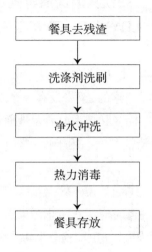

规范使用食品添加剂规定
LDYYHQ—ZY/SS—29

为切实保障我院广大病患者及职员工饮食安全,医院后勤保障处膳食科特对各营户作出如下规定:

1.严格遵守《食品卫生法》《国务院关于加强食品等产品安全监督管理的特别规定》《食品添加剂卫生管理办法》等法律、法规,确保在取得有效食品卫生许可证的前提下合法经营,并严格执行《食品添加剂使用卫生标准》,保证在食品加工中规范使用食品添加剂。

2.切实落实营养楼各经营户、各档口负责人为食品安全第一责任人的责任意识。

3.健全和完善食品原料及食品添加剂索证、索票制度,建立食品原料及食品添加剂的采购和验收记录,保证不采购无《卫生许可证》的食品生产经营单位销售的食品和食品添加剂。

4.严格按照许可经营范围进行食品生产经营,对所使用的食品添加剂的种类、使用剂量进行备案登记。

5.在食品生产经营过程中不使用非食品原料,不超范围、不超剂量使用食品添加剂,不加工和销售添加非食用物质和滥用食品添加剂的食品。

6.确保不使用过期变质和被污染的食品,不使用非食品用具及容器、包装材料,不使用未经消毒合格的餐具、工具和容器。

7.餐饮业规范使用食品添加剂承诺书见附录。

附录:

餐饮业规范使用食品添加剂承诺书

为切实保障我院广大病患者、职员工健康和生命安全,规范餐饮管理,本经营户特作出如下承诺:

1.严格遵守《食品卫生法》《国务院关于加强食品等产品安全监督管理的特别规定》《食品添加剂卫生管理办法》等法律、法规,确保在取得有效食品卫生许可证的前提下合法经营,并严格执行《食品添加剂使用卫生标准》,保证在食品加工中规范使用食品添加剂。

2.切实落实营养楼各经营户、各档口负责人是食品安全第一责任人的责任,提高自律意识,大力提倡诚信兴业活动,提高科学管理水平。

3.健全和完善食品原料及食品添加剂索证、索票制度,建立食品原料及食品添加剂的采购和验收记录,保证不采购无《卫生许可证》的食品生产经营单位销售的食品和食品添加剂。

4.严格按照许可经营范围进行食品生产经营活动,对所使用的食品添加剂的种类、使用剂量进行备案登记。

5.在食品生产经营过程中不使用非食品原料,不超范围、不超剂量使用食品添加剂,不加工和销售添加非食用物质和滥用食品添加剂的食品。

6.确保不使用过期变质和被污染的食品,不使用非食品用具及容器、包装材料,不使用未经消毒合格的餐具、工具和容器。

本经营户将严格履行以上承诺,如有违犯,愿意承担相应的法律责任。

监督部门(盖章): 承诺经营户负责人(签章):

年 月 日

废弃油脂回收管理规定
LDYYHQ—ZY/SS—30

1.应当与有资质的餐厨垃圾和废弃油脂回收企业签订回收协议,并按规定认真落实,保证回收合法规范。

2.专人负责定时收集加工过程中产生的废弃油脂,按照食品监督管理部门的要求建立废弃食用油脂回收台账,认真做好记录,如实反映回收的种类、数量、时间和去向等信息。

3.废弃食用油脂的贮存和加工场所必须标有"废弃食用油脂"的识别标志;并使用标有"废弃油脂收集专用"字样的密闭容器盛放。

4.禁止将废弃食用油脂及含废弃食用油脂废水直接排入下水管网或者擅自倾倒;禁止将废弃食用油脂包括炸制老油、火锅油、泔水油、含油脂废水经油水分离器或者隔油设施分离出的不可再食用的油脂加工后,再作为食用油脂销售。

5.凡发现二次回收使用废弃油脂将追究有关人员的责任。

膳食科风险评估
LDYYHQ—ZY/SS—31

一、事故预想:烹饪中发生火灾

1.风险评估:烧伤人员、烧坏烹饪设备、引发大的火灾。

2.评估原因:油温过高、长时间持续加温,油品自燃。

3.预防措施:烹饪菜肴如果油温过高起火,应迅速向锅内倒入菜肴或盖上锅盖,千万不可浇水,烟道必须定期清理。

二、事故预想:使用液化气不规范

1.风险评估:着火爆炸、烧伤人员、烧毁房屋。

2.评估原因:胶管老化、配件损坏(阀门、垫圈、胶管),操作不规范(倒卧气罐、高温烧烤、用后不及时关闭阀门等)。

3.预防措施:加强燃气灶具的日常管理,使用前要进行检查,发现老化、破损的配件要及时更换,使用时先打开门窗或排气扇,并严格按要求操作。

三、事故预想:违章使用家用家电

1.风险评估:触电、着火。

2.评估原因:

(1)插头布局过于集中或者干脆从一个插座取用,增加线路接触电阻,引发火灾;

(2)使用家电后,只关闭家电本身电源开关,不将电线插头从插座中拔出,电器处于局部通电状态,长期蓄热引起电器故障而发生起火、爆炸;

(3)电冰箱、空调、灯具、电视机等过于靠近窗帘、沙发等可燃物;

(4)家用电器没接零线,电源线漏电。

3.预防措施:安全使用电器,定期对电器线路进行维护保养,防止受热、受潮或腐蚀,科学管理家电设备,添置大功率家电时把好质量关,尽量采用明线铺设,以便改线和维修,不要用一个插座带多个用电设备,养成用电后随时断电的习惯,电器周围不堆放可燃物。

四、事故预想:搬运食物和燃料等物品

1.风险评估:砸伤。

2.评估原因:从车上卸物人员配合不好,野蛮装卸。

3.预防措施:注意配合,按规定装卸。

五、事故预想:擦玻璃

1.风险评估:高处坠落,玻璃割伤手臂。

2.评估原因:所使用的椅子梯子不牢固,无人监护,用力过猛,突然闪下,碎玻璃未及时清理。

3.预防措施:加强监护,检查好登高器具,及时清除碎玻璃。

六、事故预想:食物中毒

1.风险评估:致死致残。

2.评估原因:食品储存场所与有毒有害场所安全距离不够,腐烂变质的原料和成品,食品质量差(剩菜剩饭不充分加热后)就出售,生熟食品不分开存放,厨具、餐具清洗消毒不彻底,食品污染。

3.预防措施:

(1)严格贯彻执行《食品卫生法》,搞好饮食卫生,防止食物中毒。

(2)采购的食品来源清楚,质量新鲜,注意食品的有效期,不买可疑的食品。

(3)生产及销售的食品必须符合卫生要求,不采购、不验收、不使用、不出售腐烂变质的原料和成品,严把食品质量关,出售的菜肴每餐取样留存 24 小时。

(4)生熟食品要分开存放,坚持餐具、厨具清洗消毒制度,防止食品污染。

(5)各种原材料加工一摘、二洗、三清、四切配。

(6)对餐具和盛放直接入口食品的容器必须洗净,保洁、食品包装材料必须符合卫生要求,出售食品必须用收货工具。

七、事故预想:摔伤与踩伤及烫伤

1.风险评估:骨折,腰、手脚、头软组织挫伤。

2.评估原因:底面有积水,脚下打滑,厨房内杂物过多,登高作业及雨棚油污,无人监护打饭菜而出现拥挤。

3.预防措施:

(1)环境卫生划片分工,责任到人,每天按保洁区进行卫生清扫,保持内外环境整洁;

(2)设备布局合理,存放整齐有条理,容器、用具、工具、台面、机械设备保持清洁;

(3)垃圾和废弃物存放在容器中,并加盖密封,垃圾袋装化,每天清理;

(4)洗碗间、蒸饭间、蒸汽间沟道畅通,无积水;

(5)地面拖清,保持室内地面干净,无积水。

八、事故预想:刀伤

1.风险评估:割破手。

2.评估原因:麻痹大意,边切菜边唠嗑,刀打滑。

3.预防措施:集中精力,稳重操作。

食物中毒应急预案
LDYYHQ—ZY/SS—32

为有效预防和控制食物中毒事故,根据院领导对职业健康安全体系的要求,特制定本预案:

一、食物中毒事件的预防

1.从符合国家卫生防疫等相关规定的正规厂家购买原料。购买和食用定型包装食品时,请注意查看有无生产日期、保质期和生产单位,不要食用超过保质期的食品。

2.保持操作间和餐厅环境整洁,妥善保管有毒有害物品,农药、杀虫剂、杀鼠剂和消毒剂等不得存放在食品加工场所,避免被误食、误用。

3.加工、贮存食物时要做到生、熟分开;隔夜食品在食用前必须加热煮透后方可食用。

4.操作间设备布局和工艺流程应当合理,防止待加工食品与直接入口食品、原料与成品交叉污染,食品不得接触有毒物、不洁物;餐具、饮具和盛放直接入口食品的容器使用前必须洗净、消毒,炊具、用具用后必须洗净,保持清洁。

5.使用的洗涤剂、消毒剂应当对人体安全、无害。

6.膳食科工作人员每年必须进行健康检查并办理健康证;新参加工作和临时参加工作的膳食中心工作人员必须进行健康检查,取得健康证明后方可参加工作。凡患有病疾、伤寒、病毒性肝炎等消化道传染病(包括病原携带者),活动性肺结核,化脓性或者渗出性皮肤病以及其他有碍食品卫生的疾病的,不得参加接触直接入口食品的工作。

7.膳食科工作人员应当经常保持个人卫生,加工食品时,必须将手洗净,穿戴清洁的工作衣、帽、口罩。

8.健全本单位的食品卫生管理制度,配备专职或者兼职食品卫生管理人员,加强对食品及膳食科环境卫生的检验工作。

9.加强食品工作人员安全知识培训和专业技能培训,宣传食品卫生、营养知识,监督食品生产经营人员的健康检查。

10.非膳食科工作人员禁止进入操作间。

二、应急组织机构与工作职责

1.组织机构

医院后勤处为预防突发公共事件应急指挥部下设食物中毒事故应急处理办公室,办公室下设后勤保障组、外围警戒组。

办公室:

后勤保障组:

后勤保障组组员:

外围警戒组:

2.工作职责

办公室职责:负责抢救食物中毒人员的组织指挥、通讯联络、值班等综合工作,和向上级汇报沟通工作。

后勤保障组职责:负责抢救食物中毒人员的后勤保障工作。

外围警戒组职责:设置事故现场警戒区域,禁止所有人员(除救护人员外)入内。

三、应急处理程序

火警(119)——接警 ①组织安排人员赶赴现场。
②现场灭火、疏散在场人员。
③向上级机关和安全部门汇报事故,请求支援。

1.报警:医院(120)

保卫处

2.现场救援:

(1)制止在场人员就餐(引起中毒食物)。

分析中毒原因——应急措施 ①催吐
②导泻
③解毒

(2)判断中毒食物吃下去的时间长短。

3.后勤保障组:请求、接待相关救援部门,准备急救药品、物资。

4.外围工作:

(1)划定警戒区。

(2)封闭就餐场所和操作间。

(3)疏散人员(除工作人员和120救护人员外)不得入内。

(4)有专人保护现场。

(5)封存中毒食品或疑似中毒食品及其原料。

(6)采样备检。

(7)对食品、餐厨具集中销毁并对中毒场所消毒。

5.食物中毒事件的分析预防。

消防应急预案
LDYYHQ—ZY/SS—33

为预防营养楼火灾、爆炸事件的发生,保证我院膳食科的生命、财产安全,特制定本预案。

一、安全防火措施

1.营养楼实行防火安全责任制,各经营负责人为该部门安全防火第一责任人,抓防火工作,责任落实。各经营户定时自觉参加我院保卫科组织的相关消防法规、消防知识的学习和消防训练。

2.每户需设置一名安全防火检查员,每天做好自检自查,坚持班前班后对电器、煤气等设备(需有防漏电和防潮措施)进行消防安全检查,发现隐患及时排除。

3.严格操作规程,不冒险作业,对本岗位职责明确,尽职尽责。

4.各经营户配置的消防设备和器材必须置于明显位置,由专人负责保管、定期检查和维修,保证完好。

5.不得擅自修改、动用操作间的电源线,插头、增添大容量电器须经主管部门审核同意后方可增容。专业维修人员对电器和煤气设备进行安装、检修时,经营负责人应进行验收,确认无误后方可使用。严禁用液体冲洗电器设备。

6.厨房当班人员必须自始至终要坚守岗位。下班后或节假日厨房内无人时,应锁门,关好煤气开关,断掉电器电源。

7.不得将易燃、易爆物品带入厨房和餐厅,需用时等要经中心管理人员或经营负责人签署意见,上报同意后方可使用。

8.牢记火警电话 119,发现火险及时上报主管领导, 要会使用配备的消防器材,并能扑救初起火灾。

9.营养楼各出入门及通道不得堆放物品,要保持畅通。所有门钥匙专人管理,以备使用。接到主管领导疏散指令后尽快疏导客人迅速撤离到安全地带。

10.厨房操作间严禁吸烟。在正常餐饮服务中,工作人员应劝导就餐人员不要在餐厅吸烟。对未熄灭的烟头、烟灰、火柴棒及时做安全处理,以免因卷入各种火种而引起火情。在清扫垃圾时,要将烟缸里的烟灰用水浸湿后,再倒进垃圾筒内。

二、安全疏散设施

1.设置电梯的建筑内应设置消防专用电梯。

2.各层楼面在明显位置悬挂安全通道标识牌。

3.为保证应急安全疏散,严禁在楼梯、通道上堆放物资。

三、应急准备

1.全体工作从业人员应掌握火灾时应采取的应急措施,以防意外。每月进行一次消防安全教育,组织适当的的消防演习。

2.消防值班人员定时排查重点安全隐患部位,并在醒目位置摆放灭火器等设备。

3.宜备有专用逃生电筒、湿毛巾等,以备万一之需。

4.消防值班人员应熟练掌握火灾报警和灭火设备的使用,一旦发现火情第一时间上报并通知安全防火应急工作小组成员实施抢救。

四、组织机构和工作职责

医院后勤处为预防突发公共事件应急指挥部下设火灾事故应急处理办公室,办公室下设后勤保障组、外围警戒组。

办公室:

后勤保障组:膳食科科长

后勤保障组组员:

外围警戒组：

办公室职责：负责抢救食物中毒人员的组织指挥、通讯联络、值班等综合工作，和向上级汇报沟通工作。

后勤保障组职责：负责抢救食物中毒人员的后勤保障工作。

外围警戒组职责：设置事故现场警戒区域，禁止所有人员（除救护人员外）入内。

五、应急处理程序

火警（119）——接警 {
①组织安排人员赶赴现场
②现场灭火、疏散在场人员
③向上级机关和安全部门汇报事故，请求支援
}

1.报警：医院（120）

　保卫处（8356110）

2.现场救援：

（1）切断电源、查看火灾根源——采取应急措施 {
①消防通道人员疏散
②消防设备启用
③组织人员自救
}

（2）关闭天然气阀。

（3）后勤保卫组：请求、接待相关救援部门，准备火灾急救药品、物资。

（4）外围工作：

①划定警戒区；

②封闭火灾现场；

③疏散人员（除工作人员和 119 救护人员外）不得入内；

④有专人保护现场；

⑤封火灾现场及保护场所财产；

⑥防止残余火种二次引燃。

六、发生突发事件时全体人员注意事项

1.当某处发生火灾时，全体人员应保持镇定，及时报警并迅速依据任务分工和组长的命令担负起扑救任务，不要坐等消防员前来抢救而延误时机。

2.迅速切断配电箱总电源。

3.消防人员抵达现场后，除参与抢救工作外，其余人员应从速远离现场，以免影响或妨碍抢救工作。

4.现场有危险品、易燃易爆物品，应迅速搬离。

七、发生突发事件时各组成员注意事项

1.灭火组：

（1）了解膳食中心建筑格局及出口；

(2)了解电及石油管道铺设的线路；

(3)清楚膳食中心所有消防设施的放置地点；

(4)了解消防设备的保养维护与操作方法；

(5)了解火势情况是否能控制。

成员：后勤处处长、膳食科科长、餐厅经理,组织部分职工。

2.警戒组：

(1)了解膳食中心建筑格局及出口；

(2)当某处发生火灾时,应迅速确定安全出口控制火势；

(3)在警戒线负责拦阻无关人员进入火灾现场。

成员：保卫人员。

3.救护组：

组织人员及时送往门诊急诊科。

成员：后勤管理科。

4.疏散组：

(1)了解膳食中心报警设施和广播所在地；

(2)了解膳食中心内楼房装修材料的性质；

(3)了解消防设施放置地点；

(4)了解消防设备的保养维护与操作方法；

(5)了解火的走势；

(6)清楚指定逃生路线。

成员：后勤处处长、膳食科科长、餐厅管理责任人。

八、火灾原因调查

火灾发生后,膳食中心办公室要积极协助公安消防机关查明火灾原因,提供必要的信息,属人为的火灾事故按照事故原因没有查清不放过、事故责任不放过、没有落实防范措施不放过的原则,进行严肃处理。

二楼就餐 B 卡刷卡管理规定
LDYYHQ—ZY/SS—34

为了营养大楼内部经营管理规范化,加强营养大楼内财务的宏观管理,加强食品卫生安全管理,防止现金与食品交叉感染,经医院党政行政会议决定,在院内实行就餐 B 卡供病员及陪员使用,全面实行刷卡就餐。为了顺利开展此项工作,结合目前营养大楼二楼各档口经营情况,经膳食科工作会议决定如下：

1.就餐 B 卡实行后,各经营户不得收取现金。

2.各档口的工作人员不得在窗口外售饭。

3.就餐人员自行在窗口取饭,各档口通过改善管理办法(①印制就餐点菜表;②改善就餐经营品种,提供方便选择的套餐形式)进行调整,以上仅供参考。

4.本月 17 日实行本规定,各经营户不得违反以上规定,违者膳食科将在当日内下达通知书,7 日内取消其经营权,终止合同,使其撤离营养大楼。如有经营户对以上规定确认无法实行,请于 17 日早向膳食科提出书面申请,解除相关合同。

营养楼天然气使用现场应急处置预案
LDYYHQ—ZY/SS—35

为预防营养楼由天然气管理不当引起的火灾、爆炸事件的发生，保证我院病职员工的生命、财产安全,特制定本预案。

一、天然气的危险性和毒性

天然气主要成分为甲烷(CH_4),天然气与空气混合后易燃、易爆,当空气中的天然气浓度达到 5%~15%时,遇到明火就会爆炸。天然气燃烧主要反应:$CH_4+2O_2 \rightarrow 2H_2O+CO_2$,完全燃烧需要大量的空气助燃,如果燃烧不完全,会产生有毒气体一氧化碳,因而在燃气器具使用场所,必须保持空气流通。

二、可能发生的事故

1.地震、雷击等造成天然气管道、阀门突然爆裂。

2.系统外挖掘、顶进或爆破等作业导致管线泄漏,发生爆炸。

3.系统内违规操作,导致天然气泄漏。

4.运行中突发事故,被迫停气。

5.管道、阀门等设备失修、腐蚀造成泄漏事故。

6.各种安全附件失灵造成事故等。

7.设备被老鼠及其他等非人为因素破坏导致泄漏。

8.自行维修导致安装不合理出现泄漏。

三、天然气使用事故预防处置措施

1.加强营养楼工作人员的安全教育工作,严格落实岗位责任制。

2.加强营养楼工作人员的日常安全教育及岗位练兵活动,熟练掌握管道燃气及配套设施的使用方法及注意事项。定期检查燃气管道、接头、仪表阀门,防止泄漏;发现泄漏时,首先要关闭阀门,及时通风,严禁明火和启动各种电源开关。

3.闲杂人员严禁进入营养楼操作间。

4.使用管道燃气时,应注意通风换气,且人不得远离,以防引发意外情况,甚至造成事故。

5.各种安全附件如流量计、压力表、温度计、安全阀等齐全、完好、灵敏、可靠。

6.当遇意外停气时,必须及时关闭燃器具自身阀门和燃器具前阀门,待供气恢复正常时方可使用;不使用后,必须检查燃器具自身阀门和燃器具前阀门是否关好,做到人离阀关;长期外出时,必须关闭入户总阀。

7.严禁在安装燃气设施的房内堆放易燃、易爆等物品,严禁住人。

8.按规定方法使用合格专用燃气胶管,为防鼠患,使用保护胶管的套管(套管为金属性管或带增强金属网或纤维网软管),胶管按规定期限更换。

9.注意对燃气设施的保护,不要擅自拆除、改装、移动、包装燃气设施,不要在燃气管道上搭挂重物、拴锁自行车、摩托车等物品,或做接地线使用。如因装修或其他原因确需改动燃气管道的,应联系天然气公司安排具备专业维修资质的人员进行改装。

10.应积极协助和配合天然气公司对户内外燃气设施的检查、维护、抢修等工作。

11.保持灶具清洁,燃烧器上的火孔应随时去污,保持灶面清洁,燃气畅通,保持良好的受热状态。

12.对天然气管道埋处进行通告,并设警示标识,防止挖掘等作业破坏管道,引发泄爆。在燃气设施保护范围内,禁止下列行为:①修建建筑物;②堆放物料和倾倒、排放腐蚀性液体;③种植乔木;④擅自开挖沟渠、挖坑取土、打桩或者顶进作业;⑤在管道燃气设施上牵挂电线、绳索;⑥擅自开启或者关闭燃气管道公共阀门;⑦擅自从事爆破作业;⑧其他危及燃气设施安全的行为。

四、安全疏散设施

1.设置电梯的建筑内应设置消防专用电梯。

2.各层楼面在明显位置悬挂安全通道标识牌。

3.为保证应急安全疏散,严禁在楼梯、通道上堆放物资。

五、应急措施

1.全体工作人员应掌握天然气泄漏时应采取的应急措施,以防意外。

2.天然气泄漏时迅速关闭上游阀门或直接关闭营养大楼内总阀。

3.立即到户外通知燃气公司派人处理。

4.迅速打开门窗,使现场保持气流畅通。

5.熄灭一切火种并严禁开关任何电器或使用室内电话。

6.若事态严重,应立即撤离现场,拨打 119 报警。

六、组织机构和工作职责

医院后勤处为预防突发公共事件应急指挥部下设事故应急处理办公室,办公室下设后勤保障组、外围警戒组。如发生天然气泄漏引发的火灾,即启动应急处理程序。

办公室:

后勤保障组:膳食科科长。

后勤保障组组员:

外围警戒组：

办公室职责：组织指挥、通讯联络、值班等综合工作，和向上级汇报沟通工作。

后勤保障组职责：负责人员疏散的后勤保障工作。

外围警戒组职责：设置事故现场警戒区域，禁止所有人员（除救护人员外）入内。

七、应急处理程序

火警（119）——接警
①组织安排人员赶赴现场。
②现场灭火、疏散在场人员。
③向上级机关和安全部门汇报事故，请求支援。

1.报警：医院（120）

保卫处

2.现场救援：

（1）切断电源、查看火灾根源——采取应急措施
①消防通道人员疏散
②消防设备启用
③组织人员自救

（2）后勤保卫组：请求、接待相关救援部门 准备急救药品、物资。

（3）外围工作：

①划定警戒区；

②封闭现场；

③疏散人员（除工作人员和 119 救护人员外）不得入内；

④有专人保护现场；

⑤封火灾现场及保护场所财产；

⑥防止残余火种二次引燃。

八、发生突发事件时全体人员注意事项

1.当发生火灾时，全体人员应保持镇定，及时报警并迅速依据任务分工和组长的命令担负起扑救任务，不要坐等消防员前来抢救而延误时机。

2.迅速切断配电箱总电源。

3.消防人员抵达现场后，除参与抢救工作外，其余人员应从速远离现场，以免影响或妨碍抢救工作。

4.现场有危险品、易燃易爆物品，应迅速搬离。

九、模拟事故现场处置方法

在营养楼工作人员工作过程中，发现有臭气弥散，立即考虑天然气泄漏，发现出口阀处有泄漏，迅速关闭上游阀门，并将情况报告当班管理人员后到户外打电话将现场情况通知给天然气公司，当班管理人员及应急救援小分队马上到达事故现场，迅速启动现场处置方案，同时总指挥根据相关情况进行现场应急处理，现场应急处置完毕，待天然气公司人员现场检测正常后，恢复系统正常状态。

十、现场恢复

处置完毕,营养楼工作人员迅速恢复现场,保证工作正常开展。

营养楼控烟管理制度
LDYYHQ—ZY/SS—36

为了控制吸烟,减少烟草烟雾危害,保障公众身体健康,维护公共卫生环境,提升城市文明水平,我院坚决贯彻执行《兰州市公共场所控制吸烟条例》,依据条例制定了《营养楼控烟管理制度》,内容如下:

1.职工病员要自觉遵守本制度,不得在禁烟场所吸烟。营养中心工作人员要带头不吸烟,做禁烟工作的表率。

2.营养大楼内部各区域禁止吸烟。

3.营养大楼内部所有工作人员负责辖区内公共场所禁止吸烟工作,并履行禁烟职责,做好禁止吸烟的宣传教育工作。

4.及时劝阻在禁止吸烟场所内的吸烟行为,对执意不听劝阻的吸烟者,工作人员可将其引导至吸烟区吸烟。

5.营养膳食中心落实禁烟工作实情并坚决执行医院禁烟奖惩制度。

食品经营"一票通"实施方案
LDYYHQ—ZY/SS—37

为进一步完善食品经营进货查验和记录制度,保证食品安全,规范我院营养大楼经营者的食品经营行为,根据《食品安全法》《关于加强食品等产品安全监督管理的特别规定》等有关法律法规,结合实际,食品药品卫生监督局推行食品经营"一票通"制度,我院配合施行,特制定本实施方案。

1."一票通"制度的主要内容

"一票通"是指根据有关法律法规要求和实际经营需要,规范批发商的销货证与零售商的进货凭证为同一种多联票据,统一格式,统一内容,合二为一,并联使用。销货和进货凭证同时作为批发台账和进货台账的资料进行收集、使用和备查。

2.实施对象

我院营养楼全体经营户。

3.票据内容

按照《食品安全法》等法规要求标明商品名称、品牌、规格单价、数量、金额、生产日期、保质期限、供货日期、批发商(加盖公章)、送货人、联系方式、批发商经营地址和批发商的营业执照号码等信息,同时载明供货者对所售食品进货检查验收履行情况等内容。

4.具体格式

原则上"一票通"票据格式为两联,也可根据经营和管理需要,采用多联方式。票据第一联为销货凭证,第二联为进货凭证。票据尺寸为 20cm×15cm,书式的为竖联,电子台账为横联。

5.票据收集

(1)销(进)货凭证采用"一式多联、整本印刷"的方式,封面为流通环节食品经营销货凭证(批发台账),凭证第一联由批发单位留存直接作为批发台账使用,第二联交零售单位作为进货台账使用。

(2)营养楼各经营户将票据交给膳食中心管理员,按照供货商、进货时间、商品类别等不同,将进货凭证分类整理,交由膳食中心会计定期装订(粘贴),进行台账管理。装订的封面统一为"流通环节食品经营进货凭证(进货台账)"。

6.责任落实

要求营养大楼经营户有资质,经销商具备商品流通证件和产品质检报告。

充值餐卡 B 卡消费流程
LDYYHQ—ZY/SS—38

充值餐卡 B 卡使用须知:

1.为了更好地保障食品卫生安全、防止现金带来的交叉感染以及方便您的消费,本餐厅售餐区采取了刷卡消费的形式,不收取现金。所以请您在售卡区购卡后再去就餐区消费,购卡手续简便,就餐时段随时办理退卡退余额。

2.充值卡首次购买金额为100元,其中20元为卡片押金,80元为首次充值额,二次最低充值额为10元,余额不设上限,充值卡可在营养一楼、二楼就餐区任意消费。

3.充值卡为不记名卡片,无法办理挂失手续,就餐人员使用充值卡消费后请随身妥善保管,为了方便继续使用,不可折损、不可浸泡、远离手机等磁性物品,离院时在售卡区办理退卡退余额手续。刷卡消费时遇到任何问题请咨询售卡区工作人员。

4.就餐人员使用充值卡消费时,请您认真选择就餐档口核对点购餐品,刷卡消费系统对于退换产品环节处理时间长,手续繁琐,为了不耽误您的用餐时间,请您配合我们的工作,感谢您的支持与配合。

膳食科误餐补助充值卡管理规定
LDYYHQ—ZY/SS—39

1.三楼充卡室工作时间为每日早 9:00~12:00,下午 4:00~8:00。

2.每月 10 日至月底为当月充值卡充值时间,请职工当月尽早充值,如遇职工进修学习等外出延迟充卡,职工需在继教科开具证明,经膳食科核实、领导审批后报送财务科补发补贴。

3.为方便广大职工,从 2011 年 1 月 1 日起我院新来职工由人事科将名单报医院福利委员会批准即可在膳食科充卡室领取充值卡一张,临时卡在损坏、丢失或本人要求后可补办新卡,新卡需交制卡费 20 元。

4.职工丢失卡片请立即前往充卡室办理卡片挂失,未及时办理充值卡挂失手续,由此产生的损失个人自负。为了方便丢卡职工就餐,挂失卡片后即可办理临时卡,补办临时卡片或统一补办新卡均需交纳制卡费 20 元。

5.由于单独办理卡片成本较高,新卡每年办理一次,随个人意愿申请办理。

就餐 B 卡管理规定
LDYYHQ—ZY/SS—40

为了贯彻实施卫生部门关于加强食品卫生安全的有关规定,进一步加强我院营养大楼对食品卫生安全的宏观管理,防止在营养大楼内现金与食品交叉感染,保障病职员工的身心健康,以快捷安全的供餐方式服务于病员及陪员,特在营养大楼实行就餐充值 IC 卡,此卡在院内定为 B 卡,不作其他用途,请广大病员与陪员予以支持和配合,具体管理如下:

1.病员及陪员在营养大楼就餐前须购买充值就餐 B 卡,营养大楼内各餐点不得收取现金。

2.就餐 B 卡充值台设在营养大楼二楼,工作时间为 7:00~14:00、16:00~20:00。

3.办理就餐 B 卡的病员及陪员刷卡消费区域为营养大楼一楼营养食堂、一楼清真食堂、二楼各档口,三楼不能使用。

4.办理就餐 B 卡需缴纳押金人民币 20 元,离院时办理退卡手续。此卡为不记名流通卡片,故遗失后无法办理挂失手续,即不退现金,请病员及陪员及时清退卡片,妥善保管卡片。

5.卡片在使用过程中因人为损坏或消磁,请病员及陪员携带旧卡在 B 卡充值台缴纳卡片制作费 20 元后办理相关手续,谢谢大家的配合!

职工餐厅财务管理办法
LDYYHQ—ZY/SS—41

为进一步加强医院职工餐厅管理,建全餐厅管理制度,规范财务收支,严肃财经纪律,结合餐厅实际情况,特制定本办法:

一、职工餐厅财务管理的总体要求

职工餐厅以服务本院职工为宗旨,不以盈利为目的,认真执行国家有关法律、法规和财务管理规章制度,实行"统一管理、独立建账、成本核算、收支平衡"。

二、职工餐厅采购管理

1.职工餐厅所有食材都必须通过医院招标采购,由中标供货商统一配送,做到质优价廉。

2.每月初必须由两人或两人以上的管理人员同行进行市场询价,作为当月供货商供货价调价依据,并做完善的询价记录。

3.食材采购与报批:后厨主管根据第二天菜品用量列出食材品种、数量报采购员进行采购。

4.食材采购验收:供货商送来的食材必须由库管员和厨师长过秤、验收,并在收货单上签字,一级库管根据收货单进行入库打出入库单,会计对入库单及收货单进行核对。

5.食材及物资的领用:蔬菜、肉类、冻货实行零库存,由库管员依据当天入库单进行出库,调料、物料由前厅、后厨领用人填写领用单,由其负责人签字后库管员方可出库。

6.存货盘点:每月月末根据盘点表由库管员对库存的调料、干货、粮油及物料进行全面的盘点。后厨对领用所剩食材进行盘点并填写盘点表。所有盘点都由会计督盘,并对盘点表进行审核。

三、职工餐厅收入管理

职工餐厅收入主要来源于职工充值卡刷卡收入及科室值班工作餐签单收入。

1.职工卡刷卡收入依据每日 POS 机刷卡金额进行汇总,月末将本月刷卡收入总收入报会计做当月刷卡收入。

2.科室工作餐收入,科室每日取餐时由取餐人员携带科主住或护士长私章前往吧台办理取餐手续后取餐,月末依据科室取餐登记本统计科室用餐量后开单并让科室确认签字后交会计做当月签单收入。

3.对偶尔未带饭卡前来就餐的员工收售饭票,售饭机由专人管理,每晚下班结账打印出当日报表交会计进行登记,定期将所收现金充入公卡并当即将此款刷入 POS 机。

4.充值卡除医院所拨款外,每卡每月充现不得超过 200 元。每日充值现金由充卡员交管理员次日存入银行,管理员定期将现交单与充值明细单交财务科。

5.为了促进餐卡消费,餐厅购进粮油作为商品低于市场价面向职工出售,商品出售收入由专用卡机进行统计,所购进商品由专人负责购进并登记台账;收货、销售刷卡及月末盘点的管理也由专人负责。

本办法自发布之日起执行。

膳食科食材市场询价办法
LDYYHQ—ZY/SS—42

为加强餐厅管理,维护医院利益。保证物品质量,防止价格混乱,降低采购成本,尽可能采购到物美价廉物品,特制定本询价办法。

第一条:询价方式包括市场询价、电话咨询、网上查询、供应商报价。

第二条:询价过程中应随时了解和掌握商品的市场行情,每一批次采购均要遵循先询价后采购的原则,不能因为以前有采购询价而不询价直接采购。

第三条:对任何商品的询价必须遵循货比三家的原则,然后将所询得的商品价格,及时反馈给领导,作为当月供货商供货价调价依据。

第四条:询价必须由两人或三人以上管理人员组成,并做好详细的询价记录。

第五条:各类询价实行动态跟踪管理,及时掌握变化情况,并纳入询价数据。

第六条:对询问价格保密,只能提供给相关领导,不得随便透露价格信息。

第七条:常用原材料每月询价一次,以便掌握市场信息,为领导提供数据。

第八条:询价人员不得利用询价便利谋取私利,损害医院利益。

第九条:询价人员必须定期加强业务学习,提高自身素质,严于律己,并严格遵守各项规章制度。

膳食科三楼职工餐厅管理制度
LDYYHQ—ZY/SS—43

一、休假管理制度

1.法定节假日

全体员工每年均可享受有以下 8 天带薪休假,即元旦 1 天,春节 3 天,五一劳动节 1 天,国庆节 1 天,中秋节 1 天,清明节 1 天。凡在法定假日因工作需要未能休息的员工由部门安排补休或补加班工资。

2.公休

餐厅所有员工每月可以享受 4 天带薪公休。

3.病假

员工请病假时要出示医生开的证明并按实际天数扣发岗位工资及全勤奖工资。

4.婚假

员工在餐厅工作满一年以上者,结婚可享受带薪假 3 天。

5.丧事假

员工直系亲属(指父母、妻子、子女)去世,可享受 3 天的丧事假。

二、考勤管理制度

为维护正常的工作程序,培养良好的作风,保证各项任务的顺利完成,根据国家有关文件精神,结合餐厅实际,对在岗员工的考勤作如下规定:

(一)工作时间及休息日

1.按国家劳动法规定,餐厅每月公休时间为 4 天,每天工作不低于 8 小时(用膳时间除外)。全年可享受有薪法定假日 8 天。具体工作时间以本部门要求及需要安排为准执行。

2.员工必须按规定的班次和工作时间准时上、下班,超过规定的上班时间到岗或提前离岗的为迟到或早退,迟到 30 分钟以上者按旷工一天记处。

(二)考勤程序

1.考勤期为一个月,考勤以部门为单位。部门负责人对本单位出勤情况全面负责,并准确无误地记录员工出勤情况。

2.考勤要做到准确无误,事假、病假等应记入考勤表,以备查核。出勤情况是评定先进、奖惩及奖酬金的一项重要依据。

3.每月5日前各部门将上一月的考勤统计(连同请假条、病假证明等)经部门负责人审核签字后交由人事部门作为核发当月工资的依据。

(三)各种假期的请假程序及规定

1.病假

员工病假必须有医生证明,填写(员工休假申请单)经部门负责人同意后方可休假。

2.事假

员工无特殊理由不得请事假,员工请事假应事先填写(员工休假申请表),报部门负责人审批同意后方可休假。

员工不许电话请假或他人代请假,否则视为旷工处理。

3.旷工

凡事先未办理请假手续,而无故缺勤或请假未批准而自行休假的员工属旷工。离岗后即停发工资,旷工3天以上予以除名。

(1)有下列情况之一者,视为旷工。

①未请假或请假未获批准擅离职守者。

②请假(事假、病假、探亲假、婚假、丧假、产假等)期满不续假或续假未准逾期不归者。

③经查明伪造请假理由欺骗组织者。

④不服从组织调动,虽经多次教育,仍不按组织指定日期到工作岗位报到上班者。

⑤本人要求调动工作,未经组织同意,但尚未办理调动手续即无故不上班者。

(2)对于旷工人员的处理。

①对于既无正当理由,又未办理续假手续的超假人员,部门领导应督促其及时返回工作岗位,并从超假之日起扣发工资。超假3天按自动离职处理。

②对于擅自离开工作岗位的员工,离岗后即停发工资,旷工3天做自动离职处理。

③旷工1天扣发3天工资,全勤奖不予发放。

(3)丧假。

员工父母(配偶父母)或爷爷奶奶死亡时,有薪丧假为3天。

三、员工用餐管理制度

为了便于餐厅各部门在各自的岗位上充分发挥自己的专长，更好地为餐厅发展做自己的贡献,餐厅特为员工准备的工作餐,员工餐是餐厅为员工提供的福利,这需要用餐人员爱惜,用餐员工请注意以下用餐制度:

1.严禁浪费,用餐人员吃多少,打多少,浪费者罚款30元。

2.在员工餐厅用餐,严禁大声喧哗,按"先来先打饭的规则",排队进行等待。

3.不允许在排队期间敲打饭盒或大声吵闹。

4.拿用餐具要做到轻拿轻放。

5.垃圾与残菜分别按照指定垃圾桶进行倾倒。

6.员工餐具分别放于指定的摆放点。

7.用餐结束后,将自己用餐区域卫生做好。

四、员工更衣室管理制度

1.凡属餐厅员工均可在入职后领用更衣柜。

2.员工在更衣柜发放表上签字后方可领用衣柜及钥匙。

3.员工领用更衣柜后,应认真履行更衣柜管理有关规定,不得私自加锁、换锁或将钥匙随意交与他人使用。

4.员工上班时忘带钥匙,可到管理人员处借用,借用后需及时归还。

5.将更衣柜钥匙损坏或丢失者,应先说明原因后方可给予配钥匙,配钥匙费用自理。

6.更衣柜内只限于存放制服及上班必需用品,不可存放食物及餐厅物品,违者按"员工手册"规定处理。

7.更衣室内的卫生清洁工作由宿舍管理人员统一安排清扫。

8.员工离职时应先将更衣柜空出,将钥匙交回后方可办理其他手续。

五、员工入职、离职规定及程序

(一)入职规定

1.餐厅招聘员工视其对工作岗位是否合适而定,并以该工作的业务常识作为考核标准。

2.新员工办理入职手续后,该人员就已属餐厅试用期员工,必须遵守餐厅的各项规章制度并服从上级的一切工作安排,员工试用期三个月后正式享受餐厅的其他福利。

(二)入职程序

1.行政人事办公室填写入职单,经餐厅负责人同意后方可办理入职手续。

2.凭入职单在财务部门办理工服保证金手续。

3.凭入职单、押金条到库房领取工服。

4.住宿人员由行政办安排宿舍。

(三)离职程序

1.需提前一个月填写辞职报告,作出书面申请,交给所在部门负责人。

2.部门负责人签字同意后,交行政人事办审核批准。

3.经餐厅负责人批准同意,方可在 7 日内办理离职手续。

(四)离职规定

1.经正规程序办理离职者,由行政办检查工作是否完成交接,工作交接清后退还工服保证金。

2.未经餐厅同意擅自离职者,扣除当月工资及工服保证金。

3.违反公司有关规定或犯有严重过失的员工,由部门申报,餐厅负责人批准获其最后工作日。

4.员工在工作期间犯有严重错误或造成严重经济损失者,餐厅将予以开除处理,开除人员除办理正常离职用续外,财务部门将冻结其所有工资,餐厅保留追究刑事责任或民事责任的权力。

5.未按离职程序辞职的员工,工资不予发放,服装保证金暂扣。

(五)解聘程序

1.餐厅负责人同意后部门负责人在生效日前一天通知该员工。

2.结束工作后,按正常离职程序办理。

第六节 膳食科岗位说明书范例

编号:LDYYHQ—ZY/SS—04—2014	
版本 / 修改状态	A/0
发放控制号	

后勤保障处膳食科
岗位说明书

编　制:

审　核:

批　准:

前　言

本岗位说明书依据 GB/T 19001—2008（ISO 9001:2008,IDT）《质量管理体系　要求》和膳食科实际编制,于 2017 年 07 月 01 日起实施。

本说明书的编写、审批人员及部门如下:

主持编写部门: 贯标办公室

主要编写人员:

审　核:　　　　　日期:2017 年 07 月 01 日

批　准:　　　　　日期:2017 年 07 月 01 日

修改履历记录

修改日期	修改前内容	修改原因及修改内容	修改人	批准人

目　录

膳食科科长岗位说明书

LDYYHQ—ZY/SS—04/01

职务名称	膳食科科长	直接上级	后勤保障处处长
所属部门	膳食科	所辖人员	
定员人数	1	工作性质	管理

工作职责:

1.在后勤处领导下负责膳食科工作。

2.督促、检查各项规章制度和各岗位工作人员的职责落实,负责人员的调配,制定安全卫生管理措施。

3.深入病房和科室,并听取病人和职工的意见及建议,不断提高经营管理水平和改进食品、服务质量。

4.负责检查营养财务开支情况,及时清查现金实物库存情况。

5.及时与上级有关部门沟通、协商,搞好员工业余生活,发挥每位员工的主观能动性,群策群力搞好膳食科工作。

6.想方设法,改善经营、增加食品品种,提高服务水准。

7.严格按照《食品卫生法》法规、国家以及医院文件和相关制度规范管理,认真检查各食堂及档口的产品质量、经营环境卫生和操作安全。

8.负责人员、财产安全和食品卫生安全。防止食物中毒事件及其他安全事故发生,确保病员及职工饮食安全。

9.负责膳食科人员技能培训、思想教育及制度管理,提高业务水平,致使运作科学化、流程规范化和服务标准化。

任职资格:

1.大专以上学历,五年以上工作经验;

2.熟悉任职岗位及下属岗位的各项业务及运作流程;

3.具有较强的管理能力和领导水平;

4.通过人力资源部统一组织的考核。

会计岗位说明书

LDYYHQ—ZY/SS—04/02

职务名称	会计	直接上级	膳食科科长
所属部门	膳食科	所辖人员	
定员人数	1	工作性质	

工作职责：

1.负责膳食科的各项财政收支,在A、B卡到位后随时掌握各经营户的财务收支情况,作出财务分析,为领导提供准确的管理信息。

2.严格执行财务制度,核实单据发票,对伪造、涂改的票据和审批不严的开支坚决抵制,杜绝不正当开支。

3.经常和出纳、保管对账,使账物相符;协调出纳、保管的关系,树立团队意识。

4.当月的账,必须于次月初结清,及时给财务科、后勤保障部、膳食科上报月报表。

5.按要求妥善保管账册、凭证、印鉴等,每年将总账、出纳账、凭证、单据装订成册进行档案管理。

任职资格：

1.大专及以上学历,助理会计师及以上职称;

2.熟悉任职岗位及下属岗位的各项业务及运作流程;

3.具有较强的财务管理及电算会计业务能力,熟练使用各种办公软件;

4.通过人力资源部统一组织的考核。

出纳岗位说明书

LDYYHQ—ZY/SS—04/03

职务名称	出纳	直接上级	膳食科科长
所属部门	膳食科	所辖人员	
定员人数	1	工作性质	

工作职责：

1.负责现金收付工作,要做到账务清楚,手续齐全。

2.及时准确地登记现金日记账,随时与会计进行对账,协助会计做好财务工作。

3.严格审批制度,对审批不严的坚决拒付。

4.库存现金严格执行银行规定的限额,决不允许白条抵库,不准贷支、挪用库存现金。

5.严格执行现金管理制度,领取或收交现金数额较大的应有专人陪送。

6.保管登记各类支票,每天清点库存实际数,并将库存款项填入库存报表与会计账目进行核对无误。

7.每月15日将收取的各项费用及时送存财务科,做到收支分离,现金收入无余额。

8.保证电脑系统的正常运行,严禁拷制与工作无关的程序等。

9.完成膳食科领导临时交办的各项工作。

任职资格：

1.会计、财务等相关专业大专及以上学历,有会计从业资格证书;

2.熟练使用各种财务工具和办公软件,有较强的责任心,有良好的职业操守,作风严谨;

3.通过人力资源部统一组织的考核。

管理员岗位说明书

LDYYHQ—ZY/SS—04/04

职务名称	管理员	直接上级	膳食科科长
所属部门	膳食科	所辖人员	
定员人数	1	工作性质	管理

工作职责:

1.负责监督、检查各食堂及档口采购原料是否符合卫生防疫标准,各类证照是否齐全。

2.负责各食堂及档口食品安全及质量监督和卫生检查、要求。

3.负责各食堂及档口安全生产检查,防患于未然(防火、防毒、防盗、防虫害)。

4.负责各食堂及档口人员、设备及安全操作和原料加工符合《食品卫生法》法规要求。

5.随时查看各食堂及档口食品、原料储存是否符合《食品卫生法》规定要求。

6.对各食堂及档口生产环境卫生、操作人员个人卫生不定期检查。

7.对库房原料按规定检查要求,确保储存原料、物品无过期、变质现象。

任职资格:

1.有三年以上相关工作经历;

2.思维清晰、有条理、有较强的原则性和责任心;

3.身体健康,无传染病及传染病史;

4.通过人力资源部统一组织的考核。

服务员岗位说明书

LDYYHQ—ZY/SS—04/05

职务名称	服务员	直接上级	管理员
所属部门	膳食科	所辖人员	
定员人数	1	工作性质	

工作职责:

1.负责餐具清洗、消毒,严格执行餐具清洗工作标准:一刮、二冲、三洗、四消毒流程。

2.保证餐具卫生干净、餐餐消毒。

3.及时清理餐桌,保证桌面卫生干净,桌、椅摆放整齐。

4.合理利用能源,及时关闭水、电、气开关(阀门)。

5.负责餐厅设施设备管理和使用,不得损坏和丢失。

6.定期对餐厅死角卫生进行彻底清理。

7.积极参加管理员组织的各种学习和培训,不断提高业务技能,全心全意为病患者及职工提供干净、卫生的就餐环境和服务。

任职资格:

1.五官端正、身体健康;

2.吃苦耐劳,任劳任怨,忠诚老实,工作积极主动;

3.通过人力资源部统一组织的考核。

售卡员岗位说明书

LDYYHQ—ZY/SS—04/06

职务名称	售卡员	直接上级	膳食科科长
所属部门	膳食科	所辖人员	
定员人数	1	工作性质	

工作职责：

1.积极参加各种学习,努力工作,不断提高业务水平,树立全心全意为职工及病员服务的思想,吃苦耐劳,任劳任怨,忠诚老实,工作积极主动。

2.每天必须按时到岗,保证按时开机,病员购买餐卡、存取款、查询及时方便快捷。

3.每日交班前,打印当天收入日报表报送财务并将当天的病员存款如数交出纳员。

4.每月月终及时结账,向财务报送报表必须真实无误,账账相符,接受财会人员的监督指导。

5.保证电脑系统的正常运行,严禁拷制与工作无关的程序等,如发生问题及时向上级反映,联系相关人员维保。

6.有事有病需提前向膳食科请假,不得擅离岗位。

任职资格：

1.中专及以上学历；

2.有较强的责任心,有良好的职业操守,作风严谨；

3.能熟练操作电脑,了解相关财务程序；

4.通过人力资源部统一组织的考核。

采购员岗位说明书

LDYYHQ—ZY/SS—04/07

职务名称	采购员	直接上级	膳食科科长
所属部门	膳食科	所辖人员	
定员人数	1	工作性质	

工作职责：

1.负责三大原材料米、面、油及日常用品的采购。

2.负责办理报批入库手续。

3.购回的一切物品必须交保管员过秤验收,正确无误,方可入库。

4.准备采购米、面、油等大批量食物时,先报同意后,按照集中采购、定点供货和采购制度所规定的索证要求办理各项采购活动。

5.当天账当天结,手续齐全,发票随货。

6.准确及时了解市场信息,掌握市场行情,随时向膳食管理科管理人员汇报。

任职资格：

1.有三年以上相关工作经历；

2.思维清晰、有条理、有较强的原则性和责任心；

3.身体健康,无传染病及传染病史；

4.通过人力资源部统一组织的考核。

保管员岗位说明书

LDYYHQ—ZY/SS—04/08

职务名称	保管员	直接上级	膳食科科长
所属部门	膳食科	所辖人员	
定员人数	1	工作性质	

工作职责：

1.严格保管制度,仓库内物品要分类放置,保证物品不变质,不损坏,不丢失,坚决杜绝物品霉烂变质现象发生。

2.仓库物品要放置有序,堆码整齐,隔墙隔地,保持库房整洁。

3.主动平衡库内物资,及时提出采购建议,做到保证供应又不积压。

4.合理调配库内物资,早入库、早出库,尽量缩短库存时间。

5.严把入库关,对霉烂变质、质次价高的物品,要坚决抵制。

6.仓库要达到"四无":无虫、无鼠、无霉烂、无事故。

7.坚守工作岗位,保证各经营户领货,随叫随到。

8.要随时做到账物相符。

9.每月月终及时结账,报表准确无误,账账相符,账物相符,接受财务人员的监督和指导。

10.熟练掌握库房出入库财务管理的微机操作,保证电脑系统的正常运行,严禁烤制与工作无关的程序等。

任职资格：

1.有三年以上相关工作经历;

2.思维清晰、有条理、有较强的原则性和责任心;

3.身体健康,无传染病及传染病史;

4.通过人力资源部统一组织的考核。

保洁员岗位说明书

LDYYHQ—ZY/SS—04/09

职务名称	保洁员	直接上级	管理员
所属部门	膳食科	所辖人员	
定员人数	1	工作性质	

工作职责：

1.服从管事工作安排,负责指定区域的洗涤清洁工作。

2.按时上班,按规定着装,搞好个人卫生,确保符合食堂工作人员卫生标准。

3.领取必要的清洁用品,做好清洁前的各项准备工作。

4.熟悉操作规范、工作标准和服务要求,熟悉各种消毒剂的使用,掌握各种用具、餐具、酒具的清洁卫生操作。

5.执行安全操作规范,绝不带电清洗抽油烟机,绝不带电带气清洗炉头,并在电源、气源开关处悬挂"禁止开放"的明显标志。

6.按操作规程对厨房设备设施清洗,坚持先高后低,先上后下,先表后里,先墙面、台面后地面、地沟,先扫后冲,炉头和台面冲水后,要立即抹干水,地面冲水后要立即拖干水,清洗时,注意水压大小,确保不损坏餐具炉具。

7.负责消毒洗碗工作,收拾水池里的餐具用具,清理洗碗台上的杂物垃圾,刷干净油污、用高压水龙头冲洗,做好消毒工作。

8.及时清理运送厨房、餐厅、确保无垃圾积压过夜、无异味污染环境。

9.有良好的体质和心理素质,精力充沛,能吃苦耐劳。完成经理、主管布置的其他工作。

任职资格：

1.五官端正、身体健康；

2.吃苦耐劳,任劳任怨,忠诚老实,工作积极主动；

3.通过人力资源部统一组织的考核。

厨师长岗位说明书

LDYYHQ—ZY/SS—04/10

职务名称	厨师长	直接上级	膳食科科长
所属部门	膳食科	所辖人员	
定员人数	1	工作性质	

工作职责：

1.制定厨房管理制度、服务标准、操作规程、各岗位职责,布置每日任务,合理安排工作岗位,确保厨房工作的正常运作。

2.熟悉原材料种类、产地、特点、价格,熟悉时令品种,对原材料质量严格把关。

3.检查餐前准备工作,掌握原材料的消耗情况,确定紧急补单追加采购计划的申请。

4.负责控制菜肴的分量和质量,检查操作规范,督促员工遵守操作程序。

5.亲自收集客人对餐饮质量的意见,了解餐厅经理、餐厅主管对市场行情的看法,不断研制、创制新菜式。

6.检查厨房每日的卫生,检查厨房的出品质量,把好食品卫生安全质量关。

7.检查厨房设备运转情况和厨具、用具的使用情况,协助制定年度采购计划。

8.检查各厨房原料使用和库存情况,防止物资积压超过保质期,防止变质和短缺。

9.主持厨房日常工作会议,确保日常运作,不断提高出品质量。

10.负责对下级厨师的招聘和考核,想办法引进有一定客户支持的有专长的技术人才。

11.检查督促下属员工的岗位培训与业务进修,亲自负责培训工作,提高厨师的技艺,保持酒店的餐饮特色。

12.关心员工的工作和生活,及时提供必要的工作指导和帮助,切实调动他们的积极性。

13.抓好设备设施工具用具的维护保养工作,防止发生事故。

14.严格消防操作规程,定期组织检查消防器具,做好防火安全工作。

15.精通烹饪知识,通晓食品生产加工过程,按工序工艺要求,妥善安排各个环节的工作,关于发现出品方面的问题,能正视问题、解决问题,善于开发新产品,组织和开展各种食品的促销活动。

任职资格：

1.有三年以上相关工作经历;

2.思维清晰、有条理、有较强的原则性和责任心;

3.身体健康,无传染病及传染病史;

4.通过人力资源部统一组织的考核。

凉菜师岗位说明书

LDYYHQ—ZY/SS—04/11

职务名称	凉菜师	直接上级	厨师长
所属部门	膳食科	所辖人员	
定员人数	1	工作性质	

工作职责：

1.通晓冷菜加工过程,能按工艺工序要求,妥善安排工作细节,能推出新菜式。

2.掌握冷菜生产质量要求和标准,有效地控制成本。

3.熟悉原材料的产地、种类、特点,计划冷冻食品的成本,检查库存情况,确保用料充足,不浪费。

4.接受订单,分派员工有条不紊地加工出品,保质保量。

5.负责收集客人对冷菜的建议,不断改正,提高自身素质。

6.善于言谈,积极与各部沟通,保证设施设备的正常运转。妥善处理突发事件。

7.检查员工的仪容仪表,个人卫生,环境卫生,食品卫生。

8.关心员工生活,知人善用,有效地督导,及时提供必要的工作指导。切实调动员工地工作积极性。

9.督导下属员工及时关闭水、电、气,保证厨房安全。

10.准确传达上级的工作指令,完成厨师长布置的其他工作。

任职资格：

1.有三年以上相关工作经历；

2.思维清晰、有条理、有较强的原则性和责任心；

3.身体健康,无传染病及传染病史；

4.通过人力资源部统一组织的考核。

面点师岗位说明书

LDYYHQ—ZY/SS—04/12

职务名称	面点师	直接上级	厨师长
所属部门	膳食科	所辖人员	
定员人数	1	工作性质	

工作职责:

1.通晓面点的加工过程,能按工艺工序要求,妥善安排工作细节,能推出新面点。

2.组织领用原材料,做好所有冷冻食品的准备工作,督导员工。

3.掌握面点的生产质量要求和标准,有效地控制成本。

4.熟悉原材料的产地、种类、特点,计划面点食品的成本,检查库存情况,确保用料充足,不浪费。

5.接受订单,分派员工有条不紊地加工出品,保质保量。

6.负责收集客人对面点的建议,不断改正,提高自身素质。

7.善于言谈,积极与各部沟通,保证出品的卖相,确保出品的对路。保证设施设备的正常运转。妥善处理突发事件。

8.检查员工的仪容仪表,个人卫生,环境卫生,食品卫生。

9.关心员工生活,知人善用,有效地督导,及时提供必要的工作指导。切实调动员工的工作积极性。

10.监督下属员工及时关闭水、电、气,确保厨房安全。

11.准确传达上级的工作指令,完成厨师长布置的其他工作。

任职资格:

1.有三年以上相关工作经历;

2.思维清晰、有条理、有较强的原则性和责任心;

3.身体健康,无传染病及传染病史;

4.通过人力资源部统一组织的考核。

切配师岗位说明书

LDYYHQ—ZY/SS—04/13

职务名称	切配师	直接上级	厨师长
所属部门	膳食科	所辖人员	
定员人数	1	工作性质	

工作职责：

1. 在厨师长的领导下负责切配各式菜肴及刻花，保证菜品基础原料的标准供应，保证出品质量。

2. 协助制定沾板岗位职责、服务标准、操作程序。掌握各岗位的员工业务水品及专长，合理安排工作岗位，确定沾板的正常工作。

3. 协助制定餐厅菜单，出品价格，合理使用原材料，减少浪费，严格控制成本、费用，保持良好的毛利。经常进行原材料的询价，监督食品标准。

4. 熟练掌握各种切配烹饪技术，提高业务水平。

5. 检查厨房的卫生情况，保证食品卫生、个人卫生、环境卫生。按照操作规范工作，把好卫生质量关。检查设施设备的运转情况，厨房用具的使用情况。

6. 检查厨房原料的使用情况，确保在离开时所有的食品存放好，防止物资积压超过保质期，防止变质或短缺，控制原料的进货质量。

7. 掌握沾板切配的三种刀法：企切法、平切法、斜切法，具备九种刀功：斩、起、片、切、剁、剔、撬、改、雕。精制四种形状：定、丝、球、片的加工需要，掌握切配料头及水果蔬菜的装饰艺术和技能。负责对员工的培训，懂得食品卫生法，提高厨房的出品质量。

8. 严格按照规程操作，定期对设施设备检查，保养。检查天然气开关，炉头，消防设备，做好防火工作。

任职资格：

1. 有三年以上相关工作经历；

2. 思维清晰、有条理、有较强的原则性和责任心；

3. 身体健康，无传染病及传染病史；

4. 通过人力资源部统一组织的考核。

洗碗工岗位说明书

LDYYHQ—ZY/SS—04/14

职务名称	洗碗工	直接上级	管理员
所属部门	膳食科	所辖人员	
定员人数	1	工作性质	

工作职责:

1.服从店内经理工作安排,负责指定区域的洗涤清洁工作。

2.按时上班,按规定着装。搞好个人卫生,确保符合食堂工作人员卫生标准。

3.领取必要的清洁用品,做好洗涤前的各项准备工作。

4.熟悉操作规范、工作标准和服务要求,熟悉各种消毒剂的使用,掌握各种用具、餐具、酒具的清洁卫生操作。

5.按操作规程进行餐具洗涤,做到一刮、二洗、三冲、四消毒、五检查、六放。

6.清洗时保持平稳、倒渣、分类、轻拿、轻洗、轻放、轻推,保证不损坏餐器皿。

7.保持清洁消毒间的清洁卫生,做到地面干爽无积水、餐具堆放齐整无歪斜、器皿分类无混杂、垃圾桶加盖无异味、水台洁净无死角。

8.负责收拾泡洗脏炉具、厨具、用具,清理工作台、工作柜,打扫厨房地面卫生。

9.及时清理运送厨房、餐厅、确保无积压。

10.完成经理、主管布置的其他工作。

任职资格:

1.五官端正、身体健康;

2.吃苦耐劳,任劳任怨,忠诚老实,工作积极主动;

3.通过人力资源部统一组织的考核。

炒锅主管岗位说明书

LDYYHQ—ZY/SS—04/15

职务名称	炒锅主管	直接上级	厨师长
所属部门	膳食科	所辖人员	
定员人数	1	工作性质	

工作职责：

1.了解营业状况,熟悉菜单,合理调配打荷、炒锅各岗位工作。

2.负责调制炒锅的调味汁,确保口味统一,督促打荷备齐各类餐具,准备及时,安排本组工作人员做好开餐前的准备工作。

3.带领本组人员按规定烹调与切配,密切合作,保证生产有序,出品有序及时。

4.负责检查炒锅烹调出品的质量,检查盘饰的效果,妥善处理、纠正质量方面的问题。

5.督导本组员工节约能源,合理使用调料,降底成本,减少浪费。

6.检查员工的仪容仪表及个人卫生,督促员工做好收尾工作。

7.负责炒锅员工菜肴的烹制技术指导及培训工作。

8.负责检查本组的设备维护保养情况,对需要修理和添补的设备和用具提出建议。

9.完成上级布置的其他工作。

任职资格：

1.工作认真,讲究效率,有较强的事业心；

2.有一定的烹饪技术,成本控制、食品卫生、营养等专业知识；

3.有较强的组织能力和协调能力。

收银员岗位说明书

LDYYHQ—ZY/SS—04/16

职务名称	收银员	直接上级	膳食科科长
所属部门	膳食科	所辖人员	
定员人数	1	工作性质	

工作职责:

1.清洁好自己负责区域内的卫生。

2.切实保养和使用好收银设施设备,确保不受任何人损坏。

3.熟练掌握操作程序,对客人结算做到态度和谐、快速准确、手续健全、不出差错。

4.认真遵守财务制度,按规定办理各种业务。

5.认真解释客人提出的有关结账方面的问题,如不清楚及时向上级请示。

6.负责办理当值结算业务,编制相应报表,按照餐厅要求将当值期内收取的结算现金交入财务部。

任职资格:

1.具有两年的收银工作经验;

2.具有高中以上文化,并持有本地户口身份证;

3.熟悉计算机操作,有较强的责任心。

第七节 物业管理办公室工作手册范例

编号:LDYYHQ—ZY/WY—2014	
版本 / 修改状态	A/0
发放控制号	

物业管理办公室工作手册

编　制：

审　核：

批　准：

前　言

本工作手册依据 GB/T 19001—2008（ISO 9001:2008,IDT）《质量管理体系　要求》和物业管理实际编制,于 2017 年 07 月 01 日起实施。

本手册的编写、审批人员及部门如下:

主持编写部门:贯标办公室

主要编写人员:

审　核:　　　　　　日期:2017 年 07 月 01 日

批　准:　　　　　　日期:2017 年 07 月 01 日

修改履历记录

修改日期	修改前内容	修改原因及修改内容	修改人	批准人
2016-7-18	物业管理规定			
2016-7-18	物业（卫生）监督检查管理办法			
2016-7-18	物业服务准则及考核办法			

目　录

物业管理工作职责
LDYYHQ—ZY/WY—01

一、物业管理

1.全面负责对所管辖区的外包物业服务进行实施综合管理,贯彻落实合同的执行情况。

2.对各自管辖的病区、医技科室进行卫生保洁例行监督检查,收集护士长反馈信息记录及每月打分考核。

3.负责各个病区处室、家属院与外包物业公司的沟通调节,解决纠纷情况。

4.勤杂班组负责全院物品、药品、家具、文件等搬运转送工作。

5.负责监督物业专员进行全院医疗废物垃圾的收集和转运工作,确保安全。

6.负责南山绿化工作。

二、控烟管理办公室

1.全面负责全院控烟工作,认真履行医疗区域、公共区域、办公楼内劝阻、督查禁烟职责,制定好禁烟工作计划,并能逐步实施,推进。

2.组织和认真开展禁烟条例、“吸烟有害健康”等知识的宣传教育、学习工作。

3.建立长效的考核机制。制定本单位的禁烟奖惩制度,定期组织检查,并公布检查结果。

4.负责上级精神和下级落实情况的上传下达,发现问题,在禁烟工作会议上及时反映,供禁烟领导小组探讨交流。

控烟管理组织机构图
LDYYHQ—ZY/WY—02

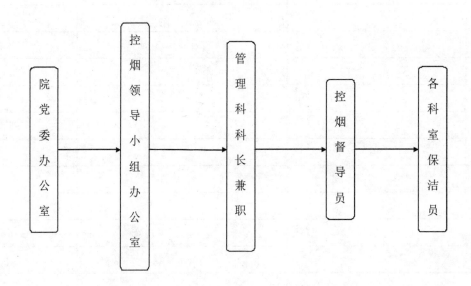

院党委办公室 → 控烟领导小组办公室 → 管理科科长兼职 → 控烟督导员 → 各科室保洁员

物业管理质量目标
LDYYHQ—ZY/WY—03

1.服务区域清洁卫生达标。

2.建筑物、场坪道路干净整洁。

3.服务对象、用户投诉及时处理率100%。

物业管理规定
LDYYHQ—ZY/WY—04

为进一步加强管理科卫生检查,勤杂班组的搬、抬、运、医疗废物回收站的监督工作,健全各班组的管理职责,加大各项工作的力度,消除各项工作的监督盲点,及时发现和纠正违规行为,结合我院实际,制定与保障处绩效考核相匹配的管理制度,制度如下:

一、卫生保洁检查组

1.物业管理办公室全体员工必须自觉遵守作息时间,严格执行劳动纪律,上班不迟到早退,工作时间不得擅自脱离工作岗位,外出工作办事必须说明去向,有病有事须事先请假。

2.班组长是科主任的帮手和助手,应积极配合科主任工作,遵循工作先请示后实施的原则,相互通气沟通,以便于更好的工作。

3.卫生质检员应每日早8:30、下午2:40对各自管辖的病区、医技科室进行卫生保洁例行检查,反馈《保洁检查记录》,每月打分考核。对卫生保洁不达标及各类问题及时与物业公司领导沟通,协商解决,对不能自行协商解决处理的问题,及时汇报。

4.卫生质检员须将每日检查的工作情况,于当日下午5:00整理集中汇报。

5.卫生质检员在执行工作任务时,佩戴工作牌。及时与护士长了解有关情况,进病房检查时应尊重病员患者,言语礼貌。

6.卫生质检员须深入自己的辖区,积极主动了解工作相关情况,及时掌握工作信息,做好每日《保洁检查记录》。

二、勤杂班组

1.明确工作职责及工作范围,牢固树立后勤服务为临床服务"第一"的宗旨,进一步强化管理程序,增强责任心、提高工作效率。

2.勤杂班组实行工作派工回签制度,每位员工积极主动干好每项工作。不得因工作界限不清,推诿扯皮,影响工作,须及时汇报科领导协调解决。

3.勤杂班组于执行《派工单》制度,每早8:10、下午2:40统一在管理科(物业)办公室集中派工,并认真填写《派工单》,随来随派。便于绩效考核查阅和科主任随时掌控员工的工作去向和工作情况,确保各项工作任务的圆满完成。

4.凡因工作需要加班加点时,及时报请科室领导同意后,方可实施加班程序,并认真填写

《派工单》。

5.严格加班费的呈报,不得虚报、增报。加班费实名制发放,不得二次分配。

三、危险废物回收站

1. 医疗废物回收站的管理员需积极配合危险废物处置中心,严格医疗废物收集转运的安全,确保医疗垃圾回收站环境卫生的干净整洁。

2.管理员必须严格遵守国家有关《医疗废物管理条例》,加强医疗废物的安全管理,严禁医疗垃圾的丢失、泄露、扩散、防治疾病的传播。

3.医疗废物回收站管理员,对每日医疗垃圾收集情况必须严格管理检查,做好《医疗废物管理登记表》。

4.管理员须加强自身安全的防护,工作时须整齐佩戴口罩、手套。

四、南山绿化

1.由于南山绿化员工作性质特殊,绿化员的考勤,凭反馈的考勤表考勤。

2.考勤表每月 25 日前送交管理科,逾期后果自负。

全体员工须认真遵守医院、保障处及管理科的各项工作制度,工作认真负责。因工作失误、不作为,将依据保障处绩效考核方案,给予处罚。

五、记录

《医疗废物管理登记表》 JL—ZY/WY—06/01

《保洁检查记录》 JL—ZY/WY—06/02

《派工单》 JL—ZY/WY—06/03

医疗废物管理登记表

编号:JL—ZY/WY—06/01

病房（科室）： 　　　　　　　　　　　　　　　　　年　　　月

日期及时间	废物种类	重量(kg)/数量(袋)	科室签字	物业保洁人员签字	中转站专管人员签字

注:废物种类栏填写1或2或3或4或5;1为感染性废物,2为病理性废物,3为损伤性废物,4为化学性废物,5为药物性废物。

保洁检查记录

编号:JL—ZY/WY—06/02

_____年 _____月 _____日

物业公司	楼层	科室	检查记录

签字 _____

派工登记单（存根）
JL—ZY/WY—06/03

_____年_____月_____日

用工单位	人数	工时	台件数量	用工事由	用工（科室）签字

派工登记单
JL—ZY/WY—06/03

_____年_____月_____日

用工单位	人数	工时	台件数量	用工事由	用工（科室）签字

物业保洁（卫生）质量管理办法
LDYYHQ—ZY/WY—05

为进一步加强医院医疗区域及公共区域物业保洁工作的监管和考核力度,提高保洁质量,更好地服务于临床一线及全体病员,为医院和职员工提供一个良好的就医和工作环境,特制定医院物业保洁质量管理办法。

一、成立物业保洁质控组

组长：

副组长：

专职质检员：

二、工作方案

1.实行医院与保洁公司双重管理模式:通过公开招标的形式确定两家公司承担医院保洁工

作并成立保洁质控组,由护理部、感染管理科、后勤保障部等部门组成。保洁质控副组长与病区护士长和保洁公司共同管理,形成院方以保洁质控组、各科护士长为网点,保洁员为网底,保洁公司以经理、各负责人为网点,保洁员为网底的双重管理模式,对保洁工作进行监督、检查和指导。

2.制定保洁质量考核标准:由保洁质控组和保洁公司共同制定量化考核标准,质控组各成员对各时间段各区域内卫生保洁质量进行督导检查。质控副组长采取不定期、不固定科室顺序和不提前通知保洁公司的方法检查全院各科室卫生,以避免保洁公司为应付检查而事先准备。每两周质控副组长带领专职质控员、两家保洁公司经理及领班互查一次对方保洁质量,使两家公司取长补短,相互学习,共同提高。每月质控组组织一次大检查或抽查,并按《考核评分表》进行现场检查考核打分,并将考核打分情况以《整改通知书》书面反馈物业公司,月末按打分考核情况付款。

3.重视对保洁员的培训要求:保洁公司对每位保洁员进行岗前培训,培训内容为职业道德教育、洗手的重要性及如何正确洗手、保洁工作程序及要求、工作职责、消毒液的配制方法、预防医院感染基础知识、生活垃圾与医用垃圾的分类、打包等,采用集中培训、优秀保洁员带教和领班现场指导方法,培训时间为3~7天。新保洁员经理论和操作考试合格后方可佩戴胸牌上岗,无胸牌者为实习或培训不合格保洁员,不得独立操作。每月由保洁公司进行一次基础知识培训,每季度由医院感染办公室专职人员进行医院感染知识培训1次,保证培训的持续性,并保证掌握知识的牢固性。

4.加强日常工作的细节管理:结合医院的特点,保洁质控组要求保洁公司每位领班负责分管8~10个科室,每日对保洁员的工作内容、程序及质量进行自查,并将检查内容、检查时间、检查科室记录在保洁工作巡视本上,要求保洁员当天整改,次日检查整改情况,对每项内容注明已整改或未整改,分析未整改原因,加强整改,做每日工作总结。改变以往中午和夜间探视高峰无保洁员的常规,设连班和小夜班,急诊科24小时值班制,增加巡视次数,弥补重点时间段重点区域保洁的空白。

5.每月定期召开一次保洁例会:由保洁质控组成员和保洁公司领班以上人员参加,保洁公司首先对上月自查和质控组各成员检查存在的问题、整改情况、需院方协调解决的问题及本月工作重点作介绍,其次质控组各成员反馈本月质控中存在的问题,最后由护理部主任进行总评。

三、三级监管

一级监管:物业公司监督员(领班)实行责任包干负责制,定员定区域负责每日监督检查,并认真填写每日《保洁检查记录》进行反馈。质控组专职物业监督员及各病区、门诊护士长,负责病区卫生的日常监督管理,重点检查物业监督员履职情况和卫生质量。如果病区卫生搞不好或有投诉,双方监督员均应负一定责任。

二级监管:由物业科长组织,质控组长负责每两周监督检查一次,并填写《周保洁检查记录》,对存在的问题下发《整改通知书》,作为月末评分考核参考。

三级监管:由质控组负责每月定期进行一次大检查或抽查,并按《考核评分表》进行现场检查考核打分,并将考核打分情况以《整改通知书》书面反馈物业公司,月末按打分考核情况付款。通报物业监管情况,征求使用科室意见,以便更好地督促物业公司的服务,也为医院签订新一年物业管理合同提供参考和依据。

四、记录

《保洁检查记录》　JL—ZY/WY—06/02

《周保洁检查记录》　JL—ZY/WY—07/01

《保洁质量考核表》　JL—ZY/WY—07/02

《整改通知书》　JL—ZY/WY—07/03

《整改跟踪记录》　JL—ZY/WY—07/04

保洁检查记录

编号:JL—ZY/WY—06/02

病房(科室):   年   月

物业公司	楼层	科室	检查记录

签字_____

周保洁检查记录

编号：JL—ZY/WY—07/01

病房（科室）：　　　　　　　　　　　　　　　　　　　　年　　　月

物业公司	楼层	科室	检查记录

签字＿＿＿＿＿＿＿＿　　　班组长签字＿＿＿＿＿＿＿＿

病区护理部保洁质量考核表(1)

编号:JL—ZY/WY—07/02

月份   年   月   日

考核项目	卫生总体质量 满分为100分，打分低于85分，每1分扣500元；打分高于95分，每1分奖励500元			保洁人员出勤情况（缺额＞5%扣工资）缺勤人数＿＿＿ 缺勤天数＿＿＿		保洁时间（每日）6:50~19:00		保洁次数（每日）拖地三遍 擦拭二遍（不够者扣1分=500元）		材料配备（不够者扣1分=500元）	
打分细则	较好85~90分	合格85分	不合格85分以下	全勤	缺勤	早	晚	够	不够	够	不够
分数											
备注											

病区护理部保洁质量考核表(2)

编号:JL—ZY/WY—07/02

月份   年   月   日

序号	保洁员	出院病人保洁、消毒	保洁质量	垃圾清运	是否合格	
1					是	否
2					是	否
3					是	否
4					是	否
5					是	否
6					是	否
7					是	否
8					是	否
备注						

整改通知书

编号:JL—ZY/WY—05/03

_____科室/物业公司:

根据合同有关条款_____的规定及检查过程中发现_____的问题,限贵科室/公司于_____年_____月_____日,共_____天内予以整改,否则将根据相关规定进行处罚。

物业管理办公室

年　　月　　日

绿化管理规定

LDYYHQ—ZY/WY—06

1.物业管理办公室负责对物业公司环境绿化工作进行监督,定期检查,不符合绿化规定的要限期、限时整改。

2.对花圃养育现场要精心培植,细心照料,充分利用有限场地增加繁育品种,并做好花卉的延冬工作。

3.要配合清洁工搞好绿地的环境卫生工作。

4.保持草坪生长良好,严禁他人践踏草坪。

5.保持花圃整洁卫生,杂物、脏物要及时清理。

6.花木的死株、病株要清除,缺株要及时补植。

7.对破损的花盆要及时更换,以免影响美观。

8.搬运花卉时,要注意保护花卉株形姿态不受损和注意场地卫生,尽量减少花泥及污物的散落。

9.对花卉实施浇水、施肥、松土、清洗等工作时,要特别注意周边的环境卫生,及时清理周边地面的污泥和水。

10.发现摆花有枯萎的现象时,要立即更换。

11.摆花要讲究艺术,品种配置,摆放位置要适当,风格统一协调,造型合理。

12.节约用水,严禁浪费水源发现病虫害,要进行捕捉或喷药灭害。

13.杀虫农药要妥善保管好,喷洒农药时要按防治对象配置药剂和按规程做好防范工作,保证人、花、木的安全。

14.学好种花、养花、摆花知识,提高花饰技艺,并向住户宣传讲授,争取住户配合,共同做好花饰工作。

保洁员工禁烟奖惩办法
LDYYHQ—ZY/WY—07

根据我院《创建"无烟医院"工作会议纪要》精神,为加强我院医疗区域建筑物内禁烟工作,切实创建"无烟医院",要求物业公司保洁员工同全院医护人员一起行动起来,劝导楼内禁烟,人人有责,具体措施有:

1.内、外科楼保洁员按楼层划分禁烟区域,责任到人,佩戴禁烟督导胸牌,在保洁的同时随时劝导在楼内吸烟者,并及时清扫烟头,保证楼内所有安全通道、电梯大厅、窗台、走廊、过道包括公共卫生间内无烟头。

2.保洁员工是医院环境卫生的直接维护者,楼内吸烟直接违反创建无烟医院的规定,同时吸烟也是破坏环境、危害他人健康的行为。保洁员工在遇到吸烟者时,有积极劝导其楼内禁烟、戒烟宣传的责任和义务。

3.医院控烟办公室将对全体保洁员进行经常性的禁烟知识讲座和培训,使每位保洁员了解禁烟知识,并对吸烟者进行有效劝导,努力做到在楼内禁止吸烟和无吸烟者,为创建"无烟医院"尽自己最大的努力。

4.年末根据日常检查和评比,评选出禁烟较好、在各种检查中无发现烟头的楼层、区域,医院将按负责区域给予禁烟工作做得较好的保洁员年终一定奖励。

物业服务准则和考核办法
LDYYHQ—ZY/WY—08

1.遵守甲方院纪、院规,各项规章制度,热情服务,文明服务,在病区不允许大声喧哗,不可吃、拿、收受病人任何物品,不允许与病员或工作人员吵架斗嘴,做到骂不还口,打不还手;如与病员吵架或打架、随意拿取病员或医院的物品或财产,属重大事故,如有投诉或每发现一次,情况属实,直接扣罚物业公司 1000~2000 元。

2.如遇同一科室(病房)因材料、工具配备不够,或拖把混用现象投诉达 3 次以上,包括甲方检查人员检查确属材料、工具配备不够者,每发现 1 次扣罚 200 元,月末考核病区护理部仍反映不够者扣罚 1000 元,从当月支付物业费中扣除。如上述情况长期得不到有效整改,甲方有权提出提前解除与乙方的物业管理合同。

3.甲方每天在查人员配备中如发现缺岗情况,登记在册,累计计算,一经确认每月>5%以上的缺额人员,在季末支付物业费时一并扣除工资及相应利润。如长期人员配备不足(每月缺额人员≥5%以上,连续 3 个月,严重影响保洁质量者),甲方有权提出提前终止与乙方的物业合同。

4.值班人员脱岗、失联、擅离职守,一经发现,处罚当事者 500 元,情节恶劣给医院造成重大损失与影响的,要求物业公司辞退该岗位员工并录入我院黑名单。

5.公共厕所如异味重,卫生差,隔板脏乱,管理不达标,每检查发现一次罚款 500 元,经多次提出、罚款仍得不到整改,严重影响医院考评或检查者,甲方有权就此提出提前解除与乙方的物业合同。

6.保洁区域(科室)长期达不到质量标准(考核标准),大会或日常检查投诉率高,院周会连续投诉同一科室达 6 例以上,甲方有权作出处罚或提出提前解除与乙方的物业合同。

7.医疗垃圾属危险废物,物业公司在收集转运过程中必须严格按照我院感染管理科要求,采用密闭、安全、专用工具运送至指定地点,严禁在院内、路途或不应停留处停留或摆放,严禁管理不善向社会非法倒卖。如发现保洁员私自偷卖输液瓶、器等,属重大事故,证据确凿者甲方将对物业公司作出每发现倒卖 1 个输液瓶、器等即罚款 5000 元的重罚,情况特别严重,在上级医疗垃圾检查、评比中给医院造成扣分或重大恶劣影响及损失者,医院有权提前解除与物业公司的委托合同。

8.物业管理考核按《护理部卫生质量考核表》执行。每月与护理部联合检查考核 1 次,现场打分,按分值奖惩。百分制计算,平均 85 分以上为合格,95 分以上为优秀,95 分以上每高 1 分奖励 1000 元,85 分以下每低 1 分扣罚 1000 元。

9.因为影响重大,院周会信息反馈病人每投诉 1 例,经查属实扣罚 500 元。

10.坚决杜绝保洁员上班时间在办公楼及区域内收集和私存垃圾现象。甲方检查中每发现一处私存垃圾纸板等杂物,扣罚物业公司 500 元并累计计算。

电梯安全操作规程
LDYYHQ—ZY/WY—09

电梯司机在开电梯前应做到:

1.查看上一班电梯运行记录,检查轿厢内照明灯、梯层指示灯、方向信号灯显示是否正常;

2.每日第一班进入轿厢后,应上下运行两个来回,检查警铃开关、安全触板、光电(幕)是否灵活可靠,停梯平层是否准确,运行是否平稳,如发现异常立即停梯,及时报告电梯班长。

电梯司机要做到:

1.电梯有意外情况不开;

2.电梯内有水、底坑进水不开;

3.不关轿厢门、门未关好不开;

4.急停、安触板或光电(幕)等不灵活不开;

5.在试运行过程中电梯出现抖动、溜车不平层不开。

6.电梯司机在轿厢内应等候乘客,不得站在轿厢外或轿厢与门厅间,防止因电梯误动发生危险;

7.每次发出选层指令,必须查看自动定向指示信号是否准确无误;

8.电梯司机必须按规定载客,不得超载运行;

9.所有开、停按钮必须用手操作,严禁用身体其他部位或工具操作;

10.将电梯内电源开关断开,锁好电梯后方可离开;

11.电梯因故停运,电梯司机应在值班室门口等候不得离开;

12.下班后认真填写运行记录,并将电梯停在首层。

医疗废物转运流程
LDYYHQ—ZY/WY—10

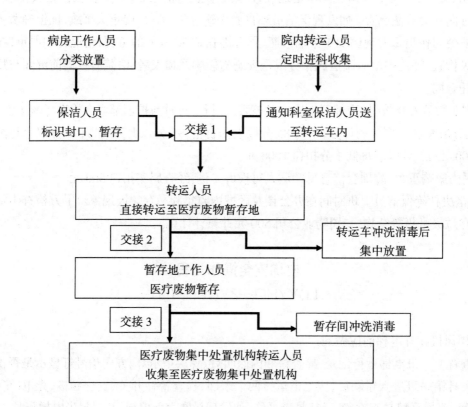

一、注意事项

1.院内转运人员到达科室前医疗废物应放置在医疗废物暂存室内,不应堆放在楼梯间或过道。

2.院内转运人员收集的医疗废物应直接运送至医疗废物暂存地,不应存在任何中转环节或堆放在院内任何地点。

3.三个交接环节均应填写《医疗废物管理登记表》,双方签字,资料妥善保存。

二、记录

《医疗废物管理登记表》 JL—ZY/WY—12/01

《车辆保养记录》 JL—ZY/WY—12/02

医疗废物管理登记表
JL—ZY/WY—10/01

病房(科室)：_____　　　　　　　　　　　　　　　　　　　　_____年_____月

日期及时间	废物种类	重量(kg)/数量(袋)	科室签字	物业保洁人员签字	中转站专管人员签字

注：废物种类栏填写 1 或 2 或 3 或 4 或 5；1 为感染性废物，2 为病理性废物，3 为损伤性废物，4 为化学性废物，5 为药物性废物。

环境清洁标准管理办法
LDYYHQ—ZY/WY—11

1.目的

明确环境清洁过程的工作及检查标准，指导环境保洁员工作。

2.使用范围

适用于外包物业管理公司所有项目环境保洁服务。

3.职责

3.1　保洁员保洁时应按标准要求进行操作。

3.2　医院物业管理科、物业公司领班以上管理人员负责按此标准检查现场保洁工作质量。

4.工作程序

4.1　管理人员负责根据物业管理合同、项目办公室的要求及本部门的年度工作目标，制定环境保洁工作标准。

4.2　领班以上管理人员负责培训和检查保洁员按此标准要求进行保洁工作。

4.3　保洁员上岗后按此标准进行循环保洁。

4.4　环境保洁内容及相关保洁频次见下页表格(此为基础要求，每个项目根据合同具体要求执行)。

（一）

区域	序号	服务内容	服务频次
CCU ICU 病房	1	收集区域内垃圾、更换垃圾袋	每日2次
	2	区域内地面除尘(无扬尘干推)	每日2次
	3	区域内地面湿拖(进行地面消毒、清洁)	每日2次
	4	区域内家具(桌椅、橱柜等)、台面擦拭	每日2次
	5	区域内电脑、电话、床单位、低处电器表面的清洗或擦拭	每日1次
	6	区域内洗手池、水池、水龙头、皂盒、隔栏处清洗、擦拭	每日2次
	7	卫生间(含镜子、水龙头、脸盆、台面、毛巾架、马桶、淋浴器、地面)冲洗、擦拭、消毒	每日2次
	8	区域内窗台、阳台、把手、栏杆、开关盒、接线盒、各类低处标牌、垃圾桶擦拭	每日1次
	9	拖鞋、防滑地垫、脚垫清洗	每日1次
	10	病人出院终末消毒	随时
	11	消防栓、消防器、开水机、冰箱内部擦拭	每周1次
	12	门、门框、窗框、窗玻璃擦拭	每周1次
	13	低处墙面静电除尘,落地瓷砖、踢脚板、地角、低处管道擦拭	每周1次
	14	非医疗不锈钢物体表面闪钢保养	每周1次
	15	高处标牌、壁挂物擦拭	每周1次
	16	高处(含天花板、灯具、音响、烟感、监视器、高处墙面、窗帘及架等)除尘	每月1次
	17	通风口、排气扇、风扇、空调等高处设备擦洗	每月1次
	18	地面刷洗打蜡	每季1次
	19	巡视保洁、消毒小手巾	每日1次
	20	窗帘拆换	每月1次

（二）

区域	序号	服务内容	服务频次
手术室	1	收集区域内垃圾、更换垃圾袋	每日2次
	2	区域内地面湿拖（进行地面消毒、清洁）	每日2次
	3	区域内家具（桌椅、橱柜等）、办公用品、台面擦拭	每日2次
	4	区域内电脑、电话、低处电器表面清洗、擦拭	每日1次
	5	区域内洗手池、水池、水龙头、皂盒、隔栏处清洗、擦拭	每日2次
	6	卫生间（含镜子、水龙头、脸盆、台面、毛巾架、马桶、沐浴器、地面）冲洗、擦拭、消毒	循环
	7	区域内窗台、阳台、把手、扶手、栏杆、开关盒、接线盒、各类低处标牌、垃圾桶擦拭	每日1次
	8	拖鞋清洗	每日1次
	9	术后整理、清洁、消毒	随时
	10	消防栓、消防器擦拭、开水机	每周1次
	11	门、门框、窗框、玻璃、高处标牌、壁挂物擦拭	每天1次
	12	低处墙面静电除尘，落地瓷砖、踢脚板、地角、低处管道擦拭	每周1次
	13	非医疗不锈钢物体表面闪钢保养	每周1次
	14	高处（含天花板、灯具、音响、烟感、监视器、高处墙面、梁、窗帘及架等）除尘	每月1次
	15	通风口、排气扇、风扇、空调等高处设备擦洗	每周1次
	16	巡视保洁手术后库房的打扫空气消毒机、空调过滤网清洗（水电中心）	每天1次

（三）

区域	序号	服务内容	频次	检查标准
公共区域(含会议室、普通办公房间等)	1	收集区域内垃圾、更换垃圾袋	每日2次	无污渍、无异味、不满不溢
	2	地毯地面区域内地面除尘(无扬尘干推)	每日2次	无垃圾、无灰尘
	3	区域内地面湿拖(进行地面消毒、清洁)	每日2次	无污迹、无水渍
	4	区域内家具(桌椅、橱柜等)、台面擦拭	每日2次	整洁、无灰尘
	5	区域内电脑、电话、低处电器表面清洗或擦拭	每日1次	整洁、无积灰
	6	区域内洗水池、水池、水龙头擦拭	每日2次	无积垢、水渍
	7	卫生间(含镜子、水龙头、脸盆、台面、毛巾架、马桶、沐浴器、地面)擦拭、消毒	每日1次	整洁、无异味
	8	区域内窗台、花盆、开关盒、接线盒、各类低处标牌、垃圾桶擦拭	每日1次	无积灰
	9	消防栓、消防器擦拭、开水器、冰箱外部	每周1次	无积灰
	10	门、门框、窗框、玻璃擦拭	每周1次	无积灰
	11	低处墙面静电除尘、落地瓷砖、踢脚板、地角、低处管道擦拭	每周1次	无积灰
	12	非医疗不锈钢物体表面闪钢保养	每周1次	无积灰、光亮
	13	高处标牌、壁挂物擦拭	每周1次	无积灰
	14	高处(含天花板、灯具、音响、烟感、高处墙面、梁、窗帘及架等)除尘	每月1次	无积灰
	15	通风口、排风扇、风扇、空调等高处设备擦洗	每周1次	无积灰
	16	打蜡保养	每年1次	洁净、光亮
电梯	1	门、门槽、框、轿厢按键清洗、消毒	每天1次	无灰尘、污渍、手印，光亮、纹路清晰
	2	地面清洁	及时	无灰尘、污渍、垃圾，杂物，光亮
	3	高处(天花板、照明)	每周1次	无灰尘、蜘蛛网

续表

区域	序号	服务内容	频次	检查标准
公共卫生间	1	地面清洁	循环	无污迹、无水渍
	2	高处(墙面、天花板、灯具、风口、管道、隔断)清洁	每周1次	洁净、无积灰
	3	门、窗、玻璃及门框、窗框、标识牌清洁	每周1次	洁净、无积灰
	4	镜面洁净	循环	无水迹、水渍及其他印迹
	5	洗手台盆、龙头	循环	台面干净、水龙头光亮、无垢
	6	便器(含污物池)	循环	干净、无垢、无尿迹
	7	垃圾箱及纸篓	随时	无污渍、无异味,不满不溢
	8	污洗间清洁	每日1次	整洁、无明显积灰

4.5 环境清洁标准及检查

清洁服务标准

项目	服务标准
电梯厅	必须做到:地面每日拖扫三次,及时处理各种污渍与垃圾,保持污物筒四周清洁。干挂大理石墙壁每周擦拭一次,明显污渍及时处理。地面地角线每周用84消毒液清洗一次。 标准:①地面光亮、无各种污渍;②墙边、角无污垢;③地面无烟头、纸屑;④玻璃(室内)清洁明亮;⑤墙面无积灰、无蜘蛛网;⑥记录卡需上墙。
走廊	必须做到:地面每日上、下午各清理一次。玻璃门框每日抹浮灰一次,玻璃一周擦拭一次。 标准:①地面光亮,无各种污渍、垃圾;②玻璃清洁明亮;③廊内各面无积水,无蜘蛛网。
会议室活动室	必须做到:地面按性能清理,大理石地面每日拖扫2次:橡胶地面和木地板用专业静电拖把清理,每日2次。室内桌椅、窗台、推拉槽、门框每日抹浮灰一次。玻璃每周擦拭一次。 标准:①地面无垃圾、无各种污渍;②台面、门框、窗台、推拉槽无积灰;③玻璃清洁明亮;④墙壁无积灰、无蜘蛛网。

项目	服 务 标 准
公共厕所	马桶、便池、地面每日及时清理,每天用 84 液消毒一次,每周用草酸清洗一次。门框、窗台、推拉槽每日抹浮灰一次,玻璃、瓷砖墙每周擦拭一次。 标准:①地面无垃圾、无各种污渍,边角无污垢;②马桶、便池无异味,无污垢,池内有加香球;③玻璃清洁明亮;④窗台、门框推拉槽无积灰;⑤墙壁无污渍、无积灰、无蜘蛛网;⑥记录卡需上墙。(保洁员写,检察员签字)
电梯厅及楼梯	必须做到:楼梯间地面墙裙每月刷一次。地面每日上、下午扫拖一次,每天用 84 液清洗一次,并不断巡视保持。地面清洁,门框、窗台、扶手每日抹浮灰两次,内玻璃、瓷砖、一周擦拭一次。 标准:①地面光亮、无各种污渍;②墙边角不得积污垢;③窗台、门框、扶手、无蜘蛛网;④地面无烟头、纸屑。
病房	必须做到:地面用拖把清理每日三次。地角线每周擦拭一次。窗台、门框、推拉槽、各台面、床头牌每日两次,其中床头柜、床(一桌一布)、卫生间(马桶、蹲便池、洗脸池、镜面、地面)每日清理 2~3 次。瓷砖墙每周擦洗一次。 标准:①地面光亮,无各种污渍,边角无污渍;②马桶、水池无污垢、无尿碱、无粪渍;③墙面无污渍,无蜘蛛网;④内玻璃清洁、明亮光洁。
病区办公场所	必须做到:护理站、办公室、更衣室、检查室、处置室等地面每日扫拖三次。门框、窗台、推拉槽每日抹浮灰一次。桌腿、椅腿、柜顶每周抹灰一次。内玻璃每周擦拭一次,水池每日用 84 液清洗一次。 男女值班室:每日扫拖二次。 男女公厕及时打扫,经常巡视及时处理脏物,不得堆放杂物。 标准:①地面清洁,边角无污垢,无头发;②各台面无灰尘,墙壁、壁画无积灰,无蜘蛛网;③内玻璃清洁明亮。
其他	①走廊、大厅:地面每日扫拖三次,玻璃每周擦拭一次; ②橡胶地板每年用专业溶剂清洗上蜡一次; ③木地板每年用专业溶剂清洗上蜡一次。
规范管理	①规范上岗,统一着装,挂工号牌; ②不披长发,不戴戒指,不浓妆艳抹,讲究个人卫生,树立良好形象; ③上班不迟到,不早退,不串岗闲谈、干私事; ④不与病人及其家属、医生、护士和同事发生磨擦、争吵、文明服务,礼貌待人; ⑤爱护公共设施,不得用水洗刷橡胶地板和木地板; ⑥新招人员必须进行岗前训练,了解楼内设施性能及要求。

4.5.1　建筑物底层外墙面、柱面清洁保养

A.清洁标准

建筑物底层外墙面的清洁保养属于日常常规保养的范围。装饰材料的表面经清洁保养后，应达到以下标准。

a.外墙玻璃清洁明亮，无污垢、无水迹、无水渍及其他印迹。

b.装饰板表面无污垢，无水迹及其他印迹，有清晰的反光和金属光泽。

c.花岗岩、大理石外墙光面石料色泽光亮，纹理清晰，有质感。

d.花岗岩外墙毛面石料无灰尘感、纹理清楚，质感凝重自然。

e.涂料外墙面无污垢留存，无擦痕印迹，色彩绚丽。

f.铝合金装饰板表面无污垢、无水迹、无水渍及其他印迹，有金属质感。

g.墙面砖表面无污垢，色泽光亮。

B.检查方法

a.直观外墙面、柱面的装饰材料表面有无污垢。

b.直观外墙面、柱面的装饰材料表面有无折光，有无质感，有无光泽，有无擦痕，有无损伤。

c.查看外墙面、柱面各死角处有无污垢留存。

d.查看外墙面、柱面的装饰材料表面的拼接缝隙有无污垢留存。

4.5.2　建筑物室内大理石、花岗岩墙面、柱面清洁保养

A.清洁标准

a.墙面、柱面表面无污垢、污渍、水迹、水渍、手印迹及其他印迹。

b.墙面、柱面拼接缝隙不得有污垢。墙面所有凹凸面的上下平面及立面无灰尘、污垢。

c.打蜡层均匀覆盖，无漏涂蜡层的现象。蜡面无气泡存在。

d.打蜡层抛光后，石材纹理清晰，色泽柔和，花纹明显，质感厚重。

B.检查方法

a. 查看墙面、柱面表面及接缝处有无污垢、污渍、水迹、水渍、手印迹及其他印迹。

b.侧观墙面、柱面打蜡层是否均匀，有无漏涂之处。

c.直观抛光后的光泽、质感是否厚重。

4.5.3　玻璃门清洁保养

A.清洁标准

a.玻璃表面清洁明亮，不得有灰尘、污渍、污垢、水渍、水迹、手印及其他印迹。

b.金属门框、门套、拉手表面不得有灰尘、污渍、污垢、水渍、水迹、手印及其他印迹。

c.木质门框、门套表面不得有灰尘、污垢、水迹等留存。

d.玻璃与门框接合处的缝隙不得有灰尘、污垢，尤其是四角处。

e.门框与门套的连接铰链处不得有灰尘、污垢。

f.金属拉手不得有污垢。

B.检查方法

a.直观玻璃透光性如何，有无折光现象，表面是否清洁明亮，有无灰尘、污渍、污垢、水渍、水

迹、手印及其他印迹留存。

b.直观金属门框、门套、拉手表面有无灰尘、污渍、污垢、水渍、水迹、手印及其他印迹留存，金属光泽感是否强。不锈钢镜面是否光亮。

c.直观木门框、门套表面有无灰尘、污垢、水渍、水迹留存，木质表面是否光滑，木纹清晰，木质感强。

d.查看玻璃与门框结合处的缝隙及四个角处有无灰尘、污垢留存。

e.查看门框与门套的连接铰链处有无灰尘、污垢留存。

4.5.4 室内木质墙面清洁保养

A.清洁标准

a.墙面无灰尘、污渍、污垢、水渍、水迹、手印及其他印迹。

b.墙面雕花立体部分的空隙中不得有灰尘、污垢。

c.打蜡层涂抹均匀，丰满凝重，光泽柔和，没有漏涂蜡层的现象；木纹清晰，木质感强。

B.检查方法

a.直观墙面表面有无污渍、污垢、水渍、水迹及其他印迹等留存。

b.查看墙面表面有无灰尘。

c.查看墙面雕花立体部分空隙有无灰尘、污垢留存。

d.侧观墙面、墙裙表面打蜡层有无漏涂蜡面现象存在。

e.直观墙面打蜡层蜡面涂抹是否均匀丰满，木质光泽是否柔和凝重，木纹是否清晰。

4.5.5 室内墙纸表面清洁保养

A.清洁标准

a.墙纸表面无灰尘、污渍、污垢、印迹。

b.墙纸面凹凸面、发泡面的立体图案里不得有污垢。

c.清洁保养后。墙纸表面不得有水迹和潮湿现象。

d.墙纸不得有脱落、破损和擦痕。

B.检查方法

a.直观墙纸表面有无污渍、污垢、印迹留存。

b.直观墙纸表面凹凸面、发泡面的立体图案里有无污垢留存。

c.查看擦拭墙纸表面有无灰尘留存。

d.查看擦拭培纸表面有无潮湿现象，并用吸水纸紧压墙纸表面，检查潮湿程度。

e.手摸墙纸拼接处有无裂口、脱落现象。

f.直观墙纸面有无破损、擦痕。

4.5.6 室内涂料墙面清洁保养

A.清洁标准

a.涂料表面无灰尘、污渍、污垢、印迹。

b.表面光洁,不粗糙,无擦痕、掉皮。

c.墙面涂料色泽鲜艳,无色差,质感强。

d.补涂涂料部分应与原涂料色彩大体一致。

e.新涂涂料墙面应无漏涂现象。

B.检查方法

a.直观涂料表面有无污渍、污垢、印迹留存。

b.查看擦拭涂料表面有无灰尘留存。

c.直观涂料表面有无擦痕、掉皮现象。

d.直观涂料表面色彩有无色差,补涂部分应与原涂料表面色彩大体一致,新涂涂料墙面不得有漏涂现象。

e.手摸涂料表面是否光洁平整。

f.直观涂料色彩是否鲜艳,材料质感是否强烈。

4.5.7　硬地面清洁打蜡

A.清洁标准(本标准中的硬地面包括水磨石、PVC 塑料地板、塑胶地板等)

a.地板清洗起蜡必须洁净,干燥后方可涂蜡。

b.蜡面下不得隐显有污垢。

c.不得因地板不干燥涂蜡而引起蜡层脱落。必须按规定的厚度向地板上涂蜡。

d.蜡面应均匀覆盖,不得有漏涂之处和蜡面气泡存在。

e.蜡面平滑丰满,光泽柔和,质感凝重。

B.检查方法

a.有条件的情况下,应在起蜡后对地板的干燥程度进行检查。可用干燥的吸水纸用力压在地板上,再拿起来看有无潮湿现象。

b.仔细观察蜡面下面的地板材料上有无隐现的污垢留存。

c.侧观蜡面有无局部的蜡层脱落,有无漏涂的地方,有无气泡存在。

d.用光泽度仪随机抽查几处地面,均值应达到 850 以上。

e.检查打蜡派工单和领料单,核实是否按规定的厚度上蜡。

f.直观蜡面是否均匀覆盖,蜡面是否平滑丰满、光泽柔和、质感凝重。

4.5.8　抛光保养

A.清洁标准(本标准中的地板包括水磨石、PVC 塑料地板、塑胶地板等)

a.抛光蜡面无污垢、污渍。

b.尘推保养后蜡面无灰尘。

c.蜡面抛光均匀,无抛光擦痕。

d.抛光后蜡面细腻,光泽感强。

e.入口处辅助保养设施齐全。

B.检查方法

a.直观蜡面有无污垢、污渍、灰尘。

b.直观蜡层表面有无擦痕。

c.直观蜡面细腻、均匀程度及光泽的舒适感。

d.检查入口的打蜡地板保养辅助设施是否齐全。

4.5.9　大理石地面镜面处理

A.清洁标准

a.地板处理必须洁净、研磨达到镜面效果,干燥后方可进行晶面处理。

b.按规定用量喷涂"云石坚固剂"于大理石地板上。

c.按规定的速度移动多功能擦地机/晶面机。

d.处理后的地板不得有污渍、污垢。

e.不得有局部地板亮度和光洁度与整体地板不一致的现象。

f.地板上不得有擦地机的擦痕,地板晶面效果应强烈。

B.检查方法

a.仔细观察晶面处理后的地板上有无污渍、污垢留存。

b.侧观晶面处理后的地板上有无局部地板的亮度、光洁度与整体的亮度、光洁度不一致的地方,此处即漏处理的地方。

c.用光泽度仪随机抽查几处地面,均值应达到 850 以上。

d.检查派工单和"云石坚固剂"使用量,核实使用量是否合理。

e.检查员工的工作时间和处理地板的面积。

f.直观地板经晶面处理后,晶面效果是否明显,反光点的亮度是否强烈。

4.5.10　地毯清洁保养

A.清洁标准(本标准中的地毯包括纯羊毛地毯、混纺地毯、化纤地毯)

a.地毯表面无污渍、口香胶残留。

b.地毯绒面内无灰尘。

c.地毯表面色泽鲜亮,色彩一致,不得有漏洗现象。

d.地毯干燥,地毯绒面蓬松,梳理整齐,有弹性,有质感。

B.检查方法

a.直观地毯表面有无污渍、残留口香胶留存。

b.将吸水纸巾平铺在地毯上拍打,拿起吸水纸巾,看与地毯接触面有无成片灰尘。小点灰尘属干净范围。

c.直观地毯表面色彩是否一致。

d.直观地毯绒面有无倒伏现象。

e.手摸地毯是否干燥。b 项在检查灰尘时,若有水分,则吸水纸巾上也可反应出来。

f.在地毯上行走,感觉地毯绒面的蓬松、弹性和舒适情况。

4.5.11 外围及地下空间清洁保养

A.清洁标准

a.外围车辆进出通道、人行道必须清洁,不得有脏物、车轮印和积水。

b.地下空间斜坡及地面无脏物、积水。

c.栏杆、护栏标志牌、行车及停车标志无灰尘、污垢,清晰可见。

B.检查方法

a.直观外围车辆进出通道、人行道有无脏物、车轮印迹和积水。

b.直观外围地面铺设的彩色广场砖的本色是否显现。

c.直观地下空间斜坡及地面有无脏物、积水。

d.查看擦拭栏杆、护栏标志牌、行车及停车标志有无灰尘、污垢。

e.直观标志牌是否干净、清晰。

4.5.12 室内天花板、通风口、灯罩清洁保养

A.清洁标准

a.室内天花板、通风口、灯罩表面不得有灰尘、污垢。

b.天花板四边及四角、百叶窗式通风口、灯罩不得有蜘蛛网。

c.天花板平面不得有缺块、掉块现象。

d.天花板平面色泽柔和、质感强。

e.通风口铝合金百叶窗有金属感,色泽泛白柔和。

f.灯罩无灰尘、污垢,反光板有较强反光。

B.检查方法

a.查看天花板平面、通风口百叶窗、灯罩有无灰尘。

b.直观天花板四边及四角、通风口、灯罩内有无污垢、蜘蛛网。

c.直观天花板平面有无缺损,有无色泽、质感的变化。通风口铝合金百叶窗与灯罩反光板的金属光泽感是否强烈。

4.5.13 卫生间便器清洁保养

A.清洁标准

a.便器内部无污渍、污垢。

b.便器外部和地面无灰尘、污渍、污垢、水迹。

c.坐便器上下水通畅、无阻碍。

B.检查方法

a.直观便器内部、外部及水箱外部有无污渍、污垢、明显水渍、水迹。

b.查看便器外部及地面有无灰尘、污渍、污垢、水迹。

c.放水检查坐便器上下水是否通畅。

4.5.14 卫生间洗手盆、镜子清洁保养

A.清洁标准

a.洗手盆、镜子表面无灰尘、污渍、污垢、水渍、水迹。

b.卫生浴具(水龙头等)表面无灰尘、污渍、污垢、水渍、水迹。

c.镜面影像清晰,无水渍。

d.洗手盆上下水及溢水口通畅,无阻碍。

e.洗手盆及化妆台下面无灰尘、污渍、污垢。

B.检查方法

a.直观洗手盆、镜面有无污渍、污垢、水渍、水迹。

b.查看洗手盆、化妆台面、化妆镜面及口角有无灰尘。

c.直观卫生洁具(水龙头)表面有无污渍、污垢、水渍、水迹。

d.查看卫生洁具(水龙头)下部、手柄下面有无污垢。

e.用干净抹布擦拭洗脸手溢水口处,查看有无污渍、污垢。

f.放水检查洗手盆上下水及溢水口是否通畅、无阻碍。

g.查看洗手盆下面有无灰尘、污渍、污垢。

4.5.15 卫生间地板、墙面、门、门套清洁保养

A.清洁标准

a.地板、墙面不得有灰尘、污渍、污垢、水渍、水迹,墙釉面砖色泽光亮、无损伤。

b.门、门套、坐厕隔屏板、隔屏板门表面不得有灰尘、污渍、污垢、水渍、水迹、印迹,表面涂料色泽光亮。

c.墙角、坐便器后侧、坐厕隔屏板下方等地板死角处无污渍、污垢。

d.地板釉面砖色泽光亮,无损伤。

B.检查方法

a.直观地板、墙面表面有无污渍、污垢、水渍、水迹,墙面釉面砖色泽是否光亮、无损伤。

b.门、门套、隔板表面有无污渍、污垢、水渍、水迹。

c.直观墙面、门、门套、坐厕隔屏板、隔屏板门表面有无污渍、污垢、水渍、水迹、印迹留存。

4.5.16 电梯厅清洁保养

A.清洁标准

a.电梯门干净、无手印、无污迹。

b.电梯槽干净无杂物。

c.顶板、顶灯等干净无尘土。

d.轿厢四壁干净无尘土、无污渍、无滑伤。

e.地板(地垫)干净无杂物、无尘土、无污渍。

f.内外按键、控盘干净无尘土、无污渍。

B.检查方法

a.直观轿厢内外电梯内外整洁光亮,地面无杂物,地垫洁净。

b.侧面观看不锈钢壁无尘土、无污渍、无滑伤、无手印。

4.6 保洁员工作考核标准

保洁员工作考核标准

项目	序号	考核内容	满分	扣分	楼层	区域	编号
规范管理	1	挂牌规范上岗,统一服装。	16分	1~4分			
	2	服从分配、敬职、尽责,划分责任区保洁(定员、定岗、定则)保持环境整洁,保管好个人使用的工具物品。		1~4分			
	3	不闲谈、串岗、干私事,不与病人家属、医生护士和同事发生摩擦争吵。		1~4分			
	4	上班安排:值班人员不迟到、不早退、不擅自脱岗。		1~4分			
现场管理	5	严格执行院方规定、标准、消毒规范及要求,清洁工具隔离。	64分	1~4分			
	6	清洁标准:保洁范围内无积灰、吊灰、蜘蛛网、无痰血污迹、无烟头、无杂物、卫生间无异味,尿碱、粪便,保持洁净干爽。		1~5分			
	7	每日应及时清洁范围:随时出现的垃圾(血、痰、污、纸片、果皮杂物),病人出院后的床头柜清洁及消毒,每天拖扫走廊地面3~4次,病室、办公室、治疗室、换药室、地面1次,刷洗卫生间、厕所、开水间1次,每日擦床头柜、床、走廊、扶手、安全楼梯、人行楼梯扶手1次,拖安全楼梯1次,每日2遍病人的开水供应至床头等。		1~5分			
	8	每周清洁范围:墙面、地面、垃圾容器、木质办公家具、内玻璃(一楼内外玻璃)、安全通道、楼梯扶手、栏杆、大厅、窗台、门窗等彻底刷洗、擦抹。		1~5分			
	9	每月25日前集中清洗1次,每月消毒病室,每周大清洗走廊各角落的卫生死角及消毒(包括卫生间、本人休息室)。		1~5分			
	10	每月清洗、消毒一次各种车辆、电扇灯具表面等。		1~5分			
	11	分工合作,提前15分钟接班、相互检查,每日保持一人外勤、一人流动、一人正常工作(清洗工具、擦洗床头柜并消毒,出院病人终末消毒,配备清洁消毒用品、打扫卫生间、消毒),中午合作全面清扫、完毕休息2小时,保持流动岗位,下午清扫每周一次范围,交班前清理垃圾、放垃圾袋,做好交接班。		1~10分			
	12	不接触医疗工作。医疗设备、器械,送各种维修物品及维修单,病人护理工作,进入医生、护士值班室和卫生无关事宜等。		1~5分			

续表

项目	序号	考 核 内 容	满分	扣分	楼层	区域	编号
监督管理	13	每日自查,完成交接班工作。	20分	1~5分			
	14	管理人员检查(每周一次)		1~5分			
	15	监督人员检查		1~5分			
	16	各级检查		1~5分			
合计	16条		100分				

备注:评分为三个档次:69分为不满意;70~85分为较满意;86分以上为满意。

日常环境保洁工作程序
LDYYHQ—ZY/WY—12

1.目的

规范医院日常保洁工作程序及工具、药剂的规范使用,除专项工作外其他区域的清洁都要按此清洁程序进行。

2.范围

适用于各项目中与准备清洁车和清洁程序有关的工作。

3.职责

3.1 管理人员负责本程序的制定并监督检查本程序的执行。

3.2 各项目所有保洁员工负责执行本程序。

4.消毒区域划分及工具的使用

4.1 病区通常分为下列三个区域(管理人员需和医院护理部进行确认)

清洁区:没有被污染的区域叫清洁区。包括医生办公室、护士值班室、配餐间。

半污染区:可能被污染的区域,包括医生值班室、换药室、治疗室、护理站内更衣室及男女公用厕所。

污染区:完全被污染的区域。包括走廊、电梯厅、污物间及病房。

4.2 消毒毛巾使用区域

保洁车一般配置不同颜色的毛巾,并用于不同区域。

4.2.1 五色毛巾

A.第一块:黄色毛巾是用于消毒医生、护士值班室的台面(清洁区)。

B.第二块:绿色毛巾是用于医生办公室、护理站、换药室、治疗室、更衣室(半污染区)。

C.第三块:蓝色毛巾是用于病房卫生间的清洁(污染区)。

D.第四块:橘黄色(或粉红色)毛巾是用于清洁玻璃,毛巾必须保持干燥。

E.第五块:红色毛巾是用于病房卫生间内马桶的清洁。

4.2.2　一床一巾:根据病床数量配置,使用时必须每张床位一条毛巾,不得交叉使用,每天使用后消毒,用白色毛巾。

4.2.3　一房一巾:根据病区房间数配置,每天使用后清洗消毒并烘干,用蓝色毛巾。

4.3　拖布头使用区域

a.白色拖布:用于医生及护士值班室地面消毒(清洁区)。

b.绿色拖布:用于医生办公室、换药室、治疗室、护理站内、更衣室及男女公用厕所地面消毒(半污染区)。

c.蓝色拖布:用于走廊、污物间及病房地面消毒(污染区)。

d.红色拖布:用于公用卫生间地面清洁与消毒。

4.4　消毒药剂使用区域(详见《清洁剂使用标准》)

全能清洁剂用于家具、壁架等的清洁消毒。

玻璃清洁剂用于清洁玻璃和镜面。

洁厕剂具有腐蚀性,只用于卫生间马桶、瓷砖清洁,不能用于地板及不锈钢台面及水龙头消毒。

消毒液用于出院病人床单位消毒,污染源(如病人体液)的消毒。

5.基本要求

5.1　管理负责人根据现场保洁实际编制本项目的《日常环境保洁工作单》,并将日常保洁工作单发放给每一位日常保洁员,悬挂在各自的保洁车上,根据工作单按照6中相应的程序规定完成本职工作。

5.2　各级管理人员按照《保洁服务标准》进行相应的检查,使员工操作符合医院相关的规范标准,输出符合要求的服务。

5.3　保洁员严格按照本工作程序要求执行。

6.具体操作程序

6.1　保洁车的准备

6.1.1　顶层

A.工具盒(盒内后排有贴有标识的洁厕液、全能清洁剂、玻璃清洁剂、消毒液的喷壶,所有喷头和标签纸一定要对齐,喷头向前,百洁布、铲刀、橘黄色毛巾;盒内前排有蓝色毛巾、红色毛巾)。

B.工具盒外面(黄色毛巾、绿色毛巾)。

6.1.2　中层

A.一床一巾收纳盒(存放毛巾的两侧必须贴有医院标准,尺寸为长35cm×宽23cm×高21cm,颜色为乳白色)。

B.一房一巾收纳盒(存放毛巾的两侧必须贴有医院标准,尺寸为长35cm×宽23cm×高21cm,颜色为乳白色)。

6.1.3　底层

10L红色水桶、恭桶刷(颜色为白色)。

6.1.4 左侧

A.柜台刷、小簸箕(柜台刷靠内侧,小簸箕靠外侧)。

B.36 寸尘推头。

6.1.5 右侧悬挂

A.高处除尘扫(高尘扫头朝下,必须套有黑色垃圾袋)。

B.尘推组合(规格为 12 寸)。

C.悬挂日常工作单、标准挂卡、每周工作重点(挂绳为:扎带,扎好后将多余部分剪掉)。

6.1.6 前面

A.靠右侧悬挂小心地滑牌。

B.双格榨水桶(蓝色靠左、红色靠右,榨水头为红色,榨水杆朝外侧)。

注:所使用的拖把,为了安全起见拖把杆必须夹到卡扣中。

6.1.7 后侧

A.污物袋左侧下方口袋内放置胶皮手套及消毒药片。

B.污物袋右侧下方口袋放置备用垃圾袋。

C.污物袋正面必须印有医院标示才能使用。

D.保洁车盖子必须粘贴医院大标示(必须粘贴在中间位置)。

E.保洁车编号(黑色笔描述楼层编号)。

6.2 六步工作法

6.2.1 高处除尘

A.高处除尘:用干净的高处除尘扫在屋内以逆时针方向清扫肩部以上区域。主要清洁通风口、灯罩、门、窗帘顶、壁挂电视机等。

B.清理高处除尘布头:在每间屋内高处除尘后,用台刷将尘土刷到保洁车上的清洁袋内。要轻轻地向下刷。及时更换除尘布头。

C.注意:

a.高处除尘是一项计划性工作,病人出院时必须进行除尘,走廊一般由专项保洁员工完成,躺着病人的头顶上不要进行除尘操作。

b.高尘扫头要用牵尘液处理后 24 小时使用,按逆时针方向对肩部以上的墙角、灯具、家具顶部、通风口进行除尘。

6.2.2 重点清洁和消毒

在开始进行重点清洁和消毒时,必须要有安全措施,如戴上防护手套。

A.一房一巾使用:用消毒好的一房一巾在屋内沿逆时针方向给肩部以下区域消毒,包括壁架、床、桌子、台面、椅子和门框。

B.一床一巾使用:用消毒过的一床一巾消毒擦拭房间内所有床单位。

C.玻璃清洁:用玻璃清洁剂和干净的抹布将玻璃和镜子上的污迹和手印擦掉(如果有),不要用消毒液或全能清洁剂擦玻璃,否则会在玻璃上留下一层水迹。

D.注意:按房间的布局顺序,门、门框、窗台、床头柜、家具、床架、氧气吸引架、扶手、休息椅、监视仪等进行清洁和消毒。

6.2.3　清倒垃圾桶/烟灰缸

A.倒净垃圾桶:先将垃圾袋打结系紧。再从垃圾桶中取出装满垃圾的垃圾袋并换上新的垃圾袋。将装着垃圾的垃圾袋放入保洁车上的清洁袋内。用全能清洁剂擦净垃圾桶内外。

B.更换垃圾袋:在垃圾箱上放上新的垃圾袋,将垃圾桶放在适合且相对固定的位置。

C.注意:

a.安放垃圾袋时要收口、收集垃圾袋时要扎紧袋口。

b.清洁纸篓附近区域的墙面。

6.2.4　卫生间清扫

A.在房间门口处放上"小心地滑"的警告牌。

B.将清洁车上的提篮拿到屋里。

C.药剂倾洒:马桶(洁厕液)、面池(全能清洁剂)、镜子(玻璃清)。

D.门和门框的清洁与消毒:必要时清洁门、门框和门把手。

E.清洁水池和镜子:用全能清洁剂擦台面、台面下部和水池的水管。进一步清洁水池可以用全能清洁剂擦去长期累积的尘土或污垢。用玻璃清洁剂擦洗玻璃,然后擦干。

F.清洁恭桶和便池:用厕刷蘸洁厕剂清洗和消毒恭桶,要全面擦洗,确保擦去高低各处的污垢。恭桶和便池外部用全能清洁剂喷在布上然后擦拭。应避免在金属、合金、薄板层表面、地板砖和任何打完蜡的地板上用洁厕剂。意外泼洒可以用水冲净后擦干。

G.浴缸/淋浴:用全能清洁剂擦浴缸/淋浴。擦瓷砖以避免肥皂的累积。用干布擦金属五金件。检查浴帘看是否需要清洗或更换。

H.地面消毒:用湿拖把拖地与消毒。从房间最里面开始向门口拖地。在地板的边角处仔细擦掉角落里的尘土。地面的其他部分可用"S"形行进方式擦。不要把水溅到墙和墙围上。注意拖屋角和踢脚板垃圾篓下面和边上。

I.注意:

a.注意喷洒清洁剂的顺序:马桶、面池、镜子。

b.清洁的顺序:镜面、龙头、面池、马桶、垃圾桶、湿拖把。

6.2.5　地面清洁(干拖地面)

A.房间除尘:用消过毒的除尘拖把从门后沿踢脚线至房间最里面向门口处推尘,采取"S"形行进方式把尘土粘在拖把的最前端。

B.收集尘土:用簸箕和台刷在门外把尘土扫起来,倒入保洁车上的垃圾袋内。

C.清理尘推:把除尘拖把放在地板上小心清理。用台刷慢慢向下刷以避免扬起灰尘;清理后把地板上和拖把上的尘土集中起来,放进保洁车上的清洁袋中。

D.注意:

a.尘推地面是一项无尘操作。

b.用"S"形拖地法尘推包括阳台、床底、床头柜底、厕所内地面。

c.用刮刀去除地面上的口香糖和其他顽渍。

d.床头柜下面清洁放在每日重点清洁里。

6.2.6 地面消毒和地面湿拖

A.湿拖地板:湿拖地板时,将拖把榨干。再用"S"形行进方式拖地,从门后沿踢脚线至房间最里面向门口进行,注意湿拖边角。避免将水拖洒在踢脚板上。

B.换水和拖把头:湿拖病房时用全能清洁剂(或消毒液)。拖地的水要每拖 2~3 间房更换一次,换区域湿拖时要更换拖布头,用搓法清洗拖把。

C.检查:对房间做一般观察以确定并修正有问题的地方,使房间看上去整齐有序、外表干净。

D.注意:

a.放置"小心地滑"的警告牌。

b.用"S"形行进方式拖地。

c.对于面积较大的房间和走廊要分区湿拖。

d.湿拖完毕之后将家具放回原地。

6.3 地毯吸尘

6.3.1 在地毯吸尘时,按照从房间门口开始,先房间墙边、再中间、最后到门口顺序进行。

6.3.2 吸尘时注意避免将大的物体吸入,以防毁坏吸尘器。

6.3.3 将吸尘器的扁嘴插到吸尘器的吸管上,将地毯角和踢脚板处吸净。

6.3.4 注意电线和电话线下面的地毯吸尘,将可移动的家具挪开进行吸尘,吸尘完成之后将家具放回原地。

6.3.5 吸尘之后将吸尘器的电线卷好,以防止缠绕,根据需要更换吸尘袋。

6.3.6 工作结束后应清洁吸尘器并送回仓库。

6.4 地毯消毒

6.4.1 将消毒液放入桶内。如使用医院提供的消毒剂要特别小心谨慎,使用之前要进行试验。

6.4.2 将拖把头浸透在有消毒溶液的桶里,用榨水器将拖布头上的水榨干。

6.4.3 采用"S"形方式,从房间门口开始,按照先墙边、再家具和床下、最后房间中间至门口顺序进行。注意电线和电话线下面的地毯清洗,将可移动的家具挪开,对家具下面的地毯进行清洁。

6.4.4 地毯消毒完成之后将家具放回原地。

6.4.5 用拖布沿踢脚线消毒,对各个角落进行消毒。如有必要,拖布要经常清洗。

6.4.6 清洁医院病房的消毒水脏污后应及时更换。必要时要更换拖布头。

6.5 检查(目测和补救)

6.5.1 进到一个房间之后,观察是否有污渍,地面上是否有碎屑,特别要注意墙边、墙角和器件及家具下面。如果看到地面上有污渍和碎屑,要立刻捡起来。

6.5.2 观察墙面和窗户表面是否有印迹或手指印,如果发现要立即清除。

6.5.3 观察家具和器件上是否有坏的地方。清除可以看见的污渍。

6.5.4　检查垃圾箱。如果垃圾箱已装满，将垃圾倒掉，并换上干净的垃圾袋。

6.5.5　如发现房间里有坏的地方或非正常的地方，要报告给管理人员。

6.5.6　检查保洁车上工具配置是否齐全并处于良好的使用状态，如有缺少或损坏需及时查找并报告管理人员。

6.6　病人出院清洁（终末消毒）

6.6.1　管理人员应提前一天到各病区登记病人出院床位号。

6.6.2　病人出院消毒包括"一拆、二照、三擦、四铺"，根据和客户合同约定确定工作内容，通常情况我们负责"擦"这一步。

6.6.3　将出院床位床、床头柜及衣柜彻底清洁，注意床单元需摇起擦干净。

6.6.4　用消毒液将床、床头柜和衣柜消毒。

6.6.5　及时通知护士站床位消毒完成情况，以便于护士站对床位的使用。

6.6.6　在清洁床单位时如有病人遗留物品需送交护士站或报告主管。

6.7　病房清洁

6.7.1　取用必需的工具、物料，同一般房间清洁时用的一样。

6.7.2　撤换床具，一般由护士完成。

6.7.3　更换用具，一般由护士完成。

6.7.4　床铺消毒：在床垫上用消毒液和消毒杀菌清洁剂。将床垫竖起，消毒弹簧和边框顶部。保持床垫竖起，走到床的另一边，消毒剩下的弹簧和边框。如果床垫可以掉转并可以洗，把它放下来，消毒反面。把床头和床角托起，消毒床下。

6.7.5　铺床：按要求逐侧铺好床。

6.7.6　高处除尘：对肩部以上位置的平面高空除尘，像灯具顶部、门、窗帘顶、吊置电视机等。

6.7.7　擦抹/消毒：用消毒液或消毒杀菌清洁剂溶液半湿擦洗房间家具和壁架（只限病区），在非病区用全能清洁剂。包括电话和插头、椅子、可以洗的坐垫、写字台、窗架等。

6.7.8　摆放家具：清洁后把家具移回原地。

6.7.9　清洗墙面污渍：用全能清洁剂清洗墙面污渍，将稀释好的全能清洁剂喷在清洁布上。

6.7.10　洗手间清洁：消毒液或消毒杀菌清洁剂。

6.7.11　倒净垃圾桶/烟灰缸：倒净烟灰缸并用全能清洁剂溶液擦净。倒净垃圾桶，更换垃圾袋，需要时清洁垃圾桶。

6.7.12　地面除尘：按标准程序地面除尘。

6.7.13　湿拖地板：按标准程序湿拖地板。

6.8　尘推走廊地面

6.8.1　将干净的、并经过牵尘液处理过的除尘拖布头套在拖布套架上。

6.8.2　从走廊的踢脚处开始进行尘推。沿着走廊长度进行尘推，到了走廊另一端时返回。尘推时中间不要有漏推的缝隙，应在缝隙处叠压尘推 3~5 厘米。

6.8.3　尘推时，将尘灰聚集到尘推拖布的顶部，要特别注意四个角落。要求挪开家具和其他物体将地面进行彻底除尘。

6.8.4　用铲刀将附在地面上的口香糖或其他顽渍刮掉。

6.8.5　当尘推拖把脏了的时候,将拖把上的尘灰用簸箕和台刷轻轻地扫进垃圾袋内,以防尘土飞扬。注意尘推拖把上的灰尘要经常清除,以便提高尘推效率。

6.8.6　立即将地面上的脏物收集起来放入垃圾袋里。

6.8.7　每班结束之后将沾满脏尘的尘推头取下清洗或更换。

6.9　走廊湿拖和污渍清除

6.9.1　将稀释好的清洁剂倒入桶内。将湿拖把或拖布头放入桶内,然后用榨水器榨干。

6.9.2　放置"小心地滑"牌。"小心地滑"警告牌必须放显眼处和拐角处,以及湿拖完之后需要干燥的地方。特别注意有拐角的地方进行湿拖时,放置"小心地滑"的警告牌。

6.9.3　将水桶放在一个角落里,将整个走廊分成两部分进行湿拖。只有在没有人流走动时,才可以沿走廊整个长度进行湿拖,注意使用"小心地滑"警告牌,长的走廊在湿拖时应每隔6米放置一个警示牌。

6.9.4　将拖布头靠墙放置。用拖布沿走廊一端的墙踢脚开始,要特别注意墙角处、门口和由于交通流量大容易积存脏物的地方,将"小心地滑"警告牌保留至地板彻底干透,继续湿拖下一部分。

6.9.5　湿拖时采用"S"形方式:湿拖小房间时,反转拖把头,先将房间四周的踢脚线拖干净,然后再采用走"S"形的方式对整个房间从里到外拖干净。湿拖大房间时,反转拖把头,将房间分成几部分,按湿拖小房间的方法湿拖整个房间,将"小心地滑"警告牌保留至地板彻底干透。

6.9.6　根据需要及时更换桶里的消毒水(拖布头)。

7.相关记录

《日常环境保洁工作单》　JL—ZY/WY—14/01

《日常环境卫生间清洁、检查表》　JL—ZY/WY—14/02

日常环境保洁工作单

JL—ZY/WY—14/01

清洁类型	日常保洁	日常保洁程序 （六步工作法）	1.高处除尘
清洁频次	每天循环保洁		2.重点清洁和消毒
保洁时间	班：　时~　时		3.清空垃圾筐
	班：　时~　时		4.清洁并消毒卫生间
	班：　时~　时		5.干拖地面
有效日期	年　月　日		6.湿拖地面

具体时间	要求清洁的区域	清洁责任
时~　时	清洁病房（清洁地面、收集垃圾）同时浸泡消毒毛巾	所有区域的清洁均按照《日常保洁工作程序》进行。除非另有注明，签到、签退遵照相关管理规定执行。
时~　时	清洁洗涤室、护士办公室、治疗室	
时~　时	清洁主任、医生办公室，公共区域卫生	
时~　时	清洁病房、终末消毒，清洗、晾晒一柜一巾	
时~　时	清洁护士、医生、主任办公室，再次清洁收集病房内的垃圾	
时~　时	倒垃圾签退	

时~　时	签到	所有区域的清洁均按照《日常保洁工作程序》进行。除非另有注明，签到、签退遵照相关管理规定执行。
时~　时	清洁病房（清洁地面、收集垃圾）、通道	
时~　时	清洁医护人员值班室、护士站	
时~　时	铺床、清洁被服、治疗室清洁	
时~　时	收集垃圾、清洁楼梯	
时~　时	病区动态保洁、配合护士站工作	
时~　时	清洁工具车后签退	

日常环境卫生间清洁、检查表

JL—ZY/WY—14/02

清洁项目		卫生间清洁记录									区域
清洁时间	台面	墙面	地面	镜子	水池	熏香	小便池	大便池	纸篓	污物池	其他记录（含跟踪整改验证）

检查时间	卫生间检查情况记录	检查人

	设施报修记录		
报修时间	保修内容	完成时间

注：清洁完毕，请用"√"标注。

第八节　物业岗位说明书范例

编号：LDYYHQ—ZY/WY—05—2014	
版本 / 修改状态	A/0
发放控制号	

物业管理办公室岗位说明书

编　制：

审　核：

批　准：

2017 年 07 月 01 日发布　　　　　　　　　2017 年 07 月 01 日实施

前　言

本岗位说明书依据 GB/T 19001—2008（ISO 9001：2008，IDT）《质量管理体系　要求》和物业管理实际编制，于 2017 年 07 月 01 日起实施。

本说明书的编写、审批人员及部门如下：

主持编写部门：贯标办公室

主要编写人员：

审　核：　　　　　日期：2017 年 07 月 01 日

批　准：　　　　　日期：2017 年 07 月 01 日

修改履历记录

修改日期	修改前内容	修改原因及修改内容	修改人	批准人

目 录

物业管理办公室主任岗位说明书

LDYYHQ—ZY/WY—05/01

职务名称	副科长	直接上级	后勤保障处处长
所属部门	后勤保障处	所辖人员	
定员人数	1	工作性质	管理

工作职责：

1.全面主持物业日常工作。

2.督促检查各部门工作执行情况。

3.审核呈报相关的合同协议。

4.鼓励推动员工工作，提高效率，有责任安排员工培训。

5.培训考核员工工作表现，制定落实管理制度实施。

6.领导管理科物业全体员工开展工作，对员工工作项目进行分工包干。

7.严格执行各项管理制度，和员工请销假制度。

8.对区域内工作情况进行检查、监督、督促，对不符合管理要求的现象，及时纠正。对整改不利、影响正常工作的问题进行处罚并限期整改。

9.负责服务区域投诉、纠纷调解处理。

10.全面负责对所管辖区的物业实施综合管理，贯彻落实合同的执行情况。督促物业公司服务质量，奖惩分明，对责任问题绝不姑息。

11.合理调配人员，协调各岗位公共协作，责任到人，同时关心员工生活，确保管理人员的精神面貌和工作态度。

12.以身作则，关心员工，奖惩分明，提高自身素质，最大限度地发挥和调动员工的工作热情和责任感，使团队具有组织和凝聚力，并督促科室管理人员的日常工作、检查各项工作和落实完成情况，组织培训管理人员，做好员工的考核工作。

任职资格：

1.大专以上学历，五年以上工作经验；

2.熟悉任职岗位及下属岗位的各项业务及运作流程；

3.具有较强的管理能力和领导水平；

4.通过人力资源部统一组织的考核。

控烟主管科长岗位说明书

LDYYHQ—ZY/WY—05/02

职务名称	副科长	直接上级	控烟办公室主任
所属部门	后勤保障处	所辖人员	
定员人数	1	工作性质	管理

工作职责:

1.全面主持管理科分管控烟日常工作。

2.制定好禁烟工作计划,并能逐步实施,推进。按时完成主管部门布置的各项禁烟任务。

3.建立长效的考核机制。

4.组织和认真开展禁烟条例、"吸烟有害健康"等知识的宣传教育、学习工作。

5.负责上级精神和下级落实情况的上传下达,发现问题,在禁烟工作会议上及时反映,供禁烟领导小组探讨交流。

任职资格:

1.大专以上学历,五年以上工作经验;

2.熟悉任职岗位及下属岗位的各项业务及运作流程;

3.具有较强的管理能力和领导水平;

4.通过人力资源部统一组织的考核。

物业巡查员岗位说明书

LDYYHQ—ZY/WY—05/03

职务名称	巡查员	直接上级	物业管理办公室主任
所属部门	物业管理办公室	所辖人员	
定员人数	6	工作性质	管理

工作职责:

1.检查人员应做到实事求是、秉公干事、照章管理、严于律己、不徇私情。做到严肃、认真、踏实、坚持原则,并不断学习和钻研业务,提高自身素质。

2.熟练掌握检查程序内容和医院的各项规章制度及物业委托合同管理细则和考核标准。

3.广泛听取患者及一线职工的意见和要求,及时向物业公司主管经理和科领导反馈信息。对工作中存在的问题,要提出合理化建议和整改措施,并督促检查,落实到位。每天早晚集中定时向科领导汇报全天检查情况,便于领导及时掌握工作情况。

4.严格执行物业委托合同管理细则和考核标准,督促和检查公共区域道路清扫保洁,垃圾清运管理,并保质保量及时完成。工作任务检查记录要公正、公平、要准确、翔实、具体。

5.每天检查不少于两次。

6.检查员要有自行解决问题的能力,协调好所管辖区的工作。

7.努力完成上级院领导交给的各项任务。

任职资格:

1.高中以上学历,两年以上工作经验;

2.熟悉任职岗位工作职责,严守工作流程;

3.具有较强的责任心和纪律性;

4.通过人力资源部统一组织的考核。

控烟督导员岗位说明书

LDYYHQ—ZY/WY—05/04

职务名称	控烟督导员	直接上级	物业管理办公室主任
所属部门	物业管理办公室	所辖人员	
定员人数	1	工作性质	管理

工作职责：

1.认真履行医疗区域、公共区域、办公楼内劝阻、督查禁烟职责；

2.按时完成主管部门布置的各项禁烟任务；

3.每天病区、办公室巡查，发现吸烟者或有吸烟现象，应及时予以劝阻；

4.检查病区与病、陪员"禁烟承诺书"签订情况及工作人员与病、陪员关于创建"无烟医院"知晓情况；

5.落实好禁烟标识的张贴工作，并落实维护责任人，以随时检查更新；

6.每月按时报送各种规定应报送的表格、禁烟检查记录等。

任职资格：

1.大专以上学历，五年以上工作经验；

2.具有较强的管理能力和领导水平；

3.通过人力资源部统一组织的考核。

绿化专员岗位说明书

LDYYHQ—ZY/WY—05/05

职务名称	绿化专员	直接上级	物业管理办公室主任
所属部门	物业管理办公室	所辖人员	
定员人数	1	工作性质	

工作职责：

1.负责南山绿化养护的培训与指导工作,并监督执行情况；

2.负责绿化养护的工作安排,并进行现场指导；

3.确保绿植长势良好,整体美观大方；

4.灾害预防工作及时有效,损失降到最低；

5.负责灾后绿化补救工作。

任职资格：

1.初级以上专业资质,五年以上工作经验；

2.熟悉本专业各项业务及运作流程；

3.具有较强的业务能力,责任心强；

4.通过人力资源部统一组织的考核。

控烟保洁员岗位说明书

LDYYHQ—ZY/WY—05/06

职务名称	控烟保洁员	直接上级	控烟科长
所属部门	物业公司	所辖人员	
定员人数		工作性质	

工作职责：

1.佩戴禁烟督导胸牌,内、外科楼保洁员按楼层划分禁烟区域,责任到人；

2.保洁员在保洁的同时及时清扫烟头；

3.在遇到吸烟者时,积极劝导其楼内禁烟,并进行戒烟宣传；

4.积极参加经常性的禁烟知识讲座和培训,全面了解禁烟知识；

5.年末参加评比,接受既定奖惩办法。

任职资格：

参见物业公司保洁员岗位说明书。

勤杂工岗位说明书

LDYYHQ—ZY/WY—05/07

职务名称	勤杂工	直接上级	物业管理办公室主任
所属部门	物业管理办公室	所辖人员	
定员人数	4	工作性质	

工作职责:
1.热爱本质工作,遵守劳动纪律,服从调派,有事提前请假。
2.工作前应认真检查所用工具是否完好可靠,不准超负荷使用,确保人身财产安全。
3.在人工搬运、装卸物件应做到轻装轻放,重不压轻,大不压小,堆放平稳,捆扎牢固。
4.堆放物件不可歪斜,摆放整齐。
5.严格执行派工单工作制度,熟练工作范围,严格履行岗位职责,杜绝对工作推诿扯皮的现象。
6.完成科领导临时交办的各项工作任务。

任职资格:
1.吃苦耐劳,身体健康,年龄在45岁以下;
2.具有较强的责任心和纪律性;
3.通过人力资源部统一组织的考核。

物业公司管理处经理岗位说明书

LDYYHQ—ZY/WY—05/11

职务名称	物业管理处经理	直接上级	物业管理办公室主任
所属部门	物业公司	所辖人员	
定员人数		工作性质	管理

工作职责：

1.认真贯彻执行公司的经营管理方针、政策、指示、规定等,坚持为医院服务、为社会服务的经营目标,搞好具有特色的物业管理工作。

2.定期向医院后勤保障部和公司领导汇报环境管理部工作情况,并听取医院和公司领导的意见和要求,且全力负责贯彻实施。

3.制定管理处管理目标和经营方向,包括制定一系列的规章制度和操作规程,保证经营管理工作的正常进行。

4.建立健全管理处的组织系统,使之合理化、精简化、效率化,对存在的问题,积极找出原因并与公司领导提出合理建议和解决方案。

5.熟悉国家有关法规和物业管理规定,掌握各业主情况,检查督促各责任区管理的实际操作。

6.主持日常和定期工作会议,研究拟定下一步工作计划。

7.听取下属的工作汇报,并协助解决他们工作中遇到的困难,及时了解他们及其他部属的思想动态、工作情绪,关心部属的生活情况,确保人员稳定。

8.加强与业主单位的沟通,主动了解他们的服务要求及工作意见,并妥善处理。在保证日常工作完成的前提下,业主单位对合同之外的要求视工作量尽量想办法完成。

9.完成领导交办的其他工作任务。

任职资格：

1.大专以上学历,五年以上工作经验;

2.熟悉任职岗位及下属岗位的各项业务及运作流程;

3.具有较强的管理能力和领导水平。

物业公司保洁经理岗位说明书

LDYYHQ—ZY/WY—05/12

职务名称	保洁经理	直接上级	物业公司经理
所属部门	物业公司	所辖人员	
定员人数		工作性质	管理

工作职责：

1.在主管领导的领导下工作,带领所属员工贯彻执行公司的相关规章制度,严格执行各项操作程序,确保各岗位的工作标准达到要求。

2.制定培训计划,并组织实施培训,督导部属将培训的内容,落实到各工作岗位,并随时检查培训效果,确保员工了解业主单位约定的工作要求。

3.带头随手捡起地上垃圾并将此作为检验各级清洁人员是否符合标准的基本要求。

4.经常巡视检查辖区内的卫生死角是否积存了垃圾杂物,及时发现问题,积极解决问题。

5.督促下属员工的日常工作,检查各项工作的落实完成情况,做好人员的考核工作,及时纠正违规现象,并做好记录。

6.加强自身素质的提高,不断学习清洁行业的新技术、新方法,并培训部属尽快掌握。

7.以身作则,关心员工,奖罚分明,提高下属思想素质、工作质量和工作效率,提高自身素质和修养,最大限度地调动和发挥全体员工的工作热情和责任感。

8.完成上级交给的其他工作。

任职资格：

1.熟悉任职岗位及下属岗位的各项业务及运作流程;

2.具有较强的管理能力和领导水平。

物业公司保洁员岗位说明书

LDYYHQ—ZY/WY—05/13

职务名称	保洁员	直接上级	保洁经理
所属部门	物业公司	所辖人员	
定员人数		工作性质	

工作职责:

1.坚守岗位,按时上班。上班佩戴工作证,做到服装整齐、干净。

2.熟悉各自分工及所负责范围内的清洁卫生情况,对责任区内卫生全面负责。

3.负责责任区内楼道走廊、车棚、道路、雨棚、平台、玻璃、外露管线等公共场地的清扫和保洁。

4.负责责任区域内楼道、阶梯、楼梯扶手、门窗、电子门、电表箱、信报箱、楼道及灯具、开关、外露管线等的清洁工作,负责楼道杂物的清理。

5.保持责任区内无纸屑、烟头、痰迹、污垢、野广告、口香糖迹,整体环境整洁、干净。

6.负责责任区内垃圾的清运、中转。

7.保管好各自所使用的清洁工具,并要求工具摆放整齐、洁净。

8.积极参加业务培训,提高服务水平。

9.对辖区内发生的违章行为进行劝阻和制止。

10.保洁员应遵守物业公司《员工守则》的各项规章制度。

11.服从工作安排,完成领导交办的其他工作。

任职资格:

1.吃苦耐劳,身体健康,年龄在 45 岁以下;

2.具有较强的责任心和纪律性;

3.通过人力资源部统一组织的考核。

物业公司电梯员岗位说明书

LDYYHQ—ZY/WY—05/14

职务名称	电梯员	直接上级	物业公司经理
所属部门	物业公司	所辖人员	
定员人数		工作性质	

工作职责:

1.电梯工必须身体健康,适应倒班工作,具有良好的职业道德和高度的工作责任心,受过有关部门的技术培训,并经考试合格。

2.电梯工作为操作电梯设备的专职人员,应对乘客的安全负责,必须严格遵守各项规章制度和安全操作规程。

3.每次开启厅门进入轿厢前,必须检查轿厢是否停在该层。正式运行前,应做一次简单的试运行,检查各部分有无异常,在确定无故障的情况下方可正式运行。

4.电梯运行若出现异常声音或失控状态,应立即按动急停开关、警铃,请求维修部门修理。当出现停电故障,电梯未在平层位置时,不得随意扒门跳跨,应及时取得外界的援助。

5.禁止电梯超载运行,客梯不得用作货梯使用。

6.电梯禁止运载超长超宽物品,载运垃圾及建筑材料时必须包装完整。

7.严禁在电梯运行时开启厅门。

8.每日工作完毕后,要将轿厢停在基站,切断电源开关,关好厅门。

9.应遵守物业公司《员工守则》的各项规章制度。

10.认真做好交接班记录。

任职资格:

1.吃苦耐劳,身体健康,年龄在 45 岁以下;

2.具有较强的责任心和纪律性;

3.通过人力资源部统一组织的考核。

物业公司绿化员岗位说明书

LDYYHQ—ZY/WY—05/15

职务名称	绿化员		直接上级	物业公司经理
所属部门			所辖人员	
定员人数			工作性质	

工作职责：

1.熟悉医院内的绿化面积和布局、懂得立体绿化基本知识与技能,熟悉花草树木的品种和数量,充分利用发展绿地面积,合理布置花草树木的品种和数量。

2.对花草树木定期进行培土、施肥、除杂草和病虫害,并修枝剪叶、补苗、淋水。大颗的灌木,给予生动活泼的造型,丰富医院内绿化的内容。剪枝垃圾自清自运。

3.保持绿化地清洁,保证不留杂草、杂物、不缺水、不死苗、不被偷窃,花草生长茂盛。

4.每月定期检查绿化草坪完好情况、花草树木生长情况,并做好详细记录。

5.当暴风雨来临前,提前做好花草树木稳固工作,采取相应的保护措施。防止造成大的损失。

6.经常巡视医院内绿化地,严禁在草地上践踏、倾倒垃圾或用树干晾晒衣服等行为,一经发现按管理处规章制度的有关规定处罚。

7.维护好绿化水泵、电机、喷淋设备及其他器材、工具。

8.完成领导交给的其他任务。

任职资格：

1.吃苦耐劳,身体健康,年龄在45岁以下;

2.具有较强的责任心和纪律性;

3.通过人力资源部统一组织的考核。

物业公司医疗废物转运员岗位说明书

LDYYHQ—ZY/WY—05/16

职务名称	医疗废物转运员	直接上级	物业公司经理
所属部门		所辖人员	
定员人数		工作性质	

工作职责:

1.主持本处全面工作,组织制定处内各项规章制度,并监控实施;

2.制定年度工作计划,主持召开处内工作例会和各种会议;

3.根据中心有关质量管理办法制定处内质量实施办法;

4.负责全处人员的思想教育和管理工作,确保所属人员思想稳定和管理正规有序;

5.搞好全处人员的业务培训,不断提高大家的业务技能;

6.带领所属人员严格执行后勤系统的各项规章制度及工作安排;

7.督促检查工作落实情况,确保各项工作保质保量完成;

8.完成上级赋予的其他任务。

任职资格:

1.吃苦耐劳,身体健康,年龄在45岁以下;

2.具有较强的责任心和纪律性;

3.通过人力资源部统一组织的考核。

第九节　汽车队工作手册范例

编号:LDYYHQ—ZY/CD—2017	
版本 / 修改状态	A/0
发放控制号	

汽车队工作手册

编　制:

审　核:

批　准:

2017 年 07 月 01 日发布　　　　　　　2017 年 07 月 01 日实施

前　言

　　本工作手册依据 GB/T 19001—2017（ISO 9001:2017,IDT）《质量管理体系　要求》和车队实际编制,于 2017 年 07 月 01 日起实施。

　　本手册的编写、审批人员及部门如下：

　　主持编写部门:贯标办公室

　　主要编写人员：

　　审　核：　　　　　　日期:2017 年 07 月 01 日

　　批　准：　　　　　　日期:2017 年 07 月 01 日

修改履历记录

修改日期	修改前内容	修改原因及修改内容	修改人	批准人

目　录

序号	文件编号	文件名称	备注
1	LDYYHQ—ZY/CD—01	汽车队工作职责	
2	LDYYHQ—ZY/CD—02	汽车队队长岗位说明书	
3	LDYYHQ—ZY/CD—03	车队值班人员岗位说明书	
4	LDYYHQ—ZY/CD—04	车队驾驶员岗位说明书	
5	LDYYHQ—ZY/CD—05	车队行车守则	
6	LDYYHQ—ZY/CD—06	车辆管理规定	
7	LDYYHQ—ZY/CD—07	公务用车管理规定	
8	LDYYHQ—ZY/CD—08	车辆保养规定	
9	LDYYHQ—ZY/CD—09	机动车辆三检规定	

汽车队工作职责

LDYYHQ—ZY/CD—01

1.在主管院长和保障处的领导下,负责全院的车辆管理和医、教、研及有关领导的日常用车和会议公务用车的调度工作。

2.汽车队负责制定全年车辆运行、维修保养、安全管理计划。

3.确保"120"急救车辆和救护车的正常运行,做到文明驾驶,保证安全行车。

4.合理安排调度,保证院领导公务用车安全、准时,并尽量满足临床一线的业务用车。

5.负责作好驾驶员认真执行交通法规和交通安全教育工作,牢固树立安全第一的思想。

6.认真做好成本核算,严格控制油、材料消耗。

7.负责做好车辆的维修保养工作。

8.完成医院和保障处交办的临时工作任务。

汽车队队长岗位说明书

LDYYHQ—ZY/CD—02

职务名称	汽车队队长	直接上级	后勤保障处处长
所属部门	后勤保障处	所辖人员	
定员人数	1	工作性质	管理

工作职责:

1.组织大家认真学习各项交通法规和医院规章制度,努力学习专业知识,熟练掌握专业技术。

2.坚持原则、热情服务,搞好车队自身建设。

3.管理好全车队人员及车辆,本着服务临床一线及全院的宗旨,完成各项出车任务,负责车队严把车辆调度,认真执行相关规章制度。

4.抓好驾驶员的安全教育和职业道德教育,做好车辆安全运行,力争做好无重大责任事故发生。

5.提高驾驶员个人素质,做到服务优质、文明驾驶、礼让三先。

6.检查、安排、车辆保修,审核车队各种票据。不定期对车辆进行技术检查和安全检查,发现问题及时处理,消除隐患,确保行运安全。

7.遇重大突发应急事件,应启动车队应急预案,调动全车队精英力量及车辆,保障医院应急救援用车。

任职资格:

1.大专以上学历,五年以上工作经验;

2.熟悉任职岗位及下属岗位的各项业务及运作流程;

3.具有较强的管理能力和领导水平;

4.通过人力资源部统一组织的考核。

车队值班人员岗位说明书

LDYYHQ—ZY/CD—03

职务名称	车队值班人员	直接上级	车队队长
所属部门	汽车队	所辖人员	
定员人数		工作性质	

工作职责：
1.值班人员应按时到岗签到,每月按签到实名发放值班费。值班时间必须坚守岗位,及时接听电话,不得脱岗耽误工作,遇突发重大事件应及时报告队长及院总值班人员。
2.值班人员除正常上班外,应按时做好交接班。
3.值班人员值班时,应保持室内卫生干净整洁,不留宿外人。
4.注意防火、防盗,加强与总值班人员的联系。
5.值班人员回家用餐,应速去速回,因特别原因需要离开者,应电话告知队长,以便应急。
6.擅自脱离工作岗位者,按值班制度,脱岗一次,扣当日值班费,若影响医院正常用车和院领导工作用车或造成严重后果,根据情节给予相应的处罚。

任职资格：
1.高中以上学历,五年以上工作经验；
2.熟悉任职岗位各项业务及运作流程；
3.具有较强的工作业务能力；
4.通过人力资源部统一组织的技术考核。

车队驾驶员岗位说明书

LDYYHQ—ZY/CD—04

职务名称	车队驾驶员	直接上级	车队队长
所属部门	汽车队	所辖人员	
定员人数		工作性质	

工作职责：
1.负责保管车辆和保养车辆,无出车任务时,要按实际情况做好维修保养工作,保持车况正常,提高出车率和运输效率。
2.每次出车回来要将钥匙及油卡及时上交。
3.负责保持车容清洁卫生,经常冲洗车辆,并注意车内卫生。
4.保证领导用车的及时性、安全性。
5.严格遵守交通规则,不违章开车、不超载,防止发生交通安全事故。
6.厉行节约,加强车辆维修保养,杜绝车辆带病运行,降低油耗,减少修理费用,随时保证车辆的安全可靠。

任职资格：
1.高中以上学历,五年以上工作经验；
2.身体健康、精力充沛、能承受工作压力；
3.C牌以上驾驶执照。

车队行车守则
LDYYHQ—ZY/CD—05

1.认真学习交通法规,树立文明驾驶,礼貌行车的好风尚。

2.严格遵守交通法规,服从交管人员的指挥和检查。

3.爱护车辆,保持车辆运行状态和设备完好。

4.出车前各种证件必须携带齐全。

5.集中精力,谨慎驾驶,安全第一。

6.爱护公物,树立良好的职业道德。

7.根据季节变化,做好车辆换季保养。

8.发生交通事故,须保护现场,及时报告当地交管机关,听候处理。

9.热爱集体,团结友爱,互帮互助,共同携手搞好工作。

车辆管理规定
LDYYHQ—ZY/CD—06

1.遵守交通法规,自觉服从交通管理人员的指挥和检查,减少违章,杜绝事故。

2.服从本队管理调度,按时出车,礼貌待人,优质服务。

3.爱岗敬业,做好出车前、后的车辆检查工作,保持车辆状况良好和车容整洁。

4.不得私自出车或公车私用,未经队里同意私自出车造成事故者,后果自负。公车私用现象一经发现车队将严肃处理。

5.不得将车辆交给车队以外人员驾驶,如果发现车队以外人员驾驶本队车辆,责任人将立即取消驾车资格。

6.严禁酒后驾车,如遇特殊情况需要互换车辆时,应事先征得队长同意,否则,由此引起的纠纷和事件由当事司机负责。

公务用车管理规定
LDYYHQ—ZY/CD—07

为贯彻落实公务用车管理有关规定,规范医院公用机动车辆的购买、管理、使用,依据《中共中央办公厅国务院办公厅印发<关于开展党政机关公务用车问题专项治理工作的实施意见>的通知》和《公用机动车辆暂行管理办法》,结合医院车辆管理的实际,特制定本管理办法。

1.公用机动车辆指用于保障医院公务、业务使用的机动车辆。

2.严格按规定标准申请、购置公用机动车辆。已购超标公用机动车辆仅可用于临床业务用车,严禁领导干部使用。

3.医院公用机动车辆由后勤保障处汽车队管理和调度。

4.院领导因公用车,由院长办公室通知汽车队,车队开具《派车单》派车。其他部门因公用车需提前到汽车队办公室申请并开具《派车单》,驾驶员依据《派车单》出车。特殊及突发情况可电话通知先出车,后补办派车手续。未经批准,严禁使用公用机动车辆。

5.领导干部禁止配备专车,禁止为领导干部配备专职司机或配备司机开私车,禁止超标准使用公用机动车辆,禁止公车私用。对违规用车的部门和个人,一经查实,按有关规定严肃处理。

6.非工作时间,车辆必须归队,停放到指定的车库或车位内。

7.汽车队实行统一购油、定点加油,月末核算单车油耗,严禁私车公养。

8.根据车辆实际状况,购买车辆保险,由医院招标选择的保险公司承保。

9.司机于出车前、行车中、收车后须进行车辆安全检查,保证车辆安全和良好状态。车辆每行驶 5000 公里必须进行维护保养。车辆故障,由车队安全检查组检查后,经队长同意,送维修厂维修。车辆维护保养和维修在医院招标选择的维修厂进行。

10.公用机动车辆发生交通事故,严格按照交通法规,事故责任由交通管理部门认定。公车私用发生交通事故,个人承担一切法律和经济责任。

11.达到报废标准或报废年限的车辆,应及时办理报废手续,并凭报废的有关证明及时到医院国有资产办公室办理固定资产销账手续。

12.其他院区参照本办法执行。

13.本办法自发布之日起执行。

14.记录:《用车申请单》 JL—ZY/CD—07/01

用车申请单

编号:JL—ZY/CD—07/01

申请人		申请日期		用车部门	
乘车人数		出发地点		目的地点	
用车时间	从 年 月 日至 年 月 日				
用车事由					
用车部门负责人签字			车队队长签字		
指派车辆			指派驾驶员		
以下为任务结束后填写					
驾驶员填写	驾驶员签字		车牌号	耗油数	
	公里终结数		总公里数		km
用车人填写	用车人签字				
	用车人意见或建议				

车辆保养规定
LDYYHQ—ZY/CD—08

1.坚持车辆"三检制度"保持车辆设备安全有效,车容整洁,不驾驶机械失灵、违章装载的车辆。

2.爱护车辆,保持车辆运行状态和设备完好。

3.做到出车前各种证件必须携带齐全。

4.爱护公物,树立良好的职业道德。

5.根据季节变化,做好车辆换季保养。

6.车辆需要修理时,应征得车队鉴定同意后方可进行保养修理。

7.大型换件修理,需报请主管院长同意后方可进行。

8.以上制度请工作人员自觉遵守。

机动车辆三检规定
LDYYHQ—ZY/CD—09

为取得本单位车辆状况信息,制定有效的维修和保养措施,保证车辆始终处于最佳状态,特制定本规定。

1.职责:车辆日常三检工作由司机承担。

2.周期:每次出车进行。

3.实施方法

(1)司机应在每次出车前,按照《机动车辆三检表》内容逐项检查确认,并将检查结果记录于相应的检查表中。

(2)确认无问题要标明符合,有问题的要及时向车辆管理员、车队队长反应情况,以备及时维修。

(3)司机要认真如实地填写检查表,以备查验,此记录保存时间为 12 个月。

4.检查与监督

车辆管理员要对三检情况进行检查,重点检查司机是否按照要求进行三检,各检查项目是否检查到位,是否按规定认真如实填写检查表等。

5.对车辆三检工作不重视、不按三检项目要求检查、填写和上交检查表的司机,予批评教育,对不按要求进行车辆三检,造成车辆严重损坏的责任者,应根据情节轻重,将进行处理。

6.检查项目

(1)出车前

①车身有无损坏;

②轮胎压力;

③是否缺机油;

④灯光、喇叭是否正常；

⑤转向、刹车是否正常；

⑥冷却液是否足够；

⑦燃油、液压油是否够用；

⑧车辆工具是否配齐；

⑨是否有漏油、漏水、漏气等现象。

（2）行车中

随时随地注意听察发动机无异响，无漏油、漏水、漏气等现象。观察机油压力表、水温表等各类仪表的工作情况。手、脚制动性能。如涉及影响行车安全的，立即停车检修或报修。

（3）收车后

①电瓶是否关闭。

②轮胎及走行部是否有异常。

③检查车身外部无碰擦，内、外部附件设施无缺损。

④清理车内外卫生。

⑤清理空滤。

7.记录

《机动车辆三检表》 JL— ZY/CD—09/01

机动车辆三检表

JL—ZY/CD—09/01

司机姓名： 车牌号： 正常:□ 故障:□

检查项目	是否正常	检查项目	是否正常
出车前检查项目		行车中注意	
车身有无损坏		机油表	
轮胎压力		水温表	
机油		电流表	
灯光、喇叭		刹车	
转向、刹车		灯光、喇叭	
电瓶		收车后做到	
冷却液		关闭电瓶	
燃油、液压油		轮胎、走行部情况	
车辆工具		车辆有无损坏	
是否有漏油、漏水、漏气		车辆卫生情况	
		清理空滤	
司机签字		备注	

说明:如检查项正常，司机在所检查项目后的空栏内划√，不正常写明问题。

第十节　水电暖中心办公室工作手册与岗位说明范例

编号：LDYYHQ—SD/ZX—2017	
版本 / 修改状态	A/0
发放控制号	

水电暖中心办公室
工作手册与岗位说明

编　制：

审　核：

批　准：

2014 年 07 月 30 日发布 　　　　　　　　 2014 年 07 月 30 日实施

前 言

本工作手册依据 GB/T 19001—2008（ISO 9001:2008, IDT）《质量管理体系 要求》和水电暖中心实际编制，于 2014 年 07 月 30 日起实施。

本手册的编写、审批人员及部门如下：

主持编写部门：贯标办公室

主要编写人员：

审 核： 日期：2017 年 07 月 1 日

批 准： 日期：2017 年 07 月 1 日

修改履历记录

修改日期	修改前内容	修改原因及修改内容	修改人	批准人

目　录

水电暖与维修中心工作职责
LDYYHQ—ZY/GL—01

1.在主管院长和后勤保障处处长的领导下,负责医院水电暖维修工作。

2.遵守医院各项规定,建立健全考核制度及岗位责任制度,加强劳动纪律,认真做好考勤工作,不迟到,不早退。

3.各班组实行首问负责制,负责到人。接到病区电话,认真解决,解释及传达,不退不拖不等。解决不了的问题及时向上级反映,寻找解决办法。

4.对全院水电暖的正常运行及维护和管理,工作人员(值班人员)必须 24 小时在岗,如遇问题 10 分钟内到达现场当场维修,如不能当时维修的可解释清楚,在规定时间内修复。

5.全院水电暖费用的核算收费工作,要做到公开合理,准确无误。

6.拟定水电暖的维修计划,定期对设备进行维修和保养,及时排出水电暖在供应过程中的各类故障,确保设备正常运行。

7.对全院经营性用户和非本院职工的供水,供电,供暖的管理,维修和费用的收费工作(IC卡售电与现金必须由专人负责管理)。

8.制定水、电、暖各项管理制度加强对医院水电暖的科学管理认真做好节水,节电节约能源的宣传教育工作并抓好工作人员的安全教育工作。

9.对全院污水检测排放及家属院下水道的疏通清理工作。

10.负责中央空调,缺氧站的正常供应及管理工作。

11.定期组织员工到病区巡查,发现问题,记录在案,及时汇报,及时维修。

12.对全院维修中心,及时制定维修方案,上报预算表,制定专人负责,明确修复时间,不得无故拖延。

13.监督医院装修施工,严格要求装修施工队伍,严把材料质量关,离场,清场保护环境卫生。

14.完成保障部领导交办的其他工作。

水电暖与维修中心组织机构图
LDYYHQ—ZY/GL—02

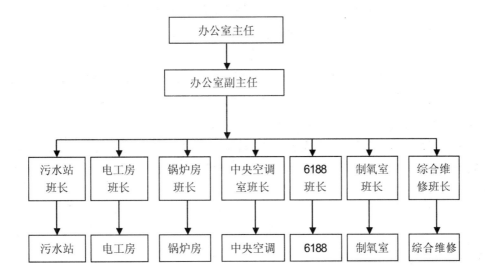

水电暖维修中心质量目标
LDYYHQ—ZY/GL—03

1.建筑物外观无损坏,立面整洁。

2.建筑物内配套设备设施完好,保持正常使用功能,无故障隐患。

3.建筑外观及内部损坏的维修和隐患处理以保持使用功能。

4.建筑结构、道路场坪及公用设施的维修以保持正常使用功能。

5.消防喷淋、消火栓及消防报警、安控系统设备设施良好,运行正常无事故隐患。

6.给水排水、隔油池系统设备设施良好,运行正常,无事故隐患。

7.采暖、通风、制冷系统设备设施良好,运行正常,无事故隐患。

8.电气、电讯、电梯、安控系统设备设施良好,运行正常,无事故隐患。

9.水、暖、电、制冷、电梯、电讯服务:保障供给,满足医院工作需求。

10.维修服务:日常维修及时,应急维修随叫随到,服务对象报修后,20分钟内到达现场。

11.电梯服务:坚守岗位、热情服务,业余时间随叫随到。

水电暖与维修中心财产管理规定
LDYYHQ—ZY/GL—05

1.中心设兼职库房管理员一人,负责从院总库房领取材料,每月上报购物计划。

2.日常工作中的材料消耗由各班班长或员工从中心库房管理员处登记领物。

3.每月向保障部上报中心工作单时,各班班长及兼职核算人员核对材料消耗情况。

4.库房领物本记载满后,交中心主任统一保管,中班组员工的工作单存根交班长保管。

水电暖服务中心突发事件应急处置总体预案
LDYYHQ—ZY/GL—06

水电暖服务中心是代表医院进行水电暖服务与管理的职能部门,担负着全院水电暖的供应任务,由于医院占地面积大,人员众多,水电暖供应点多、线长、面广,存在诸多可能产生突发事件的因素。为了预防和减少水电暖事故的发生,提高对突发事故的应急反应能力,建立紧急情况下快速、有效的事故抢险和应急处理机制,确保水电暖设施、设备及水电暖的正常供应,及时地开展安全事故应急救援工作,最大限度地减少损失,结合医院水电暖供应的实际情况,特制定本预案。

一、组织机构

全称:

1.制氧负压应急小组

2.电工房应急小组

3.锅炉维修应急小组

4.中央空调应急小组

5.污水站应急小组

水电暖服务中心紧急事件应急处置领导小组设在水电暖服务中心办公室。

二、应急电话

1.制氧负压应急电话:

2.电工房应急电话:

3.锅炉维修应急电话:

4.中央空调应急电话:

5.污水站应急电话:

6.急救电话:120

7.消防急救电话:119

8.公安局报警电话:110

9.院保卫处电话:

三、主要职责

1.统一协调中心各部门、各班组应急救援工作。

2.组织制定并实施生产安全事故的应急救援工作。

3.统一调配救援设备、人员、物资、器材。

4.适时批准启动救援预案和终止紧急状态。

5.必要时协调其他单位参与应急救援工作。

四、应急准备

1.办公室负责制定安全事故应急救援预案,并监督安全运行措施的落实,对安全隐患登记造册,实行日常监督和动态监督,督促有关部门对隐患进行整改。

2.对可能发生的火灾安全事故,平时应急工作由部门责任人员具体负责。中心经常对各站进行消防安全检查,消除火灾隐患。

3.加强对全体员工安全知识教育和特殊岗位操作技能培训,实行新上岗职工岗前安全培训制度,建立并完善安全责任制,严格执行国家有关安全生产的法律、法规。

五、工作目标

1.普及各类突发事件的应急常识,提高员工的配合意识。

2.建立快速反应和应急处理机制,及时采取措施,确保突发事件及时控制,保障水电暖供应和安全。

六、工作原则

1.预防为主,常备不懈。立足于防范,抓早、抓小,强化信息的广泛收集和深层次研究,争取早发现、早报告、早控制、早解决。做好宣传普及突发事件的防控措施,提高水电中心员工应对突发事件的水平,及时采取预防与控制措施,防止事态的扩大。

2.统一指挥,快速反应。严格执行国家有关法律法规,对水电中心突发事件的预防、报告、控制和处理依法实行管理,对于违法行为,依法追究责任。水电服务中心突发事件领导小组全面负责水电服务中心突发公共事件的处置工作,形成处置突发公共事件的快速反应机制。一旦发生重大事件,确保发现、报告、指挥、处置等环节的紧密衔接,做到快速反应、正确应对、果断处置,力争把问题解决在萌芽状态。

3.加强保障,重在建设。从法规上、制度上、组织上、物质上全面加强保障措施。在领导精力、经费保障和力量部署等方面加强硬件与软件建设,提高工作效率。

4.条块结合,以块为主。发生突发事件后,在中心的统一领导下,启动应急预案,中心突发事件的预防和控制工作实行条块结合,以块为主。

5.快速反应,运转高效。建立预警控制和处理快速反应机制,强化人力、物力、财力储备,增强应急处理能力。按照"四早"要求,即早发现、早报告、早控制、早处理,及时快速对突发事件做出反应。

6.系统联动,群防群控。发生突发公共事件后,各相关部门负责人要立即深入第一线,掌握情况,开展工作,控制局面。形成各部门系统联动,群防群控的处置工作格局。

七、总结报告

1.发生突发事件后,应针对事件的发生、经过、后果,自觉查找工作中存在的不足,进行总结与完善,强化管理,杜绝类似事件再次发生,同时向上级有关部门作出书面报告。

2.对在应急工作中有积极表现者予以表彰奖励,并作为考核评先的重要依据。

3.任何违背本应急预案的行为:属领导责任的,追究其所负责任;属不服从领导小组紧急调配,不积极配合工作的集体或个人,也按事件性质后果予以责任追究,并作为今后考核的重要依据。

4.要认真总结经验教训,针对存在的问题和薄弱环节,完善制度,不断提高对突发事件的处置水平,积极探索稳妥、快速、高效做好突发性事件处置工作的新途径。

设备综合管理标准作业规程
LDYYHQ—ZY/GL—07

1.目的

从总体上确立水电暖维修中心的管理要求及各类设备的管理要求,确保设备管理工作的统一,完整和完善。

2.适用范围

适应于各类的设备的综合管理工作。

3.职责

3.1　水电暖维修中心主任负责中心的全面管理工作,负责本规程的监督和执行。

3.2　水电暖维修中心主任负责各类设备的日常管理工作及计划保养工作。

3.3　水电暖维修中心主任负责各类设备档案的管理工作。

3.4　水电暖维修中心全体员工执行本标准规程的相关规定。

3.5　水电暖维修中心主任负责每月 5 日前上交《中心报告》给区域运作总监及品质管理部。

3.6　项目中心管理主任每周对管理范围内各机房不少于一次巡检,中心主管每周对管理范围内各类机房不少于两次巡检,并在巡检记录中,记录有关发现问题,及时安排整改。

4.程序要点

4.1　工作要求

(1)认真做好设备运行、保养、维修等记录,对重大问题应及时上报水电暖维修中心主任。

(2)在工作中应当着装整齐,正确佩戴工号牌,精神饱满。

(3)遇水管爆管,停电事故等急修,在接到通报 5 分钟之内赶到现场进行处理,无法立即处理的,需立即报告水电暖维修中心主任。

(4)维修时铺好作业台布,维修完清洁好现场。维修时不得高声喧哗。

(5)爱护工具及设备,服从调度。每天下班前清点、清洗和整理工具。

(6)严格执行各种规章制度及设备运行操作管理规程。

(7)每日早上如有前一日没完成的工作,相关工作人员应先完成。工作中随时听从主任及主管的安排。

(8)按照水电暖维修中心主任的编制的《设备年度维修保养计划》《设备月度保养计划》进行设备维修保养。

(9)按期完成水电暖维修中心主任安排的工作任务。

(10)建立应急预案及应急事件处理小组。

(11)《中心报告》分为:本月中心报告,下月中心工作计划,员工人事资料记录表,中心近三月维保计划执行情况,下三个月中心维保计划,员工处分/嘉奖的情况,中心特别/突发事件,投诉受理汇总,完成的中心维修单内容汇总情况,未完成中心维修单内容汇总情况,中心方面培训执行情况的内容。

4.2　工具管理

(1)领用工具时应填写《工具领用登记记录》,实行工具报损制度。

(2)领用者应爱护工具,损坏的工具经水电暖维修中心主任确认后方可以旧换新。

(3)对部分大型工具应建立严格的报损制度,并按照财务相关制度进行。

(4)对工具进行个人负责制,谁丢失谁负责赔偿。

(5)公用工具及大件工具应有专人负责进行统一管理。

(6)损坏的工具由水电暖维修中心定期进行统一销毁(应有相关负责人签字)。

(7)绝缘棒、手套、鞋及监视、测量工具定期送检。

4.3　技术及设备档案的建立要求。

(1)水电暖维修中心应在监管物业或新设备安装调试后一月内为管辖范围内的所有设备建立《设备资料卡》。

(2)水电暖维修中心应在接管物业后一周内为管辖范围内的所有设备进行设备标识及设备编号,或协助、督促业主方案完成设备识标及设备编号。

A."设备标识"用标牌形式予以实施,标牌应有以下内容

a.设备名称;

b.设备编号。

B.标识的制作规范

a.标识材质用金属薄板制作,表面抛光成本色;

b.设备编号用凹形字体,涂黑色磁漆;

c.尺寸长×宽×厚为 70mm×20mm×1mm。

C.《设备资料卡》应保持与设备现行状态一致,为此,设备管理人员应将设备封存、停用、限制适用范围,调迁、报废和更换零部件及检修情况及时分别在《设备资料卡》予以登记。

D.《设备资料卡》和设备相关资料(如合格证,说明书,保修协议原件及复印件)统一由水电暖维修中心保存。

E.院方移交资料时一般会有以下技术资料;土建(装饰)部分的竣工图纸(含竣工图);机电设备部分的竣工图纸(含电子版)。

该部分必须有专人监管管理,没有水电暖维修中心主任同意不得外借。

(3)设备运行记录和日常维修保养记录的保存期一般为两年(或有院方确认保存时间),销毁是办理相关手续,销毁是应有监督人在场。

4.4　设备日常操作,运行,维修保养管理

详见水电暖维修中心设备操作、运行、维修保养管理标准作业规程。

(1)阀门状态标识及设备状态标识。

(2)水电暖维修中心应对阀门状态机设备状态进行标识,以防止因设备误操作造成人员伤亡或设备损坏。

(3)阀门状态分为开、闭;设备状态分为运行、备用、停用、封存、报废、检修及严禁合闸等。

(4)标识的方式方法。

A.设备状态用标识牌进行标识。

B.设备状态标识牌应在设备状态确定后,有设备操作人员及时悬挂于标识设备的显眼位置。

C.设备状态改变,标识应随之改变。

4.5 设备的停用和封存

(1)发现下列情况之一,设备应停用或封存。

1)多余设备。

2)设备功能已不能满足提供服务需要的设备。

(2)业主方设备停用或封存应报业主批准后实施。

4.6 设备的报废

(1)公司设备报废详见《固定资产管理制度》。

(2)业主方设备有业主方实施。

5.相关记录

《设备资料卡》 JL—ZY/ZX—01/01

《设备年度维修保养计划》 JL—ZY/ZX—01/02

《设备月度维修保养计划》 JL—ZY/ZX—01/03

《工具领用登记记录》 JL—ZY/ZX—01/04

设备资料卡

JL—ZY/ZX—01/01

编号：＿＿＿＿＿＿＿＿＿＿

设备名称		设备编号		设备规格	
设备型号		安装地点		安装日期	
制造商		出厂日期		出厂编号	
额定电压		额定电流		额定转速	
设备原值		已提折旧		使用年限	
设备图号		说明书册		建卡日期	
额定功率		工作介质		建卡人	

主要附件					
序号	名称	型号规格	制造商	数量	主要性能参考

相关资料及说明

设备年度维修保养计划

JL—ZY/ZX—01/02

序号	设备名称	数量	保养内容	保养月份											
				1	2	3	4	5	6	7	8	9	10	11	12

注:自保养用√表示;维保单位保养用×表示

填表人: 填表时间:

审核人: 审核时间:

设备月度维修保养计划

JL—ZY/SD—07/03

序号	工作计划内容	计划安排（周）					责任人	完成情况	备注
		1	2	3	4	5			

注：自保养用√表示；维保单位保养用×表示

填表人：　　　　　填表时间：　　　　　审核人：　　　　　审核时间：

工具领用登记记录

JL—ZY/SD—07/04

物品名称	单位	数量	单价（元）	规格/品牌	备注
备注	1.以上工具发放至个人，由个人妥善保管； 2.工具退还时，若发现工具丢失及认为损坏情况发生，由个人照价进行赔偿。				

本人今已收到以上表格中的各项工具，并已明白工程常备工具的管理方法。

领用人：　　　　　　　　　日期：

水电维修管理规定
LDYYHQ—ZY/SD—08

一、目的

为统筹医院水电维修管理,本着节约、合理维修原则,加强水电、修缮管理的科学化、规范化,确保医院正常的生产经营和员工的正常生活,逐步做到节约用水、安全用电,防止发生各类水电、修缮事故,特制定本管理制度。

二、适用范围

本规定适用所有区域水电设施维修、保养、安装、线路改造及涉及水电内的管理。

三、权责

1.各部门负责各自区域水电故障的报修;

2.水电中心负责医院所有水电管理及维修。

四、作业内容

1.水电维修人员职责

(1)医院水电工必须持证上岗;

(2)水电工必须服从上级的工作安排;

(3)负责医院实施本部生产班组、办公楼、仓库、公共区域水电设施维修保养及故障的排除;

(4)医院学术会、年会、参观接待等大型活动用电的保障;

(5)维修作业时,严格按国家《特种作业操作规程》及本制度实施作业;

(6)对医院宿舍、办公楼、生产班组、仓库及公共区域水电的改装及外包水电工程涉及水电设施安装的有建议权;

(7)对医院内部违规用水、用电现象有建议处理权;

(8)接到维修任务时,到现场确定工程的工序,按照实际情况作出维修计划,应于2小时到2个工作日内给予维修完毕,如遇无零配件库存或工作周期较长等特殊情况可适当延迟;

(9)负责医院水电维修所需零配件的申购;

(10)对医院涉及水电整改、安装、更换等提出合理化建议;

(11)医院领导临交办工作项目的及时完成。

2.用水、用电管理

(1)医院所有区域水电安装、改装及日常水电维修,由水电中心水电工负责;

(2)除水电工之外任何人员不得私装、私接、改装、拆卸医院水电设施,因此造成的责任、事故、财产损失以及人员伤害由当事人负全责,医院不承担任何责任,违反法律的交由公安机关处理;

(3)外包水电工程项目,由医院项目负责人在施工前三天通知水电中心水电工到场了解施工项目,并全程跟踪,以免造成施工不当而发生事故;

（4）医院生产班组、仓库水电管理按医院《消防安全管理制度》执行。

3.水电维修管理

（1）报修流程：医院各部门水电设施损坏需维修时，经电话通知行一站式服务中心登记报备，报修人需说明维修事项、地点，由负责派工根据水电工各自分工给予维修；

（2）各班组在接到维修通知后填写《维修记录单》，维修完毕后报修部门签字确认，并经班组长审核，报修单于每年底统一上交水电中心存档；

（3）《月度维修统计表》由班组长、中心主任审批后作为水电工年度工作考核依据；

（4）水电维修按先报先修、紧急先修程序给予维修；

（5）水电工维修作业时必须本着科学、规范、节约原则进行操作；

（6）因报修项目较多而无法及时维修时，由负责电话给报修人口头告知暂缓维修，视具体情况给予安排维修。

4.水电仓库管理

（1）水电用品采购

a)根据医院维修量采购合理的零配件库存，以保证维修的及时性；

b)零配件价值在 30 元内，库存量不得超过 500 个；价值在 500 元以上按损坏实数进行采购。

（2）水电仓库管理

a)水电仓库由水电工自行管理，依据物品种类、型号、数量分类摆放规范、整齐；

b)仓库物品进出由库管必须做好出入库登记，使入库数量、出库数量及库存数量三账一致；

c)仓库物品入库以面料仓提供数据为依据，出库依据《维修用品领用登记表》（详见附件3）、《维修申请单》《月度维修统计表》为依据，库存以仓库剩余实数为依据。

五、说明

本规定自签批之日起生效、执行，原规定作废，本规定视具体实施情况进行补充、修改。

本规定解释权归属水电中心。

六、相关记录

《月度维修统计表》　JL—ZY/SD—08/01

《维修用品领用登记表》　JL—ZY/SD—08/02

设备维保外包监督管理制度
LDYYHQ—ZY/SＤ—09

为保证设备外包服务质量达到合同要求的质量标准，确保设备运行良好，延长设备使用寿命，降低设备使用成本，特制定本办法。

1.适用范围。本办法适用于水电中心管理项目范围内所有设备的维保外包工作的监督检查。

2.职责。

（1）水电中心主任负责设备维保外包监督检查工作的实施情况。

（2）设备维修工（兼职设备管理员）具体负责设备的运行检查及维保外包监督检查工作。

3.程序要点

（1）巡视检查

①设备维修工每天应对设备的主要部位至少巡视一次；

②巡视检查的主要内容如下：

a）油盒油量是否足够；

b）设备运行是否有误异常振动和声响，振感有无明显变化；

c）启停有无异常（顺畅），应急是否可靠；

d）限速器、张紧装置、开关和碰铁距离是否异常；

e）补偿链是否有异响；

f）地面有无积水或脏物。

③对于设备巡检情况，应完整规范地记录在《巡检记录表》内，于每月的3号前将上个月的记录整理成册后交办公室存档，保存期为5年。

④巡检过程中如发现上述情况有不正常时，设备维修工应及时通知设备维保公司予以解决，并做好《设备处理记录》。

（2）维保监督检查

①设备维修工按照维保合同的规定对维保公司半月、月、季度、年度保养工作内容进行确认，并将确认的《设备维修保养记录表》留存，每季度整理成册后交工程部存档，长期保存。

②设备维修工与维保公司衔接具体的保养工作时间，保养工作时间不能影响本水电中心的经营和服务。

③若设备发生故障，设备维修工必须及时通知维保公司到场处理，同时在设备处悬挂"设备停用、正在检修"的标识牌，并通知相关部门，由相关部门做好解释工作。设备故障处理完后，设备维修工将故障处理情况记录在《设备故障处理记录表》中。

④设备维修工在巡检过程中不认真检查或漏检，造成设备运行不良或缩短设备使用寿命，应承担连带责任，并作为设备维修工绩效考核的依据。

⑤每季度由水电中心主任根据《设备维修保养记录表》《设备及机房巡检记录表》《设备故障记录表》的内容以书面形式评价维保公司是否按照设备维保合同约定的内容和标准提供了专业的维保服务，凭此评价报告作为付款的依据。

第十一节　电工房工作手册范例

编号：LDYYHQ—ZY/SD/Y2—2014	
版本 / 修改状态	A/0
发放控制号	

电工房工作手册

编　制：

审　核：

批　准：

前　言

　　本工作手册依据 GB/T 19001—2008（ISO 9001：2008，IDT）《质量管理体系　　要求》和水电中心实际编制，于 2017 年 07 月 01 日起实施。

　　本手册的编写、审批人员及部门如下：

　　主持编写部门：贯标办公室

　　主要编写人员：

　　审　　核：　　　　　　日期：2017 年 07 月 01 日

　　批　　准：　　　　　　日期：2017 年 07 月 01 日

修改履历记录

修改日期	修改前内容	修改原因及修改内容	修改人	批准人

目　录

序号	文件编号	文件名称	备注
1	LDYYHQ—SD/DG—01	供配电设备设施安全操作标准作业规程	
2	LDYYHQ—SD/DG—02	供配电设备设施运行管理标准作业规程	
3	LDYYHQ—SD/DG—03	柴油发电机运行管理标准作业规程	
4	LDYYHQ—SD/DG—04	电工房工作职责	
5	LDYYHQ—SD/DG—05	电工房消防安全职责	
6	LDYYHQ—SD/DG—06	配电室设备巡视检查职责	
7	LDYYHQ—SD/DG—07	电工室交接班职责	
8	LDYYHQ—SD/DG—08	自备发电机管理职责	
9	LDYYHQ—SD/DG—09	低压安全操作规程	
10	LDYYHQ—SD/DG—10	中央配电室安全操作规程	
11	LDYYHQ—SD/DG—11	高压安全操作规程	
12	LDYYHQ—SD/DG—12	10kV 配电室微机系统操作规程	
13	LDYYHQ—SD/DG—13	突发、计划停电应急事件预案	

供配电设备设施安全操作标准作业规程
LDYYHQ—SD/DG—01

1.目的

规范供配电设备设施的操作程序,确保正确、安全的操作供配电设备设施。

2.适用范围

适用于供配电设备设施的操作。

3.职责

3.1　电工房班组长负责检查《供配电设备设施安全操作标准作业规程》的执行情况。

3.2　变配电室值班电工负责供配设备设施的操作。定期对蓄电池组进行充电放电试验,进行蓄电检查及保养。

3.3　变配电室值班电工必须熟悉配电设备状况、操作方法和安全注意事项。在全部或部分停电设备上工作,必须完成如下安全措施:停电、验电、装设接地线、悬挂所有有电电流(压)互感器的二次线圈,应有永久性的良好接地装置;电流互感器的二次侧禁止开路运行,电压互感器二次不准短路进行;示牌装设遮拦。上述措施执行时应有监视人。

3.4　变配电室值班电工必须密切注意电压表、电力表、功率因数表的情况;禁止过载运行。

3.5　配电室设备的倒闸操作必须保证安全,严格执行工作票职责,并采取有效的管理组织措施。值班人员必须认真填写《倒/送闸操作票》。

4.程序要点

4.1　安全操作注意事项

4.1.1　维修人员须严格按操作规范进行作业,保证设备安全、正常运行。

4.1.2　操作高压设备设施时,必须戴绝缘手套、穿绝缘鞋、穿棉工作服、使用绝缘操纵杆。

4.1.3　操作低压设备设施时,必须穿绝缘鞋,避免正向面对操作设备。

4.1.4　严禁带电作业,紧急情况需带电作业时,需具备如下条件:

A.有监护人。

B.工作场地空间足够,光线足够。

C.所用工具材料齐全(绝缘平口钳、斜口钳、尖嘴钳、螺丝批、电工胶布等)。

D.工作人员必须穿戴绝缘手套、棉工作服、绝缘鞋。

4.1.5　自动空气开关跳闸或熔断时,应查明原因并排除故障后,再行恢复供电。不允许强行送电,必要时允许试送电一次。

4.1.6　电流互感器不得开路、电压互感器不得短路、不得用遥表测量带电体的绝缘电阻。

4.1.7　变配电室拉、合闸时,应一人执行一人监护。

4.2　为切实保证安全用电,值班人员必须按规定做好巡检,发现问题及时处理并做好记录。定时查看变压器温升是否正常,外壳接地是否可靠,并且无裂缝,保持清洁。

4.2.1　定时查看高、低压电以及刀排接头是否变色,刀片是否到位,接触可靠。查看指示标具、监视灯及电源指示灯是否完好,二次继电器封印是否完好,无抖动、无噪声现象。

4.2.2 有关避雷系统接地电阻值:建筑物避雷接地电阻不大于 10Ω;容量 100kVA 及以上的变压器,其接地装置的接地电阻应不大于 4Ω,每个重复接地装置的接地电阻应不大于 10Ω;隔离开关和熔断的防雷装置,其接地装置的接地电阻应不大于 10Ω;箱式变压器的接地电阻应不大于 4Ω。

4.2.3 检查电容器散热是否良好,电容有无膨胀、漏油或异常响声,如有则应更换。

4.2.4 检查接头处、接地线是否有松脱或锈蚀,如有则应除锈处理并拧紧。

4.2.5 检查电容三相平衡电流是否超过额定值 15% 或电容缺相,如是则更换电池。

4.2.6 每年视情况由维保单位进行一次保养,清洁积尘,刀排接头螺丝紧固,机械转动器装置试验灵活状态,并加油润滑,接地电阻测量,添加或调换变压器油。

4.2.7 每三年必须由供电部门进行设备系统检测,确保设备(设施)安全、可靠运行,电工房配合。

4.3 供配电系统道闸操作

4.3.1 高压配电系统作业,须严格执行工作票职责;工作许可、工作监护、工作间断、转移和终结。严禁两人同时操作,以免发生错误。

4.3.2 为保证供电系统设备正常运行和人身安全,防止凭想象、凭记忆进行变配电设备的操作,强电专业人员必须按本规程执行操作。

4.4 道闸操作前的准备工作

A.强电专业员工根据变配电操作任务,填写《倒/送闸操作票》。

B.模拟预演——道闸操作人与监护人应事先在模拟屏上根据道闸操作顺序进行预演。

C.安全措施——在监护人的监护下,操作人戴好绝缘手套及穿上高压绝缘靴,带上安全操作用具。

D.核对铭牌——监护人按操作项目核对操作设备是否正确。

4.4.1 道闸操作步骤

A.人记下操作开始时间,发布允许操作令。

B.护人根据《倒/送闸操作票》操作顺序唱票,每项只允许唱读一次。

C.倒闸操作人根据监护人唱票内容高声复票,并按令进行操作。

D.倒闸操作人每进行一步操作,监护人检查操作人每步操作人每步是否正确,有监护人在《倒/送闸操作票》上打一次"√"。

E.倒闸操作完毕后,由监护人记下操作结束时间进行最后复查,并做好各项操作记录。

4.4.2 倒闸操作结束后,电工房班组长/主管安排各专业员工对相关的系统设备,如电梯、自控设备、给/排水设备做一次检查。

4.4.3 在紧急情况下,如发生火灾、水灾、地震等自然灾害、人身伤害等突发事故,可先进行倒闸操作,但事后应及时向相关部门汇报和补填《操作记录》。停电、送电必须按操作流程图操作。

4.5　供配电设备停电设施操作

4.5.1　配电变压器停电的操作要领

A.拉开各低压出线开关。

B.拉开低压总开关。

C.拉开配电变压器高压侧开关。

4.5.2　自发电停电的操作要领

A.拉开发电机配电柜总开关。

B.关掉发电机控制电源。

4.5.3　配电变压器送电的操作要领

A.合上配电变压器高压侧开关。

B.合上低压总开关。

C.合上各低压出线开关。

4.5.4　自发电送电的操作要领

A.合上发电机控制电源。

B.合上发电机配电柜总开关。

4.5.5　在配电变压器上工作前的操作要领

A.拉开高、低压两侧电源。

B.验电,确认无电。

C.两侧分别挂三相短路接地线。

D.高安全围栏,挂上"有人工作,禁止合闸"标示牌高、低压开关处。

4.5.6　在配电柜开关上工作前的操作要领

A.拉开开关,有明显的开路点。

B.验电,确认无电。

C.挂三相短路接地线。

D.设置绝缘隔板(与邻近带电体距离在 6cm 以下者)。

E.挂上"有人工作,禁止合闸"标示牌于停电开关处。

F.站在绝缘垫上工作,尽量单手作业。

供配电设备设施运行管理标准作业规程
LDYYHQ—SD/DG—02

1.目的

规范供配电设备设施运行管理工作,确保供配电设备设施良好运行。

2.适用范围

适用于供配电设备设施的运行管理。

3.职责

3.1　电工房班长负责配电设备设施运行的实施情况。

3.2 电工房负责供配电设备设施运行管理工作。

3.3 变配电值班室电工负责供配电设备设施的运行管理。

4.程序要点

4.1 巡视监控

4.1.1 变配电实值班电工每班巡视变配电系统设备高压柜、变压器、低压馈电柜、无功补偿装置、联络柜、直流屏系统、继电保护和两次接线系统、模拟屏系统、输送电缆及母线槽、终端配电柜等,每两小时巡视一次。

4.1.2 变配电实值班电工应按规定的频次进行检查、巡视、监控,并把每次所到巡视点的时间记录在《配电室运行记录》上。

4.1.3 巡视内容

A.变压器运行与升温情况,变压器油位、油色是否正常,密封处是否漏油,变压器运行是否超温(85℃)。

B.功率因素及自动补偿电容器(组)运行情况,有无异常响声或气味;各种仪表指示是否正常,指示灯是否正常,直流操作系统与蓄电池组充、放电情况是否正常。

C.单相、三相电压是否在额定值±10%范围以内,是否超载运行。

D.各种接头是否有过热或烧伤痕迹。

E.机房环境及卫生情况,防小动物设施是否完好。

F.接地线有无锈蚀或松动。

G.各种临时用电接驳情况。

H.各种标识牌、标识物是否完好,高、低压电柜运行与表计显示情况、安全用具及附属器具的顶置。

I.安全用具是否齐全,是否存放于规定位置。

4.1.4 对于巡视中发现的问题,当值变配电室值班电工应及时采取整改措施加以解决,处理不了的问题应及时如实汇报给电工房班长,在电工房班长的协同下加以解决。整改时应严格遵守《供配电设备设施运行管理标准作业规程》和《供配电设备设施维修保养作业规程》的相关规定。

4.2 异常情况处理

4.2.1 触电处置。发现有人触电时,当值变配电值班电工应保持镇静、保持头脑冷静,尽快使触电者脱离电源,并进行紧急抢救。

A.拉开电源开关,拔去插头或熔断器。

B.用绝缘使触电者脱离电源。

C.防止触电者在断电后跌倒。

D.如果触电者尚未失去知觉,则必须让其保持安静,并立即请医生进行诊治,密切注意其症状变化。

E.如果触电者已失去知觉,但呼吸尚存,应使其舒适、安静地仰卧,将上衣与裤带放松,使其容易呼吸;若触电者呼吸困难,有抽筋现象,则应积极进行人工呼吸,并及时送进医院。

F.如果触电者的呼吸、脉搏及心跳都已停止,此时不能认为其已死亡,应当立即对其进行人工呼吸。人工呼吸必须连续不断地进行到触电者自行呼吸或医生赶到现场救治为止。

4.2.2　配电柜自动空气开关跳闸的处置

A.判断跳闸原因(短路或过载)。

B.查清楚负载种类及分布情况。

C.对可疑处逐个检查,确认故障部位或报告工程班长,请求支援解决。

D.如故障已排除应立即恢复供电。

4.2.3　变配电室发生火灾应急预案处置。

4.2.4　变配电室发生水浸时的处置:

A.视进水情况,拉下总电源开关或高压开关。

B.堵住漏水源。

C.如果漏水较大,应立即对湿水设备设施进行除湿处理(如用干的抹布擦拭、热风吹干、自然风干,更换相关管线等)。

D.确认湿水已消除(如各绝缘电阻达到规定要求),开机试运行,如无异常情况出现,则可以投入正常运行。

4.3　"市电"停电,当值班配电室值班电工应按《柴油发电机运行管理标准作业规程》进行巡视监控。从"市电"停到发电机开始供电,规定时间不超过15分钟。

4.4　变配电室管理

4.4.1　非值班人员不准进入机房,如需要进入,需经电工房班长同意,填写《机房进出登记记录》,并在值班人员陪同下方可进入机房。

4.4.2　机房内严禁存放易爆、易燃、危险物品。机房内应备齐消防器材,并禁止吸烟。

4.4.3　每班次打扫一次机房的卫生,每周清洁一次机房内设备设施卫生,做到地面、墙壁、天花板、门窗、设备设施表面无积尘、无油渍、无锈蚀、无污染、油漆完好、整洁光亮。

4.4.4　机房内应当通风良好、光线足够、门窗开启灵活。

4.4.5　变电室房屋建筑应定期进行维修,达到"四防一通"(防火、防雨雪、防汛、防小动物的侵入及保持通风)的要求。

4.4.6　对机房都应当做到随时上锁,钥匙由值班电工保管,值班电工不得私自配钥匙。

4.5　交接班要求

4.5.1　交接班人员应准时来接班。

4.5.2　接班人员应认真听取交接班人员交代,并查看《交接班记录表》《配电室运行记录》,检查工具、物品是否齐全,确认无误在《交接班记录表》上签名。

4.5.3　有下列情况之一者不准接班。

A.上一班运行情况未交代清楚。

B.记录不规范、不完整、不清晰。

C.机房不干净。

D.接班人未到岗。

E.事故正在处理中或交班时发生故障,此时应由交班人负责继续处理,接班人协助处理。

4.5.4 变配电室值班电工应将供配电设备设施的运行数据(电压、电流、功率因数、环境温度、有功用量、无功用量)及运行状况清晰、完整、规范地记录在《配电室运行记录》内,记录整理成册后在项目上存档,保存期为两年。

5.相关文件

《供配电设备设施安全操作标准作业规程》

《柴油发电机运行管理标准作业规程》

6.相关记录

《倒/送闸操作票》 JL—ZY/DG—02/01

《配电室运行记录》 JL—ZY/DG—02/02

《配电柜(箱)保养记录》 JL—ZY/DG—02/03

柴油发电机运行管理标准作业规程
LDYYHQ—SD/DG—03

1.目的

规范柴油发电机运行管理工作,确保柴油发电机良好运行。

2.适用范围

适用于柴油发电机的运行管理。

3.职责

3.1 电工房班组长负责检查柴油发电机运行管理工作的组织。

3.2 电工房主管负责柴油发电机运行管理的工作实施。

3.3 值班人员具体负责柴油发电机的运行管理。

4.程序要点

4.1 巡视检查

4.1.1 值班人员对柴油发电机进行保养检查,每月应使备用柴油发电机试运行半小时。确保其处于可启用状态,并记录于《发电机检查记录》《发电机定期测试记录》。

4.1.2 柴油发电机组每年应由维修保养单位对其进行一次全面保养。包括机油更换、过渡更换等。电工房负责配合保养与监督。

4.1.3 试运行时,检查内容如下:

A.有无异常声响或震动。

B.有无异常气味。

C.排烟颜色是否正常,是否有漏油、漏水现象。

D.机油压力冷却水温是否正常。

E.频率偏差是否较大。

F.三相、单向电压是否正常,三相电流是否有过载现象。

G.各信号灯指示是否正常。

H.检查蓄电池状况。

I.回风是否顺畅。

J.紧固件是否有松动现象。

K.柴油箱油位是否正常。

L.消音效果是否正常。

M.每半个月应使备用柴油发电机试用行 15 分钟。

4.1.4　对运行中的柴油发电机,值班人员应密切监视柴油发电机的运行,并每隔 2 小时进行一次记录。巡视部位包括:柴油发电机、冷却水箱、排烟系统、回风系统、控制柜、储油箱、蓄电池、消音系统。

4.1.5　对巡视中发现的不正常情况,值班人员应及时采取措施予以解决。处理不了的问题及时如实汇报给电工房班组长,请求支援解决。

4.2　柴油发电机异常情况的处置

4.2.1　柴油发电机"飞车"的处置:柴油发电机发生"飞车"现象时,值班人员需沉着、冷静、迅速果断地采取措施。

A.切断油路:将油门开关拉到停机位置,如果柴油机停下来,可以拆掉油泵进油管或者高压油管。

B.切断气路:用棉衣等物品直接包住空气滤清器,或者将空气滤清器拆下,直接用棉衣等物品塞进进气口。

C.绝对禁止减少或去掉负载。

D.柴油机停机后,应立即查找原因。排除故障后,试机运行,一切正常后方可正常使用。

4.2.2　柴油发电机房发生火灾时按应急预案处置。

4.2.3　柴油发电机房发生水浸时的处置:

A.视进水情况关掉机房内运行的柴油发电机。

B.堵住漏水源。

C.如果漏水较大,应立即通知电工房班组长,同时尽力阻滞进水。

D.漏水源堵住后,应立即排水。

E.排干水后,应立即对湿水设备设施进行除湿处理。如用干的干净抹布擦拭、热风吹干、自然通风、更换新管线等。

F.确认水已消除、各绝缘电阻符合要求后,开机试运行;如无异常情况出现则可以投入正常运行。

G.发电机管理员应按时开关柴油发电机。对于手动操作柴油发电机,在停"市电"时,应在15 分钟内启动柴油发电机并开始供电;再来"市电"时,应在 20 分钟内关停柴油发电机。

H.对于柴油发电机,值班人员应根据其负荷的变化,调整其输出功率,使其功率得到充分的利用。

4.3　柴油发电机机房管理

4.3.1　非值班人员不准进入机房，如需要进入，需经电工房班组长同意，并在值班人员的陪同下方可进入机房。

4.3.2　机房内严禁存放易燃、易爆、危险物品。机房内应备齐消防器材，并放置在方便、显眼处，机房内严禁烟火。

4.3.3　每周打扫一次机房卫生，做到地面、墙壁、天花板、门窗、设备设施表面无积尘、无锈蚀、无油渍、无污物、油漆完好、整洁光亮。

4.3.4　机房应当通风良好、光线足够、门窗开启灵活。

5.相关记录

《发电机检查记录》　JL—ZY/DG—02/01

《发电机定期测试记录》　JL—ZY/DG—02/02

电工房工作职责
LDYYHQ—SD/DG—04

1.负责全院医疗,办公和生活的正常用电,凡供电系统的问题必须及时向有关部门的领导反映,力求尽量妥善从速解决。

2.配电室严格执行各项规章职责和操作规程,负责处理配定设备的故障,如有不测,先行停电。

3.严格执行 24 小时值班和交班巡回检查职责,随时注意负荷变化情况,接到限电、停电通知,及时同有关部门联系。

4.安装维修人员须认真执行供电部门制定的《电气安全工作规程》正规操作。

5.维修人员必须熟悉自己管理范围的电气设备,巡视绝缘是否老化,随坏随修,随叫随到,发现问题及时解决。

6.监督全院个用户用电,及时处理违章电器和电气设备,负责处理各种偷电行为,认真做好节约用电工作,节约电器材料。

电工房消防安全职责
LDYYHQ—SD/DG—05

1.加强消防安全教育,普及消防安全知识,熟悉使用消防器材。

2.安全用电,不乱拉和乱接电线。

3.对不安全的线路及时处理,对不符合防火安全的现象及时制止。

4.配电室和值班室里严禁堆放易燃、易爆物品,不准乱扔烟头及杂物。

5.禁止违规使用电气设施,凡未经许可不准增加使用电炉、电器及大型设备。

6.配电室和值班室必须配备消防器材,并对消防器材进行定期检查,对失效的器材及时更换。

配电室设备巡视检查职责
LDYYHQ—SD/DG—06

变配电设备的正常运行是保证可靠供电的前提,在正常值班中,每个值班人员都应认真做好配电设备的巡视检查工作。在检查中,能及时发现运行中的设备异常、缺陷和故障,并设法采取措施予以消除,并记入记录本内,检查项目如下:

1.巡视周期

正常运行时,每班每两小时巡视一次,操作前后和故障动作后还应进行特殊巡视。

2.巡视内容

2.1　高压部分

(1)监盘操作:即监视微机保护装置数据显示的运行参数是否在规定范围内、高峰负荷间,断路器应不超过其额定值,有无不正常的响声和放电现象。

(2)检查全部仪表指示数据是否符合规定要求,信号灯是否良好。

(3)监视变压器的运行情况,记录电压、电流、温度及变压器的声音无异常或变化。

(4)监视直流屏电压,主菜单显示及监视灯指示是否异常。

2.2　低压部分

(1)监视进、出线开关智能控制器的数据显示的运行参数是否在规定范围内,整个配电装置的运行是否符合要求。

(2)检查各仪表指示是否正确,有无过负荷,信号灯是否良好。

(3)熔断器的熔体是否熔断,熔体有无破损和放电痕迹。

(4)导体接头处及电缆端头、端子搭接处温度是否超出允许值,接头是否变色。

(5)接地装置连线有无松动、脱落线的情况。

(6)电容器内部有无放电声音,外壳有无变形及严重渗油现象。

上述检查工作中有异常情况时,应加强监视,及时向上级反馈,对引起事故的异常现象,要采取果断措施,立即处理。

电工室交接班职责
LDYYHQ—SD/DG—07

交接班职责必须严肃、认真地执行。交接班人员应严格按规定履行交接手续,具体要求如下:

1.交接班人员在交班之前,按要求认真填写交接班记录。

2.交接班人员应详细介绍下列情况:①配电室的设备运行方式,变更修试情况,设备缺陷,事故处理,上级通知及其他有关注意事项。②工具仪表、备品备件、钥匙等是否齐全完备。

3.接班人员应认真查看接班记录,核对现场运行方式是否相符。

4.接班完毕,双方应在交接班记录本上签名。

5.在接班中发生事故或异常情况时,应停止交接,当事故处理告一段落,再继续办理交接手续。

6.值班人员上岗时,应保持良好的精神状态,不干与工作无关的事情。

自备发电机管理职责
LDYYHQ—SD/DG—08

1.按照规定时间检查各指示仪表是否正常。

2.注意检查油箱油位、散热器水位,低于正常位置应予补充。

3.勤观察配电屏各仪表及各报警指示灯是否正常。

4.检查充电器是否正常充电。

5.倾听机器的各部分运转声响是否正常。

6.手摸机体外壳、油管、水管温度是否正常。

7.发动机或电器设备是否有焦糊等异味。

8.发现有不良情况,应及时处理解决,严重的应停机处理。

9.凡故障停机,需把故障消除后方可再进行运作。

10.按规定程序定期启动自备发电机,检查运行状况是否良好。

低压安全操作规程
LDYYHQ—SD/DG—09

1.低压开关送电,在一般情况下要保证全院用电。

2.在院内需要停电作业时,必须提前通知配电室值班人员拉闸,并挂上"禁止合闸,有人工作"的标识牌。

3.配电室需停电处理故障时,事先通知院内有关部门,紧急情况下,允许先停电后通知。

4.变压器二次总开关不准带负荷操作。

5.发现三相不平衡的,要查明原因,并加以消除。

6.上述各项工作由值班人员相互监督执行。

中央配电室安全操作规程
LDYYHQ—SD/DG—10

一、送电合闸程序

全院停电后,从电源侧真空开关开始合起,依次合到负荷侧开关。送电时,首先合电源侧真空开关断路器,合闸后,要检查电压互感器三组电压是否正常,如电压正常,再合负荷侧真空断路器,使主变压器投入,如未发现异常现象,就可合上低压进线断路器,检查进线柜电压,如电压正常,就分路投入各低压出线开关,整个配电室投入运行。

二、停电操作规程

配电室停电时,一般从低压负荷侧断路器拉起,依次拉到电源侧开关,其操作程序恰与送电相反。正常停电时,先断路低压侧各路出线开关,再断开低压进行断路器,然后断开高压断路器。在紧急情况下,也可以直接断开进线断路器或高压出线断路器。配电室断路器操作应由两人进行,一人操作,一人监护。

如有线路工作或设备检修时,应在其电源侧安装临时接地线,并挂上"禁止合闸,有人工作"的标识牌。

高压安全操作规程
LDYYHQ—SD/DG—11

一、送电合闸程序

1.总受电隔离开关在合闸前要检查所有高压开关柜的开关和低压开关,必须在切断的位置上才能合闸。

2.总受电开关合闸之后,要检查互感器电压值是否达到额定值,三项电压指示、信号灯是否良好。

3.总高压开关合闸之前,先把隔离开关合好,再合高压开关。

4.在合变压器、高压开关时,要检查变压器是否良好,其他负荷开关全切断。

5.不投入的高压开关,一定要明示挂牌。

二、停电操作规程

1.高压开关柜在停电操作前,一定要先把低压开关全部切断,并检查高压电流为零。

2.停高压开关时,要先停变压器、二次控制柜的全部开关,再停隔离开关。

3.停电后先用接地线进行放电。然后检查确实没有电方可进行作业,高压操作时必须有人监护,填写好停电作业原因,并带好绝缘用具才能进行作业。

三、配电室检查职责

1.定期清扫小修,由主管负责人规定时间,值班人员扫高、低压配电室的开关柜、变压器、母线等尘土。

2.检查紧固各部位的接头螺丝,如有松动发热、氧化烧焦之处,应及时处理完善。

3.检查完毕后,将发现的缺陷处理部位的检查情况,填写在检修记录本上。

4.在日常值班运行中,所发现的问题通过小修处理完。

10kV 配电室微机系统操作规程
LDYYHQ—SD/DG—12

下位机由值班人员进行操作。非配电室工作人员不得擅自乱动，以免由于误操作引发不良后果。

操作规程如下：

1.开机顺序：UPS—电源—显示器—主机。

2.进入系统一次图，监控各高压柜运行状态。

3.下位机数据上传值，在系统一次图下面随机显示。

4.系统一次图中，各断路器的显示状态：红色表示合闸，绿色表示分闸，当高压柜正常供电后，千万不要在系统图中止断路器的操作。若要进行合闸或分闸，须请示上级部门批准后，方可操作。

5.线路检修时，断路器必须处于分闸状态，接地闸刀可靠接地，当线路恢正常后，可遥控合闸。

6.当高压柜保护发生故障，可在事件栏中查看，及时向上级反馈。

7.值班人员交接班时，必须如实反馈信息，如实填写值班记录，避免隐患，有问题出现，当场解决或相互交代清楚。

8.严禁操作与 CK2000 系统无关的程序，不可私带游戏碟在电脑上玩游戏。

突发、计划停电应急事件预案
LDYYHQ—SD/DG—13

为了提供配电处理突发紧急风险的能力，强化水电暖维修中心队伍风险管理和生产监督管理，使供配电系统安全运行的目标，特编制此应急预案。

一、组织机构

全称：突发停电应急小组

水电暖中心紧急事件应急处置领导小组设在水电暖中心办公室。

组长：

成员：

应急电话：

1.电工房应急电话：

2.急救电话：120

3.消防急救电话：119

二、停电应急工作内容

1.各临床科室或相关部门突然发生停电，一站式服务中心或电工班接到电话立即组织维修人员查明情况并处理,不能处理的故障立即报告应急小组负责人。

2.遇院内大面积停电或全部停电时,由中心突发事件领导小组组长(副组长)立即与供电部门联系查找停电原因;及时向后勤保障部及院分管领导报告事由及解决方案,并以多种方式通知用户。

3.由于供电线路或设备故障引起的突发停电事件,应急小组成员马上组织维修人员抢修;并派专人为其抢修创造便利条件,尽一切所能,争取在最短时间内完成抢修工作。

4.电力值班人员应报告事故的发生情况,电力抢修人员应详细分析原因,采取有效措施抢修,确保安全操作。

5.在院区居住的全体电工班工作人员应立即赶到,参与抢修任务。

6.水电中心应立即请示组长起草停电通知,上传网页、启动短信平台发布信息、张贴或电话通知重点科室,并安排人员在一站式服务中心接转询问电话。

7.抢修工作完成后,电工班组织人员及时送电。

三、处理措施

一旦市电断电后,外科楼双电源进行切换,200kW 发电机组自动投用,供手术室、重症监护室、计算机中心及各病区紧急用电。

一旦断电后,值班人员立即按照操作程序及顺序依次送电。

发电机的日常维护由电工班的专业人员进行维修,保证发电机组的正常使用。

急诊科一台 1000W 发电机供急诊科紧急用电。

一台 3000W 发电机供内科楼紧急用电。

一台 10kW 发电机随时待命。

倒 /送闸操作票

JL—ZY/DG—01/01

操作开始时间: 日 时 分		操作结束时间: 日 时 分		
操作任务:				
模拟图/屏核对情况:				
√	序号	操作项目		注意事项
备注:				
开票人	审核人	操作人	监护人	

配电室运行记录

JL—ZY/DG—01/02

序号	时间	线路	高压 (kV)	功率因数 (COSφ)	电流(A)	表电量 (kW)	实际电量 (kW)	记录人
1								
2								
3								
4								
5								
6								
7								
8								
9								
10								
11								
12								
13								
14								
15								
16								
17								
18								
19								
20								
21								
22								
23								
24								
25								

配电柜(箱)保养记录

JL—ZY/DG—01/03

保养项目	检测内容	设备编号(地点)		
柜(箱)体内清洁	是否有杂物并清洁			
各接线端	是否有松动并紧固处理			
主回路电器	工作状态及实验各动作是否正常			
控制回路电器	工作状态及实验各动作是否正常			
各类指示灯	是否正常			
计量仪器仪表(含互感器)	是否计量正确			
绝缘测试	是否正常			
接地装置	是否安装正确			
标示	各类标示牌安放正确,无缺失			
柜体的排气扇	是否运转正常			
保养日期				
保养人签字				
备 注				

发电机检查记录

JL—ZY/DG—02/01

班组长/工程师(主管): 日期:

序号	日期	时间	机油	柴油	水	蓄电池	卫生	巡视人	备注
1									
2									
3									
4									
5									
6									
7									
8									
9									
10									
11									
12									
13									
14									
15									
16									
17									
18									
19									
20									
21									
22									
23									

注:正常填"√",不正常"X",并在备注中标明

工程师(主管): 时间:

发电机定期测试记录

JL—ZY/DG—02/02

日期	开机时间	停机时间	操作员	检查人	备注

工程师(主管):　　　　　　　　　　　时间:

第十二节 锅炉房工作手册范例

编号：LDYYHQ—SD/GL—2017	
版本 / 修改状态	A/0
发放控制号	

锅炉房工作手册

编　制：

审　核：

批　准：

前 言

本工作手册依据 GB/T 19001—2008（ISO 9001:2008,IDT）《质量管理体系　要求》和水电中心实际编制,于 2017 年 07 月 01 日起实施。

本手册的编写、审批人员及部门如下：

主持编写部门：贯标办公室

主要编写人员：

审　核：　　　　日期：2017 年 07 月 01 日

批　准：　　　　日期：2017 年 07 月 01 日

修改履历记录

修改日期	修改前内容	修改原因及修改内容	修改人	批准人

目　录

序号	文件编号	文件名称	备注
1	LDYYHQ—SD/GL—01	锅炉房巡回检查规定	
2	LDYYHQ—SD/GL—02	锅炉的维护情况	
3	LDYYHQ—SD/GL—03	锅炉房安全保卫规定	
4	LDYYHQ—SD/GL—04	锅炉房工作规定	
5	LDYYHQ—SD/GL—05	锅炉房清洁卫生规定	
6	LDYYHQ—SD/GL—06	锅炉房水处理人员交接班规定	
7	LDYYHQ—SD/GL—07	供暖供水供气以及管理维修规定	
8	LDYYHQ—SD/GL—08	锅炉房司炉工人交接班规定	
9	LDYYHQ—SD/GL—09	交接班规定	
10	LDYYHQ—SD/GL—10	巡回检查规定	
11	LDYYHQ—SD/GL—11	检修、维护保养规定	
12	LDYYHQ—SD/GL—12	运行记录规定	
13	LDYYHQ—SD/GL—13	事故报告规定	
14	LDYYHQ—SD/GL—14	锅炉房安全和保卫规定	
15	LDYYHQ—SD/GL—15	水质管理规定	
16	LDYYHQ—SD/GL—16	二次供水卫生管理规定	
17	LDYYHQ—SD/GL—17	水泵操作工岗位说明书	单列
18	LDYYHQ—SD/GL—18	燃气锅炉班长岗位说明书	单列
19	LDYYHQ—SD/GL—19	软化水检验员岗位说明书	单列
20	LDYYHQ—SD/GL—20	锅炉修理工岗位说明书	单列
21	LDYYHQ—SD/GL—21	兰州市锅炉房环境保护管理要求	
22	LDYYHQ—SD/GL—22	司炉班长岗位职责	单列
23	LDYYHQ—SD/GL—23	司炉工岗位职责	单列
24	LDYYHQ—SD/GL—24	设备维修工岗位职责	单列
25	LDYYHQ—SD/GL—25	水处理工岗位职责	单列
26	LDYYHQ—SD/GL—26	基础设施及管道维修应急预案	
27	LDYYHQ—SD/GL—27	锅炉房天然气泄漏应急处理方案	
28	LDYYHQ—SD/GL—28	锅炉维修应急工作预案	

续表

序号	文件编号	文件名称	备注
29	LDYYHQ—SD/GL—29	二次供水应急预案	
30	LDYYHQ—SD/GL—30	计划、突发停气应急预案	
31	LDYYHQ—SD/GL—31	突发、计划停水应急预案	
32	LDYYHQ—SD/GL—32	突发停暖应急工作预案	
33	LDYYHQ—SD/GL—33	突发停水应急工作预案	
34	LDYYHQ—SD/GL—34	锅炉房天然气泄漏的应急处理方案	

锅炉房巡回检查规定
LDYYHQ—SD/GL—01

1.主管锅炉的领导应建立巡回检查规定和应急措施方案。

2.夜班值班领导和夜班值班人员应对锅炉进行不定期检查和夜间查岗。锅炉房管理人员或班(组)长应经常对锅炉、系统和附属设备进行巡回检查。

3.锅炉中间停止时,当班司炉工不得擅离工作岗位,应经常检查锅炉压力水位或水温变化情况。

4.各岗位当班人员,发现所负责管理或操作的设备有异常情况时,应查找原因,及时处理。不能处理时,应及时上报,并如实准确地做好记录。

5.锅炉运行期间,当班司炉工应对锅炉及其附属设备的运行状况进行认真的巡查,主要检查内容如下表:

序号	内容	时间
1	锅炉烟道阀是否开启	每次开炉前
2	压力、温度、水位是否正常	不间断巡回检查
3	燃烧工作是否正常	1~2小时1次
4	燃烧器是否正常	1~2小时1次
5	给水系统水箱中水位、循环泵、补水泵、水除湿、除氧器工作是否正常	1~2小时1次
6	排污和管道有无异常情况	1~2小时1次
7	各类仪表工作是否正常	1~2小时1次
8	锅炉本体及系统各部件有无渗漏、变形等异常情况	每班1次
9	各转动机械的润滑系统是否需补润滑剂	每月1次
10	水处理盐是否缺少	每班1次
11	值班人员应对燃气管道及锅炉辅助设备	每班用燃检漏气仪至少巡回检查2次

锅炉的维护情况
LDYYHQ—SD/GL—02

锅炉有厂家定期维护(医院与厂家签订了年维护合同)。

1.日常的管道阀门、软接由操作人员定期检查、更换,杜绝冒泡、滴漏。

2.锅炉房蒸汽炉两台,一用一备,现有一台处备用状态,都可以正常使用。

3.锅炉有年度监测报告及使用登记证。

锅炉房安全保卫规定
LDYYHQ—SD/GL—03

1.锅炉房是高温、高压设备操作重地,未经管理部门批准,非工作人员和闲散人员不得进入。

2.凡来锅炉房参观和办事的外单位人员,一律经管理部门批准,由锅炉房安全管理人员接待处理。

3.本单位职工因公需进入锅炉房者,经管理部门批准后由锅炉房管理人员接待处理。

4.锅炉房工作人员和外来人员一律不得携带易燃易爆品,锅炉房内不得存放易燃易爆品。

5.锅炉房工作人员值班期间,一律不得在锅炉房会客或约友闲谈,严禁带领家属、朋友和小孩进入锅炉房。

6.锅炉房消防器材应摆放整齐,专人管理,保证性能良好,确保使用效果。

锅炉房工作规定
LDYYHQ—SD/GL—04

1.保证全院医疗、生活使用的蒸汽、热水和冬季采暖的供应。

2.工作人员必须坚守岗位,严格执行安全生产和工作规章,注意掌握水压、气压、冷门是否完好,保证锅炉的正常安全运转。

3.锅炉房设夜值班规定,保证设备 24 小时正常运转。

4.认真做好锅炉设备的检修、保养和水质的化验,严防事故的发生。

5.一旦发生故障应严格按章处理,同时上报上级主管部门领导。

6.锅炉房属高压工作重地,闲杂人员谢绝入内。

锅炉房清洁卫生规定
LDYYHQ—SD/GL—05

1.锅炉房清洁卫生由管理人员统筹划分区域、位置,定出具体要求,责任落实到班(组),实行文明生产。

2.锅炉房内应整齐清洁,便于操作、通风和检修。

3.锅炉房室外应定期清扫,做到道路通畅、环境整洁。

4.锅炉房所需材料和工具等物品必须整齐放在库房或指定房间,不得随意堆放。

5.工具箱应做到工具完好、开箱知数、品种分类、整齐清洁。

6.交班清扫不合格者,接班人员可拒绝接班。

锅炉房水处理人员交接班规定
LDYYHQ—SD/GL—06

1.交班人员做好交班前的准备工作,将所用仪器、工具清洗干净,放在指定位置,清扫工作现场,保持环境整洁。

2.经常检查设备运行情况,对水、软化水(循环水进行一次化验分析,将结果填入运行记录)。

3.交班人员应按规定时间到达进行设备检查,了解运行情况,查阅化验记录,并与交接班人员共同对规定项目进行面对面化验,认可符合规定要求时,办理交班手续。

4.交班时,如遇故障或重大操作项目,应待故障处理或操作告一段落后,方能交接班,接班人员应积极协同处理故障或完成操作项目。

5.接班人员未按时接班,交班人员应向有关领导汇报,但不得擅自离开工作岗位。

供暖供水供气以及管理维修规定
LDYYHQ—SD/GL—07

1.负责全院水暖系统检查维修工作,保证全院医疗、生活、生产的正常运行。

2.水暖维修人员要坚守岗位,随时准备接受维修任务,并严格执行安全生产操作规程。

3.定期巡查,检修供水设施,避免漏气、漏水,保障开水、冷水供应。

4.定期检修下水管道,发现堵塞迅速排除。保证用水设施完好。

5.维修任务较多时,按轻重缓急合理安排,每个项目均做好检查、维修记录。

6.要注意节约原材料,要注意维修物资的保管工作。

锅炉房司炉工人交接班规定
LDYYHQ—SD/GL—08

1.交班司炉人员应在交班前对锅炉运行状况做到认真全面地检查和调整。

2.交班人员应口头向接班人员详细介绍本班运行情况以及发现问题和注意事项。

3.接班人员应按规定时间到达锅炉房做好接班准备工作。接班人员须认真查阅交班记录和听取交班情况介绍。

4.交、接班双方应共同检查锅炉运行情况。

5.交接班时,如遇故障,应待故障处理完毕后,再办交接班手续,接班人员应积极协助交班人员处理故障。

6.接班人员在接班前严禁喝酒,交班人员发现接班人员喝酒或有病时,应向锅炉主管负责人报告,由负责人采取措施或另行指派合理人员任班。

7.接班人员未按时接班,交班人员应报告锅炉主管负责人,但不得擅自离开岗位。

交接班规定

LDYYHQ—SD/GL—09

1.供热锅炉房所有跟班运行的管理人员和各班组的工作都必须严格执行交接班规定。

2.接班必须在锅炉正常运行或正常停炉规定时间的前 10 分钟进行。锅炉出现事故正在处理当中,不能进行交接班,经交班人员同意,接班人员可以协助参与对事故进行分析处理,待事故处理完毕后再进行交接班。

3.司炉工交接班时应做到"五交"和"五不交"。

五交:

(1)燃气压力正常,水系统压力、温度等符合要求。

(2)锅炉及附属设备运转正常。

(3)当班记录填写齐全、清楚。

(4)锅炉房卫生整洁。

(5)安全附件、各类仪表指示正确,动作灵活。

五不交:

(1)不交给醉酒或患病不宜操作的司炉工。

(2)接班人未到,不交给其他无证司炉人员。

(3)当班内发生问题,尚未向负责人汇报或未予妥善处理时不交。

(4)设备发生故障或损坏,未查明责任前不交。

(5)燃烧不正常,未弄清原因前不交。

4.接班人员必须提前 10 分钟到岗。

5.接班人员未到岗时,交班人员不得私自离去。

6.接班人员必须和交班人员共同巡视,详细了解上一班的运行情况,仔细查看各种仪表是否正常。

7.交接班人员要认真填写交接班记录,并签字。

巡回检查规定

LDYYHQ—SD/GL—10

1.锅炉运行巡检人员必须按各岗位职责的要求对锅炉及辅机定时进行巡回检查,确保安全运行。

2.巡回检查路线及内容,应根据锅炉房具体情况制定,并张贴在锅炉房操作室墙上。各级人员应了解自己分管部分的安全状况、运行要求和职权。

3.遇下列情况应增加巡回检查次数:

(1)设备带病运转;

(2)新装或新投入的设备;

(3)设备运行中有可疑现象。

4.巡检人员要将发检情况逐项及时填入运行记录;发现事故隐患或其他不安全因素应立即向主管领导汇报,同时做好记录。

5.巡检时发现影响人身和设备安全的紧急情况,应按有关规程妥善处理。

6.巡检时间为2小时1次。

7.巡回检查完毕,巡检人员向值班长通报情况,并在运行记录上签字。

检修、维护保养规定
LDYYHQ—SD/GL—11

1.锅炉及附属设备的检修、维护保养,包括日常运行保养和年度检修、维护保养两方面工作。应制定明确内容和程序。

2.日常运行保养

(1)三大安全附件保养(安全阀、压力表、温度表);应定时试验、记录、送检;

(2)机械设备保养:应定时检查、实施、记录如润滑、排污、水泵冷却水畅通和排气、风烟泄漏、电气维保和跑、冒、滴、漏等。

3.年度检修、维护保养:计划在每年三月末前制定。明确检修、维护保养的炉号、项目、方法、时间和责任人。并报主管部门审查批准后组织实施。

4.供暖锅炉停用期间应根据具体情况采用有效地保养方法。

5.锅炉及附属设备的检修内容和检查验收结果、有关责任人员名单应及时记载在锅炉技术档案和供暖设备档案内,以便查考。

6.供暖期间运行人员对锅炉及附属调设备要做到三好(管好、用好、修好)、四会(会使用、会调试、会保养、会排除故障),保证设备安全稳定运行。

7.设备要经常保持清洁,每班前要擦拭干净,保持环境卫生。

运行记录规定
LDYYHQ—SD/GL—12

1.运行记录自点火试运行之日起开始至停火之日止。每班的司炉工、水处理工等必须认真填写运行记录。

2.当班人员必须按规定按时填写各种记录表,记录应准确、可靠、完整,不得弄虚作假。各岗位进行交接班时,应在记录表上签字。记录者应对所填写内容的正确性负责。如发现记录内容与实际情况不符时,由记录人负责。

3.运行记录由供暖单位主管部门统一保管,并根据其内容的重要程度确定保存期限,保存期限不得少于 3 年。

4.运行记录应包括以下内容:

(1)各种温度记录;

(2)各种压力记录;

(3)各种能耗记录;

(4)锅炉及附属设备运行情况和故障处理记录;

(5)交接班情况记录;

(6)水质化验及水处理设备运行情况和故障处理记录;

(7)设备检修、保养情况记录;

(8)上级主管领导和锅炉房管理人员检查记录;

(9)事故记录。

事故报告规定
LDYYHQ—SD/GL—13

1.锅炉发生安全事故应按规定及时如实地向有关方面报告。发生事故时,除及时处理外,要保护好现场。

2.停炉超过 4 小时要迅速逐级报告主管领导,如实介绍事故发生前后的经过,不得瞒报、谎报或拖延不报。

3.处理事故时,应保持头脑清醒,判断准确,处理果断。要首先采取有效措施防止事故扩大。处理事故先后顺序原则是"先处理影响安全的重大事故,后一般事故"。

4.处理事故时,要对其他运行的锅炉加强监护,以确保安全。

5.运行人员遇有事故发生时,不得离开工作岗位。

6.对发生事故应做到"三不放过",即:事故原因查不清不放过;职工没受到教育不放过;没有防范措施不放过。

7.在运行中不论发生任何事故,都应在事故消除后,将发生事故的经过原因检查情况处理方法详细如实地填入运行记录。

锅炉房安全和保卫规定
LDYYHQ—SD/GL—14

1.锅炉及附属设备应符合安全技术规范的要求。未经登记、检验、有严重缺陷或"三无"产品,不准私自投入运行。

2.锅炉房应绘制设备平面布置图和系统管网图,并张贴上墙。

3.锅炉房炉前、压力表、温度表、水泵房、调压站、仪表间、配电室、中控室、巡回检查走道应有足够的照明。

4.贯彻谁主管谁负责的原则,锅炉房要做好分工,由专人负责本锅炉房的安全保卫工作。

5.锅炉房应地面平整,走道通畅,保持所有设备整齐清洁,不准在锅炉房内搭晾衣物等。

6.消防器材应合格有效,放在明显处由专人管理,并定期检查,保证其有效。

7.备品备件堆放整齐,不得存放与锅炉设备无关的物品。严禁存放易燃易爆物品及其他危险品。

8.锅炉房内严禁吸烟、使用打火机等产生明火的行为。运行期间要严格执行动用明火报告规定,经批准后方可施工。

9.锅炉房门前应注明"锅炉房重地,闲人免进"的字样。除主管部门人员外,其他人员联系工作时,须经当班负责人允许方可入内。运行期间,不准锁住或封住通往室外的门。

10.外来人员未经主管领导批准不准进入锅炉房。学习参观人员须由有关人员陪同,进行登记,不准乱动阀门和运行操作设备,不经允许不得测绘、摄影、抄录等。

11.外来人员在锅炉房活动期间遇有特殊紧急情况,要听从锅炉值班人员的指挥。

水质管理规定
LDYYHQ—SD/GL—15

1.水质化验要严格执行国家标准和相应的操作规程。

2.水处理工要持证上岗,按照规定,定时化验,操作过程正确,取得的各项数据准确,并完整地做好水质化验记录,将记录保存1年以上。

3.当炉水控制指标超过规定值时,水处理工要及时记录并通知司炉工,指导司炉工进行排污。

4.水处理工应做好水处理设备的维护保养工作,如设备发生故障应及时通知有关人员进行维修,并做好记录。

5.水处理工应妥善保管好药品、仪器、工具。有毒药品应设专人专柜加锁保管,防止发生意外。

6.严禁假报分析数据,水处理工对分析数据负责。

二次供水卫生管理规定
LDYYHQ—SD/GL—16

1.二次供水设备配有专职管理人员,专人保管钥匙。

2.二次供水单位按规定办理二次供水卫生许可证。

3.直接从事供、管水人员必须每年进行一次健康体检和卫生知识培训。

4.二次供水设施每年至少进行一次清洗、消毒。

5.每年至少对二次供水水质进行一次必测项目的检测。

6.蓄水池周围10米内不得有渗水坑和堆放的垃圾等污染源。水箱周围2米内不应有污水管线及污染物。

7.设置在建筑物内的水箱其检查口位置和大小要满足水箱内部清洗消毒工作的需要。

8.水箱设溢水管和泄水管,均不得与下水管道直接连通,管口加装防护网罩。

9.水箱间独立设置,房门上锁;水箱检查口加高加锁。

10.发生二次供水水质污染事故时,应立即采取有效措施消除污染,并立即向上级领导和当地卫生行政部门报告。

兰州市锅炉房环境保护管理要求
LDYYHQ—SD/GL—21

1.锅炉房必须建立严格保护管理规定,指定专人负责管理除尘、防噪等环保设施,按规范定期维护保养,保证除尘、防噪设施正常使用,达标排放,并做好运行维护记录。

锅炉房执行国家锅炉大气污染物排放标准(GB13271—2001)。

(1)燃气锅炉排放标准

烟尘排放浓度 $50mg/m^3$,二氧化硫排放浓度 $100mg/m^3$。

(2)烟尘黑度不得超过林格曼一级

凡超过国家标准排放污染物的,环保部门将依法进行处罚,同时加倍征收排污费;超标排放污染物的单位应当按要求进行限期治理。

2.锅炉房主管部门应按时向环保部门如实申报排污情况,不得谎报、拒报。

3.锅炉使用管理单位须按规定到环保部门年检、年审,未经年审的锅炉房不得运行。锅炉房环境设施停用,拆除必须向环保部门报告,未经批准擅自停用或拆除的,环保部门将依法严肃处理。

4.在天然气管网和集中供热管网区域内不得新建、扩建燃煤锅炉,擅自建设的违章锅炉将依法查封。原有燃煤锅炉必须按市、区政府下达的改造计划,限期改为使用清洁能源锅炉或并入集中供热。

5.在天然气管网和集中供热管网区域外扩建、改建、增容的锅炉必须遵守《大气污染防治法》《建设项目环境保护管理条例》《兰州市实施防治城区冬季大气污染特殊工程》等规定,到市级环保部门进行审批,未经审批擅自建设的,将依法查处。

6.各锅炉房要严格按照上述要求落实各项责任、任务,违反环保法规及上述要求的,环保部门将依法查处。

基础设施及管道维修应急预案
LDYYHQ—SD/GL—26

当发生意外时情况时,当班或值班人员应立即通知应急小组组长和班组长在班长的带领下,快速到达现场进行维修,把人身安全放在第一位,特别是威胁人生安全的设备及设施要先行采取措施,排除险情,防止事故的扩大,如在短时间内不能解决的由组长调集后备力量和备用物资,加强抢修力度,抢修人员应分工明确,责任到人,统一调配,协同作战。

锅炉房天然气泄漏应急处理方案
LDYYHQ—SD/GL—27

天然气是一种易燃易爆气体,比空气轻。如发生泄漏能迅速四处扩散,引起人身中毒、燃烧和爆炸。天然气泄漏时,当空气中的浓度达到25%时,可导致爆炸、人体缺氧而造成神经系统损害,严重时可表现呼吸麻痹、昏迷甚至死亡。在处理天然气泄漏时,应根据其泄露和燃烧的特点,迅速有效地排除险情,避免发生爆炸燃烧事故。排除险情的过程中,必须贯彻"先防爆,后排险"的指导思想,坚持"先控制火源,后制止泄漏"的处理原则,设定警戒区,禁止无关人员进入;禁止车辆通行和禁止一切火源,严禁穿带钉鞋和化纤衣服,严禁使用金属工具,以免碰撞发生火花或火星。灵活运用关阀断气、堵塞漏点、善后测试的处理措施。锅炉房是医院动力供应的主要部门,其运行正常将保证医院取暖、消毒、热水等要求,为了保证锅炉安全运行特编制应急预案。

一、突发锅炉房天然气泄漏应急小组

组长:

成员:

二、应急电话

1.突发天然气泄漏应急电话:

2.急救电话:120

3.消防火警电话:119

4.院保卫处电话:

5.公安局报警电话:110

三、应急小组职责

组长职责:

1.全面负责水电暖维修中心应急工作对各岗位人员分工明确。

2.定期组织应急状态演练。

3.定期召开安全生产工作会议。

4.随时传达贯彻执行上级各方面的指导精神。

组织职责:

1.熟悉本岗位在应急状态的工作,并负责落实。

2.认真听从组长的正确指挥命令,不得擅自离岗。

3.有权拒绝违章指挥命令。

4.及时发现本岗位风险隐患并纠正消除,无法消除时及时报告组长处理。

四、天然气大量泄漏的处理

当锅炉房出现输气设备、设施误操作、故障而引起站内天然气大量泄漏等由抢修部门进行紧急处理。通过锅炉房内阀门进行气流隔断,不必动用封堵设备。

1.自动或人工手动切换,放空锅炉房内管线气体。

2.根据现场情况,现场拉响警铃,就地启动锅炉房紧急切断阀。如果因设施故障,阀门自动无法执行,则人工手动进行:关闭进锅炉房供气阀,打开锅炉房内所有手动放空阀,开始对锅炉房内进行事故初步控制。

3.事故初步控制阶段

(1)如果只是天然气泄漏,没有火灾,则按照以下步骤进行初步控制:

①用便携式可燃气体报警仪检测锅炉房天然气浓度,确定泄漏点,并做标记,设置警戒区。

②锅炉房内设施、设备、照明装置、导线以及工具都均为防爆类型。

③如室内天然气漏气时,应立即关闭室内供气阀门,迅速打开门窗,加强通风换气。

④禁止一切车辆驶入警戒区内,停留在警戒区内的车辆严禁启动。

⑤消防车到达现场,不可直接进入天然气扩散地段,应停留在扩散地段上风方向和高坡安全地带,做好准备,应付可能发生的着火爆炸事故,消防人员动作谨慎,防止碰撞金属,以免产生火花。

⑥根据现场情况,发布动员令,动员天然气扩散区的居民和职工,迅速熄灭一切火种。

⑦天然气扩散后可能遇到火源的部位,应作为灭火的主攻方向,部署水枪阵地,做好应对发生着火爆炸事故的准备工作。

⑧利用喷雾灭火蒸汽吹散泄漏的天然气,防止形成可爆气。

⑨在初步控制中,应有人监护,必要情况下,应戴防毒面具。

⑩待抢修人员赶来后,实施故障排除,根据实际情况,更换或维修管段或设施。

(2)如果锅炉房已发生火灾,在专业消防人员协作下按照以下步骤进行初步控制:

①如果是天然气泄漏着火,应首先找到泄漏源,关断上游阀门,使燃烧终止。

②关阀断气灭火时,要不间断地冷却着火部位,灭火后防止因错关阀门而导致意外事故发生。

③在关阀断气之后,仍需继续冷却一段时间,防止复燃复爆。

④当火焰威胁阀门关断难以接近时,可在落实堵漏措施的前提下,先灭火后关阀。

⑤关阀断气灭火时,应考虑到关阀后是否会造成前一工序中的高温高压设备出现超温超压而发生爆破事故。

⑥可利用锅炉房内消防灭火剂对火苗进行扑灭。补救天然气火灾,可选择水、干粉、卤代烷、蒸汽、氮气及二氧化碳等灭火剂灭火。

⑦对气压不大的漏气火灾,可采取堵漏灭火方式,用湿棉被、湿麻袋、湿布、石棉毡或黏土等封住着火口,隔绝空气,使火熄灭。同时要注意,在关阀、补漏时,必须严格执行操作规程,并迅速进行,以免造成第二次着火爆炸。

⑧待后继增援队伍到来后,按照消防规程进行扑灭。

(3)锅炉房内设施修复工作

对锅炉房内天然气泄漏或火灾处理完毕后,由施工单位人员对故障部分进行修复,可参照以下步骤进行:

①故障管段和设备进行氮气气体置换,用含氧检测仪检测(含氧浓度=2%)。可用燃气气体报警器进行检测。混合浓度达到爆炸极限的 25%以下为合格。

② 管网事故管段或设备拆除(根据实际可采用切断或断开法兰连接的方法),关完配套设施试压、更换。

③锅炉房内动火施工必须有现场安全监护。

④预制新管段并安装。

⑤完成安装和试压并验收合格。

五、输气管道天然气泄漏

1.立即通知当地政府、公安、消防、燃管、安监等部门,迅速组织疏散事故发生地周围居民群众,确保人民群众的生命安全,并告知附近居民熄灭一切火种,严禁烧火做饭,切断电源。

2.现场指挥人员迅速赶到出事地点,协助当地相关部门围控事故区域,在事故区域设置警戒线、警示标志,确保无关人员、居民群众远离危险区。

3.当泄漏天然气威胁到运输干线时,应协助当地政府立即停止公路的交通运输。

4.现场指挥人员进一步摸清事故现场泄漏情况,评估事故发展状况、影响范围,将情况立即汇报领导小组。

5.采取一切必要措施封堵泄漏部位。

6.发生事故后,专业抢修人员以最快的速度到达事故现场,及时挖出泄漏处管沟土房,在抢修焊接过程中,要用轴流风机强制排出沟管的天然气,并进行不间断地可燃气体监测和安全监护。准备措施如下:

(1)将管沟内聚集的天然气自由挥发一段时间。当管沟内漏气量很大时,先进行空气置换,在管沟一端安放防爆轴流风机将管沟内的天然气吹出。

(2)用可燃气体探测仪测量管沟内天然气浓度,其浓度必须小于爆炸下限的25%,管沟内空气合格后,方可施工。

(3)由于管沟内空间限制,大型机具难以施展,故管沟内工作坑的开挖由人工完成。将管沟内、管槽内覆土清除,其间随时监测天然气浓度,保证施工人员的安全。

所有抢修人员进入管沟前必需采取消除静电措施,必要时要戴防毒面具方可进出。

锅炉维修应急工作预案
LDYYHQ—SD/GL—28

锅炉房是医院动力供应的主要部门,其运行正常将保证医院取暖、消毒、热水等要求,为了保证锅炉安全运行特编制应急预案。

一、突发供暖、供气应急小组

组长:

成员:

二、应急电话

1.突发停水应急电话:

2.急救电话:120

3.消防急救电话:119

4.公安局报警电话:110

5.院保卫处电话:

三、应急小组职责

组长职责:

1.全面负责水电暖维修中心应急工作,对各岗位人员分工明确。

2.定期组织应急状态演练。

3.定期召开安全生产工作会议。

4.随时传达贯彻执行上级各方面的指导精神。

组织职责:

1.熟悉本岗位在应急状态的工作,并负责落实。

2.认真听从组长的正确指挥命令,不得擅自离岗。

3.有权拒绝违章指挥命令。

4.及时发现本岗位风险隐患并纠正消除,无法消除时及时报告组长处理。

四、锅炉房运行及应急维修措施

1.6 吨蒸汽炉两台(一用一备)。

2.10 吨供暖锅炉两台,保证冬季供暖。

3.维修室 24 小时负责全院日常维修。

4.锅炉发生故障时,应立即查明原因,启用备用锅炉并组织人员进行抢修。

5.管道发生破裂时,应立即组织人员抢修。

二次供水应急预案
LDYYHQ—SD/GL—29

一、工作原则

1.预防为主,常抓不懈。提高对突发二次供水水质污染事件的预范意识,落实各项防范措施,尽量杜绝因各种原因引起的二次供水水质污染事故的发生。对各类可能引发二次供水水质污染事件情况要及时进行监测、分析,做到早发现、早报告、早处置。

2.以法规范,措施果断。各部门按照相关法律、法规和规章规定。完善突发二次供水水质污染应急处置体系,对突发二次供水水质污染事件和可能突发二次供水水质污染事件作出快速反应,及时、有效开展监测、报告和处置工作。

3.要重视开展突发二次供水水质污染事件防范和处置,培训、组织员工广泛参与突发二次供水水质污染事件的应急处置工作。

二、应急指挥体系和职责

1.应急指挥组织及职责

突发重大的二次供水水质污染事件时,中心牵头成立突发二次供水水质污染事件应急指挥部,责任领导指挥协调突发二次供水水质污染事件的应急处置工作,各部门根据职责做好相应的处置和后勤保障工作。

2.日常管理机构

定期监测水质情况、二次供水设施的安全巡查,预防水质污染事件发生,若突发二次供水水质污染事件则由中心直接向上级领导汇报,并配合相关部门协调处理应急处置工作。

三、突发二次供水水质污染事件采取的措施

1.立即停止一切供水,封存保护二次供水现场,以便相关部门检测;

2.发生二次供水污染事件后中心应立即向上级领导、卫生行政部门等报告突发事件情况;

3.积极配合有关部门的检查、检测等工作,待水质污染事故有效控制后,在上级领导和卫生行政部门指导下,恢复供水。

四、总结报告,存档备查

1.突发二次供水水质污染事件结束后,中心在上级领导下,组织有关人员对水质污染事件的处理情况进行评估,包括事件概括、现场调查处置情况、病人救治情况、处置措施情况、应急处置过程中存着的问题和总结的经验教训,提出需改进的意见。后期的总结报告中心进行存档备查,同时将事件总结报告上报相关部门。

2.对于突发二次供水水质污染事件的预防、报告、调查和处置过程中,有失职、渎职等行为的相关责任人,将根据有关法律法规追究当事人责任。

五、培训与预演

1.邀请主管的卫生行政部门根据突发二次供水水质污染事件应急处置情况,定期开展培训和演练,提高应急处理能力。

2.中心不定期开展模拟突发二次供水水质污染事件应急演练,并对演练结果进行总结。

3.在全院职工中广泛开展突发二次供水水质污染事件应急知识的普及和教育,指导员工以正确的行为对待突发二次供水水质污染事件。

六、严格执行,责任到人

中心要严格执行《突发二次供水水质污染事件应急预案》的规定,根据预案要求,严格履行职责,实行责任职责,对履行职责不力、造成工作损失和后果的,要追究相关当事人的责任。

计划、突发停气应急预案
LDYYHQ—SD/GL—30

对突发火灾、雷击、风灾、气灾及市政管网维修等原因造成的停气,并根据我院的供气情况,为保证医疗工作的顺利进行,保障病员的生命和健康安全,减少医院财产损失,本着思想重视、规定完备、责任明确和措施到位的原则,制定停气事故应急预案。

一、停气应急处理小组及职责

组长:

组员:

职责:负责停气应急处理及相关设备的维修维护工作。

二、报告

1.计划停气情况

一站式服务中心值班人员接到医院水电暖维修中心停气的通知后,立即通知维修班负责人,停气应急小组做好相应的应急准备工作。同时由一站式服务中心将停气的详细情况通知各临床科室及相关用气部门,让提前做好停气的工作安排和准备。

2.突然气的情况

(1)各临床科室或相关部门突然停气

各临床科室或相关部门突然发生停气,一站式服务中心接到电话立即报告维修班,维修人员查明情况立即处理,不能处理的报告应急处理小组负责人,应急小组不能处理的立即报告相关领导。

(2)全院突然停气

全院突然停气,各临床科室及时报告一站式服务中心,一站式服务中心立即报告事故应急处理小组负责人,同时由一站式服务中心将停气的详细情况通知各临床科室及相关用气部门。

三、停气应急处理措施

(一)事故应急处理小组应对措施

1.计划性停气

(1)一站式服务中心在接到水电暖维修中心停气通知的电话或以其他形式的停气通知时,必须问清楚停气的时间、停多长时间及停气原因,做好记录。

(2)由水电暖维修中心向全院发出通知,提前做好可能停气的工作安排和准备。重点科室(手术室、急诊室、供应室、ICU、血透室)由一站式服务中心值班人员电话通知一遍。

2.突然停气应急措施

(1)突然停气时,一站式服务中心值班人员应立即电话询问水电暖维修中心,问明停气原因及停气的具体时间。

(2)医院内管道破裂引起的停气,应急处理小组及时进行抢修,力争在最短时间内消除故障,恢复供气。

(二)临床科室应急措施

1.计划停气:接到停气通知后,做好停气准备节约用气。

2.突然停气:发生突然停气时,要与一站式维修中心联系,了解停气原因。

四、停气应急预案

(一)医院用气类型

工作送气:满足供应室及洗衣房的消毒、洗烫所需的蒸汽。

(二)停气原因的分类

1.停电引起的供气事故;

2.供气锅炉引起的停气事故;

3.锅炉及其附属设备因一般故障引起的供气事故;

4.突发性事件(如锅炉爆炸、重大事故等)引起的供气事故。

(三)报告

1.锅炉及其附属设备因一般故障引起停气报告流程

锅炉组当班人员→一站式服务中心→应急处理小组负责人→应急处理小组负责人到现

场→组织相关人员进行抢修。

2.突发性事件(如锅炉爆炸、重大事故等)引起停气报告流程

锅炉组当班人员→一站式服务中心→应急处理小组负责人→应急办公室→应急领导小组→技术监督局、公安、消防。

3.科室出现停气故障报告流程

科室当班人员→科室负责人→一站式服务中心→维修组。

(四)应急措施

1.锅炉及其附属设备一般故障引起的停气,应急处理小组负责人立即组织相关人员抢修,不能解决的问题上报分管领导,必要时外请专家解决。

2.突发性事件(如锅炉爆炸、重大事故等)引起停气的应急措施:

(1)停气应急处理小组成员立即切断危险源,做好现场维护和临时应急性处置工作,防止事故扩大,力争把损失降到最低程度。

(2)应急领导小组负责人及应急小组、应急队伍立即到现场迅速开展抢险救灾工作。

(3)医院各应急小组履行职责,如医疗救护组完成伤员的救治工作;安全保卫组保证现场工作秩序等。

3.停气应急处理小组通知一站式服务中心,由一站式服务中心通知全院用气科室及时采取停气的应对措施。

4.科室医务人员向病人做好解释工作。

5.洗衣房及供应室根据停气情况妥善安排工作,以保证临床工作需要。

6.抢修恢复供气后,由一站式服务中心通知用气科室。

突发、计划停水应急预案
LDYYHQ—SD/GL—31

对突发火灾、雷击、风灾、水灾及市政管网维修等原因造成的停水,并根据我院的供电、供水、供气情况,为保证医疗工作的顺利进行,保障病员的生命和健康安全,减少医院财产损失,本着思想重视、规定完备、责任明确和措施到位的原则,制定事故应急预案。

一、停水应急处理小组及职责

组长:

组员:

职责:负责停水应急处理及相关设备的维修维护工作。

二、报告

1.计划停水情况

一站式服务中心值班人员接到医院水电暖维修中心停水的通知后,立即通知维修班负责人,停水应急小组做好相应的应急准备工作。同时由一站式服务中心将停水的详细情况通知各临床科室及相关用水部门,让提前做好停水的工作安排和准备。

2.突然停水的情况

(1)各临床科室或相关部门突然停水

各临床科室或相关部门突然发生停水,一站式服务中心接到电话立即报告维修班,水电维修人员查明情况立即处理,不能处理的报告停水事故应急处理小组负责人,应急小组不能处理的立即报告相关领导。

(2)全院突然停水

全院突然停水,各临床科室及时报告一站式服务中心,一站式服务中心立即报告停水事故应急处理小组负责人,同时由一站式服务中心将停水的详细情况通知各临床科室及相关用水部门。

三、停水应急处理措施

(一)停水事故应急处理小组应对措施

1.计划性停水

(1)一站式服务中心在接到水电暖维修中心停水通知的电话或以其他形式的停水通知时,必须问清楚停水的时间、停多长时间及停水原因,做好记录。

(2)由水电暖维修中心向全院发出通知,提前做好可能停水的工作安排和准备。重点科室(手术室、急诊室、供应室、ICU、血透室)由一站式服务中心值班人员电话通知一遍。

(3)启用外科大楼蓄水池,可以短时间保障外科大楼的供水。

(4)若停水时间超过 24 小时,停水应急处理小组负责人报告相关领导,请求政府支持,或联系相关单位(如消防中队)并得到支援。

2.突然停水应急措施

(1)突然停水时,一站式服务中心值班人员应立即电话询问水电暖维修中心,问明停水原因及停水的具体时间。

(2)若停水时间较短,外科大楼蓄水池可保障供水。

(3)若停水时间超过 30 分钟报告应急处理小组负责人,报告水电暖维修中心向全院发通知。

(4)医院内管道破裂引起的停水,停水应急处理小组及时进行抢修,力争在最短时间内消除故障,恢复供水。

(二)临床科室应急措施

1.计划停水:接到停水通知后,做好停水准备,通知病人及家属备用饮用水。科室储备足够洗手水和清洁用水,并节约用水。

2.突然停水:发生突然停水时,要与一站式维修中心联系,了解停水原因,同时医务人员严格掌握洗手用水,使用速干手消毒剂。

突发停暖应急工作预案
LDYYHQ—SD/GL—32

为了提高医院供暖处理突发紧急风险的能力,强化队伍风险管理和生产监督管理,使水电暖中心达到安全生产目标,特编制此应急预案。

一、全称:突发供暖应急小组

组长:

成员:

二、应急电话

1.突发停暖应急电话:

2.急救电话:120

3.消防急救电话:119

4.公安局报警电话:110

5.院保卫处电话

三、应急小组职责

组长职责:

1.全面负责水电暖维修中心应急工作,对各岗位人员分工明确。

2.定期组织应急状态演练。

3.定期召开安全生产工作会议。

4.随时传达贯彻执行上级各方面的指导精神。

组织职责:

1.熟悉本岗位在应急状态的工作,并负责落实。

2.认真听从组长的正确指挥命令,不得擅自离岗。

3.有权拒绝违章指挥命令。

4.及时发现本岗位风险隐患并纠正消除,无法消除时及时报告组长处理。

四、停暖应急工作内容

1.遇院内大面积停暖或全部停暖时,水电暖中心及时与院内锅炉房咨询停暖原因,并通知中心突发事件领导小组组长(或副组长)。组长及时向后勤管理处及院分管领导报告事由,并以多种方式通知用户。

2.供暖管网、设备发生故障引起的停暖,领导组成员确定抢修方案后,马上组织人员备料、抢修,尽一切所能,争取在最短时间内完成抢修工作,并及时与锅炉房联系供暖。

3.属于锅炉房热网或供暖设施出现故障,造成突发停暖,领导组成员马上与锅炉房联系,咨询可能停暖的时间,并督促其抢修。

突发停水应急工作预案
LDYYHQ—SD/GL—33

为了提高医院供水处理突发紧急风险的能力,强化队伍风险管理和生产监督管理,使水电暖中心达到安全生产目标,特编制此应急预案。

一、全称:突发停水应急小组

组长:

成员:

二、应急电话

1.突发停水应急电话：

2.急救电话：120

3.消防急救电话：119

4.公安局报警电话：110

5.院保卫处电话：

三、应急小组职责

组长职责：

1.全面负责水电暖维修中心应急工作，对各岗位人员分工明确。

2.定期组织应急状态演练。

3.定期召开安全生产工作会议。

4.随时传达贯彻执行上级各方面的指导精神。

组织职责：

1.熟悉本岗位在应急状态的工作，并负责落实。

2.认真听从组长的正确指挥命令，不得擅自离岗。

3.有权拒绝违章指挥命令。

4.及时发现本岗位风险隐患并纠正消除，无法消除时及时报告组长处理。

四、停水应急工作内容

1.遇院内大面积停水或全部停水时，由中心突发事件领导小组组长（副组长）立即与水暖维修人员查找原因，提出维修方案；及时向后勤管理处及医院分管领导报告事由及解决方案，并以多种方式通知用户。

2.由于医院产权的供水设施、设备故障引发的突发停水事件，领导组成员制定维修方案后，马上组织人员备料、抢修。尽一切所能，争取在最短时间内完成抢修工作。

3.由于自来水公司管网或供水设施出现故障，造成突发停水事件，领导组成员马上与自来水公司联系，咨询可能停水的时间，并派专人督促其抢修，如属较长时间停水，领导组应及时向消防部门或自来水公司求援，请求用水车向医院重点部门及居民定时供水。或与水务部门协商启动医院自备水库供水。

4.供水出现异常时（自来水公司及医院内部供水管线出现溃漏、自来水厂因故障停供水、水质异常等），发现问题或接到通知的相关人员（供水站或办公室人员）应于第一时间上报副组长，并由其上报组长。如果影响时间较长或问题较严重的，组长必须立即报告处领导。

5. 因自来水公司供水系统原因造成临时停水的，副组长应随时与自来水公司相关部门联系，督催对方尽快修复，或要求其采取其他应急供水方案，问题较严重的可赶赴现场了解情况，并随时向组长报告。

6.供水机组发生故障时，副组长及有关人员要立即赶到现场，组织人员调整供水管线，并联系设备厂家尽快来人修复。

7.院内供水主管线出现溃漏时，副组长及有关人员要立即赶到现场，制定抢修方案，组织人员抢修，并将现场情况随时向组长和办公室报告。

8.局部区域出现管道溃漏时,供水负责人要立即赶到现场,关闭该区域控制阀门,组织维修人员尽快修复。

9.办公室接到停水通知后,应起草停水通知张贴并上传网页。

10.如遇大范围长时间停水时,办公室要及时通知各个部门做好应对准备,必要时可联系水车运水或购置大量桶装饮用水应急,确保院区稳定。

锅炉房天然气泄漏的应急处理方案
LDYYHQ—SD/GL—34

天然气是一种易燃易爆气体,比空气轻。如发生泄漏能迅速四处扩散,引起人身中毒、燃烧和爆炸。天然气泄漏时,当空气中的浓度达到25%时,可导致人体缺氧而造成神经系统损害,严重时可表现呼吸麻痹、昏迷、甚至死亡。在处理天然气泄漏时,应根据其泄露和燃烧的特点,迅速有效地排除险情,避免发生爆炸燃烧事故。排除险情的过程中,必须贯彻"先防爆,后排险"的指导思想,坚持"先控制火源,后制止泄漏"的处理原则,设备警戒区,禁止无关人员进入;禁止车辆通行和禁止一切火源,严禁穿带钉鞋和化纤衣服,严禁使用金属工具,以免碰撞发生火花或火星。灵活运用关阀断气、堵塞漏点、善后测试的处理措施。

一、天然气大量泄漏的处理

泄漏的原因主要是:由于误操作引起的泄漏;由于设备、管线腐蚀穿孔、损坏引起的泄漏;由于密封老化引起密封失效,从而导致设备外漏;压力表损坏和管道破裂。

当站场出现输气设备、设施误操作、故障而引起站内天然气大量泄漏等由抢修部门进行紧急处理。能过站内阀门进行气流隔断,不必动用封堵设备。

1.自动或人工手动切换,放空站内管线气体。

2.根据现场情况,现场拉响警铃,就地启动站场电动球阀。如果因设施故障,阀门自动无法执行,则人工手动进行关闭进站阀和出站阀,打开站内所有手动放空阀,开始对站内进行事故初步控制。

3.事故初步控制阶段

(1)如果只是天然气泄漏,没有火灾,则按照以下步骤进行初步控制:

①用便携式可燃气体报警仪检测站场天然气浓度,确定泄漏点,并做标记,设置警戒区。

②站内设施、设备、照明装置、导线以及工具都均为防爆类型。

③如室内天然气漏气时,应立即关闭室内供气阀门,迅速打开门窗,加强通风换气。

④禁止一切车辆驶入警戒区内,停留在警戒区内的车辆严禁启动。

⑤消防车到达现场,不可直接进入天然气扩散地段,应停留在扩散地段上风方向和高坡安全地带,做好准备,对付可能发生的着火爆炸事故,消防人员动作谨慎,防止碰撞金属,以免产生火花。

⑥根据现场情况,发布动员令,动员天然气扩散区的居民和职工,迅速熄灭一切火种。

⑦天然气扩散后可能遇到火源的部位,应作为灭火的主攻方向,部署水枪阵地,做好对付发生着火爆炸事故的准备工作。

⑧利用喷雾水蒸气吹散裂漏的天然气,防止形成可爆气。

⑨在初步控制中,应有人监护,必要情况下,应戴防毒面具。

⑩待抢修人员赶来后,实施故障排除,根据实际情况,更换或维修管段或设施。

(2)如果站场已发生火灾,在专业消防人员协作下进行则按照以下步骤进行初步控制:

①如果是天然气泄漏着火,应首先找到泄漏源,关断上游阀门,使燃烧终止。

②关阀断气灭火时,要不间断地冷却着火部位,灭火后防止因错关阀门而导致意外事故发生。

③在关阀断气之后,仍需继续冷却一段时间,防止复燃复爆。

④当火焰威胁导致阀门难以接近时,可在落实堵漏措施的前提下,先灭火后关阀。

⑤关阀断气灭火时,应考虑到关阀后是否会造成前一工序中的高温高压设备出现超温超压而发生爆破事故。

⑥可利用站内消防灭火剂对火苗进行扑灭。补救天然气火灾,可选择水、干粉、卤代烷、蒸汽、氮气及二氧化碳等灭火剂灭火。

⑦对气压不大的漏气火灾,可采取堵漏灭火方式,用湿棉被、湿麻袋、湿布、石棉毡或黏土等封住着火口,隔绝空气,使火熄灭。同时要注意,在关阀、修补漏点时,必须严格执行操作规程,并迅速进行,以免造成第二次着火爆炸。

⑧待后继增援队伍到来后,按照消防规程进行扑灭。

(3)站内设施修复工作

对站内天然气泄漏或火灾处理完毕后,由施工单位或保修单位人员对故障部分进行修复,可参照以下步骤进行:

①故障管段和设备进行氮气气体置换,用含氧检测仪检测(含氧浓度=2%)。可用燃气气体报警器进行检测。混合浓度达到爆炸极限的 25%以下为合格。

②管网事故管段或设备拆除(根据实际可采用切断或断开法兰连接的方法),关闭配套设施试压、更换。

③站内动火施工必须有现场安全监护。

④预制新管段并安装。

⑤完成安装和试压并验收合格。

⑥进行站内区放空完成站区置换氮气。

⑦恢复站区流程,使用该站。

二、减压站法或螺栓处轻微泄漏

一旦发现站内法兰或螺栓处存在天然气轻微泄漏,应立即报告现场指挥,现场指挥可以根据现场情况,采取如下措施:

1.在工艺允许的情况下,切换至备用管路。隔离漏气的设施或管线。

2.对于有把握处理的轻微泄漏,利用防爆工具对螺栓进行紧固处理。

3.对于没有把握处理的泄漏应上报领导小组,由领导小组指令专业人员到现场处理,根据泄漏情况进行坚固或更换垫片。

4.在处理过程中,要加强安全监护,紧固力量要均匀,对于没有把握的操作不能蛮干,以免造成更大的破坏。

5.紧急情况下对站场泄漏阀门、管段、泄漏的设备连接部位可采用高压堵漏器进行紧急堵漏。

三、输气管道天然气泄漏

1.立即通知当地政府、公安、消防、燃管、安监等部门,迅速组织疏散事故发生地周围居民群众,确保人民群众的生命安全,并告附近居民熄灭一切火种,严禁烧火做饭,并断开电源。

2.现场指挥人员迅速赶到出事地点,协助当地相关部门,围控事故区域,在事故区域设置警戒线、警示标志,确保无关人员、居民群众远离危险区。

3.当泄漏天然气威胁到运输干线时,应协助当地政府立即停止公路、铁路、河流的交通运输。

4.现场指挥人员进一步摸清事故现场泄漏情况,评估事故发展状况、影响范围,将情况立即汇报领导小组。

5.采取一切必要措施封堵泄漏部位。

6.发生事故后,专业抢修人员以最快的速度到达事故现场,及时挖出泄漏处管沟土方,在抢修焊接过程中,要用轴流风机强制排出沟管的天然气,并进行不间断地可燃气体监测和安全监护。准备措施如下:

(1)将管沟内聚集的天然气自由挥发一段时间。当管沟内漏气量很大时,先进行空气置换,在管沟一端安放防爆轴流风机将管沟内的天然气吹出。

(2)用可燃气体探测仪测量管沟内天然气浓度,其浓度必须小于爆炸下限的25%,管沟内空气合格后,方可施工。

(3)由于管沟内空间限制,大型机具难以施展,故管沟内工作坑的开挖由人工完成。将管沟内、管槽内覆土清除,其间随时监测天然气浓度,保证施工人员的安全。

(4)所有抢修人员进入管沟前必需采取消除静电措施,必要时要戴防毒面具方可进入。

第十三节 综合维修班工作手册范例

编号：LYDYHQ—SD/WX—2017	
版本 / 修改状态	A/0
发放控制号	

综合维修班工作手册

编　制：

审　核：

批　准：

前　言

　　本工作手册依据 GB/T 19001—2008（ISO 9001:2008,IDT)《质量管理体系　要求》和水电中心实际编制,于 2017 年 07 月 01 日起实施。

　　本手册的编写、审批人员及部门如下：

　　主持编写部门:贯标办公室

　　主要编写人员：

　　审　核:　　　　　　日期:2017 年 07 月 01 日

　　批　准:　　　　　　日期:2017 年 07 月 01 日

修改履历记录

修改日期	修改前内容	修改原因及修改内容	修改人	批准人

目　录

维修作业安全规程
LDYYHQ—SD/WX —01

1.目的

规范维修作业,保证设备设施的安全运行,保障设备设施及人生安全。

2.范围

维修班所有管理人员、值班人员及维修人员。

3.职责

(1)维修班班长负责督促维修人员按照安全规程进行工作,并对工程安全负管理责任。

(2)维修人员必须按照安全规程工作,并对作业安全负直接责任。

(3)维修班班长负责所有安全保护设备的管理,填写《安全保护设备清单》,并指导员工正确使用。

(4)维修班班长负责所有危险品的管理,填写《危险性物品清单》,并负责定期检查盘点,确保其安全正确存放。

4.程序要点

(1)新员工上岗前必须进行安全教育,合格后方可上岗。维修班班长定期根据项目情况进行安全培训。

(2)所有工作场所严禁吸烟。

(3)维修班所有人员班前及当班时一律禁止饮酒。

(4)维修人员必须持有国家、地区劳动行政部门或国务院管理部门劳资机构规定验印的等级证书及相应的操作证,并经体检合格后方能独立上岗。

(5)维修人员必须熟悉操作规程,熟悉各种设备性能和操作方法,并具备在异常情况下采取措施的能力。

(6)各岗位值班人员,维修人员除负责所属设备安全运行外,还需负责所属工作范围内的安全检查,发现不安全因素及时整治。

(7)因工作需要必须进入时,须征得其他班长同意,并接受检查,严禁携带易燃物品进入机房。

(8)维修人员必须严格按照技术规程操作,不准私自开动不该开动的各种设备。

(9)各机房钥匙须有专人管理,并放置在专用的钥匙箱内,借用领用钥匙需填写《领(借)用钥匙登记表》;员工不准私自调换锁具或私配钥匙;不慎遗失后立即报告,经维修班班长同意后配发新钥匙;员工离职时必须归还。

(10)各机房要有专人负责,无人时必须锁好门窗,交接班时必须钥匙一起交接,当班人员必须做好工作场地清洁卫生工作和有关的一切工作。

(11)不得随意挪动消防设施,发现消防设施损坏应立即报告消防中心。

(12)需要在非用火区域用火作业时,应经中心主任同意后方可施工,施工中应派专人负责消防安全工作,施工结束后认真检查,确认无火种后方可离开。

(13)不论设备带电与否,维修人员不得单独移开或越过遮拦进行工作。若有必要移开遮拦时必须有监护人在场,并符合设备不停电时的安全距离。

(14)电气设备停电后,在拉开刀闸和做好安全措施前应视为有电,不得触及设备,以防突然来电。

(15)维修过程中,在一经合闸即可送电到工作地点的开关和刀闸操作把手上都应悬挂"禁止合闸,有人工作"的标识牌,工作地点的两旁、对面的带电设备遮拦上和禁止通行的走道上悬挂"止步,高压危险"的标识牌。

(16)发生人身触电事故和火灾事故,应立即断开有关设备的电源,以进行抢救。

(17)电气设备发生火灾时,应该用四氯化碳、二氧化碳或 1211 灭火器扑救。

(18)雷电时严禁进行任何电气设备的维修作业,在易燃易爆场所必须使用防爆灯;调换灯泡时必须停电作业;在炽热高温场所作业时,必须做好通风降温措施;使用易燃油类或挥发性液体时需加强监护。

(19)上梯工作时,梯子应停放稳当;高空作业时,必须有人监护,应系好安全带。

(20)清扫配电箱时,所用刷子必须绝缘。

(21)拆除线路时,应处理好剩余部分。

(22)架设零时线路时,应确保安全可靠,使用完毕应及时拆除。

(23)开、合开关时,随时锁好配电箱,利用手柄操作时,不应面对开关。

(24)在公共区域维修时,尽量避开上班时间,在明显位置安放"正在维修"标识牌,维修结束后清理干净现场。

(25)公共区域零时施工或其他用电,只有院方核准后才可允许其使用。在其接线供电前核算用电负荷,且该用电负荷必须在供电负荷量允许范围内,有关临时线必须架空并确保其安全。

5.相关文件

《供配电设备设施操作标准作业规程》

6.相关记录

《安全保护设备清单》 JL—ZY/DG—01/01

《危险性物品清单》 JL—ZY/DG—01/02

《领(借)用钥匙登记表》 JL—ZY/DG—01/03

给排水设备设施安全操作标准作业规程
LDYYHQ—SD/WX —02

1.目的

规范给排水设备设施的操作程序,确保正确、安全地操作给排水设备设施。

2.适用范围

适用于给排水设备设施的操作。

3.职责

(1)维修班班长负责检查《给排水设备设施的操作标准作业规程》的执行情况。

(2)值班人员具体负责给排水设备设施的操作。

4.程序要点

(1)检查水泵(潜水泵)进、出水闸阀是否打开,否则应拧开闸阀。

①排水泵机组真空筒里面指示情况。

②检查电压表、信号灯指示情况。

③手盘水泵轴转动3圈,应灵活无阻。

(2)启动水泵(潜水泵)。

①合上水泵(潜水泵)控制柜(箱)电源开关,将转换开关置于"手动"位置。

②按下启动按钮,水泵(潜水泵)启动,注意观察启动电流。

③如果一次不能启动成功,可以再次启动2次,每次应间隔3分钟。如果3次都未启动成功,则应停下来查找原因,排除故障后才能再启动。

④启动成功后,让其运转5分钟。观察运转电流,听有无异常声响、闻有无异常气味、检查漏水是否严重(漏水成线)。

⑤确认一切正常后,按下水泵(潜水泵)"停止"按钮,水泵(潜水泵)停止。

⑥将转换开关置于"自动"位置,水泵(潜水泵)自动启动并运行。

(3)停止水泵(潜水泵)。

①将转换开关置于"自动"位置,水泵(潜水泵)自动停止运转。

②拉下水泵(潜水泵)控制柜(箱)电源开关(如果需要)。

③关水泵(潜水泵)进、出水闸阀(如果需要)。

④检查有无不正常情况,如有则及时处理。

给排水设备设施运行管理标准作业规程
LDYYHQ—SD/WX —03

1.目的

规范给排水设备设施运行管理工作,确保给排水设备设施良好运行。

2.适用范围

适用于给排水设备设施的运行管理。

3.职责

3.1　维修班班长负责检查给排水设备设施运行管理工作,负责给排水设备设施运行管理工作的组织实施。

3.2　值班人员具体负责给排水设备设施的运行管理。

4.程序要点

巡视检查值班人员应每两小时巡视一次水泵房(包括机房、水池、水箱),并认真填写《水泵房运行记录》《二次供水运行记录》。

4.1 巡视监控内容

A.泵房有无异常声响或大的振动。

B.电机、控制柜有无异常气味。

C.电机温度是否正常(应不烫手),变频器散热通道是否顺畅。

D.电压表、电流表指示是否正常,控制柜上信号灯显示是否正确,控制柜内各元器件是否工作正常。

E.机械水压表与 PC 上显示的压力是否大致相等,是否满足供水压力要求。

F.水池、水箱是否正常。

G.闸阀、法兰连接处是否漏水,水泵是否漏水成线。

H.主供水管上闸阀的井盖、井裙是否完好,是否漏水,标识是否清晰。

I.止回阀、浮球阀、液位控制器是否动作可靠。

J.临时接驳用水情况。

K.雨水井、沉沙井、排水井是否有堵塞现象。

值班人员在巡视检查过程中发现给排水设备设施有不正常情况时,应及时采取措施加以解决;处理不了的问题,应及时详细地汇报维修班班长;整改时,应严格遵守《给排水设备设施维修保养标准作业规程》。

4.2 给排水设备设施异常情况的处理。

4.2.1 主供水管爆裂的处理

A.立即关闭相关的主供水管上的阀门。

B.如果关闭了主供水管上相关联的阀门后仍不能控制大量泄水,则应关停相应的水泵房。

C.立即通知维修班班长,维修班班长负责进行抢修;并通知相关的科室和病区关于停水的情况。

D.维修班班长负责协助、监管外包方/施工方进行维修。

E.修好水管后,维修班应打开水阀试压(用正常供水压力试压),看有无漏水或松动现象。

F.确认一切正常后,维修班班长负责协助、施工方回填土方,恢复水管爆裂前的原貌。

4.2.2 水泵房发生水浸时的处理

A.视进水情况关掉机房内运行的设备设施并拉下电源开关。

B.堵住漏水源。

C.如果漏水较大,应立即通知维修班班长,同时尽力阻滞进水。

D.漏水源堵住后,应立即排水。

E.排干水后,应立即对湿水设备设施进行除湿处理。如用干净抹布擦拭、热风吹干、自然通风、更换相关管线等。

F.确认水已消除,各绝缘电阻符合要求后,开机试运行;如无异常情况出现则可以投入正常运行。

4.3　水泵房管理

4.3.1　非值班人员不准进入水泵房,若需要进入,需经维修班班长同意并在值班人员的陪同下方可进入水泵房。

4.3.2　水泵房内严禁存放有毒、有害物品。

4.3.3　水泵房内应备齐消防器材并应处置在方便、显眼处,水泵房内严禁吸烟。

4.3.4　定期打扫水泵房的卫生,清洁水泵房内的设备设施,做到地面、墙壁、天花板、门窗、设备设施表面无积尘、无油渍、无锈蚀、无污染,油漆完好,整洁光亮。

4.3.5　水泵房内应当做到随时上锁,钥匙统一保管,其他管理员不得私自配钥匙。

4.4　值班员将给排水设备设施的运行数据(环境温度、电压、电流、运行频率)及运行状况完整、规范地记录在《给排水设备设施运行自己》内存档,保存期为两年。

电焊工安全操作规范
LDYYHQ—SD/WX —04

1.本操作规程适用于电焊工。

2.必须经过专业技术培训,考试合格,取得技术监督部门颁发的合格证后,持证上岗。

3.在野外遇雷雨天及风力大于 4 级时,禁止作业,在潮湿地面作业需垫绝缘板。

4.电焊机接地线牢靠,接地电阻小于 4Ω,接地线断面裸铜线大于 $12mm^2$。

5.电焊机离操作点距离大于 2m,离墙应大于 1m。电焊机上、下方禁放杂物。搭铁线严禁接在易燃、易爆物品上,不得搭在管道上,更不得用设备来代替。

6.电焊机一次、二次导线不得有破损,不得互相缠绕,与电焊机、焊接电缆钳连接必须牢固。

7.电焊胶木把不应破损或开裂,弹簧压力可靠,钳口牢靠。

8.电焊面罩护目玻璃完好、不漏光,罩壳不破损。

9.拉闸、合闸时戴好绝缘手套,站在电闸一侧(如地面潮湿应垫绝缘板)。合闸要迅速,禁止带负荷拉闸、合闸。

10.引弧前必须招呼周围人员注意回避,防止弧光辐射。敲渣时戴好护目镜,并要防止溶渣溅起灼伤自己和他人。

11.二氧化碳气体预热所使用的电压不得高于 36V。

12.二氧化碳气瓶夏季应遮阳储存,避免日光暴晒,存放应远离热源,绝对禁止用蒸汽吹或火烤。

13.焊接现场 10m 内不得有易燃、易爆物,通风必须良好,严禁用氧气通风。

14.穿戴好合格的劳动保护用品,准备好使用的工具、材料。

15.检查现场及焊接设备、工具符合安全规定。

16.熟悉结构件焊接工艺、焊缝尺寸要求,选择施焊方法。

17.检查焊缝组装间隙和坡口形式尺寸是否符合产品图样,清除焊缝 10mm 范围内的油、锈、水等污物。铸件焊接后应将焊接处的沙子、氧化物等清理干净,露出金属本色。

18.选焊条。带坡口多层焊时,底层选用 Φ2.5~3.2mm 的焊条,其他各层可选用直径较大的焊条。仰焊和横焊选用直径不大于 4mm 的焊条。

19.焊接电流选择依据工件材质、厚度、焊条直径、牌号、焊接方法及焊条。使用说明未确定时,一般情况下立焊和横焊电流比平焊电流小 10%~15%;仰焊电流比平焊电流小 5%~10%;焊接中碳钢或普通低合金钢的电流比焊接低碳钢的电流小 10%~20%。

20.组装工件,按工艺规定在接缝处留出根部间隙和反变形量,将对接的两工件对平对齐,使错边在允许范围内,按规定的位置和尺寸对焊件进行点固。

21.本操作工操作遵照下列顺序进行:调节电流→合闸→开启焊机→施焊→关闭焊机→拉闸→整理现场。

22.登高作业的安全技术操作。

凡是焊割作业点离地面 2m 以上的都属于登高作业,从事登高作业应注意以下几点:

(1)患有高血压、心脏病等疾病与酒后人员不得登高作业。

(2)必须系好标准的安全带,使用前仔细检查,并将安全带拴在牢固的地方。

(3)安全可靠。手把软线等应扎在固定地方,不应缠绕在身上或挎在背上工作。

(4)焊接气体容器等应尽量留在地面,并要有专人看管,一旦出意外要立即采取措施。

(5)焊设备是易燃气体容器管道,则不得系安全带,此时应设置安全网。

(6)工具、焊条应放在无孔洞的工具袋内,以防落下伤人。

(7)大于 4 级以上不得高空作业。

(8)使用带有高频振荡器的焊接设备。

(9)近高压线或裸导线排时,必须停电或采取适当措施,确无触电危险时方准工作。电源切断后,应在电闸上挂"严禁合闸,有人工作"的警示牌。

(10)下方火星所涉及的地面上应彻底清除易燃、易爆物品。

23.焊割作业安全技术操作。

(1)熟悉环境,了解情况。

(2)禁火区动火点应符合以下要求:

①无可燃气管道和设备,并且距易燃、易爆设备管道 10m 以上。

②室内的固定动火区与防爆的生产现场要隔开,不能有门窗、地沟等串通。

③在正常的放空或一旦发生事故时,可燃气体不能扩散到动火区。

④动火区应在禁火区的上风口。

⑤要配备足够的灭火器具。

⑥动火区内禁止存放和使用各种易燃、易爆物质。

⑦周围要划定界线,并有"动火区"字样的明显标志。

(3)禁火区动火的安全区操作:

①一切动火场需在划定的动火区域内,若无法移到动火区,应采取有效措施,确认无危险时方可动火。

②焊接设备应尽可能放在动火区内，禁止将易发生火花的电焊机和可燃气瓶放在禁火区内工作。

③焊接工具必须完善良好，电焊机的电源线要绝缘可靠，电焊机要有牢固的接地线，导线要有足够的截面，严禁超过安全电流负荷量，气焊用的胶皮管必须严密，不能破损漏气。

④在风天作业时，要有挡风设施，防止火花飞溅。

⑤动火时，要有安全、消防部门人员参加监护，焊工不得单独进行操作；没有安全、消防部门人员的参加，焊工有权拒绝工作。

⑥禁止对动火单规定以外任何设备、构件进行动火工作。

⑦隔夜重新进行动火时，应重新化验分析动火区空气的成分。

⑧焊接完毕应仔细检查假焊、漏焊，并立即加以补焊，防止投产后再重新动火。

⑨检查火种：对整个地带及房屋进行检查，凡是经过加热、烘烤、发生烟雾或蒸汽的低凹处应彻底检查，确保安全。

⑩最后要彻底清理现场。

24.工作完毕，先关闭电焊机开关，再切断电源开关。

25.将使用的工具清点好，放到指定位置。

26.工件摆放好，清点好数量。

27.清理现场杂物及带油性的棉纱。

28.写好焊接记录及遗漏问题，与班组长交代清楚后下班。

气割工安全操作规范
LDYYHQ—SD/WX—05

1.本操作规程适用于气焊、气割的工种。

2.必须经过专业技术培训，取得技术监督部门颁发的合格证后，方可持证上岗。

3.气焊、气割现场 10m 以内不得有易燃易爆物品，通风必须良好，严禁用氧气通风。

4.氧气瓶瓶阀不得粘有油脂且不得漏气，乙炔、液化石油气瓶阀不得漏气。使用时氧气瓶与乙炔、液化石油气瓶间隔 5m 以上。氧气瓶不得平放，乙炔、液化石油气瓶必须直立放置且有防倒措施。气瓶不得暴晒，必须遮阳存放。乙炔瓶、液化石油气瓶瓶体表面不得超过 40℃。

5.乙炔瓶、液化石油气瓶必须放在离开气割工作场地和其他火源 10m 以外的地方，离开暖气、散热片和其他采暖设备 1m 以上，氧气瓶必须离开切割场地及火源 5m 以上。

6.氧气瓶、乙炔瓶、液化石油气瓶运输时必须带有安全帽、防震圈，移动使用专用小车载运，严禁吊运、抛掷，避免撞击，以免发生爆炸。搬运时不得戴粘有油污的手套。

7.减压器不得有直流现象，且不得粘有油污，高低压表完好无损。

8.氧气带、乙炔带不得互换，漏气时可切断并用专用接头牢固连接。

9.焊、割炬不得粘有油污，各阀门灵活可靠、没有漏气现象，射吸式割炬射击力良好。

10.氧气表、乙炔表安装牢固，乙炔表必须装有回火防止器。氧气带、乙炔带安装可靠。

11.操作时必须戴上防护镜,点火及操作时不得回火。发生回火时,立即关闭切割氧阀门,再关闭乙炔阀门。

12.气割操作用氧化焰氧焊时,根据不同的材质选用不同的火焰,预热用中性焰,根据割件厚度选择预热时间。

13.预热火焰尖端离工件 2~4mm。气焊时,利用焊丝作填料,保证母材和焊丝同时融化。

14.根据工件情况,选择焊割方法,厚度较大的工件用右向焊法,薄件用左向焊法。

15.根据割件厚度选择割嘴切割倾角。小于 6mm 钢板,割嘴向后倾 5°~10°,6~30mm 钢板,割嘴垂直于割件;大于 30mm 时,开始时割嘴向前倾斜 5°~10°,待割穿时垂直于工件,快割完时,逐渐向后倾斜 5°~10°。圆和曲线形件,割嘴垂直于工件表面。

16.切割圆截面零件时要不断地变换割嘴角度,可采用分段切割。

17.条气割需从钢板内部开始时,必须在靠近割缝的附近适当位置预先制孔。制孔时先预热再开切割氧阀门,割嘴偏转避免发生回火。

18.大厚度工件焊接时,将焊接区域预热,火焰集中在焊缝上进行焊接。大厚度工件气割时,随时携带探针,需要随时冷却割嘴。切割大件时,注意支撑可靠,防止因自重而产生过大变形。

19.焊割时,工件气压应稳定,速度要合适,移动保持平稳均匀,并经常检查氧气瓶压力,压力降到 0.7MPa 时,必须停止气割工作。

20.半自动切割时,检查轨道与割缝距离是否吻合,可拖动气割机在轨道上空载运行,工作过程中,随时调节焰心距离。

21.熄火时,焊炬先关乙炔(液化石油气)阀门,再关氧气阀门;割炬先关切割氧阀门,再关乙炔(液化石油气)和预热氧阀门。当回火发生后,立即关闭切割氧阀门和乙炔(液化石油气)阀门,然后关闭氧气瓶阀,再采取灭火措施。

电钻安全操作规范
LDYYHQ—SD/WX —06

1.首先检查电钻是否完好。其内容有:电源、线路是否完好可靠,接地是否符合要求,操作开关是否灵活,运转是否正常等并且保持工作区域的清洁。

2.不要在雨中、过度潮湿或有可燃性液体和气体的地方使用。

3.电源线要远离热源、油和尖锐的物体,电源线损坏时要及时更换,不要与裸露的导体接触以防触电。

4.工具不用时要放在干燥且小孩接触不到的地方。

5.不要超过工具的工作能力来使用,不要用小功率的工具来做大负荷的工作,以免损坏。

6.按钻孔直径和加工件大小厚薄调整好适当的转速,钻孔直径越大转速应适当减小。

7.使用钻头的直径不准超过电钻的允许值,以免电机过载。

8.钻头必须用钥匙夹紧,不准用其他工具敲击钻夹头。

9.根据钻孔工件需要调整好钻头上下行程距离。

10.钻孔工件应放置平稳,大型工件应做好固定,小型工件可用钳子夹持,并在工件下面垫好木凳。

11.钻孔时用力不得过猛,应用力均匀。发现转速降低及异常情况时应立即停钻,并切断电源,查明原因,不要使用此工具做其他功能以外的工作。操作时、工作时要穿工作服并戴防护眼镜。

12.清扫铁屑时,不能用手直接拔除或用嘴吹,以免伤害手指或眼睛,应该用刷子扫除。

13.工具不用时要拔掉电源线以防意外启动造成危险,在更换钻头时务必将电源断开后再装。

砂轮切割机安全操作规范
LDYYHQ—SD/WX —07

1.使用砂轮切割机应使砂轮铁屑飞出方向尽量避开附近的工作人员,被切割的物料不得伸入人行道。

2.不允许在有爆炸性粉尘、气体的场所使用切割机。离氧气、乙炔作业范围至少10m以上安全距离,且轮铁屑飞出方向不允许对着氧气、乙炔瓶体。

3.移动式切割机底座上四个支承轮应齐全完好,安装牢固,转动灵活。安置时应平衡可靠,工作时不得有明显的震动。

4.穿好合适的工作服,不可穿过于宽松的工作服,严禁戴首饰或留长发,严禁不戴手套及袖口不扣进行操作。

5.夹紧装置应操纵灵活、夹紧可靠,手轮、丝杆、螺母等应完好,螺杆螺纹不得有滑丝、乱扣现象。手轮操纵力一般不大于6kg。

6.操作手柄杠杆应有足够的强度和刚性,装上全部零件后能保持砂轮自由抬起。

7.转轴应完好,转动灵活可靠,与操作手柄杠杆装配后应用螺母锁住。

8.加工的工件必须夹持牢靠,严禁工件装夹不紧就开始切割。

9.严禁在砂轮平面上修磨工件的毛刺,防止砂轮片碎裂。

10.切割时操作者必须偏离砂轮片正面,并戴好防护眼镜。

11.中途更换新切割片或砂轮片时,必须切断电源,不要将锁紧螺母过于用力,防止锯片或砂轮片崩裂发生意外。

12.更换砂轮切割片后要试运行是否有明显的震动,确认运转正常后方能使用。

13.操作盒或开关必须完好无损,并有接地保护。

14.传动装置和砂轮的防护罩必须安全可靠,并能挡住砂轮破碎后飞出的碎片。端部的挡板应牢固地装在罩壳上,工作时严禁卸下。

15.操作人员操纵手柄做切割运动时,用力应均匀、平稳、切勿用力过猛,以免过载使砂轮切割片崩裂、飞出伤人。

16.设备出现抖动及其他故障,应立即停机修理。

17.使用完毕,切断电源,并做好设备及周围场地卫生。

雨、污水管道下井作业安全规范
LDYYHQ—SD/WX —08

1.必须在作业前对作业人、监护人进行安全教育,提高井下作业人员的安全意识,特别是对新员工一定要进行安全教育。安全教育前要做充分准备,安全教育时要讲究效果,安全教育后受教育者每人必须签字。

2.下井作业是指在新老管网相接的检查井中砌筑雨、污水管道封头、拆除封头;新建的雨、污水管网和正在运行中的雨、污水管网通过检查井相接必须下检查井工作的;采用工人下检查井清除垃圾的;运行的雨、污水管网清通养护过程中必须下井作业的;以及其他因素必须下检查井工作。

3.凡属下井作业必须由施工单位编制详细的施工方案和应急预案报集团生产部和工管部审批,批准后由施工负责人组织所有施工人员开会进行下井前安全技术措施、安全组织纪律教育。在正式施工前由下井作业施工负责人签发下井工作票。

4.施工前必须事先对原管道的水流方向和水位高低进行检查,特别要调查附近工厂排放的工业废水废气的有害程度及排放时间,以便确定封堵和制订安全防护措施。

5.下井作业人员必须身体健康、神志清醒。超过 50 岁人员和有呼吸道、心血管、过敏症或皮肤过敏症、饮酒后不得从事该工作。

6.拆除封堵时必须遵循先下游后上游,严禁同时拆除两个封堵。

7.严禁使用过滤式防毒面具和隔离供氧面具。必须使用供压缩空气的隔离式防护装具。

8.作业前,应提前 1 小时打开工作面及其上、下游的检查井盖,用排风扇、轴流风机强排风 30 分钟以上,并经多功能气体测试仪检测,所测读数在安全范围内方可下井。主要项目有:硫化氢、含氧量、一氧化碳、甲烷。井口必须连续排风,直至操作人员上井。

9.施工时各种机电设备及抽水点的值班人员应全力保障机电设备的正常安全运行,确保达到降水、送气、换气效果,如抽水点出现异常情况应及时汇报施工现场负责人,决定井下工作人员是否撤离工作点的问题。

10.遇重大自然灾害及狂风暴雨等恶劣天气,应尽量减少或杜绝下井作业。

管道疏通机安全操作规范
LDYYHQ—SD/WX —09

1.疏通机必须使用具有良好保护接地的单项三极插头插座。

2.管道堵塞后很容易造成工作场地积水,在积水和潮湿的环境下使用管道疏通机时,应该采用相应的安全防护措施,如:使用漏电保安器,将主机置放于无积水的干燥位置。操作者戴绝缘手套,穿绝缘鞋或站在绝缘垫上。

3.疏通机应使用额定电压和标准容量的保险丝,切不可用金属丝等替代品。

4.移动疏通机或拔下插头时,不得拉拔电源线。

5.在狭窄场所或特殊环境(如锅炉房、管道内、潮湿地带等)作业时,应有人监护。

6.非专业人员不得擅自拆卸和修理疏通机。

7.操作完毕,应首先切断电源,再做现场清理和疏通机的维护保养工作。

8.当使用和擦拭疏通机时,应防止主机内部进水。不慎进水的机器未干燥前不得使用。

9.严禁使用故障疏通机操作。

(1)在使用时,操作手柄的下压用力不得超过 20kg,也不得加用其他外力。

(2)正确使用疏通机,选择合适的钻具,在离管道入口处 0.3m 以内进行疏通作业,如需加长疏通弹簧,必须连接牢固。疏通弹簧进入管道的长度,最长不得超过 6m。

(3)每次使用完毕,外壳先用湿布擦净后,再用干布擦干,手柄应保持清洁、干燥、无油脂。疏通弹簧每次使用后,应用清水彻底清洗,以免被清洁剂腐蚀,并每季涂油保养。机器的电源线也要做好清洁工作,并理整齐,如发现导线或连接件破损,应挂上"待修"标识并及时通知电工予以更换、修复后方可使用。

(4)疏通机主机每周一次从前后加油孔加注 #20~#30 机油,保证润滑正常。

(5)疏通机配件每月检查两次,发现损坏应及时修复或更换。

(6)每季度对疏通机全面擦拭包括机壳、软轴、钻具一次,并在传动部位加上必要的润滑油(剂)防止生锈,并在设备(施)维修记录表上记录。

(7)长期停用的疏通机如需使用,应先检查机器是否正常、电线绝缘是否可靠,然后才能接上电源使用。

安全保护设备清单

JL—ZY/DG—01/01

名称及数量	存放点及使用要求	保管人

希望每位员工在工作中严格执行《维修作业安全规程》要求,正确使用安全保护设备。如因违反《维修作业安全规程》要求而导致安全事故,公司不承担相关的责任。

维修经理(主管)签字: 时间:

注:本表最少每三个月更新一次。

危险物品清单

JL—ZY/DG—01/02

名称	数量	存放容器	存放地点	保管人	备注

（维修经理、主管）签字：　　　　　　　　　　　　时间：

注：本表最少每三个月更新一次。

领(借)用钥匙登记表

JL—ZY/DG—01/03

日期	设备钥匙名称	数量	领(借)钥匙原因	借匙人	归还日期	接匙人

第十四节 中央供氧室工作手册范例

编号：LDYYHQ—SD/ZY—2017	
版本／修改状态	A/0
发放控制号	

中央供氧室工作手册

编 制：

审 核：

批 准：

2017 年 07 月 01 日发布　　　　　　　　2017 年 07 月 01 日实施

前　言

本工作手册依据 GB/T 19001—2008（ISO 9001:2008,IDT）《质量管理体系　要求》和水电中心实际编制,于 2017 年 07 月 01 日起实施。

本手册的编写、审批人员及部门如下:

主持编写部门:贯标办公室

主要编写人员:

审　核:　　　　　　日期:2017 年 07 月 01 日

批　准:　　　　　　日期:2017 年 07 月 01 日

修改履历记录

修改日期	修改前内容	修改原因及修改内容	修改人	批准人

目　录

序号	文件编号	文件名称	备注
1	LDYYHQ—SD/ZY—01	供氧、空压、负压吸引标准作业规程	
2	LDYYHQ—SD/ZY—02	中央制氧室氧气管理规定	
3	LDYYHQ—SD/ZY—03	中央制氧安全生产检查规定	
4	LDYYHQ—SD/ZY—04	中央制氧防火防爆管理规定	
5	LDYYHQ—SD/ZY—05	中央制氧特种设备管理规定	
6	LDYYHQ—SD/ZY—06	特种设备管理规定	
7	LDYYHQ—SD/ZY—07	压缩气体及负压吸引系统操作流程	
8	LDYYHQ—SD/ZY—08	中心吸引及压缩空气体系统交接班规定	
9	LDYYHQ—SD/ZY—09	中心吸引及压缩气体系统安全管理规定	
10	LDYYHQ—SD/ZY—10	计划、突发停氧及中心吸引应急预案	
11	LDYYHQ—SD/ZY—11	中心吸引及压缩气体系统岗位职责	

供氧、空压、负压吸引标准作业规程
LDYYHQ—SD/ZY—01

1.目的

规范供氧、空压、负压吸引系统的供养、空压、负压吸引工作。

2.适应范围

适用于供氧、空压、负压吸引系统的运行管理。

3.职责

(1)工程管理部经理负责供氧、空压、负压吸引系统的运行管理。

(2)值班人员负责巡查工作。

4.程序要点

(1)值班人员要定期巡查运行状况,同时对运行指标进行抄记,记录在《供氧、空压、负压吸引系统的运行记录》中,若发现异常,应立即汇报。

(2)运行中应密切注意氧气、负压、压缩空气的相关压力值是否稳定在正常范围内;负压、压缩空气、氧气若有超压现象,应立即采取措施,查明原因,消除故障。

(3)定期对空气压缩机和负压泵进行切换操作。

(4)定期对氧气内所有设备进行检查,对安全阀、压力表进行统一校验。

(5)氧气、负压、压缩空气供养系统及有关设备出现故障时应及时通知维保单位进行维修。

(6)氧气站内不得堆放易燃物品,定期打扫室内卫生,保持室内整洁。

(7)氧气站内严禁吸烟及带入火种。

(8)配备灭火器并定期检查使其保持良好状态。

(9)所有设备都处于自动状态,运行技术参数按说明书或设备供应商调整。

5.相关记录

《供养、空压、负压吸引运行记录》 JL—ZY/ZY—01/01

中央制氧室氧气管理规定
LDYYHQ—SD/ZY—02

1.制氧室的氧气专供外科大楼医疗病区使用。

2.制氧室值班人员需给他人充氧气时,须经中心主任同意后方可充氧气,否则一切后果自负。

3.经发现值班人员擅自给他人充氧气,将扣除当月奖金并调离本岗位。

4.值班人员应仔细检查氧气瓶的空满程度,及时补充,以备应急之用。

5.值班人员必须给每个氧气瓶贴上标号,以免与其他氧气瓶混淆。

中央制氧安全生产检查规定
LDYYHQ—SD/ZY—03

1.安全生产的基础是发现问题进行整改,监督各项规章规定的实施,制止违章指挥和违章作业。

2.除进行经常性的日常检查外,还应进行群众性的综合检查、专业检查和季节性检查。安全检查要在管理人员的领导下,有组织、有计划地进行。内容主要是查思想、查规定、查隐患、查卫生,并对查出的问题进行登记,制定相应的整改措施,定人员、定时间、定任务整改。

3.对查处重大事故隐患,限期整改不力造成事故者,追究相关人员责任。日常工作必须重视安全监察工作,制氧机房至少每天检查一次,发现问题及时解决,并做好记录。

4.操作工对运转设备的安全防护装置必须随时检查,发现问题及时处理,处理不了的及时上报领导。

中央制氧防火防爆管理规定
LDYYHQ—SD/ZY—04

1.全体员工应树立"预防为主,消防结合"的防火防爆安全方针。

2.新建、改建、扩建的项目必须经消防部门审批。

3.中央制氧机房严禁吸烟、严禁烟火。

4.中央制氧机房严禁堆放任何杂物。

5.中央制氧机房与氧气接触的零件和氧气道必须进行脱脂处理。

6.中央制氧机房的工具必须为氧气专用工具,生产时不准用铁器互相敲打。

7.经常进行防火防爆的安全检查。

8.经常对职工进行防火防爆安全教育。

9.中央制氧机房设备检修必须由厂家或专业人员进行。

中央制氧特种设备管理规定
LDYYHQ—SD/ZY—05

1.容器按规范定期检测和管理。

2.正确使用和维护各种压力设备,如有异常及时处理,消除隐患。

3.提高员工对压力容器的安全防范意识,对安全阀、压力表、氧气瓶定期检测,确保灵敏、准确,对达不到标准的压力容器及设备坚决不用。

4.对氧气瓶要按瓶号进行登记,并检查钢瓶的安全阀是否完好。

5.检测氧气瓶的质量是否合格,是否在安全监测周期内。

特种设备管理规定
LDYYHQ—SD/ZY—06

1.容器按规范定期检测和管理。

2.正确使用和维护各种压力设备,如有异常及时检查、清除隐患。

3.提高员工对压力容器的安全防范意识,对安全阀、压力表及氧气瓶定期检测,确保灵敏、准确,对达不到标准的压力容器及设备坚决不使用。

4.对氧气瓶的安全管理:

(1)对气瓶要按瓶号进行检查登记,要检查钢瓶的安全阀是否完好。

(2)钢瓶的质量是否合格,是否在安全检查周期内。

(3)气瓶着色是否规范明显,瓶内气压、气体成分含量是否合格,对存在问题的气瓶要坚决不予充装等。

压缩气体及负压吸引系统操作流程
LDYYHQ—SD/ZY—07

1.压缩气体机组

(1)检查各段管道阀门是否正确。

(2)打开空压机电源开关,启动压缩机。

(3)检查空压机是否在设定的范围内正常启停。

(4)每两小时排水一次。

2.负压吸引系统

(1)检查管道阀门是否正确。

(2)打开负压电机的电流开关。

(3)检查压力表压力是否正确。

(4)检查电机是否在设定的范围内启停。

(5)每一个月排气体杂物一次。

(6)每半小时检查电机一次。

中心吸引及压缩空气体系统交接班规定
LDYYHQ—SD/ZY—08

1.接班人员必须按时接班,有事不能按时接班时,应提前告知交接人员,请求延时交接。

2.交接班时,接班人员首先要查看值班记录,交接人员要告知设备的运行情况,双方确认后,才能签字,完成交接班。

3.交接班时双方应认真负责,出现问题应共同协商处理,不能推卸责任,暂时无法解决的应向领导汇报,有不同意见可写成交接班记录。

4.交班人员在交班前应打扫好机房的卫生,保证机房内整洁。

中心吸引及压缩气体系统安全管理规定
LDYYHQ—SD/ZY—09

1.值班人员班前及工作中严禁饮酒,当班时不能干与工作无关的事,不能让无关人员进入机房,保持卫生整洁。

2.值班人员要出门锁好门窗,以防发生突发事故。

3.严格执行交接班规定,遵守操作规程。

4.值班人员每隔半小时去检查机组重要部件及各数据,发现异常及隐患及时处理并报告上级领导。

计划、突发停氧及中心吸引应急预案
LDYYHQ—SD/ZY—10

对突发原因造成的停气、吸引,并根据我院的供气吸引情况,为保证医疗工作的顺利进行,保障病员的生命和健康安全,减少医院财产损失,本着思想重视、规定完备、责任明确和措施到位的原则,制定停气吸引事故应急预案。

一、应急处理小组及职责

组长:

组员:

职责:负责停气吸引应急处理及相关设备的维修维护工作。

二、报告

(一)计划停气情况

一站式服务中心值班人员接到医院水电暖维修中心停气的通知后,立即通知维修班负责人,停气应急小组做好相应的应急准备工作。同时由一站式服务中心将停气的详细情况通知各临床科室及相关用气部门,让他们提前做好停气、吸引的工作安排和准备。

(二)突然停气、吸引的情况

1.各临床科室或相关部门突然停气、吸引

各临床科室或相关部门突然发生停气、吸引,一站式服务中心接到电话立即报告维修班,维修人员查明情况立即处理,不能处理的报告事故应急处理小组负责人,应急小组不能处理的立即报告相关领导。

2.全院突然停气、吸引

全院突然停气、吸引,各临床科室及时报告一站式服务中心,一站式服务中心立即报告事故应急处理小组负责人。同时由一站式服务中心将停气的详细情况通知各临床科室及相关用气部门。

三、停气应急处理措施

(一)事故应急处理小组应对措施

1.计划性停气、吸引

(1)一站式服务中心在接到水电暖维修中心停气、吸引通知的电话或以其他形式的停气通知时,必须问清楚停气的时间,停多长时间及停气原因,做好记录。

(2)由水电暖维修中心向全院发出通知,提前做好可能停气的工作安排和准备。重点科室(手术室、急诊室、ICU、血透室)由一站式服务中心值班人员电话通知一遍。

2.突然停气应急措施

(1)突然停气、吸引时,一站式服务中心值班人员应立即电话询问水电暖维修中心,问明停气、吸引原因及停气、吸引的具体时间。

(2)医院内管道破裂引起的停气、吸引,应急处理小组及时进行抢修,力争在最短时间内消除故障,恢复供气。

(二)临床科室应急措施

1.计划停气:接到停气通知后,做好停气准备,并节约用气。

2.突然停气:发生突然停气时,要与一站式维修中心联系,了解停气原因。

四、停气应急预案

(一)停气原因的分类

1.停电引起的供气事故;

2.压缩机供氧机及其附属设备因一般故障引起的供气事故;

3.突发性事件(如管道爆裂、重大事故等)引起的供气事故。

(二)报告

1.压缩机制氧机及其附属设备因一般故障引起停气报告流程

压缩机制氧机组当班人员→一站式服务中心→应急处理小组负责人→应急处理小组负责人到现场→组织相关人员进行抢修。

2.突发性事件(如压缩机供氧机故障、重大事故等)引起停气报告流程

压缩机制氧机组当班人员→一站式服务中心→应急处理小组负责人→应急办公室→应急领导小组。

3.科室出现停气故障报告流程

科室当班人员→科室负责人→一站式服务中心→维修组。

(三)应急措施

1.压缩机制氧机及其附属设备一般故障引起的停气,停气应急处理小组负责人立即组织相

关人员抢修,不能解决的问题上报分管领导,必要时外请专家和维保单位解决。

2.突发性事件(如压缩机制氧机故障、重大事故等)引起停气的应急措施

(1)应急处理小组成员立即切断危险源,做好现场维护和临时应急性处置工作,防止事故扩大,力争把损失降到最低程度。

(2)应急领导小组负责人及应急小组、应急队伍立即到现场迅速开展抢险救灾工作。

(3)医院各应急小组履行职责,如医疗救护组完成伤员的救治工作;安全保卫组保证现场工作秩序等。

3.应急处理小组通知一站式服务中心,由一站式服务中心通知全院用气科室及时采取停气的应对措施。

4.抢修恢复供气后,由一站式服务中心通知用气科室。

中心吸引及压缩气体系统岗位职责
LDYYHQ—SD/ZY—11

1.严格遵守医院的各项规章规定,尽职尽责坚守岗位,不得擅自脱岗。

2.严格遵守操作规程,保证吸引系统及压缩空气系统正常运行。

3.做好设备的日常保养,及时处理故障隐患,保证设备的正常运转。

4.对发生的重大故障,值班人也要采取有效的应急措施处理并上报领导,以便组织力量抢修。并将其详细过程记入运行记录。

5.认真执行交接班规定。

供氧、空压、负压吸引运行记录
JL—ZY/ZY—01/01

检查内容		检查时间					
检查人							
空压系统	空压机组运行状况						
	空压管道压力表状况						
	空压管道阀门检查						
	输出空气压力						
	冷干机运行状况						
	设备故障说明						
负压系统	真空泵主机运行状况						
	真空泵水封状况						
	负压管道设施状况						
	负压输出压力						
	控制配电柜检查						
	设备故障说明						
供氧	氧气管道阀门检查						
	减压阀前端压力						
	减压阀后端压力						
	压力表						
	电源配电柜检查						
	设备故障说明						
气体管道,阀门是否有泄露情况发生		是□　否□					
水管道,阀门是否有泄露情况发生		是□　否□					
机房卫生清洁		是□　否□					
异常现象描述							
设备故障处理措施							

值班员：　　　　　　日期：

第十五节 中央空调工作手册范例

编号: LDYYHQ—SD/KT—2017	
版本 / 修改状态	A/0
发放控制号	

中央空调工作手册

编　制：

审　核：

批　准：

2017 年 07 月 01 日发布　　　　　　　　　　2017 年 07 月 01 日实施

前 言

本工作手册依据 GB/T 19001—2008（ISO 9001:2008,IDT）《质量管理体系　要求》和水电中心实际编制,于 2017 年 07 月 01 日起实施。

本手册的编写、审批人员及部门如下:

主持编写部门:贯标办公室

主要编写人员:

审　核:　　　　　日期:2017 年 07 月 01 日

批　准:　　　　　日期:2017 年 07 月 01 日

修改履历记录

修改日期	修改前内容	修改原因及修改内容	修改人	批准人

目 录

中央空调操作标准作业规程
LDYYHQ—SD/KT—01

1.目的

规范中央空调操作程序,确保安全、正确地操作中央空调。

2.适用范围

适用于中央空调操作。

3.职责

3.1 中央空调班班长负责检查本规程的执行情况。

3.2 值班人员具体负责中央空调的操作。

4.程序要点

4.1 开机前检查

4.1.1 确认下列情况正常后方可开机。主机开启前工作如下:

冷冻水、冷却水系统维保良好;循环水泵机冷却塔维保良好;管道内充满水且水质符合要求;循环水泵应进行试运行,排出管道内的空气,水压应稳定及自动排气阀工作正常;温度计、压力表、阀门等管路附件及流量开关均工作正常;补水装置工作正常等。

4.1.2 电压表指示是否在额定值的 5%范围内。

4.1.3 各种信号灯显示是否正常。

4.1.4 各种阀门是否均已打开。

4.2 开机

4.2.1 启动冷却塔风机。

4.2.2 启动冷却塔水泵。

4.2.3 启动冷水泵。

4.2.4 确认冷却水压力正常、冷冻水供水压力正常,过 5~10 分钟后启动压缩机。

4.2.5 压缩机启动后,观察压缩机运行电流、压缩机吸排气压力,检查有无异常震动、噪声或异常气味,确认一切正常后才算启动成功。

4.3 停机

4.3.1 停压缩机。

4.3.2 过 5~10 分钟后停冷冻水水泵、冷却塔水泵、冷却塔风机。

4.3.3 全部停机后,严禁将总电压开关拉下,应保持压缩机继续预热以便下次启动。

4.3.4 确认无异常情况后才算停机成功。

中央空调运行管理标准作业规范
LDYYHQ—SD/KT—02

1.目的

规范中央空调运行管理工作,确保中央空调良好运行。

2.适用范围

适用于各类中央空调的运行管理。

3.职责

3.1　中央空调班班长负责中央空调运行管理工作的实施情况。

3.2　水电中心主任负责组织实施中央空调的运行管理。

3.3　值班人员具体负责中央空调的运行管理。

4.程序要点

4.1　巡视监控

4.1.1　值班人员每隔两小时巡视一次中央空调机组,巡视部位及其要求包括:机组制冷系统检查并维护良好;制冷回路无空气及不凝性气体、制冷剂泄漏;机组制冷剂、润滑油、溴化锂溶液等充注正确;油箱油位、油温应符合各机组的规定要求;动力及控制电气系统工作正确;安全保护项目制定的检查工作正常等;直燃式机组还要进行燃烧器的维护保养以保证其工作正常。

4.1.2　中央空调主机运行的监视与调整。

4.1.3　主机运行时要监视运行状况,操作员工每两小时将相关运行参数记录在《空调主机运行记录表》上,主要为进水温水压、机组高低压、油温油压、运行电流、负荷率等。同时还应检查微处理器控制中心的显示情况、监视显示器显示的警告信息、压缩机的排气温度应小于规定值、控制盘上电流的读数应不大于额定电流值。

4.1.4　主机运行过程中如出现异常现象应立即停机,查明原因后组织维修恢复。同时可开启备用机组,保证空调供应正常。

4.1.5　操作员工应根据负荷情况及时调整冷水机组的开启台数、循环水泵运行台数及冷却塔风机运行台数、冷冻水出水温度设定值,位机组提供合适的运行工况,同时也节约能源。

4.1.6　巡视监控的主要内容

A.检查线电压(正常 380V,不能超额定值);

B.检查三相电流(三项是否平衡,是否超额定值);

C.检查油压;

D.检查高压;

E.检查低压;

F.冷却水进水温度;

G.冷却水出水温度;

H.冷冻水进水温度;

I.冷冻水出水温度;

J.检查中央空调主机运行是否有异常震动或噪声;

K.检查冷却塔风机运转是否平稳、冷却塔水位是否正常;

L.检查管道、闸阀是否有渗漏、冷却保温层是否完好;

M.检查控制柜各元件运作是否正常,有无异常噪声或气味。

4.1.7 巡视过程中如发现上述情况不正常时,值班人员应及时采取措施予以解决,处理不了的问题应及时详细地汇报给中央空调班班长,请求支援解决。

4.2 异常情况的处理

4.2.1 中央空调发生制冷剂泄漏时的处理

A.立即关停中央空调主机,关闭阀门;

B.加强现场通风或用水管喷水淋浇;

C.救护人员应穿防毒衣、头戴防毒面具进入现场,并要求两人一组,确保安全;

D.对于不同情况的中毒者采取不同方法:

a.对于头痛、呕吐、头晕、耳鸣、脉搏呼吸加快者应立即转移到通风良好地方去休息;

b.如中毒者出现痉挛、神智不清,处于昏迷状态,应立即转移到空气新鲜的地方,进行人工呼吸并送医院治疗;

c.如佛里昂制冷剂溅入眼睛,则应用2%的硼酸加消毒食盐水反复清洗眼睛并送医院治疗;

d.排出泄漏后,启动中央空调运行,确认无泄漏后,机组方可投入正式运行。

4.2.2 中央空调机房发生水浸的处置

A.视进水情况关掉中央空调机组,拉下总电源开关;

B.堵住漏水源;

C.如果漏水较大,应立刻通知中央空调班班长,同时尽力阻滞进水;

D.漏水源堵住后,应立刻排水;

E.排干水后,应立刻对湿水设备实施进行除湿处理,如用干的干净抹布擦拭、热风吹干、自然通风或更换相关管线等;

F.确认水已消除,各绝缘电阻符合要求后,开机试运行;开机试运行如无异常情况出现可以投入正常运行。

4.2.3 中央空调机房发生火灾时按应急预案处置。

4.2.4 值班人员应根据要求,按时开关中央空调,并根据负荷情况启用相应的中央机组,调整相应的制冷温度,最大限度地节省能源。

4.3 中央空调机房管理

4.3.1 非值班人员不准进入中央空调机房,如需要进入,需经中央空调班班长同意,并在值班人员的陪同下方可进入中央空调机房。

4.3.2 中央空调机房内严禁存放易燃、易爆、危险品。

4.3.3 中央空调机房内应备齐消防器材、防毒用具,并放在方便、明显处。中央空调机房严禁吸烟。

4.3.4　每班打扫一次中央空调机房卫生,每周清洁一次中央空调机房内的设备设施,做到地面、天花板、门窗、墙壁、设备设施表面无积尘、无油渍、无锈蚀、无污物、油漆完好、整洁光亮。

4.3.5　中央空调机房内应当通风良好,光线充足,门窗开启灵活。

4.3.6　中央空调机房内应当做到随手上锁,钥匙由值班人员保管,值班人员不得私自配钥匙。

4.4　对于中央空调的运行情况,值班人员应及时、完整、规范、清晰地记录在《中央空调运行记录》《冷却塔运行记录》内并存档,保存期为两年。

4.5　对于空调末端设备每天巡检一次,维修保养每月不少于一次。

5.相关记录

《中央空调运行记录》　JL—ZY/KT—01/01

《冷却塔运行记录》　JL—ZY/KT—01/02

《中央空调 AHU、PAU、FCU 保养记录表》　JL—ZY/KT—01/03

《风机保养记录》　JL—ZY/KT—01/04

中央空调室机房管理规定
LDYYHQ—SD/KT—03

1.认真执行医院的安全消防规定,确认人身及设备安全。

2.机房内禁止吸烟,严禁使用明火。

3.值班人员班前及工作中严禁饮酒。当班时不得擅离职守,不得让无关人员进入机房,不许在机房会客。

4.保持工作现场清洁整齐。工作前应穿好工作服,配备必要的劳动用品。

5.值班人员应熟悉消防器材的使用方法,发生火情时能够应急处理,并及时报告有关部门进行扑救,事后要配合安全部门保护好现场。

6.检修设备时,严禁使用汽油清洗、擦拭。

7.按规定定期校检各类压力表。

8.认真进行交接班,交接班双方必须按时交接班,应在下一班正式上班前 10~15 分钟内进行,接班一方如有延误,必须提前告知值班一方,不得出现岗位空缺。

9.接班人员接班后应首先查看值班记录,值班人员应告知接班人员设备运行情况,接班人员应按交班记录核对设备运行情况。

10.交接班时双方要对交班过程中发现的问题进行妥善协商,不能推诿责任,暂时无法处理的要向领导汇报,完成交接工作后在记录本上签字。接班人员有不同意见可写明。交班人员在交班前清扫现场,保持值班室内整洁。

中央空调安全生产检查规定
LDYYHQ—SD/KT—04

1.安全生产的基础是发现问题进行整改,监督各项规章规定的实施,制止违章指挥和违章作业。

2.除进行经常性的日常检查外,还应进行群众性的综合检查、专业检查和季节性检查。安全检查要在管理人员的领导下,有组织、有计划地进行。内容主要是查思想、查规定、查隐患、查卫生,并对查出的问题进行登记,制定相应的整改措施,定人员、定时间、定任务整改。

3.对查处重大事故隐患、限期整改不力造成事故者追究责任。日常工作必须重视安全监察工作,空调机房至少每天检查一次,发现问题及时解决,并做好记录。

4.操作工对运转设备的安全防护装置必须随时检查,发现问题及时处理,处理不了的及时上报领导。

溴化锂直燃机组的操作流程、注意事项及开车前的准备
LDYYHQ—SD/KT—05

1.落实外部条件

(1)落实水电燃料的供应。

(2)落实是否有符合及负荷的大小。

2.检查外部系统

包括水系统、燃料系统和排烟系统。

3.检查机组

(1)检查机组的密封性及真空度是否符合要求。

(2)检查溶液泵、冷剂泵电机旋转方向是否正常。

4.检查机组的各个阀门是否到位。

5.开机

(1)打开燃料管道的阀门,向燃烧器供应燃料。

(2)合上机组电流启动触摸屏。

(3)启动水泵,调节出口阀达到设计流量,打开机组水室上的堵头放出空气。

(4)启动冷却水泵,调节出口阀达到设计流量。打开机组水室的堵头放出空气。

中央空调基本应急预案
LDYYHQ—SD/KT—06

中央空调是保障外科大楼供暖、供冷主要设备,为了保证中央空调设备正常运行,特制定此预案。

一、应急小组职责

1.全面负责全院供暖、供冷的正常运行及日常维护、维修、更换。

2.熟悉各岗位在应急状态下的工作,并负责认真落实。

3.认真正确听从组长的指挥、命令,不得擅自离岗。

4.及时发现本岗位风险隐患并排除,无法清除时应及时报告。

二、中央空调抢险应急措施

1.中央空调机组两备一用。

2.4台循环泵为三备一用。

3.4台冷却泵为二备二用。

中央空调计划、突发停机应急预案
LDYYHQ—SD/KT—07

对突发原因造成的停机,根据我院的供暖供气情况,为保证医疗工作的顺利进行,保障病员的生命和健康安全,减少医院财产损失,本着思想重视、规定完备、责任明确和措施到位的原则,制定停机事故应急预案。

一、停机应急处理小组及职责

组长:

组员:

职责:负责停机应急处理及相关设备的维修维护工作。

二、报告

(一)计划停机情况

一站式服务中心值班人员接到医院水电暖维修中心停机的通知后,立即通知维修班负责人,停机应急小组做好相应的应急准备工作。同时由一站式服务中心将停机的情况通知各临床科室及相关用机部门,让他们提前做好停机的工作安排和准备。

(二)突然停机的情况

各临床科室或相关部门突然发生停机,一站式服务中心接到电话立即报告维修班,维修人员查明情况立即处理,不能处理的立即报告应急处理小组负责人,应急小组不能处理的立即报告相关领导。

三、停机应急处理措施

(一)停机事故应急处理小组应对措施

1.计划性停机

(1)一站式服务中心在接到水电暖维修中心停机通知的电话或以其他形式的停机通知时,必须问清楚停机的时间、停多长时间及停机原因,做好记录。

(2)由水电暖维修中心向全院发出通知,提前做好可能停机的工作安排和准备。重点科室

(手术室、ICU、血透室)由一站式服务中心值班人员电话通知一遍。

2.突然停机应急措施

(1)突然停机时,一站式服务中心值班人员应立即电话询问水电暖维修中心,问明停机原因及停机的具体时间。

(2)医院内管道破裂引起的停机,停机应急处理小组及时进行抢修,力争在最短时内消除故障,恢复供暖供气。

(二)临床科室应急措施

1.计划停机:接到停机通知后,做好停机准备。

2.突然停机:发生突然停机时,要与一站式维修中心联系,了解停机原因。

四、停机应急预案

(一)停机原因的分类

1.停电引起的突然停暖停气事故;

2.直燃机故障停机引起的突然停暖停气事故;

3.突发性事件(如管道爆裂、重大事故等)引起的突然停暖停气。

(二)报 告

1.空调主机及其附属设备因一般故障引起停机报告流程

空调主机机组当班人员→一站式服务中心→停机应急处理小组负责人→停机应急处理小组负责人到现场→组织相关人员进行抢修。

2.突发性事件(如空调主机故障、重大事故等)引起停机报告流程

空调主机机组当班人员→一站式服务中心→停机应急处理小组负责人→停机应急处理小组负责人到现场→组织相关人员进行抢修。

3.科室出现停机末端漏水故障报告流程

科室当班人员→科室负责人→一站式服务中心→末端维修组。

(三)应急措施

1.空调主机及其附属设备一般故障引起的停机,停机应急处理小组负责人立即组织相关人员抢修,不能解决的问题上报分管领导,必要时外请专家解决。

2.突发性事件(如空调主机故障、重大事故等)引起停机的应急措施:

(1)空调主机机组当班人员立即切断危险源,做好现场维护和临时应急性处置工作,防止事故扩大,力争把损失降到最低程度。

(2)应急领导小组负责人及应急小组、应急队伍立即到现场迅速开展抢险救灾工作。

3.停机应急处理小组通知一站式服务中心,由一站式服务中心通知全院用机科室及时采取停机的应对措施。

4.科室医务人员向病人做好解释工作,对需要增添被褥的及时予以提供。

5.抢修恢复供机后,由一站式服务中心通知用机科室。

空调室天然气泄漏的应急处理方案
LDYYHQ—SD/KT—08

天然气是一种易燃易爆气体,比空气轻。如发生泄漏能迅速四处扩散,引起人身中毒、燃烧和爆炸。天然气泄漏时,当空气中的浓度达到25%时,可导致爆炸、人体缺氧而造成神经系统损害,严重时可表现呼吸麻痹、昏迷,甚至死亡。在处理天然气泄漏时,应根据其泄露和燃烧的特点,迅速有效地排除险情,避免发生爆炸燃烧事故。排除险情的过程中,必须贯彻"先防爆,后排险"的指导思想,坚持"先控制火源,后制止泄漏"的处理原则,设定警戒区,禁止无关人员进入;禁止车辆通行和禁止一切火源,严禁穿带钉鞋和化纤衣服,严禁使用金属工具,以免碰撞发生火花或火星。灵活运用关阀断气、堵塞漏点、善后测试的处理措施。空调室是医院动力供应的主要部门,其运行正常将保证医院取暖、制冷等要求,为了保证空调安全运行特编制应急预案。

一、突发空调室天然气泄漏应急小组

组长:

成员:

二、应急电话

1.突发天然气泄漏应急电话:

2.急救电话:120

3.消防火警电话:119

4.院保卫处电话:

5.公安局报警电话:110

三、应急小组职责

组长职责:

1.全面负责水电暖维修中心应急工作,对各岗位人员分工明确。

2.定期组织应急状态演练。

3.定期召开安全生产工作会议。

4.随时传达贯彻执行上级各方面的指导精神。

组织职责:

1.熟悉本岗位在应急状态的工作,并负责落实。

2.认真听从组长的正确指挥命令,不得擅自离岗。

3.有权拒绝违章指挥命令。

4.及时发现本岗位风险隐患及时纠正消除,无法消除时及时报告组长处理。

四、天然气大量泄漏的处理

当空调室出现输气设备、设施误操作、故障而引起站内天然气大量泄漏等由抢修部门进行紧急处理。通过空调室内阀门进行气流隔断,不必动用封堵设备。

1.自动或人工手动切换,放空空调室内管线气体。

2.根据现场情况拉响警铃,就地启动空调室紧急切断阀。如果因设施故障,阀门自动无法执行,则人工手动进行关闭空调室供气阀、打开空调室内所有手动放空阀、开始对空调室内进行事故初步控制。

3.事故初步控制阶段

(1)如果只是天然气泄漏,没有火灾,则按照以下步骤进行初步控制:

①用便携式可燃气体报警仪检测空调室天然气浓度,确定泄漏点,并做标记,设置警戒区。

②空调室内设施、设备、照明装置、导线以及工具都均为防爆类型。

③如室内天然气漏气时,应立即关闭室内供气阀门,迅速打开门窗,加强通风换气。

④禁止一切车辆驶入警戒区内,停留在警戒区内的车辆严禁启动。

⑤消防车到达现场,不可直接进入天然气扩散地段,应停留在上风方向和高坡安全地带,做好准备,应对可能发生的着火爆炸事故,消防人员动作谨慎,防止碰撞金属,以免产生火花。

⑥根据现场情况,发布动员令,动员天然气扩散区的居民和职工,迅速熄灭一切火种。

⑦天然气扩散后可能遇到火源的部位,应作为灭火的主攻方向,部署水枪阵地,做好对付发生着火爆炸事故的准备工作。

⑧利用喷雾灭火蒸汽吹散泄漏的天然气,防止形成可爆气。

⑨在初步控制中,应有人监护,有必要情况下,应戴防毒面具。

⑩待抢修人员赶来后,实施故障排除,根据实际情况,更换或维修管段或设施。

(2)如果空调室已发生火灾,在专业消防人员协作下进行则按照以下步骤进行初步控制:

①如果是天然气泄漏着火,应首先找到泄漏源,关断上游阀门,使燃烧终止。

②关阀断气灭火时,要不间断地冷却着火部位,灭火后防止因错关阀门而导致意外事故发生。

③在关阀断气之后,仍需继续冷却一段时间,防止复燃复爆。

④当火焰威胁阀门关闭操作时,可在落实堵漏措施的前提下,先灭火后关阀。

⑤关阀断气灭火时,应考虑到关阀后是否会造成前一工序中的高温高压设备出现超温超压而发生爆破事故。

⑥可利用空调室内消防灭火剂对火苗进行扑灭。扑救天然气火灾,可选择水、干粉、卤代烷、蒸汽、氮气及二氧化碳等灭火剂灭火。

⑦对气压不大的漏气火灾,可采取堵漏灭火方式,用湿棉被、湿麻袋、湿布、石棉毡或黏土等封住着火口,隔绝空气,使火熄灭。同时要注意,在关阀、补漏时,必须严格执行操作规程,并迅速进行,以免造成第二次着火爆炸。

⑧待后继增援队伍到来后,按照消防规程进行扑灭。

(3)空调室内设施修复工作。

对空调室内天然气泄漏或火灾处理完毕后,由施工单位人员对故障部分进行修复,可参照以下步骤进行:

①故障管段和设备进行氮气气体置换,用含氧检测仪检测(含氧浓度=2%)。可用燃气气体报警器进行检测。混合浓度达到爆炸极限的25%以下为合格。

②管网事故管段或设备拆除(根据实际可采用切断或断开法兰连接的方法),关闭配套设施,试压、更换。

③空调室内动火施工必须有现场安全监护。

④预制新管段并安装。

⑤完成安装和试压并验收合格。

五、输气管道天然气泄漏

1.立即通知当地政府、公安、消防、燃管、安监等部门,迅速组织疏散事故发生地周围居民群众,确保人民群众的生命安全,并告知附近居民熄灭一切火种,严禁烧火做饭,并切断电源。

2.现场指挥人员迅速赶到出事地点,协助当地相关部门围控事故区域,在事故区域设置警戒线、警示标志,确保无关人员、居民群众远离危险区。

3.当泄漏天然气威胁到运输干线时,应协助当地政府立即停止公路交通运输。

4.现场指挥人员进一步摸清事故现场泄漏情况,评估事故发展状况、影响范围,将情况立即汇报领导小组。

5.采取一切必要措施封堵泄漏部位。

6.发生事故后,专业抢修人员以最快的速度到达事故现场,及时挖出泄漏处管沟土方,在抢修焊接过程中,要用轴流风机强制排出沟管的天然气,并进行不间断地可燃气体监测和安全监护。准备措施如下:

(1)将管沟内聚集的天然气自由挥发一段时间。当管沟内漏气量很大时,先进行空气置换,在管沟一端安放防爆轴流风机将管沟内的天然气吹出。

(2)用可燃气体探测仪测量管沟内天然气浓度,其浓度必须小于爆炸下限的25%,管沟内空气合格后方可施工。

(3)由于管沟内空间限制,大型机具难以施展,故管沟内工作坑的开挖由人工完成。将管沟内管槽内覆土清除,其间随时监测天然气浓度,保证施工人员的安全。

(4)所有抢修人员进入管沟前必需采取消除静电措施,必要时戴防毒面具方可进出。

中央空调运行设备管理规程
LDYYHQ—SD/KT—09

1.职责:

(1)负责制冷供热的操作和记录。保质、保量给内、外科大楼提供空调及供热。

(2)负责设备检修,日常清洁维护,认真填写机组运行记录(1次/小时)和来访记录。

(3)班长负责空调设备、设施综合管理,对上述工作的操作、检修给予监督及检查,监督外包维修保养单位的工作实施与完成质量。

2.中央空调操作工在日常工作中的程序：

(1)运行人员应严格执行设备操作规程，按规定的或临时通知的运行时间启停设备。

(2)按照《中央空调运行管理规定》进行设备区域巡视，记录在《中央空调运行记录本》上。

(3)根据气候及时调整机组设备，做到合理经济运行，保持内、外科大楼办公区温度适宜。

(4)每隔一小时检查中央空调机组的运行状况，随时检查水泵电流、电压、冷却水量及冷冻水循环状况，并记录抄表。

(5)认真做好工作交接班，接班人员需提前10分钟到岗与交班人员进行现场交接工作，交班细节写入《中央空调运行记录本》。

(6)工作中要保持工作场地整洁。

(7)对中央空调主机外的机房设施进行随时维护保养，并写入《中央空调维修保养记录》中。

3.制冷运行工作中，班长应协助运行人员检查冷却塔设备冷却水量、水质，发现问题及时处理。

对设备定期更换的配件及时统计整理，呈交班长。所有记录表格不得缺页和记录不清。

4.中央空调机组、空调附属设备由运行人员负责操作：

(1)运行中出现停电等异常情况应及时采取应急措施。

(2)机房内严禁吸烟，保证机房安全、干净和整洁。

(3)保持机房照明及机房通风，保障设备和人员工作安全。

中央空调设备运行巡视检查规定
LDYYHQ—SD/KT—10

1.每班工作人员每一小时负责巡视一遍中央空调机房，并把内容认真填写到《中央空调运行记录表》。

2.各巡视人员有责任保持机房内卫生，如有垃圾及时清理。

3.各巡视人员不得随意乱动非本专业设备，如果以上设备出现故障应立即通知班长解决，同时记录在《中央空调运行记录表》内。

4.如本专业设备出现故障，应立即通知班长组织人员修理。同时要在《中央空调运行记录表》进行记录。

5.中央空调机组运行人员每日不定时巡视热交换、冷却塔和附属设备等。

6.根据水泵的转动声进行轴承加油工作。

7.以上规定必须严格执行，水电暖中心将组织各专业班长不定时抽查。

8.中央空调操作人员要服从班长的工作安排。

9.熟知每个机房位置及各设备的性能及操作方法，严格按照操作规程执行。

10.认真记录各有关数据。

11.机房巡视主要内容:真空泵的皮带、电机底座、机组数据、冷凝水是否畅通。

12.机房内相关电气设备是否完好。

13.排风设备运行是否正常,有无异常噪声。

14.如发现事故隐患及时做好记录并报告班长。

15.搞好机房内环境卫生,爱护和保养机房内设备设施。

16.认真填写《中央空调运行记录表》。

中央空调设备检修安全操作规程
LDYYHQ—SD/KT—11

1.需要停机、停电维修管线或设备时,由班长填写设备设施保养检修记录,并与运行人员取得联系,在取得运行人员同意后,方可停机、停电进行,并在电源开关手柄位置上挂"禁止合闸"的标示牌,采取安全措施后,方可维修操作。

2.拆除或修理带压力的管线和设备时,必须在卸压后进行,在不能卸压时,一定要有安全措施。

3.各种管线施工时要查明水流方向,确认阀门是否关严、压力表是否准确,确认无误后方可进行操作。

4.搬运大型管材时,要前后注意以防碰坏设备和碰伤他人。管材要码放整齐。

5.维修设备需要拆接电线时,必须由强电人员进行,设备与带电线路连接不能停电时要经领导批准,采取安全措施后方可进行,并要求与带电部位保持安全距离。

6.高空作业时必须采取安全措施,按高空作业操作规程进行作业。

7.进入顶棚内工作时要踩蹬有吊筋、比较牢固的龙骨上,要防止踩空掉下摔伤,顶棚下要有专人看管,以防掉物伤及他人,在顶棚内工作时要戴好安全帽,以防碰伤头部。

中央空调运行安全操作规程
LDYYHQ—SD/KT—12

1.工作人员必须熟悉空调系统、给排水系统的各种设备操作方法和使用性能,并掌握安全操作规程。对不了解、不熟悉设备使用性能的不能盲目、私自操作、使用、拆卸设备。

2.需要停电、停机进行维修时,必须在电源开关手柄上挂"禁止合闸"的标示牌,确认无电并采取安全措施后方可进行维修。

3.各种管线进行维修时,必须弄清流向,确认阀门关严后方可进行维修操作。

4.在拆卸各种管路及设备时禁止带压力进行操作,要检查压力表是否准确,阀门是否关严。

5.拆卸各种管线和设备必须带压时,需经领导批准,采取相应安全措施后方可进行,同时必须有专人监护。

6.有害气体、液体进行操作时要戴好防护用具,工作完毕要妥善保管。

7.高空作业时必须采取安全措施,按《高空作业操作规程》进行施工。

8.维修需要使用电气焊明火作业时,办理动火证后并配备相应消防器材、清理周围易燃物后方可进行。同时操作者必须持有劳动部门颁发的有效操作证件。

9.维修设备拆接电线时,必须由强电人员进行,有电气设备与线路连接不能停电时要经领导同意,采取安全措施后方可进行,维修时要与带电部位保持安全距离,必须两人以上进行,有专人监护。

10.在顶棚内工作时,要踩蹬有吊筋、比较牢固的龙骨,防止踩空掉下摔伤。顶棚下要设专人看管,以防掉物伤及他人。在顶棚内工作必须戴安全帽,防止碰伤头部。

中央空调保养检修计划
LDYYHQ—SD/KT—13

一、供、回水泵,控制室

1.每天进行巡查并按巡查要求进行登记。

2.每两年对水泵进行一次大修。

3.每月对控制柜进行清扫。

4.每季度清扫一次控制室。

二、新风机

1.每天进行巡查并按巡查要求进行登记。

2.每月清洗一次风机盘管过滤网。

3.每季度清洗一次翅面。

4.每季度检修一次传动并加油。

三、排风机

1.每月检修一次传动并调整传动带。

2.每月检修一次控制柜。

3.每年清洗一次风叶。

四、补水泵

1.每天进行巡查。

2.每季对水泵加一次油。

3.每三年对水泵进行一次大修。

五、冷却塔

1.每周检查一次浮球。

2.每月检查一次进水阀。

3.每月检查一次塔体。

在实施维护检修后填写《中央空调维修保养记录表》。

冷却塔维修保养操作规程
LDYYHQ—SD/KT—14

一、职责

1.中央空调室班长负责对维保方的维保质量进行验收。

2.值班人员负责监视、巡查冷却塔的运行情况。

二、程序

1.巡检

(1)供冷季节每周巡视检查冷却塔 1 次。

(2)检查填料是否完好。

(3)无滴水、漏水现象。

(4)调整自动补水浮球的高度。

(5)巡查中发现异常情况应及时处理,做好记录。

2.维护保养

(1)每年入冬前必须排出塔体和管道内的水,防止冻坏塔体。

(2)每年夏季运行前必须检查塔体是否有损伤和漏水现象并进行修补。

(3)对冷却塔进行运行前的清扫。

3.外包维修管理

(1)中央空调室班长在每年供冷前根据设备运行情况提出设备检查、维修要求,由维保供方对设备进行检查、维修。

(2)对维保供方的检查、维修质量进行监督。

(3)水电暖中心专业人员在维保供方检查、维修工作结束后进行一次监督检查。

4.根据结垢情况决定是否用化学方法清洗填料,针对化学清洗剂的运输及使用,专业人员应严格监督,严禁遗洒使用后的清洗剂,责成供方及时回收清运。

5.检查供、回水阀门、补水浮球阀有无损坏,补水是否正常。

中央空调运行记录

JL—ZY/KT—01/01

| 时间 | 冷冻水压力，温度 | | | | 冷却水压力，温度 | | | | 电压 V | | | 电流 A | | | 符合比 (%) | 值班人员 | 备注 |
	出水压力	回水压力	出水温度	回水温度	趋近温度	出水压力	回水压力	出水温度	回水温度	趋近温度	A	B	C	A	B	C			

值班员：   时间：

冷却塔运行记录

JL—ZY/KT—01/02

日期	时间	编号	塔内水位	温度(℃)	风机运行状态	记录人	备注

值班员：　　　　　　　　　　　　　　　　　　　　　　时间：

中央空调 AHU、PAU、FUC 保养记录表

JL—ZY/KT—01/03

保养项目	检测内容	设备编号			
电机	有无噪声、振动和异常升温				
风机运行状态	有无噪声、振动和轴承异常升温				
皮带	运行状态				
过滤网	清洁状态				
集水盘	清洁状态及是否通畅				
进出水阀门	是否漏水,启闭灵活				
Y 型过滤器	无脏堵、渗漏现象				
减振器	隔振良好				
各类紧固件	紧固,牢靠,无锈蚀				
标牌	各类标牌安放正确				
阀,轴承加润滑脂	去除原来的润滑脂,按时加新的润滑脂				
电控柜(急停开关)	各电动元件无损坏,动作正确				
启动 /运行电流(A)					
保养日期					
保养人签字					
备注					

值班员: 时间:

风机保养记录表

JL—ZY/KT—01/04

保养项目	检测内容	设备编号			
电机	有无噪声、振动和异常升温				
风机运行状态	有无噪声、振动和轴承异常升温				
皮带	运行状态				
过滤网	清洁状态				
减振器	隔振良好				
各类紧固件	紧固,牢靠,无锈蚀				
标牌	各类标牌安放正确				
阀,轴承加润滑脂	去除原来的润滑脂,按时加新的润滑脂				
电控柜(急停开关)	各电动元件无损坏,动作正确				
启动/运行电流(A)					
保养日期					
保养人签字					
备注					

值班员： 时间：

第十六节 污水站工作手册范例

编号: LDYYHQ—SD/WS—2017	
版本 / 修改状态	A/0
发放控制号	

污水站工作手册

编　制:

审　核:

批　准:

前　言

本工作手册依据 GB/T 19001—2008(ISO 9001:2008,IDT)《质量管理体系　要求》和水电中心实际编制,于 2017 年 07 月 01 日起实施。

本手册的编写、审批人员及部门如下:

主持编写部门:贯标办公室

主要编写人员:

审　核:　　　　　　　日期:2017 年 07 月 01 日

批　准:　　　　　　　日期:2017 年 07 月 01 日

修改履历记录

修改日期	修改前内容	修改原因及修改内容	修改人	批准人

目　录

值班作业安全规程
LDYYHQ—SD/WS —01

1.目的

规范值班作业,保证设备设施的安全运行,保障设备设施及人生安全。

2.范围

所有管理人员、值班人员及维修人员。

3.职责

3.1　班长负责督促维修人员按照安全规程进行工作,并对工程安全负管理责任。

3.2　维修人员必须按照安全规程工作,并对作业安全负直接责任。

3.3　班长负责所有安全保护设备的管理,填写《安全保护设备清单》,并指导员工正确使用。

3.4　班长负责所有危险品的管理,填写《危险性物品清单》,并负责定期检查盘点,确保其安全正确存放。

4.程序要点

4.1　新员工上岗前必须进行安全教育,合格后方可上岗。班长定期根据项目情况进行安全培训。

4.2　所有工作场所严禁吸烟。

4.3　所有人员班前及当班时一律禁止饮酒。

4.4　值班、维修人员必须持有国家、地区劳动行政部门或国务院管理部门劳资机构规定验印的等级证书及相应的操作证,并经体检合格后方能独立上岗。

4.5　值班人员必须熟悉操作规程,熟悉各种设备性能和操作方法,并具备在异常情况下采取措施的能力。

4.6　各岗位值班人员、维修人员除负责所属设备安全运行外,还需负责所属工作范围内的安全检查,发现不安全因素及时整治。

4.7　其他人员因工作需要必须进入时,须征得其他班长同意,并接受检查,严禁携带易燃物品进入机房。

4.8　值班人员必须严格按照技术规程操作,不准私自开动不该开动的各种设备。

4.9　各机房钥匙须有专人管理,并放置在专用的钥匙箱内,借用领用钥匙需填写《领(借)用钥匙登记表》;员工不准私自调换锁具或私配钥匙;不慎遗失后立即报告,经班长同意后配发新钥匙;员工离职时必须归还。

4.10　各机房要有专人负责,无人时必须锁好门窗,交接班时必须钥匙一起交接,当班人员必须做好工作场地清洁卫生工作和有关的一切工作。

4.11　不得随意挪动消防设施,发现消防设施损坏应立即报告消防中心。

4.12　需要在非用火区域用火作业时,应经中心主任同意后方可施工,施工中应派专人负责消防安全工作,施工结束后认真检查,确认无火种后方可离开。

4.13 不论设备带电与否,值班人员不得单独移开或越过遮拦进行工作,若有必要移开遮拦时必须有监护人在场,并符合设备不停电时的安全距离。

4.14 电气设备停电后,在拉开刀闸和做好安全措施前应视为有电,不得触及设备,以防突然来电。

4.15 维修过程中,在一经合闸即可送电到工作地点的开关和刀闸操作把手上都应悬挂"禁止合闸,有人工作"的标识牌,工作地点的两旁,对面的带电设备遮拦上和禁止通行的走道上悬挂"止步,高压危险"的标识牌。

4.16 发生人生触电事故和火灾事故,应立即断开有关设备的电源以进行抢救。

4.17 电气设备发生火灾时,应该用四氯化碳、二氧化碳或 1211 灭火器扑救。

4.18 雷电时严禁进行任何电气设备的维修作业,在易燃易爆场所必须使用防爆灯;调换灯泡时必须停电作业;在炽热高温场所作业时,必须做好通风降温措施;使用易燃油类或挥发性液体时需加强监护。

4.19 上梯工作时,梯子应停放稳当;高空作业时,必须有人监护,应系好安全带。

4.20 清扫配电箱时,所用刷子必须绝缘。

4.21 拆除线路时,应处理好剩余部分。

4.22 架设零时线路时,应确保安全可靠,使用完毕应及时拆除。

4.23 开、合开关时随时锁好配电箱,利用手柄操作时不应面对开关。

4.24 在公共区域维修时尽量避开上班时间,在明显位置安放"正在维修"标识牌,维修结束后清理干净现场。

4.25 公共区域零时施工或其他用电,只有院方核准后才可允许其使用。在其接线供电前核算用电负荷,且该用电负荷必须在供电负荷量允许范围内,有关临时线必须架空并确保其安全。

5.相关文件

《供配电设备设施操作标准作业规程》

6.相关记录

《安全保护设备清单》　JL—ZY/DG—01/01

《危险性物品清单》　JL—ZY/DG—01/02

《领(借)用钥匙登记表》　JL—ZY/DG—01/01

污水设备设施安全操作标准作业规程
LDYYHQ—SD/WS —02

1.目的

规范污水设备设施的操作程序,确保正确、安全地操作污水设备设施。

2.适用范围

适用于污水设备设施的操作。

3.职责

3.1　班长负责检查《污水设备设施安全操作标准作业规程》的执行情况。

3.2　值班人员具体负责污水设备设施的操作。

4.程序要点

4.1　检查水泵(潜水泵)

4.1.1　(潜水泵)进、出水闸阀是否打开,否则应挬开闸阀。

4.1.2　排处水泵机组真空筒里面指示情况。

4.1.3　检查电压表、信号灯指示情况。

4.1.4　手盘水泵轴转动3圈,应灵活无阻。

4.2　启动水泵(潜水泵)

4.2.1　合上水泵(潜水泵)控制柜(箱)电源开关,将转换开关置于"手动"位置。

4.2.2　按下启动按钮,水泵(潜水泵)启动,注意观察启动电流。

4.2.3　如果一次不能启动成功,可以再次启动2次,每次应间隔3分钟。如果3次都未启动成功,则应停下来查找原因,排除故障后才能再启动。

4.2.4　启动成功后,让其运转5分钟。观察运转电流,听有无异常声响,闻有无异常气味,检查漏水是否严重(漏水成线)。

4.2.5　确认一切正常后,按下水泵(潜水泵)"停止"按钮,水泵(潜水泵)停止。

4.2.6　将转换开关置于"自动"位置,水泵(潜水泵)自动启动并运行。

4.3　停止水泵(潜水泵)

4.3.1　将转换开关置于"自动"位置,水泵(潜水泵)自动停止运转。

4.3.2　拉下水泵(潜水泵)控制柜(箱)电源开关(如果需要)。

4.3.3　关水泵(潜水泵)进、出水闸阀(如果需要)。

4.3.4　检查有无不正常情况,如有则及时处理。

污水设备设施运行管理标准作业规程
LDYYHQ—SD/WS—03

1.目的

规范污水设备设施运行管理工作,确保污水设备设施良好运行。

2.适用范围

适用于污水设备设施的运行管理。

3.职责

3.1　班长负责检查污水设备设施运行管理工作,负责污水设备设施运行管理工作的组织实施。

3.2　值班人员具体负责污水设备设施的运行管理。

4.程序要点

4.1 巡视检查值班人员应每两小时巡视一次水泵房(包括机房、水池、水箱),并认真填写《水泵房运行记录》《二次供水运行记录》。

4.1.1 巡视监控内容:

A.泵房有无异常声响或大的振动。

B.电机、控制柜有无异常气味。

C.电机温度是否正常(应不烫手),变频器散热通道是否顺畅。

D.电压表、电流表指示是否正常,控制柜上信号灯显示是否正确,控制柜内各元器件是否工作正常。

E.机械水压表与 PC 上显示的压力是否大致相等,是否满足供水压力要求。

F.水池、水箱是否正常。

G.闸阀、法兰连接处是否漏水,水泵是否漏水成线。

H.主供水管上闸阀的井盖、井裙是否完好,是否漏水,标识是否清晰。

I.止回阀、浮球阀、液位控制器是否动作可靠。

J.临时接驳用水情况。

K.雨水井、沉沙井、排水井是否有堵塞现象。

4.1.2 值班人员在巡视检查过程中发现污水设备设施有不正常情况时,应及时采取措施加以解决;处理不了的问题,应及时详细地汇报班长;整改时,应严格遵守《污水设备设施维修保养标准作业规程》。

4.2 污水设备设施异常情况的处理。

4.2.1 主供水管爆裂的处理。

A.立即关闭相关的主供水管上的阀门。

B.如果关闭了主供水管上相关联的阀门后仍不能控制大量泄水,则应关停相应的水泵房。

C.立即通知班长,班长负责进行抢修;并通知相关的科室和病区关于停水的情况。

D.班长负责协助、监管外包方/施工方进行维修。

E.修好水管后,应打开水阀试压(用正常供水压力试压),看有无漏水或松动现象。

F.确认一切正常后,班长负责协助施工方回填土方,恢复水管爆裂前的原貌。

4.2.2 水泵房发生水浸时的处理。

A.视进水情况关掉机房内运行的设备设施并拉下电源开关。

B.堵住漏水源。

C.如果漏水较大,应立即通知班长,同时尽力阻滞进水。

D.漏水源堵住后,应立即排水。

E.排干水后,应立即对湿水设备设施进行除湿处理。如用干净抹布擦拭、热风吹干、自然通风、更换相关管线等。

F.确认水已消除,各绝缘电阻符合要求后开机试运行;如无异常情况出现则可以投入正常运行。

4.3　水泵房管理。

4.3.1　非值班人员不准进入水泵房,若需要进入需经班长同意并在值班人员的陪同下方可进入水泵房。

4.3.2　水泵房内严禁存放有毒、有害物品。

4.3.3　水泵房内应备齐消防器材并应处置在方便、显眼处,水泵房内严禁吸烟。

4.3.4　定期打扫水泵房的卫生,清洁水泵房内的设备设施,做到地面、墙壁、天花板、门窗、设备设施表面无积尘、无油渍、无锈蚀、无污染,油漆完好,整洁光亮。

4.3.5　水泵房内应当做到随时上锁,钥匙统一保管,其他管理员不得私自配钥匙。

4.4　值班员将污水设备设施的运行数据(环境温度、电压、电流、运行频率)及运行状况完整、规范地记录在《污水设备设施运行自己》内存档,保存期为两年。

5.相关记录

《水泵房运行记录》　JL—ZY/DG—02/01

《二次供水运行记录》　JL—ZY/DG—02/02

《水泵房保养记录表》　JL—ZY/DG—02/03

《污水泵保养记录表》　JL—ZY/DG—02/04

污水处理站职业健康与保护措施
LDYYHQ—SD/WS—04

1.微生物

污水处理厂的职工暴露于污水和污泥中的微有机体面前,有可能被感染而导致疾病。

下面几点可以指导工作人员具有正确的卫生习惯:

(1)手和手指远离鼻子、嘴、眼睛和耳朵。

(2)清洗泵、处理污水、处理格栅、排除污泥或做其他直接接触污水和污泥时都要戴胶皮手套。

(3)手被划伤、烧伤或皮肤破损时,要戴手套工作。

(4)吃东西、抽烟和工作完成后,要用热水和香皂彻底洗手。

(5)指甲要短,要用小刷子洗掉指甲上的异物。

(6)把干净衣服、上下班衣服与用过的工作服分开放置。

(7)工作时受伤应及时上报并接受紧急处理。

(8)每天工作后淋浴。

2.化学物质(气体和化学药品)

气体和蒸汽产生于细菌活动,工业释放的溶解到水中的气体及挥发性有机化学物质的蒸发。这些气体如果大量存在,很有可能引起燃烧、爆炸、有毒或导致呼吸者生病。特别是空气不流通,缺少大气稀释的特定空间可能聚集有毒气体。

化学药品主要针对污水的化学处理部分。运行应当遵守一定的操作规则、规章和法令。管理者应具备识别潜在化学有害物及危害程度的能力。管理者还应制定有效的预防措施控制有害物质的释放。大多数化学物质能被安全地存储、处理，人们也知道它们潜在的危害性，采取适当的预防和防护措施是防止有害化学物质危害的有效方法。

为防止人身伤害和财产损失，化学药品从其购买到被使用必须受到严格的监管。必须识别所有的化学危险品，获得安全数据、使用程序和预防措施。供应者应提供详细的化学特性、危险及关于健康、急救、安全等其他信息。材料安全数据单包括以下信息：

(1)化合物组成、分子式、分子量。

(2)关于沸点、凝固点、熔点、比重、溶解度和气体压力等的物理参数。

(3)易分解和产生聚合物的可能。

(4)直接暴露于药品的人身危害性(急性或慢性)，允许暴露的限制及警告信号。

(5)其毒性对环境的影响。

(6)个人保护措施和其他控制方法。

(7)使用、储藏、常规清洁和废物处理的工作经验。

(8)处理溢出、着火和爆炸的紧急程序。

(9)急救程序。

这些化学药品可以通过改变过程、变换装备来消除，或者使用工程控制，工程控制中的基本设施包括通风、隔离、密封和工作间设计。通风初步控制空气中的有害物(灰尘、烟气、蒸汽或雾气)。隔离和密封是将危险与员工分开。下列工作程序可以帮助保护员工：

(1)个人保护性设备的应用。

(2)适当的管理和贮存程序。

(3)清洁工作区和化学存储区。

(4)工作中或易爆区禁止吸烟。

(5)将引起食物中毒的危险品与食具、洗具分开。

(6)容器的标签标明使用和急救等信息。

(7)贴有警告标志如禁止吸烟，警告员工所处的危险条件。

(8)贴有重要操作的紧急提示。

(9)化学危险品安全使用的训练和训练记录。

(10)帮助完成运行维修任务的工作安全分析结果。

污水处理厂中的死亡、受伤和职业病多数是由于在特定空间内缺乏氧气或暴露于有毒气体中。特定空间至少有三个特性中的一个：

(1)进出口的通道狭窄。

(2)不能通风良好的空间。

(3)容纳有限的工人工作。

进出口通道小，人和设备很难进出，特别是进入存在有毒气体空间必须携带如呼吸器、救生等保护性设备。而有的顶端开口通道需要梯子、吊车等设备，出现紧急情况很难逃离。特定空间如果通风不好，里面会产生致命的有毒气体如硫化氢等，特别是储存过污泥或化学物质的地方。或者虽然其中氧气能维持生命，但如遇火源会引起爆炸。特定空间的危害有：

(1)缺乏氧气，氧气含量低于 19.5%，工作者必须使用呼吸器。

(2)易燃气体、化合物分解释放的甲烷等气体及汽油等化学品遇火源可能引起爆炸。

(3)有毒气体如硫化氢等。

(4)极限温度,如有蒸汽聚集会伤害工作人员。

(5)噪声,特定的空间会放大噪声,破坏工作人员听力,干扰同外界的交流。

(6)光滑或潮湿的表面会造成人员伤亡,潮湿的表面在电路、设备、工具被使用时增加了电击的可能性。

污水站应急预案
LDYYHQ—SD/WS —05

为了提高处理、污水站突发事件,强化污水站组班处理突发事件的应急反应能力,特编辑应急预案:

1.应急小组责任

(1)全面负责全院污水设备的正常运行,日常维护、维修、更换。

(2)熟悉各岗位在应急状态下的工作,并负责落实。

(3)认真听从组长的正确指挥、命令,不得擅自离岗。

(4)及时发现本岗位风险隐患,及时排除,无法清除时应及时报告组长处理。

2.污水站设施抢险应急措施

(1)迅速打一站式服务中心室值班电话报告故障。

(2)污水站需配备应急灯及应急配件及工具。

(3)做好日常污水站的维修保养,确保备用污水站的完好性,保证备用设备随时投入使用。

(4)定期对污水站、压力表安全报警装置进行检查、检验,做到安全可靠。

(5)定期对污水站安全装置进行手动实验,确保安全装置灵敏可靠。

(6)定期检查消防安全通道,保障安全畅通及人员疏散。

(7)对操作工进行故障应急处理培训,确保故障处理程序合法。

污水站危险品管理记录

JL—ZY/DG—02/01

危险品管理记录表					
危险品名称					
使用班组					
管理人					
序号	日期	药品名称	领用量	使用方向	领用人签字

污水处理站安全防护自查落实记录

JL—ZY/SD/WS—03/02

检查班组					
检查人		日期		地点	
检查类别	□安全防护　　□安全隐患　　□技术技能　　□环境卫生				
检查内容					
落实情况					

第九章 基建处作业文件范例

第一节 基建处工作手册范例

编号:LDYYHQ—ZY/JJ—2014	
版本 / 修改状态	B/0
发放控制号	

基建处工作手册

编　制:

审　核:

批　准:

2017 年 07 月 01 日发布　　　　　　　　2017 年 07 月 02 日实施

前　言

本工作手册依据 GB/T 19001—2016（ISO 9001：2015，IDT）《质量管理体系　要求》和基建处实际编制，于 2017 年 07 月 01 日起实施。

本手册的编写、审批人员及部门如下：

主持编写部门：贯标办公室

主要编写人员：

审　核：　　　　　　日期：2017 年 07 月 01 日

批　准：　　　　　　日期：2017 年 07 月 01 日

修改履历记录

修改日期	修改前内容	修改原因及修改内容	修改人	批准人
2017.7		转版		

目　录

序号	文件编号	文件名称	备注
1	LDYYHQ—ZY/JJ—01	基建处工作职责	
2	LDYYHQ—ZY/JJ—02	基建处组织机构图	
3	LDYYHQ—ZY/JJ—03	基建处质量目标	
4	LDYYHQ—ZY/JJ—04	基建处岗位说明书	单列
5	LDYYHQ—ZY/JJ—05	基建处工作规范	
6	LDYYHQ—ZY/JJ—06	紧急事件应急预案	
7	LDYYHQ—ZY/JJ—07	基建处基建科工作职责	
8	LDYYHQ—ZY/JJ—08	基建处修缮科工作职责	

基建处工作职责
LDYYHQ—ZY/JJ—01

基建处是医院的基础建设、土建维修、整体规划的行政管理和施工管理机构。在主管院长的领导下实施基建事务的组织规划、管理协调、调查研究、上传下达、检查督等工作。主要职能有：

1.在主管院长领导下，落实医院建设发展规划。

2.各项工程项目的选址、立项前论证工作。

3.各项工程的前期审报手续和后期审核手续。

4.负责各项工程项目的方案设计和招投标工作。

5.负责各项工程建设质量管理、进度管理和造价管理工作。

6.负责组织工程竣工验收工作。

7.负责办理已竣工基建工程项目的交付使用手续。

8.负责做好医院各类基建工程资料的收集整理、审核归档工作。

9.负责院内维修、维护、改建项目的预算、参与招标、施工管理及竣工验收工作。

10.完成医院交办的其他工作任务。

11.坚持政务公开，加强廉政建设，坚决杜绝各种腐败现象。

基建处组织机构图
LDYYHQ—ZY/JJ—02

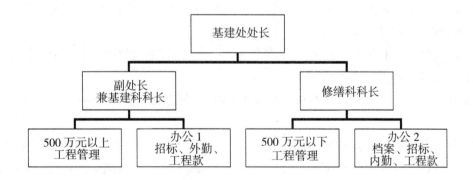

基建处质量目标
LDYYHQ—ZY/JJ—03

1.目的：高标准、高质量、高效完成基建任务。

2.范围：全处技术指标与服务指标。

3.管理指标:

(1)在院长领导下,落实医院建设发展规划。

(2)工程项目的选址、立项前论证工作。

(3)工程的前期审报手续和后期审核手续。

(4)工程项目的方案设计和招投标工作。

(5)工程建设质量管理、进度管理和造价管理工作。

(6)组织工程竣工验收工作。

(7)办理已竣工基建工程项目的交付使用手续。

(8)做好医院各类基建工程资料的收集整理、审核归档工作。

(9)坚持政务公开,加强廉政建设,坚决杜绝各种腐败现象。

(10)医院交办的其他工作任务。

4.质量目标:

(1)楼宇完好率达 95% 以上;

(2)楼宇及土建设施维修及时率 95% 以上,维修合格率 100%;

(3)服务对象 / 用户意见、投诉处理率 100%;

(4)各项服务满意率达 85%。

基建处工作规范
LDYYHQ—ZY/JJ—05

1.负责工程项目的前期规划、勘察设计、施工管理、竣工验收、工程保修等工作,并对工程项目实施统一监督管理。

2.建筑工程开工前,应当按照国家有关规定向省、市行政主管部门申请办理《建筑工程规划许可证》和《建筑工程施工许可证》。

3.及时办理国有土地审批手续,住宅项目还需办理《国有土地使用权出让批复》,并重新申领《国有土地使用证》。

4.及时向消防、卫生防疫、文物、施工图审查、质量监督等管理部门提出申请,办理相关审批手续。

5.配合招标办完成建筑工程施工单位、勘察单位、设计单位、工程监理单位的招标工作,并与中标单位依法订立书面合同,明确双方的权利和义务。合同双方应当全面履行合同约定的义务,不按照合同约定履行义务的,依法承担违约责任。

6.委托具有相应资质条件的工程监理单位监理。建筑工程监理应当依照法律、行政法规及有关的技术标准、设计文件和建筑工程承包合同,对承包单位在施工质量、建设工期等方面代表医院实施监督。

7.负责建筑材料、建筑构配件及重要设备的招标采购工作。

8.督促施工单位编写施工组织设计,并报工程监理单位审批,监理单位批准后,应当报建设单位备案。

9.在工程开工前,主持召开第一次工地会议,基建处、承包单位、监理单位应当分别介绍各自驻现场的组织机构、人员及其分工,研究确定各方在施工过程中参加工地例会的主要人员、召开工地例会周期、地点及主要议题,工地《会议纪要》应由项目监理机构负责起草,并经与会各方代表会签。

10.督促监理单位报送监理规划、监理实施细则、监理月报、监理工作总结,并监督监理合同执行情况。

11.监督施工单位安全生产责任制落实情况,对专业性能强的工程项目,应当编制专项安全施工组织设计,并采取安全技术措施。施工现场实行封闭管理。

12.现场代表与监理人员对施工过程进行巡视和检查。对隐蔽工程的隐蔽过程、下道工序施工完成后难以检查的重点部位,专业监理工程师应安排监理员进行旁站。对未经监理人员验收或验收不合格的工序,现场代表、监理人员应拒绝签认,并要求承包单位严禁进行下一道工序的施工。

13.现场代表做好《施工日志》。

14.工程竣工后,及时向规划、消防、卫生防疫、质量监督站等管理部门提出竣工验收申请,并组织勘察、设计、施工、监理等单位按照竣工验收程序,对工程进行核查后,应做出验收结论,并形成《工程竣工验收报告》,参与竣工验收的各方负责人应在竣工验收报告上签字并盖单位公章。

15.建筑工程实行质量保修制度,监督承包单位按照合同履行保修义务,接待住户上访要热情、耐心。按规定办理,属于保修范围的,要做好维修登记并及时安排施工单位进行维修,对于不属于保修范围的,要耐心地做好解释工作,让住户满意而归。安排专人定期进行电话回访工作。

16.及时办理工程结算及竣工图纸归档工作。

17.记录

《建筑工程规划许可证》

《建筑工程施工许可证》

《国有土地使用权出让批复》

《国有土地使用证》

《会议纪要》

《施工日志》

紧急事件应急预案
LDYYHQ—ZY/JJ—06

为了高效、有序地组织抢救施工现场可能出现的安全事故,最大限度地减少人员伤亡和财产损失,进一步强化建设安全生产管理工作,依据《安全生产法》《建筑法》《劳动法》《建设工程安全生产管理条例》《国务院关于特大安全事故行政责任追究的规定》等法律、法规的要求，特制定本预案。

一、本应急预案适用范围

1.工程抢修应急事件处理。

2.建筑工地安全事件应急事件处理。

二、组织机构

基建处成立应急小组

应急小组	姓名	电话
组　长		
副组长		
成　员		

三、应急响应

（一）工程抢修应急预案

1.事件种类

（1）由于地质灾害等原因出现房屋倒塌，造成人身伤亡；

（2）房屋基础、主体结构明显变形，大面积塌陷、裂缝，水管爆裂等危及医护人员及患者人身安全或财产安全的；

（3）其他紧急情况。

2.处理程序

（1）接到发生应急事件报告后，应急小组成员应及时到达现场，迅速组织应急救援，有效投入抢救工作，防止事故的进一步扩大，最大限度地减少人员伤亡和财产损失，发挥救援工作重大作用。

（2）根据事件类型、伤亡严重程度和救助需要第一时间拨打应急电话：

人员伤亡：拨打 120 急救电话或医院急救电话；

房屋倒塌等严重事故：拨打 119 火警或保卫处电话；

纠纷：拨打保卫处电话，必要时拨打 110。

（3）应急小组组长组织、协调，立即向总值班、主管院领导、院长、书记汇报，口头报告抢修计划。

（4）基建处委托有一定资质的施工单位进行工程抢修，后补相关审批手续。

（5）工程款以审计支付。

（二）建筑工地安全事件应急预案

1.事件种类

（1）建筑工地现场发生大面积裂缝，更严重的坍塌、倾覆等质量事故。

（2）施工中挖断水、电、通信光缆、煤气管道。

（3）水灾、火灾造成的安全事故。

（4）高支模支架坍塌、高耸设备设施倾倒、机械伤害、触电、高空坠落、脚手架倒塌、人身伤亡等其他严重影响安全的事故。

2.处理程序

（1）现场第一发现人向现场值班人员报告。

（2）现场值班人员分两条线报告：一是按《建设施工单位安全事故应急预案程序》逐级报告；二是报告医院基建处应急小组组员，应急小组组员及时到达现场进行现场处理。

（3）现场工作人员应根据事故类型、伤亡严重程度和救助需要第一时间拨打以下电话：

人员伤亡：拨打120急救电话或医院急救电话；

房屋倒塌等严重事故：拨打119火警或保卫处电话；

纠纷：拨打保卫处电话，必要时拨打110。

（4）应急小组组长组织、协调立即向总值班、主管院领导、院长、书记汇报，报告开展后续处置计划。

（5）按计划开展后续处置工作。

四、应急预案的培训与演练

（一）应急反应培训

1.应急小组成员每年进行一次培训。

2.培训内容：救援器材的使用训练、个人的防护措施、对危险源的突显特性辨识、事故报警、紧急情况下人员的安全疏散、各种抢救的基本技能、应急救援的团队协作意识。要通过演练，使应急小组人员明确"做什么""怎么做""谁来做"及相关法规所列出的事故危险和应急责任。

（二）应急反应演练

应急预案确定后，经过有效的培训，每年组织一至两次演练。测试预案的充分程度、应急培训的有效性和应急人员的熟练程度、现场应急反应装置、设备和其他资源的充分性，提高与现场外的事故应急反应协作部门的协调能力，通过演练来判别和改进应急预案中的缺陷和不足。

基建处基建科工作职责
LDYYHQ—ZY/JJ—07

基建科是基建处大中型建设工程（工程造价在500万及以上的工程）及外勤工作的管理科室。

1.开展科内的日常行政管理，负责本科室相关的文件、公函及资料的传递和立卷归档。

2.根据医院的发展规划，配合相关部门编制（修编）医院的建设总体规划，编制规划设计任务书。

3.对建设项目进行前期调研，收集资料后，组织编制项目建议书、设计任务书、可行性研究报告、项目建设计划、年度基建投资计划，报领导研究决定后上报主管部门审批，并催办落实。

4.负责办理建设项目的规划、消防、人防、质监、环保、施工许可证等建设审批手续，做好开工前准备工作。

5.参与工程建设项目的各类招投标活动,负责工程建设项目各类合同的管理。

6.掌握工程建设管理基本知识,熟悉基本建设程序,实施工程建设项目过程和目标管理,确保工程建设项目投资、进度、质量三大控制目标的实现;主动协调工程建设项目各参建单位间的工作关系。

7.认真熟悉工程项目的图纸,参与图纸会审和技术交底。

8.负责施工组织计划审查,协助有关单位解决"三通一平"及有关场地、设施等问题。

9.根据施工合同、监理合同检查项目监理机构履行职责情况,掌握项目施工质量、施工进度情况;严格要求施工承包单位按设计文件和施工验收规范施工;做好《施工日志》。

10.组织召开工程例会;对工程施工进行质量追踪管理,做好专项验收、分阶段验收、隐蔽验收等工作。

11.办理施工过程中的设计变更有关事宜。

12.掌握施工现场的材料选用、技术做法、操作规程的运用,检查施工单位进入现场的材料、设备的质量。

13.掌握投资计划完成情况,分析投资完成趋势,及时向领导汇报计划执行情况并适时调整投资计划。

14.负责审查工程进度,提供拨付工程款的依据。

15.负责工程施工过程中对工程跟踪审计单位的配合工作。

16.负责组织编制工程项目预算,审核工程项目结算;组织编制工程造价控制指标;负责工程竣工后配合审计部门对工程进行结算审计的工作。

17.负责组织工程竣工验收,主要包括质监、节能、消防、环保等验收。做好工程移交工作,参与工程决算。

18.在竣工验收后,组织整理施工技术资料,对竣工图复核确定后交资料员归档。

19.工程竣工后,在保修期内跟踪工程的质量情况,及时联系施工单位对存在质量问题进行维修。

20.完成领导交办的其他工作。

基建处修缮科工作职责
LDYYHQ—ZY/JJ—08

修缮科是房屋维修、修缮、改扩建、装修等中小型工程(工程造价在 500 万以下的工程)管理和基建处综合办公、内勤、工程资料管理的科室。

1.开展全处和科内的日常行政管理,负责文件、公函及资料的传递和立卷归档,正确管理和使用公章。

2.提出工程项目设计要求及技术参数,组织方案设计和预算编制。

3.协助招标办办理项目的招投标及合同签订工作。

4.负责工程项目过程管理和目标管理。与施工单位和其他相关单位共同协作,管理好工程施工,确保工程质量。

5.认真学习《建筑法》《建筑工程质量管理条例》等与基本建设有关的法律法规和条例,严格依法办事,自觉遵守医院的各项规章制度,尽心、尽职、尽责地工作。

6.认真熟悉工程项目的图纸,参与图纸会审,组织技术交底。

7.协助相关部门解决"三通一平"及有关场地、设施等问题。

8.对工程施工进行追踪管理,及时掌握项目施工质量、施工进度情况;严格要求施工承包单位按设计文件和施工验收规范施工;做好施工日志。

9.组织召开工程例会;在工程过程中做好专项验收、隐蔽验收等。

10.办理施工过程中的设计变更有关事宜。

11.掌握施工现场的材料选用、技术做法、操作规程的运用,检查施工单位进入现场的材料、设备的质量。

12.负责组织建设项目的预决算、工程进度款支付的初审。

13.组织工程竣工验收,办好工程交接,及时交付使用。

14.在工程竣工验收后,组织整理施工技术资料,交资料员归档。

15.基建处所有工程资料的最终归档管理,包括基建档案的收集、保管、整理、立卷、归档、查阅等。

16.协助处长做好基建处所有内勤工作及办理基建处所有工程款拨付手续。

17.完成领导交办的其他工作。

第二节 基建处岗位说明书范例

编号:LDYYHQ—ZY/JJ—04—2017	
版本 / 修改状态	A/0
发放控制号	

基建处岗位说明书

编　制:

审　核:

批　准:

2017 年 07 月 01 日发布　　　　　　2017 年 07 月 01 日实施

前　言

本岗位说明书依据 GB/T 19001—2016 (ISO 9001∶2015, IDT)《质量管理体系　要求》和基建处实际编制,于 2017 年 07 月 01 日起实施。

本说明书的编写、审批人员及部门如下∶

主持编写部门∶贯标办公室

主要编写人员∶

审　核∶　　　　　　日期∶2017 年 07 月 01 日

批　准∶　　　　　　日期∶2017 年 07 月 01 日

修改履历记录

修改日期	修改前内容	修改原因及修改内容	修改人	批准人
2017.7		转版		

目　录

基建处处长岗位说明书

LDYYHQ—ZY/JJ—04/01

职务名称	处长	直接上级	
所属部门	管理层	所辖人员	
定员人数	1	工作性质	管理

工作职责：

1.配合处长协调全处人员按时完成医院领导交办的基建工作计划和各项工作任务。

2.具体分管工程管理组的工作安排及管理。

3.负责方案、设计、施工图、设计变更的审核,协调处理工程技术、施工管理中所发生的问题工作。

4.负责基建工程施工全过程领导监督检查工作。

5.负责施工场地的三通一平、施工图纸会审、施工组织设计、工程变更、工程质量、工程竣工交付使用、清理施工场地、竣工移交和图纸资料归档等全过程的管理领导工作。

6.负责协调工程管理中与其他单位和部门的相关工作。

7.完成上级领导分配的其他工作及参加相关会议。

8.超出职权范围的问题应向上级提出处理建议书。如果属于本岗位职责范围而没有设法解决问题的,发生一次要书面写明原因,发生二次警告,发生三次无条件离岗。

任职资格：

1.大专以上学历,五年以上工作经验;

2.熟悉任职岗位及下属岗位的各项业务及运作流程;

3.具有较强的管理能力和领导水平;

4.通过人力资源部统一组织的考核。

基建处副处长岗位说明书

LDYYHQ—ZY/JJ—04/02

职务名称	副处长	直接上级	处长
所属部门	管理层	所辖人员	
定员人数	1	工作性质	管理

工作职责：

1.配合处长协调全处人员按时完成医院领导交办的基建工作计划和各项工作任务。

2.负责工程地质勘察工作,编制建设项目设计任务书并参与设计招标;做好设计阶段的功能设计、建筑面积指标和造价控制管理。

3.参与建设项目勘察、设计、监理、施工等招投标活动;负责工程建设项目各类合同的审核、签订和管理。

4.负责落实包括建设场地拆迁在内的工程前期各项准备工作。

5.参与工程项目总进度计划、施工组织设计、劳动力计划、资金使用计划等的审核工作。参加施工图纸会审和技术交底,落实图纸修改及会审纪要发送。

6.开展工程材料暂定价的招投标工作;组织对施工单位、分包单位的考察;确认并复核材料的规格、型号及其数量和质量。

7.审查工程进度及工程款支付报表;定期检查工程质量、进度及安全,落实保证措施;组织工程项目质量事故、安全事故的调查处理。

8.对监理单位、施工单位、材料供应单位、各类中介服务单位实施行为检查。

9.组织工程项目竣工验收及工程移交、保修工作,检查工程竣工资料并办理竣工结算。

10.超出职权范围的问题应向上级提出处理建议书。如果属于本岗位职责范围而没有设法解决问题的,发生一次要书面写明原因,发生二次警告,发生三次无条件离岗。

任职资格：

1.大专以上学历,五年以上工作经验;

2.熟悉任职岗位及下属岗位的各项业务及运作流程;

3.具有较强的管理能力和领导水平;

4.通过人力资源部统一组织的考核。

基建处基建科科长岗位说明书

LDYYHQ—ZY/JJ—04/03

职务名称	科长	直接上级	处长
所属部门	管理层	所辖人员	
定员人数	1	工作性质	管理

工作职责：

1.配合处长协调全处人员按时完成医院领导交办的基建工作计划和各项工作任务。

2.负责工程地质勘察工作,编制建设项目设计任务书并参与设计招标;做好设计阶段的功能设计、建筑面积指标和造价控制管理。

3.参与建设项目勘察、设计、监理、施工等招投标活动;负责工程建设项目各类合同的审核、签订和管理。

4.负责落实包括建设场地拆迁在内的工程前期各项准备工作。

5.参与工程项目总进度计划、施工组织设计、劳动力计划、资金使用计划等的审核工作。参加施工图纸会审和技术交底,落实图纸修改及会审纪要发送。

6.开展工程材料暂定价的招投标工作;组织对施工单位、分包单位的考察;确认并复核材料的规格、型号及其数量和质量。

7.审查工程进度及工程款支付报表;定期检查工程质量、进度及安全,落实保证措施;组织工程项目质量事故、安全事故的调查处理。

8.对监理单位、施工单位、材料供应单位、各类中介服务单位实施行为检查。

9.组织工程项目竣工验收及工程移交、保修工作,检查工程竣工资料并办理竣工结算。

10.超出职权范围的问题应向上级提出处理建议书。如果属于本岗位职责范围而没有设法解决问题的,发生一次要书面写明原因,发生二次警告,发生三次无条件离岗。

任职资格：

1.大专以上学历,五年以上工作经验;

2.熟悉任职岗位及下属岗位的各项业务及运作流程;

3.具有较强的管理能力和领导水平;

4.通过人力资源部统一组织的考核。

基建处修缮科科长岗位说明书

LDYYHQ—ZY/JJ—04/04

职务名称	科长	直接上级	处长
所属部门	管理层	所辖人员	
定员人数	1	工作性质	管理

工作职责：

1.配合处长协调全处人员按时完成医院领导交办的基建工作计划和各项工作任务。

2.负责全处日常行政管理和固定资产管理；确保公章的安全和正确使用；督促处务会和处长办公会决定、决议的贯彻落实；负责全处建设项目全过程的资料、技术文件归档管理。

3.负责医院房屋维修、修缮、改扩建、装修等工程建设项目的总体管理。认真贯彻国家、省、市有关基本建设方面的法律、法规，严格执行学校、医院制定的各项规章制度，确保基建维修工程按期顺利完成。

4.负责工程可行性研究论证，审查工程主要技术参数和预算。

5.参与建设项目相关招投标活动；参加图纸答疑、施工图会审；根据需要参与其他相关的招投标活动。

6.负责基建维修工程项目各类合同的审核、签订和管理。

7.负责落实工程前期各项准备工作，包括建设用地水文、地质、交通、通讯、网络、供水、供电、供热、供气、雨水、污水排放等各方面情况的调查和资料收集工作。

8.参与施工单位组织的现场例会，及时了解施工动态和进度，要求施工单位做好工程分部、分项质量自检记录，定期检查工程质量、进度及安全，落实保证措施。

9.负责对建设主要材料、设备等物资进行复核检查。

10.组织并参加工程项目竣工验收及工程移交、保修工作，检查工程竣工资料并办理竣工结算。

11.开展与医院相关职能部门就财务、计划和审计等方面的沟通与联系。

12.超出职权范围的问题应向上级提出处理建议书。如果属于本岗位职责范围而没有设法解决问题的，发生一次要书面写明原因，发生二次警告，发生三次无条件离岗。

任职资格：

1.大专以上学历，五年以上工作经验；

2.熟悉任职岗位及下属岗位的各项业务及运作流程；

3.具有较强的管理能力和领导水平；

4.通过人力资源部统一组织的考核。

工程档案员(资料员)岗位说明书

LDYYHQ—ZY/JJ—04/05

职务名称	工程档案员(资料员)	直接上级	科长
所属部门	管理层	所辖人员	
定员人数	1	工作性质	管理

工作职责:

1.在处室负责人的领导下负责做好档案资料的收集、整理、保管、利用、统计等工作,保证档案资料的齐全、完整、系统。

2.负责全处档案保管,竣工资料、结算资料的归档、保管、借阅和对相关部门的移交工作,各种工程资料、文件、设计图纸、结算表按单项工程归口管理,收发登记。

3.参与部分项目的工程管理工作。

4.完成领导安排的其他工作任务及参加相关会议。

5.对超出职权范围的问题应向上级提出处理建议书。如果属于本岗位职责范围而没有设法解决问题的,发生一次要书面写明原因,发生二次警告,发生三次的给予解聘。

任职资格:

1.大专以上学历,一年以上工作经验;

2.熟悉任职岗位及下属岗位的各项业务及运作流程;

3.具有较强的管理能力和领导水平;

4.通过人力资源部统一组织的考核。

综合办事员岗位说明书

LDYYHQ—ZY/JJ—04/06

职务名称	综合办事员	直接上级	科长
所属部门	管理层	所辖人员	
定员人数	1	工作性质	管理

工作职责:

1.起草建设项目立项申请和报批中的各种公文和函件。负责向上级主管部门报送投资计划申请、报告、函件,办理建设项目的立项审批。

2.负责基建工程统计报表、打字、复印、文本制作等工作,收发和处理上级及医院各种来函和文件整理分类汇总,并交处领导签阅。

3.基建处各种办公设备的验收、进仓、出仓、登记、保管、维修;负责各种报刊资料的订阅领取、保管及借阅登记。负责办公室的卫生检查,办公用品采购发放,协助内外接待工作。

4.参与工程的招标活动,委托编制工程标底。办理中标通知书、招标文件、合同书、施工许可证、消防等各种手续。

5.组织编制工程项目的概算、预算、结算,委托三算的审核工作。办理工程拨款,办理工程结算手续和固定资产移交手续。

6.办理基建管理费的各项开支款项,如办公电话费的缴交、加班费、补贴发放等财务报销工作、工程款支付等财务审批手续。

7.基建项目按月、季、年度的统计报表,日常考勤、加班统计。

8.加强内部沟通,协调其他单位和部门的相关工作。

9.负责工会方面的工作,完成领导分配的其他工作任务。

10.对超出职权范围的问题应向上级提出处理建议书。如果属于本岗位职责范围而没有设法解决问题的,发生一次要书面写明原因,发生二次警告,发生三次的以不能胜任本岗位工作或不能履行其岗位职责给予解聘。

任职资格:

1.大专以上学历,一年以上工作经验;

2.熟悉任职岗位及下属岗位的各项业务及运作流程;

3.具有较强的管理能力和领导水平;

4.通过人力资源部统一组织的考核。

工程管理(现场代表)员岗位说明书

LDYYHQ—ZY/JJ—04/07

职务名称	工程管理(现场代表)员	直接上级	科长
所属部门	管理层	所辖人员	
定员人数	1	工作性质	管理

工作职责:

1.负责审核工程质量、安全生产、文明施工管理目标。

2.负责审核建设工程施工组织管理实施方案、施工总平面管理方案、工程质量管理方案。

3.负责按工程建设计划和工程施工组织设计(或施工方案)实施工程现场组织管理,与施工单位和其他单位、部门共同协作,搞好工程施工。

4.负责组织协调地质勘察、临时水电接驳、场地三通一平、测量放线定点维护等工程开工准备工作。

5.对所负责的工程项目要认真熟悉图纸,提出合理化建议。

6.负责组织图纸会审、技术交底,审核图纸会审记录、监理大纲、监理实施细则、施工组织设计(或施工方案)。

7.负责管理施工单位、监理单位执行规范和合同,督促监理单位、施工单位建立健全有效的质量控制体系,完善质量控制措施,及时解决施工中出现的各种技术问题。

8.负责督促监理单位严格监督施工单位按图纸和规范、标准施工,复核场地平面坐标、竖向高程控制点和工程测量管理。

9.负责在施工过程中设置质量控制点和进行日常质量跟踪监督,督促监理单位按设计图纸和规范要求对主要及关键工序和隐蔽工程进行检查和验收,做好工程日记。

10.负责监督监理单位对材料、半成品、成品、设备的检查和验收,并参加材料、工程检验的验收工作,严格监控各种建筑材料进场动态,并认真跟踪质量过程,如发现质量差或规格不符等问题,须立即提出处理意见,并予以解决。对主要设备的设计、生产、出厂等进行全过程监控,确保设备的质量和供货日期。

11.参加工程分部、分项隐蔽验收检查工作,组织工程竣工验收和备案工作。

12.负责检查、督促工程进度,监督监理单位督促施工单位按质按时完成工程任务。

13.严格掌握工程造价,在保证工程质量的原则下,积极提出合理化建议,努力降低工程造价,做好投资控制工作。

续表

职务名称	工程管理(现场代表)员	直接上级	科长
所属部门	管理层	所辖人员	
定员人数	1	工作性质	管理

14.参加工地每周例会,发现问题及时向主管领导汇报。

15.审核工程施工中的进度投资计划、报表,审核工程进度,报领导审阅签发。

16.签证图纸修改通知单和施工现场签证单,审核因图纸修改等而增减的工程量。严格合理签证工作内容、数量和时间。

17.竣工验收后,负责收集审查整理好施工技术资料、竣工资料、结算资料的收集、整理并确认移交处档案员。负责质量保修阶段的施工联系、协调工作。

18.负责对施工队伍的管理,注意检查安全生产、文明施工工作,教育施工队严格遵守国家、省市的政策、法规、规定和我院的有关规章制度。

19.参加施工过程中出现的质量(事故)问题的处理。

20.主持完成工程材料的选用,协助定价工作。

21.向设计单位、施工单位和其他单位送交公文、函件,领取设计图纸、变更通知、资料。

22.完成领导分配的其他工作。

23.加强内部沟通,协调其他单位和部门的相关工作。

24.对超出职权范围的问题应向上级提出处理建议书。如果属于本岗位职责范围而没有设法解决问题的,发生一次要书面写明原因,发生二次警告,发生三次的以不能胜任本岗位工作或不能履行其岗位职责给予解聘。

任职资格:

1.大专以上学历,三年以上工作经验;

2.熟悉任职岗位及下属岗位的各项业务及运作流程;

3.具有较强的管理能力和领导水平;

4.通过人力资源部统一组织的考核。

维修管理员岗位说明书

LDYYHQ—ZY/JJ—04/08

职务名称	维修管理员	直接上级	科长
所属部门	管理层	所辖人员	
定员人数	1	工作性质	管理

工作职责：

1.起草维修项目审批报告及完成审批程序。

2.负责维修工程日常管理工作。

3.办理维修工程的竣工验收工作及日后维保工作。

4.完成领导分配的其他工作任务。

5.对超出职权范围的问题应向上级提出处理建议书。如果属于本岗位职责范围而没有设法解决问题的,发生一次要书面写明原因,发生二次警告,发生三次的以不能胜任本岗位工作或不能履行其岗位职责给予解聘。

任职资格：

1.大专以上学历,一年以上工作经验;

2.熟悉任职岗位及下属岗位的各项业务及运作流程;

3.具有较强的管理能力和领导水平;

4.通过人力资源部统一组织的考核。

外勤办事员岗位说明书

LDYYHQ—ZY/JJ—04/09

职务名称	外勤办事员	直接上级	科长
所属部门	管理层	所辖人员	
定员人数	1	工作性质	管理

工作职责:

1.办理医院总体规划、工程项目单体方案、施工图的报建和消防、环保、防雷等报建。缴交或办理减免各项费用,领取批文等。

2.负责接待内外来访。联系和接待规划部门测量放线、验线、质监、消防、环保、防雷等政府部门的检查验收。

3.协调其他单位和部门的相关工作。

4.对超出职权范围的问题应向上级提出处理建议书。如果属于本岗位职责范围而没有设法解决问题的,发生一次要书面写明原因,发生二次警告,发生三次的以不能胜任本岗位工作或不能履行其岗位职责给予解聘。

任职资格:

1.大专以上学历,一年以上工作经验;

2.熟悉任职岗位及下属岗位的各项业务及运作流程;

3.具有较强的管理能力和领导水平;

4.通过人力资源部统一组织的考核。

第十章 保卫处作业文件范例

第一节 保卫处工作手册范例

编号:LDYYHQ—ZY/BW—2014	
版本 / 修改状态	A/0
发放控制号	

保卫处工作手册

编　制:

审　核:

批　准:

2017 年 07 月 01 日发布　　　　　2017 年 07 月 01 日实施

前　言

本工作手册依据 GB/T 19001—2008(ISO 9001:2008,IDT)《质量管理体系　要求》和保卫处实际编制,于 2017 年 07 月 01 日起实施。

本手册的编写、审批人员及部门如下:

主持编写部门:贯标办公室

主要编写人员:

审　核:　　　　日期:2017 年 07 月 01 日

批　准:　　　　日期:2017 年 07 月 01 日

修改履历记录

修改日期	修改前内容	修改原因及修改内容	修改人	批准人
2017 年 1 月	各科室、岗位工作手册	新增科室、岗位工作手册		
2018 年 1 月	治安科职责	完善、修改治安科职责		

目　录

序号	文件编号	文件名称	备注
1	LDYYHQ—ZY/BW—01	保卫处工作职责	
2	LDYYHQ—ZY/BW—02	保卫处组织机构图	
3	LDYYHQ—ZY/BW—03	保卫处质量目标	
4	LDYYHQ—ZY/BW—04	保卫处岗位说明书	单列
5	LDYYHQ—ZY/BW—05	治安科职责	
6	LDYYHQ—ZY/BW—06	消防科职责	
7	LDYYHQ—ZY/BW—07	医院安全管理细则	
8	LDYYHQ—ZY/BW—08	医院消防安全规定	
9	LDYYHQ—ZY/BW—09	医院防火工作规定	
10	LDYYHQ—ZY/BW—10	医院公共秩序管理规定	
11	LDYYHQ—ZY/BW—11	保安工作规定	
12	LDYYHQ—ZY/BW—12	保卫巡查规定	
13	LDYYHQ—ZY/BW—13	保安员处罚与奖惩细则	
14	LDYYHQ—ZY/BW—14	保安员职责	
15	LDYYHQ—ZY/BW—15	医院治安保卫规定	
16	LDYYHQ—ZY/BW—16	重点要害部门管理规定	
17	LDYYHQ—ZY/BW—17	家属区安全管理规定	
18	LDYYHQ—ZY/BW—18	安全疏散设施管理规定	
19	LDYYHQ—ZY/BW—19	义务消防队组织管理规定	
20	LDYYHQ—ZY/BW—20	灭火和应急疏散预案演练规定	
21	LDYYHQ—ZY/BW—21	燃气和电气设备的检查管理规定	
22	LDYYHQ—ZY/BW—22	保卫处值班规定	
23	LDYYHQ—ZY/BW—23	消防安全责任制	
24	LDYYHQ—ZY/BW—24	医疗、教学、科研科室部门安全管理规定	
25	LDYYHQ—ZY/BW—25	重点人口管理规定	
26	LDYYHQ—ZY/BW—26	临时工管理规定	
27	LDYYHQ—ZY/BW—27	监控室工作规定	

序号	文件编号	文件名称	备注
28	LDYYHQ—ZY/BW—28	停车场收费员管理规定	
29	LDYYHQ—ZY/BW—29	停车场管理规定	
30	LDYYHQ—ZY/BW—30	医院安全委员会职责	
31	LDYYHQ—ZY/BW—31	单位主要负责人履行保卫工作职责	
32	LDYYHQ—ZY/BW—32	消防安全教育、培训规定	
33	LDYYHQ—ZY/BW—33	防火巡查规定	
34	LDYYHQ—ZY/BW—34	安全检查规定	
35	LDYYHQ—ZY/BW—35	消防控制室管理规定	
36	LDYYHQ—ZY/BW—36	消防设施、灭火器材管理规定	
37	LDYYHQ—ZY/BW—37	火灾隐患整改规定	
38	LDYYHQ—ZY/BW—38	用火用电消防安全管理规定	
39	LDYYHQ—ZY/BW—39	易燃易爆化学危险物品安全管理规定	
40	LDYYHQ—ZY/BW—40	灭火和应急疏散预案演练规定	
41	LDYYHQ—ZY/BW—41	消防安全管理奖惩规定	
42	LDYYHQ—ZY/BW—42	视频监控资源隐私保护规定	
43	LDYYHQ—ZY/BW—43	视频监控资源使用规定	
44	LDYYHQ—ZY/BW—44	监控室管理规定	

保卫处工作职责
LDYYHQ—ZY/BW—01

　　医院保卫处是医院治安综合治理职能部门和办事机构，负责院内全面治安保卫及消防安全工作。其主要工作职责包括：

　　1.在医院党委、行政领导下拟定医院安全管理的各项规章规定，落实各项安全规定，制定和完善医院消防、治安、自然灾害等突发事件的应急预案，组织和实施各类突发事件的处置工作，做好医院综合治理工作。

　　2.贯彻《企事业单位治安保卫工作条例》，层层落实治安、消防安全责任制，坚持"谁主管、谁负责"的原则，对全院各部门的安全工作进行监督、指导。配合公安机关做好安全保卫工作。

　　3.拟定治安保卫工作计划和措施，动员各方面的力量，完成治安保卫任务。调解、疏导各类纠纷、协助公安机关查处发生在本院的刑事、治安案件及灾害事故，做好本单位职工和辖区家属及其他暂住人员的治安管理，调解纠纷，化解矛盾，帮助和教育轻微违法人员。严厉打击"医托、医闹"等危害医院利益的违法犯罪活动。

　　4.协同有关部门对全院职工、临时工经常进行法制教育、安全教育，增加法制观念，遵纪守法、提高警惕，积极同违法犯罪行为作斗争。

　　5.发动和组织群众，做好消防工作，加强要害部位和重点部位的保卫，落实安全措施，发现隐患及时向有关负责人及院领导提出整改建议，并督促整改。每月组织全院性的消防防范检查，查出隐患，督促整改，定期做好职工的消防宣传工作。

　　6.组织和领导保安队、义务消防队等组织，搞好治安联防，加强信息建设，维护医院内部的治安秩序。根据掌握的基础情况，适时对医院的治安、稳定形势作出分析预测，对各类案件多发地域和多发时期采取具体有效地打击、防范措施。

　　7.对公安机关依法交付监督、考察的犯罪嫌疑人或者被告人实行监督、考察。依法打击"黄、赌、毒"和邪教组织活动。

　　8.负责医院财务系统的护款工作。

　　9.按照公安部门和医院户籍管理规定，搞好医院户籍工作，协助公安机关定期进行户籍审验。

　　10.负责来院首长、外宾和本院领导的安全保卫，配合有关部门做好保密工作，防止泄密、失密、窃密事件发生。

　　11.负责院区的交通秩序管理。

　　12.完成上级交办的其他工作。

保卫处组织机构图
LDYYHQ—ZY/BW—02

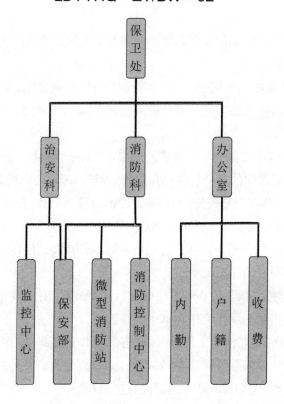

保卫处质量目标
LDYYHQ—ZY/BW—03

1.消防喷淋、消火栓及消防报警、安控系统设备设施良好,运行正常无事故隐患;

2.电气、电讯、电梯、安控系统设备设施;

3.服务区域内治安环境良好、安全;

4.停车有序、计时收费;

5.服务对象 / 用户投诉及时处理率 100%。

治安科职责
LDYYHQ—ZY/BW—05

1.在处长的领导下,落实医院安全保卫工作责任制和安全技术防范措施,防止盗窃、破坏和治安灾害事故的发生。

2.调解处理医院内治安纠纷;维护医院正常的教学秩序和工作秩序。

3.对医院内有违法但尚未构成犯罪的人员进行帮助、教育。

4.积极协助公安机关查破医院内发生的各类刑事案件和治安案件。

5.积极开展法纪法规、安全防范宣传教育工作,配合领导协调各职能部门落实治安责任制,不定期组织各类安全检查。

6.加强对保安人员的业务指导和监督管理。

7.负责对医院治安应急队伍和医院保安队伍的指导,调动职工及患者自我管理、自我防范的积极性,发挥治安自我防范的作用。

8.严厉打击"医托、医闹"等危害医院利益的违法犯罪活动。

9.负责院区的交通秩序管理。

10.负责医院财务系统的护款工作。

11.完成上级交给的其他工作。

消防科职责
LDYYHQ—ZY/BW—06

1.在处长的领导下,依据《消防法》《机关、团体、企事业单位消防安全管理规定》及有关法律规定,认真落实"预防为主、防消结合"的方针,掌握医院消防工作情况,制定不同时期的消防工作计划。

2.会同有关部门深入医院职工中开展消防法律法规及消防安全知识宣传教育,提高广大职工的消防安全意识。

3.负责医院、科室的消防管理工作。

4.定期对医院义务消防队进行消防培训和实战演练。

5.组织起草医院重点要害单位(部位)消防安全管理规定。

6.负责与重点要害科室(部位)消防安全责任人签定消防安全责任书。

7.定期或重大活动前对各科室进行消防隐患检查,发现重大火险隐患及时报处领导,并提出整改建议。

8.负责《隐患整改通知书》的下发及隐患整改后的复查工作。

9.及时制止医院内非法用电、乱点明火、乱搭乱建等违反消防安全法规的行为。检查医院内经营户及营养楼消防安全情况。

10.负责消防器材的添置、维修、养护;对损坏、挪用、盗窃消防器材的行为进行查处。

11.发生火情立即赶赴现场,组织人员报警和进行扑救;火灾扑灭后,保护火灾现场,协助调查起火原因。

12.完成处领导交办的其他消防工作。

医院安全管理细则
LDYYHQ—ZY/BW—07

医院安全保卫工作是医院行政管理工作的重要组成部分,为规范医院内部治安保卫,消防安全管理工作。保护医院工作人员,患者的人身财产安全和公共财产安全,维护医院的医疗教学和科研秩序,创造一流医院,依据国务院 421 号令《企业、事业单位内部治安保卫条例》,公安部 61 号令和医院的有关管理度,制定本细则。

1.根据国务院 421 号令《企业、事业单位内部治安保卫条例》单位的法人对本单位的内部治安,保卫、消防工作负责,为第一责任人,主管保卫、消防工作的负责人为直接责任人。保卫处负责人为管理责任人。

2.单位内部治安保卫、消防工作贯彻预防为主、突出重点、打击犯罪、保障安全、群防群治的方针。

3.根据治安保卫条例第十三条第七款规定医院为县级以上人民政府确定为重点单位。医院治安保卫工作的原则:①服务于医疗、教学、科研、医院建设、创造良好安全就医环境的中心原则;②"谁主管、谁负责"的原则;③锐意改革,不断强化的原则。

4.维护内部治安秩序,预防打击各种犯罪活动,同治安灾害事故作斗争。确保重点部位和要害部位的安全,做好防火工作,为保卫工作的任务。

5.建立健全医院内部治安保卫、消防机构,规定措施和必要的治安防范设施;医院的治安保卫、消防工作、集体户口等与安全有关的事项由保卫机构主管,为加强保卫力量,另组建保安队伍,保安人员由城关公安分局保安公司提供,保安员的工作受保卫处的指导和监督。

6.保卫人员应当接受有关法律知识和治安保卫、消防业务、技能以及相关专业知识的培训。

7.保卫人员应当依法,文明履行职责,不得侵犯他人合法权益。保卫人员为专职或义务消防员。

8.保卫工作人员应当履行下列职责:

(1)治安、消防等安全问题由保卫机构组织检查,重点、要害部位得到重点保护。治安、火灾隐患及时得到排查、处理,发生治安案件,涉嫌刑事犯罪案件及时得到处置。

(2)医院保卫机构负责全院的安全保卫、消防工作,保证院内正常的医疗和生活秩序,制定安全规定。

(3)开展治安防范、消防宣传教育、落实单位内部治安保卫、消防规定及安全防范措施,协助公安机关做好"四防",集体户口管理、暂住人员及临时工的管理工作,配合政府部门做好综合治理,做好防汛工作及预备役等工作。

(4)根据需要,严格探视规定,登记出入物品和车辆。

(5)在院内进行治安巡逻和检查,建立巡逻检查和治安隐患、火灾隐患的整改记录。

(6)维护院内的治安秩序,制止发生在单位内部的违法行为,对难以制止的违法行为以及发生的治安案件涉嫌刑事犯罪案件应当立即报警,并采取措施保护现场,配合公安机关的侦查、处置工作。

（7）督促落实、内部治安防范、消防设施的建设和维护。

（8）结合群防群治的方针和原则，组建各科室的治安员、义务消防员。

（9）物业管理单位应当对受委托管理范围内的公共安全、消防安全、管理工作负责。

9.为开展落实各项工作规定、措施保卫组织有下列权力：

（1）制定完善内部治安保卫规定，落实治安消防防范措施，监督、指导保安队伍的建设。

（2）检查指导治安保卫工作，发现有违反本细则的行为或治安火灾隐患，及时下达整改通知书，责令限期整改，科室或部门逾期未整改，造成职工、患者人身伤害、公私财产损失或者严重威胁人身安全、公私财产安全或者公共安全的，在通知核算办后在相关科室的当月劳务提成中进行处罚。并向院方有关组织建议对相关科室部门主要负责人或其他直接责任人给予处分，情节严重，构成犯罪的依法追究刑事责任。

（3）根据治安形势，消防等事件需求有权调整保安工作，调派保安人员。

（4）保卫组织在建立义务消防队时保安队伍为常备义务消防队，其他任何人不得以任何借口推脱。

（5）职工个人或物业公司及员工违反本细则，参照本细则的有关规定执行。

10.治安保卫和消防安全规定包括下列内容：

（1）门卫、值班、巡查规定。

（2）医疗、教学、科研科室部门的安全管理规定。

（3）医院内部的消防、交通安全管理规定。

（4）治安、消防安全责任规定及防范教育培训规定。

（5）内部发生治安案件、涉嫌刑事犯罪案件、火灾的登记报告规定。

（6）存放有爆炸性、易燃性、放射性、毒害性、传染性、腐蚀性等危险物品和传染性菌种、毒麻药品等相应的安全管理规定。

（7）重点人口的管理规定。

（8）对本院的临时工及物业公司等外单位在院内工作人员的管理规定。

（9）奖惩考核规定。

11.保卫机构在接到报警后，不履行职责，致使职工、患者等人员人身财产和公共财产遭受损失，或者有其他玩忽职守、滥用职权行为的，对直接负责的主管人员和其他直接责任人员依法给予行政处分。并扣发所在科室或责任人的当月劳务提成的10%，并于科室、个人的年度考核中减去总得分的10%，情节严重，构成犯罪的依法追究刑事责任。其他人员在执行细则中有玩忽职守、滥用职权造成治安、火灾隐患等安全隐患者参照前款规定处罚。

12.安全管理工作参照本细则的有关规定执行，招标的物业公司、在本单位院内施工的单位应当遵守本细则的规定及管理规定。

医院消防安全规定
LDYYHQ—ZY/BW—08

医院是一个人员流动量大、繁杂的公共场所,为了严防火灾发生,确保国家财产和医务人员及患者生命财产安全,特制定本规定。

为了贯彻《消防法》和公安部第 61 号令及重点单位消防安全"十项标准",做好医院安全防火工作,保证医院的工作顺利进行及人民生命财产安全,消防工作贯彻"以防为主,防消结合"的方针。

一、院消防领导责任制

1.在院长的领导下,各级领导和职能科室应在各自工作范围内对岗位安全规定负责。

2.认真贯彻执行国家和上级机关发布的一切消防工作的政策条例、条令及本院安全防火规章规定,经常进行安全防火教育。

3.在布置研究工作的同时,要提出安全防火工作的要求,掌握基层防火工作情况,在年终总结时要把安全防火作为重点来考核。

4.定期召开院级安全防火工作会议,研究解决消防工作中存在的问题,每年进行三次消防工作大检查,堵塞火险漏洞、消防火险隐患及不安全因素。

5.发生火警、火灾应组织职工及时进行补救,责成职能部门查清原因,根据火灾责任进行处理。

二、科室领导安全防火责任制

1.认真贯彻执行本院消防规章规定,组织职工讨论、贯彻、执行。

2.制定本科室安全防火规章规定,结合本科室具体情况召开一次消防会议,同时进行消防工作检查,并做记录汇报。

3.发生火警后要及时组织本科室职工扑救,指挥得当,平时"以防为主"发现隐患及时解决,如难以解决要向上级领导或主管部门汇报,否则发生问题由本科室负责。

三、认真做好安全防火责任制

1.认真贯彻执行一切消防工作条例,条令和规定。

2.进行宣传《消防法》和公安部第 61 号条令,做好安全防火工作,随时检查职工遵守情况,发现问题及时解决。

3.上级批准的明火作业,用电和化学药品、易燃易爆品应认真按安全操作规程执行,发现隐患应立即终止。

四、安全防火的专职机构是院保卫处,特拟定安全防火职责

1.认真贯彻执行《消防法》和公安部第 61 号令,严格检查院内各部门安全防火规定,实施消防监督管理,依照《消防监督条例》《刑法》《治安管理处罚条例》《企业事业单位内部治安管理条例》的规定和技术规范去做好消防工作。

2.积极落实上级指示,职能人员时常检查对规定措施的执行和落实,消防器材、设施应具体落实到专人负责。

3.组织义务消防队员进行专门培训,掌握消防基本知识,并对"以防为主"发现隐患及时解决,如难以解决要向上级领导或主管部门汇报,否则发生问题由本科室负责。

五、认真做好安全防火责任制

1.认真贯彻执行一切消防工作条例、条令和规定。

2.进行宣传《消防法》和公安部第61号条令,做好安全防火工作,随时检查职工遵守情况,发现问题及时解决。

3.上级批准的明火作业、用电和化学药品、易燃易爆品应认真按安全操作规程执行,发现隐患应立即终止。

六、奖惩

1.在安全防火工作中,有下列突出成绩者,在年终评比时应给予奖励。

(1)贯彻上级指示精神,防火措施得力,发现事故苗头能迅速报告并能排除隐患。

(2)热爱消防工作,工作认真负责,对自己工作区域内的火源、火险漏洞能做到心中有数并能采取预防措施,全年无事故。

(3)责任性强、爱护消防器材,时常对消防器材进行检查,发现问题及时汇报。

(4)扑救火灾、抢救国家财产和职工生命的关键时刻,挺身而出积极勇敢作出显著成绩者。

2.对全院检查后发现的火灾隐患,及时进行立案、整改。

3.认真查处火灾事故,凡发生的火灾,损失在100元以上者,一律立案并上报消防领导小组。协同查明火灾原因,提出处理意见,总结经验教训。同时进行整改,做到"三不放过"。即:

(1)事故原因及其责任者不清不放过。

(2)事故的责任者和群众没有受到教育不放过。

(3)没有防范措施不放过。

医院防火工作规定
LDYYHQ—ZY/BW—09

一、总则

1.医院安全防火的指导方针是"工作要服从安全,安全为了工作","宁可千日不着火,不可一日不防火",贯彻"预防为主,防消结合"的消防工作方针。

2.成立安全防火的领导小组。

3.健全防火的消防组织即:院保卫处、各科室的义务消防员、保安员。

4.院义务消防队员的任务和职责:

(1)义务消防队员要熟悉各种灭火器材的性能和构造,正确掌握使用方法,发生火灾能迅速、准确进行使用。

(2)服从命令听从指挥,每个义务消防队员要牢固树立常备不懈的思想,随时听从组织召唤,哪里有火情,就冲向哪里,要成为防火工作尖兵。

(3)平时要认真学习消防知识,定期参加训练和消防演习,不断提高消防技能。

（4）努力提高业务水平,熟练掌握本部门设备情况。摸索火险事故规律患于未然。

（5）积极参加安全防火大检查,主动进行日常检查,发现隐患汇报及时,能主动协助领导搞好整改工作。

（6）忠于职守,敢于碰硬,对违章现象敢于制止和展开批评教育。

（7）爱护消防设备,能定期进行检查维护,使灭火工具经常处于良好状态。

二、安全防火管理

1.凡经常用火进行工作、生活的设备,要建立岗位防火责任制,做到安全操作,人离火熄,包括:①木工房;②中药库房。

2.不许在要害部门明火作业,要动明火必须经领导批准。

3.消防设备定期检查,按时维护保养,换药经常保持良好状态。必须将消防器材放在明显和便于取用的地方。

4.对乱用消防器材的行为要严肃对待,根据情节轻重给予罚款和批评教育,对有意损坏造成严重后果者要追究刑事责任。

5.各科室在区域内的消防栓、消防桶、灭火机等为专用消防器械,不准拆卸、挪、借,各分管部门指定专人加强管理,发现问题及时检修或报告。

三、电器设备防火管理

1.各科室使用电炉、电熨斗、烤箱、电灯、电焊机、电风扇、配电室指定专人负责管理和使用,制定岗位安全防火责任制。

2.各种开关的防护盖、门要保持完好。

四、要害部门的防火管理

1.氧气站

（1）气瓶必须进行定期检查,使用中如发现有严重腐蚀和其他损伤,应提前检验和更换。

（2）气瓶使用、运输储存要有管理规定和操作规程,严禁将液化气残液倒入地沟、下水井及居民区和院内任何地方。

（3）站内外严禁烟火、照明线路,灯具开关均要安在室外,采用投光照明。

（4）使用部门要制定规定并设专人保管,充气前必须检查,超过日期、瓶阀损坏或接头处被污染,不得充气。

（5）搬运氧气瓶要有防震圈,要盖上瓶帽,严禁从高处摔下和地上滚动。

（6）使用时要直立用夹子固定,禁止暴晒、敲打,周围严禁烟火。

2.汽车库

（1）库中不准存放汽油、液化气瓶等其他易燃易爆物品,废油、机油也不得存放在库内。

（2）油箱渗漏不得入库,不准在库内生火、烘烤油路水箱。

（3）车库内严禁抽烟。

3.木工房

（1）室内要配备灭火器材,加工中的刨花、锯沫每日清理干净。

（2）材料要堆放整齐,远离火源。

（3）工作现场严禁吸烟。

4.药剂科

（1）中、西药制剂室要按操作规程作业,制定岗位安全防火责任制。

（2）对易燃易爆、剧毒药品严格管理,指定专人负责,不得任意乱拿和乱放。

5.放射科

（1）大型检查仪器必须按安全规程操作。

（2）指定专人负责管理,制定防火安全岗位责任制,不得将易燃易爆物品带入机房内存放。

五、防火教育

1.特殊工种、锅炉工、电工、检修和管理员都需经专业培训方可独立操作。

2.义务消防队每年至少进行两次集中学习,学习消防技术,训练灭火本领,要求每个队员做到:能宣传、能检查、能及时发现火险隐患、能协助组织排除火险、能有效地扑救初期火灾。

3.每年入冬要进行两次防火教育及防火安全检查,提高职工安全工作的思想认识。

医院公共秩序管理规定
LDYYHQ—ZY/BW—10

1.住院部主入口 12 小时立岗值班。

2.对院内重点部位每小时巡查一次。

3.应对全院公共设施、水池、设备房、顶层天台等危险隐患部位设置安全防范警示标志。

4.对进出院区的车辆实施登记管理,并引导车辆出入、有序停放车辆(含非动机车)。

5.对火灾、水浸、电梯困人、刑事、交通事故等突发事件应急处理预案(每年预演一次)。

6.医院设立保卫人员 55 名。

保安工作规定
LDYYHQ—ZY/BW—11

1.保安人员上岗时必须精神饱满、着装整齐,文明、依法执勤,以防为主、防治结合,实行部队正规化管理。

2.保安人员要接受保卫处的监督和指导,要及时纠正工作中出现的问题。

3.执勤中发现违法犯罪行为,要及时抓获扭送保卫科,同时报告有关领导,不得擅自做主和处理重大问题。

4.遇有争吵、打架斗殴、酗酒滋事、医患纠纷等现象要及时劝解,防止事态扩大并及时报告保卫处及相关领导。

5.各值勤点在接到医院内部报案时,在问明情况后,应迅速赶往现场,同时向保卫科和相关领导报告,遇有盗窃和其他刑事案件,在到达现场后,应保护现场,并对知情者询问,同时向保卫科和相关领导报告。

保卫巡查规定
LDYYHQ—ZY/BW—12

1.巡逻为 24 小时,不间断制。

2.巡逻时衣装整洁,每组不少于 2 人。

3.特别对重点要害部位要特别保护、特别重视。

4.发现可疑人员,严格盘查,发现可疑出现的安全隐患应当及时进行处置,并向相关领导汇报。

5.对易发案部位、易发案时间段严格巡视及控制。

6.巡查有记录,交接手续清楚。

保安员处罚与奖惩细则
LDYYHQ—ZY/BW—13

为了加强保安队伍管理,提高保安服务质量,完善内部监督机制,严肃组织纪律,预防和减少保安人员违规、违纪、违法事件的发生,促进保安事业健康发展,本着有章可循、规定管人的指导思想,特制定本细则。

一、处罚的种类

1.对违反保安部各项规章规定行为的处罚为以下四种:

(1)警告(批评教育、责令写出书面检查)。

(2)罚款:20 元以上,80 元以下。

(3)行政处分:警告、记过、停工培训、免职、辞退、开除。处罚决定以通报形式下发各部门。

(4)附加:赔偿损失(包括医疗费)。

2.违反规章规定有以下情形之一的予以警告:

(1)情节特别轻微的。

(2)主动承认错误的,并及时改正的。

3.有下列违规行为之一的罚款 20 元:

(1)执勤时迟到 30 分钟以内的,超过 30 分钟按旷工处理;

(2)执勤时不按规定着装的;

(3)执勤时不按规定佩带不齐全的;

(4)执勤时不按规定礼貌用语的;

(5)执勤时举止行为不文明的;

(6)执勤时岗姿不规范的;

(7)执勤时与他人闲聊的;

(8)执勤时看书、看报的;

(9)执勤时吃零食的;

(10)执勤时吸烟的;

(11)执勤时打闹的;

(12)保安人员留长发的;

(13)保安人员蓄胡须的;

(14)保安人员染头发的(黑色除外);

(15)保安人员有人体彩绘的;

(16)不按交接班程序、动作进行交接班的;

(17)不认真、及时填写执勤日志的;

(18)撕毁、涂改执勤日志的;

(19)不按规定时间领取执勤日志的;

(20)值班室内卫生不整洁的;

(21)值班室、宿舍内乱贴、乱画,内务不整的;

(22)值班室内斜躺横卧的;

(23)违反客户单位规章制度造成不良影响的;

(24)机关人员上班时间违反公司行为规范的;

(25)机关人员对基层人员来单位办事进行搪塞、推诿、拖拉或态度不好的。

4.有下列违规行为之一的,罚款40元:

(1)用单位或客户电话闲聊的;

(2)饮酒后上岗执勤的;

(3)饮酒后查岗的;

(4)执勤时不服从命令的;

(5)执行大型执勤任务时携带亲友、无票人员入场的,除罚款外进行补票;

(6)保安人员在执勤岗位上谈情说爱的;

(7)无故不参加公司、护卫部、大队、中队、小队会议的;

(8)无故不参加轮训、学习的;

(9)工作期间管理人员到公司或护卫部办事不按规定着装的;

(10)保安制服外借的;

(11)损坏配发的保安器材,除罚款外并按价赔偿;

(12)未经单位领导批准公车私用、外借;除罚款外对造成事故的,经济损失由个人承担;

(13)不按规定按时归队的;

(14)无理干扰工作会议秩序的。

5.对有下列违规行为之一的,罚款60元,并予以行政处分:

(1)带闲杂人员在执勤点过夜的;

(2)酒后到执勤点影响其他队员正常执勤或休息的;

（3）着保安服在公共场合酗酒的；

（4）利用工作和职务之便索要财物、谋取私利、侵犯客户和群众利益的，除没收或返还非法所得外并处罚；

（5）挑弄是非，造成事端的；

（6）执勤证及各类大型活动等专用证件外借的；

（7）虚报考勤的；

（8）违反客户单位规定，私自使用客户单位办公设备的（电话、电脑、复印机等专用设备），除罚款外并追缴费用；

（9）执勤时无故空岗、脱岗的；

（10）执勤时违规睡岗的；

（11）执勤时无故旷工的；

（12）保安人员参与赌博的。

6.有下列行为之一的，罚款 80 元，并予以行政处分，造成经济损失的当事人赔偿损失（包括医药费）：

（1）私开机动车辆的；

（2）执勤岗位或宿舍内酗酒的；

（3）酒后到客户单位影响正常的办公、工作秩序的；

（4）执勤时发现异常情况不采取措施、视而不见的或不及时汇报的；

（5）保安人员内部打架斗殴的；

（6）保安人员借用客户单位和群众财物逾期不还的，追缴财产并罚款；

（7）执勤点值班室、宿舍内未婚同居的；

（8）执勤时动手殴打他人的；

（9）在执勤中失职而造成客户财产损失的；

（10）擅自挪用保安费的；

（11）保安费收取后不按时上交的；

（12）未经上级领导批准擅自调动队员从事其他事务的；

（13）管理人员克扣、索要队员财物的，欺压、体罚、殴打、辱骂队员的；

（14）偷拿客户或群众财物的；

（15）发生事故隐瞒不报、欺骗上级的；

（16）因违规违纪事件导致媒体曝光的；

（17）擅自外出勤的，除罚款外，责任自负；

（18）有打击报复行为的；

（19）查岗人员欺上瞒下、让人代查、敷衍了事或无故不查岗的；

（20）保安人员因工作不负责任，被客户单位提出更换，经查属实的；

（21）不服从纠察人员正常督察工作的；

（22）管理人员调查情况时，相关人员隐瞒事实真相，出具伪证或者隐匿、毁灭证据的；

(23)无正当理由拒不采纳纠察整改意见的。

7.工作中出现其他违规行为的,比照本细则条款进行处理。对无视组织纪律,不遵守护卫部的各项规章规定、屡教不改、情节后果严重的按处罚各类的第三款(行政处分)处理。

8.纠察人员和管理人员在执行本细则时,应严格遵守护卫部规定,秉公执行,不得徇私舞弊、打击报复,一经举报或发现,经护卫部调查核实后,比照本细则相关内容进行处罚。

9.保安员有违法犯罪行为的,交由司法机关处理,一切后果自负。

10.对违反规章规定行为的处罚,由纠察队和小队长以上管理人员执行。处罚结果由护卫部纠察队、大队、中队逐级核定后执行,违反细则给予行政处分,由大队长和纠察队共同提交经理办公会议决定。

处罚单于当月 24 日报纠察队,由纠察队统一审核汇同考勤一并上报。

二、对违规违纪行为的处罚,运用下列程序

1.现场开具处罚单,当场处罚。

2.调查取证:

(1)向客户单位调查取证;

(2)向队员、管理人员调查取证;

(3)向当事人调查取证;

(4)向群众调查取证。

取证材料上应有客户单位或者当事人的签字盖章。处罚应填写处罚单,并立即向本人宣布。被处罚人拒绝在处罚单上签字的,就注明:"×××拒绝签字"。处罚单一式四份,处罚后,被处罚人的处罚单可当面交给被处罚人,内勤一联于规定时间内交给纠察队,其他两联由主管队领导保存。

3.对需要调查核实的违纪行为,纠察队以书面材料提交护卫部经理办公会。对保安人员需要作出停工培训的由部门提出具体意见,报主管领导同意后交人事部门办理手续,由保安学校进行培训。

4.被处罚人的权利。被处罚人对处罚有异议,可在三日内向纠察队以书面形式提出异议申请,在申请期间,不影响处罚的执行。

保安员职责

LDYYHQ—ZY/BW—14

1.熟悉院区楼宇结构,单元户、楼座排列,各种公共设施、设备的分布位置,各类公共场所的使用性质和服务对象;院区内的区间道路走向、车辆和人员流动规律。掌握住宅区全面情况,具备院区治安执勤巡逻必须的治安防范知识和技能。

2.保安必须统一着装上岗,仪容严整,精神饱满,服务用户使用"请问""您好""谢谢"等文明用语,处理情况时做到先立正敬礼,遵守文明执勤的工作规定。

3.熟悉院区环境、外来人员和暂住人员管理的制度、法规以及国家的有关治安条例,辖区内按章查验可疑人员的物证,预防违法犯罪分子窜入病区作案。

4.严格遵守纪律,按规定时间交接班,不迟到不早退,更不能误班、漏班。

5.有效制止住宅区内各种违反消防、装修卫生、绿化等管理规定的行为,有效制止违反各类公约、公共规定和干扰、妨碍管理工作的理想,禁止乞讨、捡破烂人员进区流窜。

6.督导车辆保管的安全工作,督导住宅区道路停车和行车管理,保持区内设施的各类消防、安全、交通等标志齐全醒目。

7.积极协助派出所搞好本区的治安管理和必要的调查取证。

8.懂得火警、匪警发生时的应急措施,懂得一些救护常识,必须首先以最快的速度投入警情战斗中去,不允许以任何借口推脱。

9.协助调节业主、住户之间的纠纷。

10.严格执行交接班规定,对当班中各种异常情况在认真处理的前提下,做好书面交接记录,以备查考。

11.完成保卫处交办的其他任务。

医院治安保卫规定
LDYYHQ—ZY/BW—15

1.依据《企业、事业、单位内部治安保卫条例》,为了规范医院治安保卫工作,保护人身财产安全和公共财产安全,维护单位的工作、医疗教学和科研秩序,特制定本规定。

2.内部治安保卫工作贯彻预防为主、突出重点、保障安全、领导负责的方针,应当突出保护单位内人员的人身安全,不得以经济效益、财产安全或者其他任何借口忽视人身安全。

3.医院的主要负责人对本院的治安管理工作负责。

4.医疗机构为治安保卫重点单位工作,根据公安机关的要求和社会治安状况、医院治安保卫工作需要设置治安保卫机构即保卫科,配备专职保卫人员,并聘用或组建专职治安员(保安)。

5.医院是救死扶伤、保障人民群众健康的公共场所,禁止任何单位和个人以任何理由故意扰乱医院正常诊疗秩序,侵害就诊者合法权益,危害医务人员人身安全,损坏医院财产。

6.加强治安管理,采取坚决有效的措施,维护正常的诊疗秩序,对院内发生的各种刑事、治安案件要及时报警,积极配合公安机关,依法查处对影响恶劣职工反映强烈的案件,要采取有效可行的预防措施,杜绝此类案件的发生,并要与公安机关通力合作,密切配合,快侦、快办,与其他医疗保卫机构互通情况。及时掌握动态、把握先机、防患未然。

7.对有可能导致医患矛盾激化、危及医疗机构、医务人员和患者安全及扰乱医疗正常工作秩序的事件,要协同有关部门妥善处理,做好解释、疏导工作,并向有关领导部们汇报(主管院长、公安机关)。

8.有下列行为之一构成违反治安管理行为的,报保卫科,依据《企业、事业、单位内部治安保卫条例》处理：

(1)妨碍、干扰医务人员依法履行职责的。

(2)在院内寻衅滋事的。

(3)在医院内故意损坏公共财物的。

(4)利用封建迷信扰乱医疗工作秩序；损害他人身体健康或者骗取财物的。

(5)偷窃医院、医务人员以及患者财物的。

(6)侮辱、威胁、恐吓、殴打医务人员的。

(7)非法限制医务人员人身自由的。

(8)其他扰乱医院正常诊疗秩序行为的。

(9)根据"谁主管、谁负责"，"管好自己的人、看好自己的门"，与各科室签订治安管理目标责任书。

(10)加强对重点要害部位的监督检查及预防措施，对存在治安隐患的部位要立即整改。

(11)群治，每位职工都有责任和义务为医院的安全着想，发现隐患、掌握信息及时向保卫处汇报，搞好治安保卫，创造安全的诊疗环境。对治安保卫作出贡献者，由保卫处选先进集体或个人，依据《安全管理细则》中的有关规定予以奖励。

重点要害部门管理规定
LDYYHQ—ZY/BW—16

1.我院要害部门、要害部位的列选是以对国家、社会和我院有较大影响和关系人民生命健康的关键部位、要害部门、重点部位。包括财务科、收费科、水泵房、配电室、药剂科、核医学科、膳食中心、锅炉房等。

2.要害部位、重点部位的安全保卫工作实行谁主管谁负责的原则。列选的要害部门、重点部位所在单位的主要负责人为本单位要害部门、重点部位保卫工作负责人，全面负责要害、重点部位的安全保卫工作，组织人员落实保卫措施，经常检查安全状态，及时发现隐患，积极采取整改，确保安全。

3.要害部门、重点部位的工作必须由政治可靠、工作认真负责、技术熟练的人员担任。

4.院保卫处对要害部门、重点部位的安全保卫工作每年要进行两次检查，发现重大隐患要通知有关单位负责限期整改。

5.建立院要害部门、重点部位档案，管理人员填写《重点部位工作人登记本》。此表作为院保卫工作重要档案材料之一和依法追究法律责任的凭据。

6.医院对在要害部门、重点部位安全保卫工作中作出显著成绩的单位和个人给予表彰、奖励。对工作失职、出现不安全事故者，追究有关单位和个人的责任，直至移交司法部门处理。

7.记录

《重点部位工作人登记本》 JL—ZY/BW—14/01

家属区安全管理规定
LDYYHQ—ZY/BW—17

为维护家属区安全和正常的生活秩序,为职工创造良好的生活环境,特制定以下安全管理规定。

1.值班人员要注意观察和发现可疑人员(如盗窃、吸毒、打架斗殴、兜售非法物品等),对掌握实据的可疑人员扭送公安机关。

2.注意观察和发现有无撬门扭锁、攀登窗户或搬、拉、破坏窗户防护栏的可疑现象。

3.严禁小商小贩或不明身份的人员进入家属区叫卖、喷贴广告、推销、收购物品等现象和从事非法活动。

4.外出车辆和人员携带的大件物品,应由有关职工或家属主动向门卫说明带出物品名称和数量后带出。禁止将危险物品、易燃、易爆物品和其他有害物品带入家属区。

5.疏导出入车辆和行人,清理门卫责任区的无关人员,大门外不得有影响交通的摊点。

6.外来车辆一般不允许入内,探亲访友的小车、面包车可视具体情况放行,出租车遇有特殊情况(如携带超重物品,老年人行动不便者,病人及下雨雪、刮大风天气)可放行。随行车辆在家属区不得鸣笛,须停放在工作人员指定的区域。外单位大型车辆在家属区无公务者不得入内。

7.家属区大门夜间23:30时关闭,晨6:30时开启,大门关闭期间对出入人员问明情况后放行。

8.对不服从值班人员管理、无理取闹者,值班人员有权进行处理或向公安机关报警。

安全疏散设施管理规定
LDYYHQ—ZY/BW—18

1.医院应保持疏散通道、安全出口畅通,严禁占用疏散通道,严禁在安全出口或疏散通道上安装栅栏等影响疏散的障碍物。

2.按规范设置符合国家规定的消防安全疏散指示标志和应急照明设施。

3.保持防火门、消防安全疏散指示标志、应急照明、机械排烟送风、火灾事故广播等设施处于正常状态,并定期组织检查、测试、维护和保养。

4.严禁将安全出口上锁。

5.严禁将安全疏散指示标志关闭、遮挡或覆盖。

义务消防队组织管理规定
LDYYHQ—ZY/BW—19

1.义务消防员应在消防工作归口管理部门领导下开展业务学习和灭火技能训练,各项技术考核应达到规定的指标。

2.要结合对消防设施、设备、器材维护检查,有计划地对每个义务消防员进行轮训,使每个人都具有实际操作技能。

3.按照灭火和应急疏散预案每半年进行一次演练,填写《消防灭火、疏散演练记录》,并结合实际不断完善预案。

4.每年举行一次防火、灭火知识考核,考核优秀给予表彰。

5.不断总结经验,提高防火灭火自救能力。

6.记录

《消防灭火、疏散演练记录》　JL—ZY/BW—17/01

灭火和应急疏散预案演练规定
LDYYHQ—ZY/BW—20

1.制定符合本院实际情况的灭火和应急疏散预案。

2.组织全员学习和熟悉灭火和应急疏散预案。

3.每次组织预案演练前应精心开会部署,明确分工。

4.应按制定的预案,至少每半年进行一次演练。

5.演练结束后应召开讲评会,认真总结预案演练的情况,发现不足之处应及时修改和完善预案。

燃气和电气设备的检查管理规定
LDYYHQ—ZY/BW—21

1.应按规定正确安装、使用电器设备,相关人员必须经必要的培训,获得相关部门核发的有效证书方可操作。各类设备均需具备法律、法规规定的有效合格证明并经维修部确认后方可投入使用。电气设备应由持证人员定期进行检查(至少每月一次)。

2.防雷、防静电设施定期检查、检测,每季度至少检查一次,每年至少检测一次并记录。

3.电器设备负荷应严格按照标准执行,接头牢固,绝缘良好,保险装置合格、正常并具备良好的接地,接地电阻应严格按照电气施工要求测试。

4.各类线路均应以套管加以隔绝,特殊情况下,亦应使用绝缘良好的铅皮或胶皮电缆线。各类电气设备及线路均应定期检修,随时排除因绝缘损坏可能引起的消防安全隐患。

5.未经批准,严禁擅自加长电线。各科室应积极配合安全小组、维修部人员检查加长电线是否仅供紧急使用、外壳是否完好、是否有维修部人员检测后投入使用。

6.电器设备、开关箱线路附近按照本院标准划定黄色区域,严禁堆放易燃易爆物并定期检查、排除隐患。

7.设备用毕应切断电源。未经试验正式通电的设备,安装、维修人员离开现场时应切断电源。

8.除已采取防范措施的科室外,工作场所内严禁使用明火。

9.使用明火的科室应严格遵守各项安全规定和操作流程,做到用火不离人、人离火灭。

10.公共场所内严禁吸烟并张贴禁烟标识,每一位员工均有义务提醒其他人员共同遵守公共场所禁烟的规定。

保卫处值班规定
LDYYHQ—ZY/BW—22

1.值班时间为 24 小时。

2.值班人员有权处置一般性治安案件,负责接待报案。

3.检查院内各岗位的值班情况、各部位的安全及巡逻,并填写《保安查岗记录》。

4.参与院内组织大型活动的治安保卫活动。

5.发生重特大事故、紧急事件时立即处置,处置时有权调动其他力量,并上报主管领导和公安机关。

6.坚守工作岗位,做好本职工作,保障通讯畅通。

7.按规定维护本单位工作生活秩序。

8.处理应急事件,协助公安机关查办有关事宜。

9.严格交接班及登记。值班必须有详细填写《值班记录》,交接班手续清楚。

10.记录

《保安查岗记录》 JL—ZY/BW—20/01

《值班记录》 JL—ZY/BW—20/02

消防安全责任制
LDYYHQ—ZY/BW—23

医院是一个人员流动量大、繁杂的公共场所,为了严防火灾发生,确保国家财产和医务人员及患者生命财产安全,为了贯彻《消防法》和公安部第 61 号令及重点单位消防安全"十项标准",做好医院安全防火工作,保证医院的工作顺利进行及人民生命财产安全,消防工作贯彻"以防为主,防消结合"的方针。落实以下消防管理责任制:

一、院消防领导责任制

1.在院长的领导下,各级领导和职能科室应在各自工作范围内对岗位消防安全负责。

2.认真贯彻执行国家和上级机关发布的消防工作的条令、条例及本院安全防火规章规定,经常进行安全防火教育。

3.在布置研究工作的同时,要提出安全防火工作的要求,掌握基层防火工作情况,在年终总结时,要把安全防火作为工作重点来考核。

4.定期召开院级安全防火工作会议,研究解决消防工作中存在的问题,每年进行三次消防工作大检查,堵塞火险漏洞,消防火险隐患及不安全因素。

5.发生火灾应组织职工及时进行补救,责成职能部门查清原因,根据火灾责任进行处理。

二、科室领导安全防火责任制

1.认真贯彻执行本院消防规章规定,组织职工学习、贯彻、执行。

2.制定本科室安全防火规章规定,结合本科室具体情况召开消防会议,同时进行消防工作检查,并做记录汇报。

3.发生火灾后要及时组织本科室职工扑救,指挥得当,平时"以防为主",发现隐患及时解决,如难以解决要向上级领导或主管部门汇报,否则发生问题由本科室负责。

三、院保卫处具体负责医院的消防工作,对院长负责

1.认真贯彻执行《消防法》和公安部第 61 号令,严格检查院内各部门安全防火规定,实施消防监督管理,依照《刑法》《消防监督条例》《治安管理处罚条例》《企业事业单位内部治安管理条例》的规定和技术规范去做好消防工作。

2.积极落实上级指示,职能人员经常进行检查部门和科室消防规定、措施的执行和落实,消防器材、设施的维护,保养和管理应具体落实到专人负责。

3.组织义务消防队员进行专门培训,掌握消防基本知识,并对全院职工每年进行至少一次安全防火知识教育,防止和杜绝火灾的发生。

4.对全院检查后发现的火灾隐患,及时进行立案、整改。认真查处火灾事故,凡发生的火灾,损失在 1000 元以上者,一律立案并上报消防领导小组。协同查明火灾原因,提出处理意见,总结经验教训。同时进行整改,做到"三不放过"。即:

(1)事故原因及其责任者不清不放过。

(2)事故的责任者和群众没有受到教育不放过。

(3)没有防范措施不放过。

四、认真落实安全防火责任制

1.认真贯彻执行消防工作条令、条例和规定。

2.宣传《消防法》和公安部第 61 号令,做好安全防火工作,随时检查职工遵守情况,发现问题及时解决。

3.上级批准的明火作业、用电和化学药品、易燃易爆品应认真按安全操作规程执行,发现隐患应立即终止。

重点要害部位的工作人员必须持证上岗。

五、奖励

在安全防火工作中,有下列突出成绩者,在年终评比时应给予奖励。

1.贯彻上级指示精神,防火措施得力,发现事故苗头能迅速报告并能排除隐患。

2.热爱消防工作,工作认真负责,对自己工作区域内的火源、火险漏洞能做到心中有数并能采取预防措施,全年无事故。

3.责任性强、爱护消防器材,时常对消防器材进行检查,发现问题及时汇报。

4.扑救火灾、抢救国家财产和职工生命的关键时刻挺身而出、积极勇敢,作出显著成绩者。

医疗、教学、科研科室部门安全管理规定
LDYYHQ—ZY/BW—24

1.实行科领导负责制,"谁主管、谁负责",谁当班、谁负责。

2.安全第一,依照各科的工作规定,严格操作,施行专人专管,多人共管。

3.签订治安、消防安全责任书。

4.组织职工学习有关法律知识,提高安全防范意识。

5.各科室必须有安全员和义务消防员。

6.保卫组织不定期检查和节假日前的联合检查,科室日常实施自查。

7.醒目位置要有安全标志。

8.各科室的工作及管理规定,报保卫处备案。

9.重点要害部位的确立及相关规定由保卫处负责,被确定为重点要害部位的科室工作人员必须持相应证件上岗,并在保卫处备案,重点要害部位的值班为 24 小时。

重点人口管理规定
LDYYHQ—ZY/BW—25

1.重点人口和重点人口管理为公安机关内部用语,应注意保密,不得泄露。

2.重点人口列管范围:

(1)危害国家安全活动嫌疑的,参加邪教组织活动的。

(2)刑事犯罪嫌疑的。

(3)矛盾纠纷激化,有闹事行凶报复苗头,可能铤而走险的。

(4)故意违法犯罪刑满释放的,解除劳动教养不满 5 年的。

3.重点人口管理:

(1)调查了解掌握人员的基本情况,掌握现实表现,及时发现新的列管对象。

(2)查证核实,重点控制,对有重大现实危害的嫌疑人员,配合公安机关采取公开和秘密相结合的方法,落实监控措施,及时掌握动态,严密控制。

(3)积极疏导、帮助教育、依靠社区、家属共同教育疏导、化解矛盾、贯彻教育、感化挽救的方针,充分发挥调解组织的作用,依靠社会各方面的力量,采取多种形式进行法制教育。

4.重点人口应当建立档案,列管对象有考察材料。

5.重点人口应当由保卫科负责人和一名科员专人管理,填写《重点人口登记本》并组成帮教组。

6.记录

《重点人口登记本》　JL—ZY/BW—23/01

临时工管理规定
LDYYHQ—ZY/BW—26

1.登记规定:凡是医院或者科室聘用的人员,必须在保卫科填写《院临时工登记表》,方可到人事科领取工号牌。

2.凡在医院工作的物业公司员工,必须填写《院临时工登记表》。

3.聘用人员要遵纪守法,遵守医院的各项规章规定,严格劳动纪律,严格操作规程。医院重要岗位不得录用临时人员。

4.自觉维护公共利益和秩序,未经许可不得私自搭建住房,不得违章用电。

5.聘用人员违反国家的计划生育政策的,立即解聘。

6.用人单位要依据科室有关规定加强对聘用人员的管理和使用,聘用人员违反医院规定和出现严重工作失误,要予以解聘,对解聘人员不得再行录用。

监控室工作规定
LDYYHQ—ZY/BW—27

1.值班人员应按统一安排的班次值班,不得迟到、早退,无故缺勤,不能私自调班、顶班。因故不能值班者,必须提前征得领导同意,按规定办理请假手续,才能请假。

2.交接班双方人员必须做好交接班的准备工作;准时进行交班。交接班的准备工作包括:查看运行记录;介绍运行状况和方式,以及设备变化等情况。交班时,双方在值班日志上签字。

3.安保监控、消防报警系统必须24小时尽量开通,全面了解和严密监视大楼内安全状况。

4.值班人员要密切注意屏幕情况,发现可疑情况定点录像。要害部位发现可疑情况要采取跟踪监控和定点录像措施,并通知有关岗位上的保安人员,同时向保卫部门报告,并记录备案。

5.如发现火灾自动报警装置报警,应立即通知有关部门和保安人员巡视,迅速赶赴报警现场,查明情况。如是误报,应在设备上清除报警信号。

6.非工作人员不得擅自进入监控室,因工作关系需办理相关手续方可入内,并做好登记手续,填写《视频调取记录本》。

7.监控中心人员必须保持充沛精力,不打瞌睡,必须做到屏幕切换认真观察,不得随意向外人提供本楼监控点、消防设备等安全方面的详细资料。

8.记录

《视频调取记录本》　JL—ZY/BW—25/01

停车场收费员管理规定
LDYYHQ—ZY/BW—28

1.监管停车场的出入车辆。

2.负责保持车辆道路的畅通和清洁卫生。

3.保护车辆的设备和财产。

4.阻止其他车辆占用租车车位。

5.认真执行车辆停放及收费管理规定,坚持原则,不得徇私舞弊、不开票或停车乱收费等现象。

6.礼貌待人,热情服务,做到钱票相符,日清月结。

7.认真做好财物及保管工作,防止财物被盗。

8.认真做好交接班工作:如清点停车场内车辆,清点现金、发票等,并做详细记录。

9.不得乘机偷窃车内物品,一经发现立即交送公安机关处理。

10.严格按照收费标准进行收费,多收、少收甚至不收费的,经查证情况属实者,处以正常收费金额 10 倍的罚款,情节严重将予以辞退。

停车场管理规定
LDYYHQ—ZY/BW—29

1.进入停车场的车辆,应当遵守停车场管理规定,服从工作人员指挥,按划定的停车泊位或者准许停放的地点停放,不得乱停乱放。

2.车场实行一车一卡制度,进入车辆须在车管员处登记车牌号,车辆驾驶人员须对车卡妥善保管,取车时一律凭卡取车,并按规定缴纳停车费,车管员按规定收费、收卡、放行。

3.车辆按规定位置停放后,车主应锁好门窗,凡是现金、重要文件等贵重物品不得存放车内,由此造成的损失均由车主负责,停车场概不负责。

4.不得在停车场内洗车、修车以及装卸货物,不得超越车位或跨位停放,更不能停在出入车道上。漏油、漏水车辆不许进入。

5.为杜绝停车场内发生意外事故,凡进入车场的车辆严禁携带易燃、易爆、剧毒及各种腐蚀性物品。同时,在车场内不得随地扔烟头。

6.为了保证停车场有良好的卫生环境,进入车场的一切人员不得随地大小便、吐痰、乱扔果皮和纸屑及清扫车上的杂物。

医院安全委员会职责
LDYYHQ—ZY/BW—30

1.贯彻党和国家有关医院安全工作的方针、政策、法律、法规、条例、规定及上级党委、政府有关安全工作的文件、会议,统一思想认识,齐心协力,抓好安全工作,确保一方平安。

2.组织研究制定年度及重大活动工作计划、应急预案,主持制定和完善安全规定措施、工作目标、工作重点,为党政领导决策及强化安全管理提供依据,当好参谋,并检查、指导各部门、科室的安全工作。

3.认真贯彻落实《消防法》,按照上级政府和有关业务部门消防工作指示精神,研究部署医院的消防安全工作,督促检查贯彻执行情况,解决消防工作中的重大问题。认真贯彻"谁主管、谁负责"的原则,落实消防安全逐级责任制,建立义务消防队,承担火灾扑救工作。

4.组织研究需要政府及上级部门亟待解决的影响正常医疗、工作、生活、人身及财产安全的重大、突出问题和重大隐患及危险源。组织和领导安全检查,对发现的重大隐患要及时研究或上报,并落实整改措施,及时消除事故隐患。

5.结合实际,分析形势,组织安排安全宣传、教育培训、集中和专项检查整治活动,查找问题,纠正违章,治理隐患,促进各项工作的落实和安全形势的稳定。

6.组织考核,并报上级批准,实行奖惩。上报年度工作总结、安全生产工作先进单位及个人。

7.医院发生伤亡事故及其他重特大事故后,要组织人员尽快赶赴现场施救,并及时报告,按照"四不放过"的原则,组织或协助做好事故的调查处理和善后工作。研究对事故责任单位及责任人的处理、处罚意见,按规定上报。

8.组织完成党委、政府安排的其他安全生产工作任务。

单位主要负责人履行保卫工作职责
LDYYHQ—ZY/BW—31

依照公安机关印发《企事业单位内部治安保卫工作条例》的有关规定,单位主要负责人履行的职责为:

1.贯彻执行国家有关治安保卫工作的法律、法规和规章规定。
2.将治安保卫工作与本单位的工作、医疗服务、科研和教学活动统筹安排。
3.建立、健全本单位治安保卫工作责任制。
4.组织制定本单位治安保卫工作的规定、措施,包括督导落实各种人防、物防、技防措施。
5.依照《内保条例》规定,组建保卫机构,配备专兼职保卫人员。
6.领导本单位的保卫机构和治安保卫(综合治理)委员会。
7.保障本单位治安保卫工作所需的经费和设备。
8.处理解决其他涉及治安保卫工作的重点问题。

消防安全教育、培训规定
LDYYHQ—ZY/BW—32

1.医院消防安全责任人将消防安全教育、培训工作纳入年度消防工作计划,为消防安全教育、培训提供经费和组织保障。

2.医院消防安全管理人制定医院年度消防安全教育、培训计划,负责在员工中组织开展消防知识、技能的宣传教育和培训。

3.保卫科应当通过广播、闭路电视、板报、张贴图画、外请专家授课、观看影视资料、现场实地讲解等多种形式,也可配合本地区的消防安全活动,例如全国 119 消防宣传日、消防宣传周等开展经常性的消防安全宣传教育,宣传防火、灭火、疏散逃生等常识和有关消防法律、法规。

4.医院对每名员工应当至少每年进行一次消防安全培训。宣传教育和培训内容应当包括:

(1)有关消防法规、消防安全规定和保障消防安全的操作规程;

(2)本院、本岗位的火灾危险性和防火措施;

(3)有关消防设施的性能、灭火器材的使用方法;

(4)报火警、扑救初起火灾以及自救逃生的知识和技能;

(5)组织、引导病人疏散的知识和技能。

我院应当组织新上岗和进入新岗位的员工进行上岗前的消防安全培训。

5.下列人员由本院计划安排,接受消防安全专门培训:

(1)各科室的消防安全责任人、医院消防安全管理人;

(2)专、兼职医院消防安全管理人;

(3)消防控制室的值班员、操作员;

(4)其他依照规定应当接受消防安全专门培训的人员。

消防控制室的值班员、操作员应当持证上岗。

6.医院应组织义务消防队开展消防业务学习和灭火技能训练,提高预防和扑救火灾的能力。

7.医院消防培训必须制定培训计划,认真组织、精密部署,要做好《消防教育培训记录》。记录应当记明培训的时间、参加人员、内容等。

8.记录

《消防教育培训记录》 JL—ZY/BW—30/01

防火巡查规定
LDYYHQ—ZY/BW—33

1.医院应当进行每日防火巡查,并确定巡查的人员、内容、部位和频次。巡查的内容应当包括:

(1)用火、用电有无违章情况;

(2)安全出口、疏散通道是否畅通,安全疏散指示标志、应急照明是否完好;

(3)消防设施、器材和消防安全标志是否在位、完整;

(4)常闭式防火门是否处于关闭状态、防火卷帘下是否堆放物品影响使用;

(5)消防安全重点部位的人员在岗情况;

(6)其他消防安全情况。

2.医院保卫处应当加强夜间防火巡查。

3.防火巡查人员应当及时纠正违章行为,妥善处置火灾危险,无法当场处置的,应当立即报告。发现初起火灾应当立即报警并及时扑救。

4.防火巡查应当填写《防火巡查记录》,巡查人员及其主管人员应当在巡查记录上签名。巡查记录应当记明巡查的人员、时间、部位、内容、发现的火灾隐患以及处理措施等。

5.记录

《防火巡查记录》 JL—ZY/BW—31/01

安全检查规定
LDYYHQ—ZY/BW—34

1.医院保卫处消防专干应当至少每季度进行一次防火检查。检查的内容应当包括:

(1)火灾隐患的整改情况以及防范措施的落实情况;

(2)安全疏散通道、疏散指示标志、应急照明和安全出口情况;

(3)消防车通道、消防水源情况;

(4)灭火器材配置及有效情况;

(5)用火、用电有无违章情况;

(6)重点工种人员以及其他员工消防知识的掌握情况;

(7)消防安全重点部位的管理情况;

(8)易燃易爆危险物品和场所防火防爆措施的落实情况以及其他重要物资的防火安全情况;

(9)消防(控制室)值班情况和设施运行、记录情况;

(10)防火巡查情况;

(11)消防安全标志的设置情况和完好、有效情况;

(12)其他需要检查的内容。

2.防火检查应当填写《安全检查记录》。检查人员和被检查部门负责人应当在检查记录上签名。检查记录应当记明巡查的人员、时间、部位、内容、发现的火灾隐患以及处理措施等。

3.记录

《安全检查记录》 JL—ZY/BW—32/01

消防控制室管理规定
LDYYHQ—ZY/BW—35

一、消防控制室值班规定

1.消防控制中心是消防重点部位,坚持 24 小时值班规定。

2.值班人员必须经过专门消防安全培训,持证上岗。值班人员应熟悉掌握本系统的工作原理和操作规程。

3.值班人员到岗后,要利用设备自检功能对自动消防设施进行巡检,对巡检中发现的设备故障,要及时填写故障通知单交维修部门签字维修,巡检结果认真填写在消防控制室值班记录上。

4.值班期间要保持头脑清醒,对各种报警提示音要迅速作出反应,按照相应的报警处置程序进行及时准确的确认、处理。对确认为误报的要及时将系统复位;对确认为火警的,要立即启动火灾应急疏散预案,按照应急程序处置。

5.值班人员严禁违章关闭消防设施、切断消防电源。

6.值班人员要遵守值班纪律,不得私自串班;不得擅离职守;不准长时间占用值班电话;严禁在控制室内打瞌睡、睡觉;严禁喝酒、吸烟、会客和搞各种娱乐活动;严禁动用明火;严禁酒后上岗。

7.控制室内严禁外来人员入内。外来人员参观学习必须经有关领导批准方可进入,进入后严禁乱动各种设备;厂家的工作人员维修设备必须经主管领导批准,并由维修部门的人员陪同方可进入工作。

8.控制室内禁止存放易燃易爆化学危险物品和其他杂物。

二、消防控制室交接班规定

1.按班次要求准时到岗,到岗后逐项交接。

2.交接项目:自动消防系统是否处于正常运行状态;各班次发生的报警点、故障点及处理情况;有无重大设备故障;交接设备操作情况;备用品交接情况;各项通知及其他情况。

3.交接班过程中,交接双方要逐项认真填写《消防控制室值班记录》并签字,消防控制室值班记录和有关资料要存档备查。

三、记录

《消防控制室值班记录》 JL— ZY/BW—33/01

消防设施、灭火器材管理规定
LDYYHQ—ZY/BW—36

1.室内消火栓系统、火灾自动报警系统、自动喷水灭火系统、防排烟系统等自动消防设施应当定期检测、调试、维修和更换,并按时认真填写《检查、检测、维修保养记录》。

2.每年要到专门检测机构(省、市检测中心)进行全面检查测试,并出具检测报告,存档备查。

3.未经公安消防机构同意,医院不得擅自停用消防设施。

4.医院应当按照有关规定定期对灭火器进行维护保养和维修检查。对灭火器应当建立档案资料,填写《消防设施记录》,记明配置类型、数量、设置位置、检查维修医院(人员)、更换药剂的时间等有关情况。

5.医院应当保障消防疏散通道、安全出口畅通,并设置符合国家规定的消防安全疏散指示标志和应急照明设施,保持防火门、防火卷帘、消防安全疏散指示标志、应急照明、机械排烟送风、火灾事故广播等设施处于正常状态。

严禁下列行为:

（1）占用疏散通道；

（2）在安全出口或者疏散通道上安装栅栏等影响疏散的障碍物；

（3）在营业、生产、教学、工作等期间将安全出口上锁、遮挡或者将消防安全疏散指示标志遮挡、覆盖；

（4）其他影响安全疏散的行为。

6.记录

《检查、检测、维修保养记录》 JL—ZY/BW—34/01

《消防设施记录》 JL—ZY/BW—34/ 02

火灾隐患整改规定
LDYYHQ—ZY/BW—37

1.医院的消防安全责任人应当组织防火检查,督促落实火灾隐患整改,及时处理涉及消防安全的操作规程。医院消防安全管理人应当组织实施防火检查和火灾隐患整改工作。

2.医院对存在的火灾隐患,应当及时予以消除。

3.医院对下列违反消防安全规定的行为,应当责成有关人员当场改正并督促落实：

（1）违章进入储存易燃易爆危险物品场所的；

（2）违章使用明火作业或者在具有火灾、爆炸危险的场所吸烟、使用明火等违反禁令的；

（3）将安全出口上锁、遮挡,或者占用、堆放物品影响疏散通道畅通的；

（4）消火栓、灭火器材被遮挡影响使用或者被挪作他用的；

（5）常闭式防火门处于开启状态,防火卷帘下堆放物品影响使用的；

（6）消防设施管理、值班人员和防火巡查人员脱岗的；

（7）违章关闭消防设施、切断消防电源的；

（8）其他可以当场改正的行为。

违反上述规定的情况以及改正情况应当有记录并存档备查,下发《火灾隐患通知书》。

4.对不能当场改正的火灾隐患,消防工作归口管理职能部门或者专兼职消防管理人员应当根据我院的管理分工, 及时将存在的火灾隐患向我院的消防安全管理人或者消防安全责任人报告,提出整改方案。医院消防安全管理人或者消防安全责任人应当确定整改的措施、期限以及负责整改的部门、人员,并落实整改资金。

在火灾隐患未消除之前,医院应当落实防范措施,保障消防安全。不能确保消防安全,随时可能引发火灾或者一旦发生火灾将严重危及人身安全的,应当将危险部门停产、停业整改。

5.火灾隐患整改完毕,负责整改的部门或者人员应当将整改情况记录报送医院消防安全责任人或者消防安全管理人签字确认后存档备查。记录应当记明检查的人员、时间、部位、内容、发现的火灾隐患以及处理措施等。

6.对于涉及城市规划布局而不能自身解决的重大火灾隐患,以及医院确无能力解决的重大火灾隐患,医院应当提出解决方案并及时向其上级主管部门或者当地人民政府报告。

7.对公安消防机构责令限期改正的火灾隐患,医院应当在规定的期限内改正并写出火灾隐患整改复函,报送公安消防机构。

8.记录

《火灾隐患通知书》 JL— ZY/BW—35/01

用火用电消防安全管理规定
LDYYHQ—ZY/BW—38

1.安装和维修电器设备线路,必须由电工按《电力设备技术规范》进行操作,安装接电时需向用电管理部门申请,经审核批准后由电工负责施工。

2.我院因工作需要必须架设临时用电线路的,应由使用部门向用电管理部门提出申请,经审查批准后方可安装,安装的临时电气线路必须符合电器安装规范的有关规定,保证安全用电,用后及时拆除。

3.临时电器线路使用期间,由使用部门监督,电工科负责维护,操作人员停止使用时必须及时切断电源,临时电器线路限期使用,最多不得超过一周,确需延期使用的必须办理延期审批手续,否则由电工科按期拆除。

4.非电工人员严禁拆装、挪移临时电气线路,否则造成事故的,由使用部门负责人与肇事者承担全部责任。

5.电器设备的操作人员,必须严格遵守安全操作规程,并定期对设备进行检查、维护,发现问题及时报告,由专业人员负责维修,工作结束后必须切断电源,做到人走电断。

6.每季度对电气线路进行一次全面检测、维修,并做好记录。

7.明火作业管理

(1)禁止在具有火灾、爆炸危险的场所使用明火。

(2)因特殊情况需要进行电、气焊等明火作业的,医院动火部门和人员应当办理《明火作业许可证》,许可中应注明动火级别、申请部门和动火部位、动火人及监护人、明火作业理由、现场实施安全措施状况、动火时间和地点等内容。不得擅自变更明火作业的时间地点。

(3)明火作业现场应落实现场监护人,将施工区和使用区进行防火分隔,清除动火区域的易燃、可燃物,配置消防器材,专人监护,在确认无火灾、爆炸危险后方可动火施工。

(4)进行电焊、气焊等具有火灾危险作业的特殊工种操作人员,必须持证上岗,并遵守消防安全规定,落实相应的消防安全措施。

(5)每天作业完毕,应清理作业现场,熄灭余火和飞溅的火星,并及时切断电源。保卫部门对清理完毕的现场进行检查。

(6)未经批准私自动用明火的,保卫部门应责令其停止动火作业。

8.病区、门诊、检验部门等重点场所禁止吸烟并设置禁止吸烟标志牌。

9.病区、门诊、检验部门等有外漏插座的用电部位,用后及时断电,严禁带电空载运行。

10.照明灯具要严格管理,做到人走灯灭,严禁长明灯。

11.记录

《明火作业许可证》 JL—ZY/BW—36/01

易燃易爆化学危险物品安全管理规定
LDYYHQ—ZY/BW—39

1.医院各部门购买易燃易爆化学危险物品的种类、数量、存放地点等情况,应事先向院保卫科书面报告备案。

2.各类易燃易爆化学危险物品,应根据不同性质分别包装、分别运输、分别储存,严禁混装、混运、混存。

3.易燃易爆化学危险物品必须由专人保管、定点存放。

4.药剂科库房应符合消防要求,库房内严禁吸烟。使用时应严格履行领料登记规定。无关人员严禁进入库房。库房内应挂有明显的规章规定及警言、标语。

5.检验科使用的易燃易爆化学危险物品的储量不得超过当天的用量,个人限当天使用量。检验后应对检验科进行全面检查确定安全,使用剩余的易燃易爆化学危险物品应回收,残渣、残液不得随意倾倒,应集中安全处理。

6.使用部门和个人必须严格责任制和操作规程,使用过程中必须采取安全防范措施,杜绝灾害事故和人身伤亡事故发生。

7.对不按规定使用、存放易燃易爆化学危险物品的,医院要视情节给予处理,有引发事故的,追究当事人责任。

灭火和应急疏散预案演练规定
LDYYHQ—ZY/BW—40

1.制定符合本院实际情况的灭火和应急疏散预案。

2.组织全院学习和熟悉灭火和应急疏散预案。

3.每次组织预案演练前应精心开会部署,明确分工。

4.应按制定的预案,至少每半年进行一次演练。

5.演练结束后应召开讲评会,认真总结预案演练情况,发现不足之处应及时修改和完善预案。

消防安全管理奖惩规定
LDYYHQ—ZY/BW—41

1.医院应当将消防安全工作纳入内部检查、考核、评比内容。

2.对在消防安全工作中成绩突出的部门和个人,医院应当给予表彰奖励。

3.对未依法履行消防安全职责或者违反医院消防安全规定的行为,医院应当按照有关规定对责任人员给予行政纪律处分或其他处理。

4.依法应当给予行政处罚的,依照有关法律、法规予以处罚;构成犯罪的依法追究刑事责任。

视频监控资源隐私保护规定
LDYYHQ—ZY/BW—42

为了加强医院安全的防范措施,为医患人员安全、财产安全提供保障,医院进行了视频监控系统建设。为规范视频监控资源的应用,特制定本使用规定。

1.监控人员不得擅自复制、提供、传播图像信息资料。

2.监控人员不得擅自删改、破坏图像信息资料的原始数据记录。

3.单位或个人因需要调取、查看、复制视频系统图像信息和相关资料的,应当上报有关领导同意后方可提供。

4.对涉及单位秘密和职工个人隐私的图像信息予以保密。

视频监控资源使用规定
LDYYHQ—ZY/BW—43

1.单位或个人因需要调取、查看、复制视频系统图像信息和相关资料的应正确填写《视频监控资源使用审批表》。

2.将填写完整的《视频监控资源使用审批表》上报相关领导审批。

3.视频监控人员收取到相关领导签字同意的审批表后方可为对方调取相关的视频图像信息,并填写《监控调取记录》。

4.严禁未经许可的单位或个人调取、查看、复制视频系统图像信息。

5.记录

《视频监控资源使用审批表》　JL—ZY/BW—43/01

《监控调取记录表》　JL—ZY/BW—43/02

监控室管理规定
LDYYHQ—ZY/BW—44

1.闭路电视监控系统主控室,由监控员专人负责值班管理,非工作人员不准入内。

2.监控员进出闭路电视监控系统主控室应关闭房门。

3.闭路电视监控系统所有主机操作界面均设置密码,密码由监控员个人掌握。

4.闭路电视监控系统主控室未经许可不能拍照、摄像。

5.闭路电视监控系统设备非系统管理和维修人员不得随便拆卸机器和外接设备。

6.闭路电视监控系统监控员不得外接、使用非工作用设备。

7.闭路电视监控系统监控员负责监督、执行实施。

第二节 保卫处岗位说明书范例

编号：LDYYHQ—ZY/BW—04—2014	
版本／修改状态	A/0
发放控制号	

保卫处岗位说明书

编　制：

审　核：

批　准：

前　言

本岗位说明书依据 GB/T 19001—2008（ISO 9001:2008,IDT）《质量管理体系　要求》和保卫处实际编制,于 2017 年 07 月 01 日起实施。

本说明书的编写、审批人员及部门如下:

主持编写部门:办公室

主要编写人员:

审　核:　　　　　日期:2017 年 07 月 01 日

批　准:　　　　　日期:2017 年 07 月 01 日

修改履历记录

修改日期	修改前内容	修改原因及修改内容	修改人	批准人
2017 年 1 月	各类岗位职责	增加科室及相关职责		
2018 年 1 月	保卫处处长岗位说明书	完善保卫处长岗位职责		

目　录

保卫处处长岗位说明书

LDYYHQ—ZY/BW—04/01

职务名称	处长	直接上级	主管院长
所属部门	保卫处	所辖人员	
定员人数	1	工作性质	管理

工作职责:

1.在医院党委和主管院长的领导下,配合医院安全生产管理委员会保障安全生产工作,负责保卫处的岗位责任制的建立和实施,负责制定治安、消防、监控、户籍等工作的规章制度,并监督检查。

2.从职能部门的角度出发,主管全院的治安综合治理及安全保卫工作。对医院的治安现状进行分析、预测,为医院总体决策提供可靠的依据,强化和指导医院安全网格化管理工作。依照《企业事业单位内部治安保卫条例》的精神,落实综合安全,强化"四防"工作。

3.根据医院党委行政的统一部署,制定安全工作计划,带领本处职工认真履行保卫工作职责。

4.严格遵守国家法律法规和有关政策,研究医院保卫工作新情况。主持保卫处全面工作,组织协调全院保卫力量,做好医院安全稳定工作。

5.科学合理分工,组织制定处内各岗位职责,做好岗位的设置、聘任与考核等工作,努力调动全体职工工作积极性。做好科室之间的工作协调。

6.加强思想政治工作,组织素能培训,努力提高全体人员的素质与业务水平。

7.制定制度与管理要求,严格内部管理与考核。

8.深入实际检查督促安全保卫防范措施的落实。突发重大案件的事故亲临现场,并及时向医院领导和公安机关报告。

9.完成医院党政领导交办的其他工作。

任职资格:

1.本科以上学历,五年以上工作经验;

2.熟悉任职岗位及下属岗位的各项业务及运作流程;

3.具有较强的管理能力和领导水平;

4.通过组织人事部门统一组织的聘任考核。

治安科科长岗位说明书

LDYYHQ—ZY/BW—04/02

职务名称	科长	直接上级	保卫处处长
所属部门	保卫处	所辖人员	治安科全体人员
定员人数	1	工作性质	管理

工作职责：

1.在处长的领导下开展工作,带领全科人员贯彻"预防为主"的工作方针,抓好医院内治安稳定,维护好医院正常教学、科研工作秩序和生活秩序。

2.全面负责治安科各项工作,根据保卫处年度工作计划制定本科室年度工作计划,合理分工,责任到人,检查落实。带领全科人员完成各项工作。

3.掌握本科人员思想、家庭等情况,关心、爱护本科人员,力所能及地帮助本科人员解决工作中遇到的问题和生活中遇到的困难。

4.负责本科人员的思想教育和业务学习,做好本科人员的考勤和年度考核工作。

5.建立、填写、保管治安科台账,经常检查治安科人员的值班记录和巡查记录。

6.根据巡查中发现的安全隐患,及时下达整改通知,并跟踪问效,每月通报治安情况。

7.抓好医院保安队的日常管理和训练工作,每天查岗,做好医院保安队的考核和考勤工作。

8.管理监控室,负责维护、保养好监控设备,建立监控维修台账,对监控室工作人员进行必要的业务培训。

9.完成处长交办的其他工作。

任职资格：

1.本科以上学历,五年以上工作经验;

2.熟悉任职岗位及下属岗位的各项业务及运作流程;

3.具有较强的管理能力和领导水平;

4.通过人事部门统一组织的考核。

消防科科长岗位说明书

LDYYHQ—ZY/BW—04/03

职务名称	科长	直接上级	保卫处处长
所属部门	保卫处	所辖人员	消防科全体人员
定员人数	1	工作性质	管理

工作职责：

1.消防科长在处长领导下开展工作,实施组织和落实消防安全管理工作,拟订年度消防工作计划,组织实施日常消防安全管理工作。

2.组织全科人员学习消防法律、法规;学习消防专业知识,训练业务技能。制订消防安全制度和保障消防安全的操作规程并检查督促其落实。

3.拟订医院消防安全工作的资金投入和组织保障实施方案及消防器材配置。

4.组织实施防火检查和火灾隐患整改工作;及时向处领导提出消防工作合理化建议。

5.每月带领全科人员对全院的消防设施、灭火器材和消防安全标志进行一次检查、维护、保养,确保其完好有效,确保疏散通道和安全出口畅通。

6.每年组织一次医院安全员和义务消防队进行消防培训,讲解消防常识,训练消防器材的使用。

7.在全院职工中组织开展消防一般知识、技能的宣传教育和培训,组织灭火和应急疏散预案的实施和演练。

8.单位消防安全责任人委托的其他消防安全管理工作。消防安全管理人应当定期向消防安全责任人报告消防安全情况,及时报告涉及消防安全的重大问题。

9.完成处领导交办的其他工作。

任职资格：

1.本科以上学历,五年以上工作经验;

2.熟悉任职岗位及下属岗位的各项业务及运作流程;

3.具有较强的管理能力和领导水平;

4.通过组织人事部门统一组织的聘任考核。

治安科干事岗位说明书

LDYYHQ—ZY/BW—04/04

职务名称	干事	直接上级	治安科科长
所属部门	保卫处治安科	所辖人员	
定员人数	1	工作性质	管理

工作职责：

1.治安科干事在科长领导下开展工作,努力学习国家的法律、法规,学习医院的规章制度,不断提高业务水平。积极同危害医院安全和各种违法犯罪行为作斗争。

2.负责医院治安防范工作,坚持每日巡查院区,及时发现、及时解决、及时汇报巡查中发现的问题,并认真填写好巡查记录。

3.了解掌握医院的治安状况,经常深入科室,及时发现不安全因素和不安全苗头。加大预防措施,做好案件的预防工作。

4.对医院保安人员进行职业道德教育、业务技能培训、法制教育,负责对医院保安人员的日常考核、考勤和年度考核。每天检查保安人员的值班记录,建立健全保安人员管理台账。

5.负责监控设备的调试、维修、保养,并建立、填写台账。对监控室工作人员进行业务技能培训。

6.负责医院门岗的管理,严格管理人员、车辆的进出,规范医院车辆的停放。严格执法,文明执勤,树立医院的良好形象。

7.负责医院的接、处警工作,建立 24 小时接警制度,做到接警及时、出警迅速、处警文明。严防各类案件的发生,接警后迅速查明情况,控制事态,立即汇报,处警后做好材料整理、上报、存档工作。

8.负责技术防范器材的保管和使用,建立台账,完善管理制度,提高技术防范能力。

9.做好医院内务工、经商、从业、施工等人员的日常管理工作,做到底数清楚,记录准确,并经常核对检查,严防不法分子隐藏在医院中。

10.完成处长和科长交办的其他工作。

任职资格：

1.本科以上学历,五年以上工作经验;

2.熟悉任职岗位及下属岗位的各项业务及运作流程;

3.具有较强的管理能力和领导水平;

4.通过人事部门统一组织的考核。

消防科干事岗位说明书

LDYYHQ—ZY/BW—04/05

职务名称	干事	直接上级	消防科科长
所属部门	保卫处消防科	所辖人员	
定员人数	1	工作性质	管理

工作职责：

1.消防科干事在科长领导下开展工作,认真学习国家、省、市制定的消防法律、法规、条令、条例,拟订年度消防工作计划并实施日常消防安全管理工作。

2.掌握全院安全防火工作情况,熟练运用、操作各类消防器材。熟悉易燃易爆部位和防火重点部位,做到有制度、有措施、有档案。

3.开展医院职工防火安全教育,组织开展消防知识、技能的宣传培训,组织灭火和应急疏散预案的实施和演练。

4.组织落实防火制度及措施。每天在院内进行消防安全巡查,并做好记录。

5.定期组织义务消防员的消防知识培训,做好义务消防员的管理工作。

6.做好消防器材的配置、维修、保养和管理,做到配置合理、使用方便、设施完备,保证器材处于良好的状态,完善消防档案。

7.及时扑救一般火灾,做到出现场快、报告及时、措施得当,查清一般火警原因,配合公安消防部门追查处理火灾事故。

8.完成科长交办的其他工作。

任职资格：

1.本科以上学历,五年以上工作经验;

2.熟悉任职岗位及下属岗位的各项业务及运作流程;

3.具有较强的管理能力和领导水平;

4.通过人事部门统一组织的考核。

保卫处户籍、内勤岗位说明书

LDYYHQ—ZY/BW—04/06

职务名称	户籍、内勤	直接上级	保卫处处长
所属部门	保卫处	所辖人员	
定员人数	1	工作性质	管理

工作职责:

1.按照上级公安机关的要求,管理好户籍档案,并做好户籍的申报、核查、登记工作。搞好户籍管理的宣传教育。负责毕业生分配的户口迁移、身份证办理工作。配合当地派出所办理职工户口迁移手续。

2.加强保卫档案的收集、整理、保管和归档工作,做到整齐、统一、美观、便于查找。负责文件、司法部门有关文件收发、登记、传阅、转送、催办工作。负责印鉴的管理。

3.做好保卫处的接待和上请下达工作,做好各类文字材料的书写工作。负责有关会议的通知、安排,做好会议记录、了解会议确定的各项工作任务,协助领导抓好落实。

4.保障全科人员办公用品,福利的领取、保管、发放工作。对破获的各类案件、收缴的赃物、赃款依法严格登记、办理法律手续,按规定及时上缴或发还受害单位、个人。

5.做好与保卫处和辖区派出所业务的联系工作。参与医院的社会治安综合治理工作。

6.做好聘用工、临时工的审查、登记、造册工作。

7.做好民兵、预备役工作。

8.完成上级领导交办的其他任务。

任职资格:

1.大专以上学历,两年以上工作经验;

2.吃苦耐劳,熟悉本岗位的各项业务;

3.熟悉户籍办理的各项知识及相关程序;

4.通过人事部门统一组织的考核。

停车场管理员岗位说明书

LDYYHQ—ZY/BW—04/07

职务名称	停车场管理员	直接上级	保卫处处长
所属部门	保卫处	所辖人员	
定员人数	1	工作性质	

工作职责：

1.做好医院车辆录入审核监管工作。

2.做好停车场的出入车辆信息监管。

3.做好停车场的收费与查账监管。

4.和财务处对接,做好停车收费票据的领取以及账目交接工作。

5.对停车收费员的工作行为进行行为分析和监管。

6.完成上级领导交办的其他任务。

任职资格：

1.大专以上学历,两年以上工作经验；

2.熟悉本岗位的各项业务；

3.具有较强的管理能力,取得相关培训证书；

4.通过人事部门统一组织的考核。

监控员岗位说明书

LDYYHQ—ZY/BW—04/08

职务名称	监控员	直接上级	治安科
所属部门	保卫处治安科	所辖人员	
定员人数	5	工作性质	

岗位职责：

为了加强闭路电视监控系统操作室的管理，确保监控系统的正常使用和安全运作，充分发挥其作用，特制定本规则。

1.监控人员必须具有高度的工作责任心，认真负责完成好医院赋予的安全监控任务，及时掌握各种监控信息，对监控过程中发现的情况及时进行处理和上报。

2.值班人员必须严格按照规定时间上下班，不准随意离岗离位，个人需处理事务时，应征得值班干部的同意并在有人顶岗时方可离开。

3.对监控到的盗窃作案嫌疑人，叫巡逻队员进行跟踪，及时抓获盗窃分子，确保医院的治安稳定。

4.每天对监控的情况进行登记，并对值班登记本保留存档。监控人员服从值班干部的领导，认真完成保卫处交办的各项工作任务。监控人员要爱护和管理好监控室的各项装配和设施，严格操作规程，确保监控系统的正常运作。

5.无关人员未经许可不准进入监控室。

6.不准在监控室聊天、玩耍，不准随意摆弄机器设备，保持室内清洁卫生。必须保守秘密，不得在监控室以外的场所议论有关录像的内容。

任职资格：

1.35 岁以下，大专以上学历，具有一定的电脑操作水平；

2.熟悉监控设施的性能及报警程序；

3.为人正直，具有较好的耐心，工作细致、不脱岗；

4.通过人事部门统一组织的考核。

应急队员岗位说明书

LDYYHQ—ZY/BW—04/09

职务名称	应急队员	直接上级	
所属部门	保卫处	所辖人员	
定员人数	5	工作性质	

工作职责:

1.了解掌握医院的治安及消防状况,经常深入科室,及时发现不安全因素和不安全苗头,加大预防措施,做好案件和火灾事故预防工作。

2.负责医院治安及消防安全的防范工作,坚持每日巡查院区,及时发现、及时解决、及时汇报巡查中发现的问题,并认真填写好巡查记录。

3.负责医院的接、处警工作,出警迅速,处警文明。严防各类案件的发生,接警后迅速查明情况,控制事态,立即汇报,处警后做好材料整理、上报。

4.掌握全院安全防火工作情况,熟练运用、操作各类消防器材,做好消防器材的检查、保养工作,保证器材处于良好的状态。

5.及时扑救一般火灾,做到出现场快、报告及时、措施得当,查清一般火警原因,配合公安消防部门追查处理火灾事故。

6.做好消防控制室及监控室值班工作。

7.完成处长、科长交办的其他工作。

任职资格:

1.大专以上学历,两年以上工作经验;

2.吃苦耐劳,熟悉本岗位的各项业务;

3.熟悉户籍办理的各项知识及相关程序;

4.通过人事部门统一组织的考核。

生殖医院保卫处管理人员岗位说明书

LDYYHQ—ZY/BW—04/10

职务名称	生殖医院管理人员	直接上级	保卫处处长
所属部门	保卫处	所辖人员	
定员人数	1	工作性质	管理

工作职责：

1.在保卫处处长领导下开展工作，努力学习国家的法律法规，学习医院的规章制度，不断提高业务水平。积极同危害医院安全和各种犯罪行为作斗争，认真学习国家、省、市指定的消防法律、法规、条令、条例。拟定年度消防工作计划并实施日常消防安全管理工作。

2.制定生殖医院相关制度及预案，定期进行演练。

3.负责治安防范及消防安全工作，坚持每日巡查病区，及时发现、及时解决、及时汇报巡查中发现的问题，组织落实防火制度及措施，并做好记录。

4.对保安人员进行职业道德教育、业务技能培训、法制教育，负责对医院保安人员的日常考核、考勤和年度考核。每天检查保安人员的值班记录，建立健全保安人员管理台账，定期组织义务消防员的消防知识培训，做好义务消防员的管理工作。

5.负责监控设备的调试、维修、保养，并建立、填写台账。对监控室工作人员进行业务技能培训，做好消防器材的配置、维修、保养和管理，做到配置合理、使用方便、设施完备，保证器材处于良好的状态，完善消防档案。

6.负责接、处警工作，建立 24 小时的接警制度，做到接警及时、出警迅速、处警文明。严防各类案件的发生，接警后迅速查明情况，控制事态，立即汇报，处警后做好材料整理、上报、存档工作。发生火灾及时扑救一般火灾，做到出现场快、报告及时、措施得当，查清一般火警原因，配合公安消防部门追查处理火灾事故。

7.完成处长和科长交办的其他工作。

任职资格：

1.本科以上学历，五年以上工作经验；

2.熟悉任职岗位及下属岗位的各项业务及运作流程；

3.具有较强的管理能力和领导水平；

4.通过人事部门统一组织的考核。

保卫处科员岗位说明书

LDYYHQ—ZY/BW—04/11

职务名称	科员	直接上级	
所属部门	保卫处	所辖人员	
定员人数		工作性质	管理

岗位职责：

1.协助处长开展工作,完成处长分配的具体工作;当好参谋,经常向处长提出工作建议。

2.协助处长对院区的一般刑事、消防、治安案件进行取证和查处。

3.负责保卫处内部资料、文件的整理、归档和保管工作。

4.负责接待人员的来信来访。

5.督促和催办处长安排的各项工作。

6.完成领导交办的其他任务。

任职资格：

1.大专以上学历,两年以上工作经验;

2.熟悉本岗位的各项业务;

3.有较强的理论基础;

4.通过人事部门统一组织的考核。

第三节 保卫处应急预案范例

编号:LDYYHQ—ZY/BW—2014	
版本 / 修改状态	A/0
发放控制号	

保卫处应急预案

编　制:

审　核:

批　准:

前　言

本应急预案依据 GB/T 19001—2008(ISO 9001:2008,IDT)《质量管理体系　要求》和保卫处实际编制,于 2017 年 07 月 01 日起实施。

本应急预案的编写、审批人员及部门如下:

主持编写部门:贯标办公室

主要编写人员:

审　核:　　　　　　　日期:2017 年 07 月 01 日

批　准:　　　　　　　日期:2017 年 07 月 01 日

修改履历记录

修改日期	修改前内容	修改原因及修改内容	修改人	批准人
2017 年 1 月	各类应急预案	人员职务调整		
2017 年 11 月	反恐维稳应急预案	新增		
2018 年 1 月	各类应急预案	院领导换届,人员变更		

目　录

安全保卫工作应急预案
LDYYHQ—ZY/BW—01

为了确保我院安全保卫工作万无一失,有序应对突发事件,妥善处理紧急情况,做到遇事不惊,临危不乱,最大限度地减少意外事故带来的损失,保障职工、患者人身及单位财产安全,在安全保卫工作方案的基础上,制定以下应急预案。

一、指导思想

1.统一思想,全面动员,全员参与,全力以赴,突出实效。

2.顾全大局,充分准备,吃苦耐劳,务实工作,夯实基础。

3.高度重视,周密安排,仔细检查,勤于巡逻,保障安全。

4.工作热情,服务到位,耐心解释,密切配合,信息灵通。

二、组织机构、分工及职责

1.处置突发事件领导小组

组　长:

副组长:

成　员:

领导小组职责:负责预案的制定、修改;检查督促做好日常工作中安全保卫工作的预防措施和处置突发性事件的各项准备工作;组建应急专业队伍,组织实施和演练;及时向领导小组报告突发事件及处置情况。

2.处置突发事件应急小组

我院成立处置火灾、爆炸等事故类、盗窃等治安案件及斗殴等突发性事件和其他群体性事件应急小组:

组　长:

成　员:

应急小组职责:负责向安全保卫工作领导小组汇报情况并及时提供相关信息;及时处置本院突发事件,组织疏散相关人员,确保工作顺利进行;组织指挥事故现场的救援工作;保护事故现场,协助公安、消防部门开展事故调查;总结应急救援工作经验。

三、处置原则

1.突发事件的处置以确保安全为第一原则,以确保对日常工作影响程度最小为主要原则。具体处置中要正确区分事件的不同性质,妥善处置。在处置上要讲究方式方法,注意策略。

2.坚持严格依法处置,讲究政策的原则。要坚持统一指挥,正确区分不同的情况,分类处置。对涉及政策性强特别敏感的重大问题要及时报告领导小组。

四、处置突发事件

（一）火灾事故

1.发生火灾时，我院应急小组成员要先通知配电室工作人员切断电源，同时组织院义务消防队迅速使用灭火器、消防栓等进行扑救。

2.现场第一目击者迅速通知应急小组领导，由小组领导报告有关院领导及相关部门，同时组织工作人员有序人员撤离。

3.报警：火势较大时，现场第一目击者迅速拨打"119"报警。

4.火灾扑救时，要坚持"先救人，后救物"的原则。

（二）爆炸事件

1.发生这类事件时，保卫人员要第一时间到现场并迅速控制现场，疏散群众和职工，防止围观，保护现场。

2.报告急诊科迅速展开救护工作。

3.报告 110 迅速展开破案工作。

4.通知各科室清点人员，并有序组织撤离。

（三）盗窃等一般治安案件

1.我院应急小组成员接警后要迅速奔赴现场，保护现场，并视现场情况及时报告领导小组；

2.一般小案件要认真接待并做好记录、调查和摸排工作；

3.做好盗窃等案件的善后处理工作，及时通知有关部门进一步完善安保措施。

（四）扰乱我院工作秩序事件

1.我院发生乱贴广告、悬挂横幅、张贴标语、封堵通道、播放音像等扰乱正常工作、生活和学习秩序的事件时应急小组成员要立即予以制止。

2.迅速收缴广告、横幅、标语、音像等物品，并劝当事人撤离现场。

3.对不听劝告者要强行带离现场，情节严重者及时报告领导小组及有关执法部门。

五、应急工作要求

1.全体工作人员必须高度树立安全意识，以自己的言行保护本单位的安全。

2.本单位职工要模范遵守行为规范，坚守岗位，不得私自脱岗。通讯工具要保证 24 小时畅通。

3.突发事件发生后，所有工作人员要以单位利益为重，无条件地承担组织、指挥、抢救、控制险情、报警和恢复秩序任务，要充分利用现代化通讯工具做好组织、抢救、报告、控制事态发展等工作，如拖延、推诿等一律视为玩忽职守、失职或渎职。

4.突发事件发生后，工作人员要把职工和患者生命安全作为第一要务，把保证日常工作的正常进行作为第一责任，不得临阵退怯。造成严重后果的将予以追究责任。

5.在突发事件处置过程中要注意工作方式方法，文明礼貌，以平息事态发展为主，切勿激化矛盾。

6.工作人员之间要密切配合，相互协作，及时处理突发事件。

7.灵通信息,加强请示汇报。对各种突发事件的苗头,要及时调查,准确掌握,做到"早发现,早报告,早控制"。

<h1 style="text-align:center">突发事件处置工作预案
LDYYHQ—ZY/BW—02</h1>

为了认真贯彻《企业事业单位内部治安保卫条例》和高等院校治安管理条例,切实落实内部单位治安保卫工作责任制,维护医院稳定的治安秩序,落实甘肃省人民政府办公厅批转的省公安厅《关于进一步加强单位内部安全工作的意见的通知》,坚持"预防为主、打防结合"的保卫工作方针,严厉打击内部单位的违法犯罪活动,及时有效地处置突发事件和事故,解决医院治安问题,妥善处理不安全事端,保证医疗、教学、科研等各项工作顺利进行,制定本工作预案。

一、处置原则

在医院党政统一领导下执行《企业事业单位内部治安保卫条例》,按职责分工,国家的法律、法规为准绳,严格区分矛盾,保护人民、打击犯罪、教育为主、打击为辅、控制事态、及时上报、果断处置、快速平息。

二、组织指挥

总指挥:

副总指挥:

成　员:

下设办公室:保卫处

办公室主任:

工作人员:

长备队伍:保卫处应急分队及保安队

其职责是:

1.熟悉国家的有关法律、法规,区分不同性质的矛盾,及时有效地开展宣传教育。

2.协调指挥、调动有关人员及时到场,并组织有关的物资保障。

3.控制事态。

4.及时向有关部门上报。

三、任务分工

1.处置突发事件的任务分工

当发生突发事件时,由主管院长具体负责指挥,以保卫科力量为主体进行处置,由保障部和后勤总公司负责相关保障。

2.处置重大案件的任务分工

当内部发生重大案件时,由主管院长具体负责指挥,由保卫处派人负责现场保护,并迅速上报公安机关。由院长办公室负责通讯联络。

3.处置重大事故的任务分工

当内部发生重大事故时,由主管院长负责现场指挥,由保卫处组织力量处置,各相关部门密切配合。

4.处置医患纠纷的任务分工

当发生医患纠纷和患者闹事时,由医务处负责具体处理,保卫处配合,尽量避免伤人、斗殴事件,防止事态扩大,必要时上报公安机关。

四、处置方法

1.当发生突发事件时,有关人员要迅速赶到事发现场,听取指挥员的统一指挥,及时上报有关部门明确各自分工,按照分工及时到位,管制现场控制事态,进行有效地宣传教育,疏散现场围观群众,依据法律法规采取果断措施,做好取证工作,及时清理现场,恢复工作秩序。

2.重大案件的处置方法,发生重大案件时,有关人员要及时赶到现场,并上报上级机关和公安部门,控制嫌疑人,疏散无关人员,封锁现场,设置警戒线,划定警戒区域,做好取证工作,保护有关的人证、物证。

3.当发生重大事故时,有关人员要及时赶到现场,服从指挥人员统一调动,快速开展抢救工作,做好事故的调查取证工作,救人为先,救物为辅,力争把损失减少到最低限度,及时上报有关部门。

五、通讯联络

保卫处要坚持 24 小时值班制,保证上情下达,不误时、不误事,要经常保持对讲系统的良好状态,保证随时能用。汽车队要经常保持一部值班车,随时调动。

突发事件、灾害应急预案
LDYYHQ—ZY/BW—03

为了积极预防各类事故的发生,及时消除各种安全隐患,以确保人民生命财产的安全,从讲政治的高度去领会和落实各种安全管理制度和措施,结合我院的实际情况,针对消防安全和意外事故,灾害等发生后的积极正确应对,特制定出我院消防安全及突发事件、灾害的应急预案。

1.全院安全工作在医院工作领导小组的正确领导下,开展消防安全、医疗安全管理,正确应对突发事件、灾害发生后的应急处理。并组织全院各医疗科室、医技检查科室、门急诊进行必要的消防灭火演练。

2.全院医疗科室、医技检查科室、行政、后勤职能科室以及后勤的各班组的各级领导对本科室的安全负责,层层落实安全管理制度,加强日常安全管理。

3.面对消防安全事件的发生,事发部门要正确判断拨打 119 电话,并迅速向院长、主管院长或保卫处报告。报告部门及个人应采取力所能及的办法,及时控制和消除灾情。

4.院领导及相关科室接到灾情报告后,立即赶赴现场,正确指挥灾情控制和灾情消除,以及善后处理工作。

5.面对重大灾情,院领导立即启动应急预案,正确判断灾情的发展形势,组织人员做好应急处理。

6.病区发生消防安全事件和灾害要立即汇报院领导或保卫处,积极组织人员疏散和病人救治,还要注意医护人员自身的安全。

7.手术室、监护室、抢救室、产房、婴儿室、大型检查室、血液净化室及治疗室面对灾情发生,医护人员要及时救护病人安全撤离,积极疏导其他人员应急疏散,及时转移病人到安全的医疗科室继续病人的救治,并正确使用消防器材。

8.上述特殊医疗科室要配备相应的病人转移、救护、治疗的工具和器材,防止在转移途中出现病人在无助情况下造成救治拖延和伤亡事故的发生。

9.门急诊出现灾情后,应及时疏散病人和陪员到安全的地方,对正在急诊抢救的病人要边转移边抢救,防止病人因灾情发生而导致病情加重和突变后的无助和慌乱。

10.医技检查科室发生灾情,要及时引导病人和陪员疏散,正确判断灾情的发展形势,在第一时间进行必要的扑救,在可能的情况下断水、断电,并正确使用消防器材,积极控制灾情的蔓延。

11.后勤保障设备发生灾情后,要立即向院长和主管院长以及保卫处报告,同时,在可能的情况下,积极进行扑救和安全规范的处理。各类保障设备严格规范操作,操作人员持证上岗。各类设备的操作人员面对消防灾情,要正确判断,正确处理,及时扑救。

12.面对医疗病区出现灾情,保卫处做现场扑救,总务部门提供必要的设备,准备救灾物资和被褥,车队提供救护和交通工具,水电中心提供技术人员,其他部门积极协调、配合,进行及时有效地扑救和消除灾情。

13.面对家属区出现的灾情,发生部门及物业管理部门要及时拨打119向专业消防和治安部门报警,并及时上报院领导,组织相关人员进行必要的扑救。

14.院办和总值班室24小时值班对全院安全工作实行工作检查制度,并做交接班记录。

灭火、应急疏散预案
LDYYHQ—ZY/BW—04

一、灭火、应急组织机构图

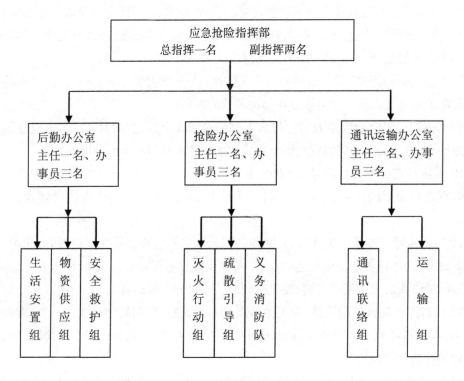

二、应急人员的职责

1.应急总指挥职责:负责应急状态的起始,应急组织的实施以及应急状态解除,有权调动各种资源进行应急处理。

2.副总指挥职责:负责各部门之间的协调及信息传递、保障物资供应、交通运输、医疗救护、通讯、消防等各项应急措施的落实,承担各级应急抢险救助、恢复生产等任务。执行总指挥的命令。

3.抢险办公室职责:突发事件发生后负责现场应急处理,组织报警和疏散及保护现场,总指挥及消防队伍未到来前应视情况采取妥当的处置措施,并对应急现场负责。执行总指挥的命令。

4.班组现场应急人员职责:在现场发生后,立即派人报警并执行应急程序,在力所能及的范围内尽可能控制险情带来的后果。

三、应急原则

尽快控制,防止事故进一步蔓延或扩大,尽力减少人员伤亡和财产损失,一切听从指挥的命令。先救人后救物,先报警后灭火。当险情已无法控制时,应急时组织人员采取救生自救方案。

四、应急报告程序与应急联络图

事故发现者立即报告保卫处。

保卫处报告院领导(夜间报总值班);视事故类型通知消防队和急救抢险办公室。

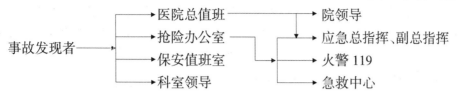

明示应急联系电话:

个人姓名 (组织机构)	职务	联系电话	个人姓名	职务	联系电话
保卫处值班室					
保卫处办公室					

五、应急演练

1.演练目的

通过开展应急演练,使职工熟悉并掌握火灾事故发生后所采取的正确方法及应急程序,以便将事故造成的损失降至最低。

2.演练方法

以现场应急事故处理、消防设施的使用、人员急救、抢险模拟演练为主;在可能发生火灾事故的地点、部位进行模拟演练;保卫处每季度开展一次事故应急演练。

六、应急预案

1.住院部大楼火灾事故应急行动程序

(1)报警:当发现住院部出现火灾,发现人立即拨打电话向保卫处报警,保卫处值班人员在接到报警后立即向119和抢险办公室组成人员报警,报警时要详细说明火场地点、现场水源、通道环境等。在有人受伤的情况下,拨打120求救,并向住院部所有科室发出火灾警报,要求疏散人员。

(2)抢险:保卫处值班人员立即通知所有保安员奔赴火场,在领导及抢险办公室人员到来前保卫干事为现场临时指挥,负责火灾初期险情的监察、布控、疏散等工作。应迅速组织灭火行动组人员用干粉灭火器和消防栓等消防器材进行初期火灾扑救;并对氧气瓶等易燃易暴物品进行清理、隔离。应急指挥部领导赶到现场后,值班干事要向总指挥简要口述现场情况。听取汇报后总指挥应迅速组织人员对火场附近的易燃易爆物品进行清理。对相邻建筑采取降温和隔离措施,控制火险,疏通道路,安排消防车进出路线,等到消防人员赶到进行扑救。

(3)撤离:疏散引导组人员和医护工作者在火灾发生时,疏散患者使其安全撤离为中心工作。保安人员与义务消防队员应指挥能行动的患者为其撤离指明紧急通道和撤离路线。保安人员与义务消防队员应配合所在科室医护人员对行动不便的病人用担架或背出火场。

(4)逃生:疏散引导组人员首先要保证安全通道的畅通。保安人员和义务消防队员应向在火灾现场的逃生人员告知逃生路线和逃生方法。如:当浓烟滚滚时应用湿毛巾或湿布捂住口鼻,低姿匍匐(地面 20cm 以下是有新鲜空气的)逃离火场。

(5)避险:安全区设立在住院部北侧的空场处。

2.门诊大楼火灾事故应急行动程序

(1)报警:当发现门诊楼出现火灾,发现人立即拨打电话向保卫处报警,治安科值班人员在接到报警后立即向 119 和抢险办公室组成人员报警,报警时要详细说明火场地点、现场水源、通道环境等。在有人受伤的情况下,拨打 120 求救,并向门诊所有科室发出火灾警报,要求疏散人员。

(2)抢险:保卫处值班人员立即通知所有保安员奔赴火场,在领导及抢险办公室人员到来前保卫干事为现场临时指挥,负责火灾初期险情的监察、布控、疏散等工作。应迅速组织灭火行动组人员用干粉灭火器和消防栓等消防器材进行初期火灾扑救;并对氧气瓶等易燃易暴物品进行清理、隔离。应急指挥部领导赶到现场后,值班干事要向总指挥简要口述现场情况。听取汇报后总指挥应迅速组织人员对火场附近的易燃易爆物品进行清理。对相邻建筑采取降温和隔离措施,控制火险,疏通道路,安排消防车进出路线,等到消防人员赶到进行扑救。

(3)撤离:疏散引导组人员和医护工作者在火灾发生时,疏散患者使其安全撤离为中心工作。保安人员与义务消防队员应指挥能行动的患者为其撤离指明紧急通道和撤离路线。保安人员与义务消防队员应配合所在科室医护人员对行动不便的病人用担架或背出火场。

(4)逃生:疏散引导组人员首先要保证安全通道的畅通。保安人员和义务消防队员应向在火灾现场的逃生人员告知逃生路线和逃生方法。如:当浓烟滚滚时应用湿毛巾或湿布捂住口鼻,低姿匍匐(地面 20cm 以下是有新鲜空气的)逃离火场。

(5)避险:安全区设立在明显空旷地段。

3.家属区火灾事故应急行动程序

(1)报警:当发现住院部出现火灾,发现人立即拨打电话向保卫处报警,保卫处值班人员在接到报警后立即向 119 和抢险办公室组成人员报警,报警时要详细说明火场地点、现场水源、通道环境等。在有人受伤的情况下,拨打 120 求救,并向邻近所有科室及住户发出火灾警报,要求疏散人员。

(2)抢险:保卫处值班人员立即通知所有保安员奔赴火场,在领导及抢险办公室人员到来前保卫干事为现场临时指挥,负责火灾初期险情的监察、布控、疏散等工作。应迅速组织人员用干粉灭火器和消防栓等消防器材进行初期火灾扑救。应急指挥部领导赶到现场后,值班干事要向总指挥简要口述现场情况。听取汇报后总指挥应迅速组织人员对火场附近的易燃易爆物品进行清理。对相邻建筑采取降温和隔离措施,控制火险,疏通道路,安排消防车进出路线,等到消防人员赶到进行扑救。

（3）撤离：疏散引导组人员组织火灾现场人员撤离。

（4）逃生：疏散引导组人员首先要保证安全通道的畅通。保安人员和义务消防队员应向在火灾现场的逃生人员告知逃生路线和逃生方法。如：当浓烟滚滚时应用湿毛巾或湿布捂住口鼻，低姿匍匐（地面20cm以下是有新鲜空气的）逃离火场。

（5）避险：安全区设立在明显空旷地段。

4.药剂楼火灾事故应急行动程序

（1）报警：当发现药剂楼出现火灾，发现人立即拨打电话向保卫处报警，保卫处值班人员在接到报警后立即向119和抢险办公室组成人员报警，报警时要详细说明火场地点、现场水源、通道环境等。在有人受伤的情况下，拨打120求救，并向邻近所有科室发出火灾警报，要求疏散人员。

（2）抢险：保卫处值班人员立即通知所有保安员奔赴火场，在领导及抢险办公室人员到来前保卫干事为现场临时指挥，负责火灾初期险情的监察、布控、疏散等工作。应迅速组织灭火行动组人员用干粉灭火器和消防栓等消防器材进行初期火灾扑救；并对氧气瓶、化学制剂等易燃易爆物品进行清理、隔离。应急指挥部领导赶到现场后，值班干事要向总指挥简要口述现场情况。听取汇报后总指挥应迅速组织人员对火场附近的易燃易爆物品进行清理。对相邻建筑采取降温和隔离措施，控制火险，疏通道路，安排消防车进出路线，等到消防人员赶到进行扑救。

（3）撤离：疏散引导组人员组织火灾现场人员撤离。

（4）逃生：疏散引导组人员首先要保证安全通道的畅通。保安人员和义务消防队员应向在火灾现场的逃生人员告知逃生路线和逃生方法。如：当浓烟滚滚时应用湿毛巾或湿布捂住口鼻，低姿匍匐（地面20cm以下是有新鲜空气的）逃离火场。

（5）避险：安全区设立在昆仑堂旧址的空场处。

5.锅炉房、空调机房火灾事故应急行动程序

（1）报警：当锅炉出现火灾，发现人立即拨打电话向保卫处报警，保卫处值班人员在接到报警后立即向119和抢险办公室组成人员报警，报警时要详细说明火场地点、现场水源、通道环境等。在有人受伤的情况下，拨打120求救，并向邻近所有科室发出火灾警报，要求疏散人员。

（2）抢险：值班人员应关闭电器电源、关闭有关水管阀门。保卫处值班人员立即通知所有保安员奔赴火场，在领导及抢险办公室人员到来前保卫干事为现场临时指挥，负责火灾初期险情的监察、布控、疏散等工作。应迅速组织灭火行动组人员用干粉灭火器和消防栓等消防器材进行初期火灾扑救。应急指挥部领导赶到现场后，值班干事要向总指挥简要口述现场情况。听取汇报后总指挥应迅速组织人员对火场附近的易燃易爆物品进行清理。对相邻建筑采取降温和隔离措施，控制火险，疏通道路，安排消防车进出路线，等到消防人员赶到进行扑救。

（3）撤离：组织火灾现场人员撤离。

（4）逃生：疏散引导组人员首先要保证安全通道的畅通。保安人员和义务消防队员应向在火灾现场的逃生人员告知逃生路线和逃生方法。如：当浓烟滚滚时应用湿毛巾或湿布捂住口鼻，低姿匍匐（地面20cm以下是有新鲜空气的）逃离火场。

（5）避险：安全区设立在明显空旷地段。

6.行政楼火灾事故应急行动程序

（1）报警：发现人立即拨打电话向保卫处报警，保卫处值班人员在接到报警后立即向 119 和抢险办公室组成人员报警，报警时要详细说明火场地点、现场水源、通道环境等。在有人受伤的情况下，拨打 120 求救，并向邻近所有科室发出火灾警报，要求疏散人员。

（2）抢险：保卫处值班人员立即通知所有保安员奔赴火场，在领导及抢险办公室人员到来前保卫干事为现场临时指挥，负责火灾初期险情的监察、布控、疏散等工作。应迅速组织灭火行动组人员用干粉灭火器和消防栓等消防器材进行初期火灾扑救。应急指挥部领导赶到现场后，值班干事要向总指挥简要口述现场情况。听取汇报后总指挥应迅速组织人员对火场附近的易燃易爆物品进行清理。对相邻建筑采取降温和隔离措施，控制火险，疏通道路，安排消防车进出路线，等到消防人员赶到进行扑救。

（3）撤离：疏散引导组人员组织临近建筑物内人员撤离。

（4）逃生：疏散引导组人员首先要保证安全通道的畅通。保安人员和义务消防队员应向在火灾现场的逃生人员告知逃生路线和逃生方法。如：当浓烟滚滚时应用湿毛巾或湿布捂住口鼻，低姿匍匐（地面 20cm 以下是有新鲜空气的）逃离火场。

（5）避险：安全区设立在明显空旷地段。

自然灾害事件处置工作预案
LDYYHQ—ZY/BW—05

为切实做好发生地震灾害时对患者、陪伴家属及医院工作人员的安全疏散，实施抗震救灾，保护所有人员的生命及财产安全，结合我院实际情况，制定本预案。

一、灾情判断

当发生强有感地震时，可能出现房屋晃动、吊灯摆动、物品移动、照明电源中断、通讯联络中断、电梯停运，现场人员惊慌失措、秩序混乱、拥挤、踩伤、摔伤、砸伤、人员被困等情况。

二、组织指挥体系

1.指挥部

总指挥：

副总指挥：

成　员：

应急分队：全院预备役全体官兵、保安部全体保安队员。

集结地点：行政楼门前空地。

主要职责：负责全院地震灾害抢险指挥工作。

2.紧急疏散组

组　长：

副组长：

成　员：内外科及医技科室全体主任和护士长。

集结地点:各楼层安全通道(楼梯口)集结。

职　　责:紧急组织疏散。

3.抢救组

组　　长:

副组长:

成　　员:

集结地点:院内外科楼东侧广场临时抢救区。

职　　责:对伤病员实施紧急救治及心理疏导。

4.联络组

组　　长:

成　　员:院办全体人员。

集结地点:篮球场。

职　　责:上情下达,下情上报。

5.安全保卫组

组　　长:

成　　员:保卫处及保安部全体人员。

集结地点:篮球场。

职　　责:负责对医院重点目标的巡视,加强安全保卫,打击违法犯罪活动。

6.抢险救灾组

组　　长:

成　　员:全体预备役官兵。

集结地点:篮球场。

职　　责:对被破坏设施的抢修。

7.生活保障组

组　　长:

成　　员:工会全体委员。

集结地点:篮球场。

职　　责:负责地震后安排职工及住院病人的生活保障。

三、应急程序

1.全体职工要树立"灾情就是命令,时间就是生命"的观念,破坏性地震发生后,医院突发事件领导小组人员必须以最快的方式赶到医院,根据现场职务高低依次负责组织抢险救灾。

2.院办或医院行政值班在地震发生后要立即向医院突发事件领导小组组长报告,并通知抗震救灾抢救组。

3.抗震救灾抢救组成员在地震发生后要立即到达现场组织人力、物力进行抢险、解救伤员、尸体保管。

4.抗震救灾物资(铁锹、镐、铅丝、手电、钳子等)平时存放在总库房"救灾物资专用架"备用。

5.地震发生时水电中心立即关闭全院电源。

四、疏散程序

方针原则：预防为主，措施得力，坚守岗位，履行职责，患者至上，遇震不乱，减少损失，避免伤亡。

1.指挥员立即到达指挥位置行使抗震救灾指挥权。

抗震指挥部位置：院内空地临时指挥部（篮球场）。

2.总指挥：抗震救灾时在医院的职务——最高领导。

白天：院长、副院长，依次类推。

夜间：行政值班、二级班医师。

病区指挥：

白天：科主任、护士长。

夜间：值班医师、护士。

3.各病区医务人员坚守岗位，稳定患者情绪，让患者远离玻璃门窗、吊灯等头顶上的装饰物，保护好头部，就近躲在坚固的床下、桌子下或墙角，关闭空调、照明电源，保护好患者，防止发生患者跳楼摔伤、电击伤、踩伤等意外事故。

4.手术室医务人员停止手术，坚守岗位，按急救处理原则用无菌物品保护伤口，防止感染，并将手术患者转移至远离玻璃门窗、头顶无装饰物的无菌安全地区，保护患者体位，使用简易呼吸器，保证患者吸呼道畅通，静脉通道畅通，地震停止，继续实施手术。

5.对病房监护室的重症患者及术后患者，医务人员应坚守岗位，稳定患者情绪，守候在患者床前，做好患者心理护理，保证患者呼吸、血压正常，静脉通道通畅，对可能发生的情况，及时采取治疗措施，最大限度地保证患者生命安全。

6.门诊医务人员立即停止各种检查，坚守岗位，关闭各种仪器及电源。将病人就近躲避在坚固的办公桌下、床下及墙角处防止砸伤。

7.财务人员立即将现钞和支票锁在保险柜内，带好钥匙，锁好门窗，就近隐蔽在安全区。

8.电梯工就近楼层停机，将乘客就近疏散到坚固的房角处抱头躲避。

9.职能科室人员立即关闭电源，锁好门窗，到达指定位置，接受指挥部的领导、调遣。

10.保卫人员加强对财务、变电室等要害部位的巡视，维护社会治安，打击违法犯罪活动。

11.药库、药房工作人员锁好门窗及毒麻、贵重药品，防止被盗、丢失，就近躲避在安全区，震后及时检对，并将情况报指挥部。

12.节假日及夜间地震时，各级指挥员应迅速到达医院，组织指挥抗震工作。

13.各病区指挥员、医院总指挥在得到上级、地震局确有大震的指令或大地震已经发生时方可下令疏散住院病人。

14.各病区医务人员、保卫人员未得到总指挥下达的撤离命令不得擅离工作岗位，要忠于职守，履行职责，保护病人生命及国家财产的安全。

五、紧急疏散方式

1.住院病人及病房工作人员：各病区经消防安全通道沿楼梯下至一楼后疏散至安全区。

2.门诊病人及工作人员:经消防安全通道沿楼梯下至一楼后疏散至安全区。

六、震后措施

1.医务人员迅速对摔伤、砸伤、烧伤、踩伤的病人实施救治。

2.医务人员对本病区的患者逐一检查、治疗,病房主任将本病区地震中病人情况向医务科汇报。

3.财务科人员及时核对账目,向科长汇报,科长将账目情况向院长汇报。

4.保障部组织相关人员对所辖设备全面检修,恢复正常运转。

5.各要害部位及职能部门负责人,将本部门灾后情况及时上报主管院长。

6.医护人员除对住院患者实施救治外,还要承担社会因地震受伤及其他患者的救治工作。

火灾紧急疏散预案
LDYYHQ—ZY/BW—06

火灾发生后,根据医院特点,以"救人重于救火"为原则,积极救助被困人员。紧急疏散任务由医院义务消防队科室消防员承担。

1.首先了解火灾现场有无被困人员,了解安全疏散线路是否畅通。

2.按照安全疏散路线,使人员有序疏散。

3.疏散时要维持好秩序,注意不要相互拥挤,稳定情绪,扶老携幼、帮助病员及行动不便者迅速离开火灾现场。

4.由专人安排好脱险人员,做好安置工作。将受伤人员进行及时治疗。

5.疏散物资时要以"先重点、后一般"的原则,尽可能地疏散性质重要、价值昂贵的物资,可能扩大火势和有爆炸危险的物资,以及影响灭火的物资。

6.疏散出来的物资应堆放在安全地点,不得堵塞通道、并派人看护。

灭火作战预案
LDYYHQ—ZT/BW—07

一、及时报警、组织扑救

保卫科接到火警电话后,应立即组织人员扑救,同时报医院总值班和火警119,给消防队讲清着火的单位和地点、什么东西着火及着火范围,并告知联系方式,派人到医院门口等候消防车的到来,以利于消防队人员迅速赶赴现场,通过对讲机、手机等进行火场联络。

二、集中使用力量、控制火势蔓延

灭火初期工作由医院义务消防队承担,队长任灭火总指挥。灭火时以"先控制、后消灭""先重点、后一般"为原则。根据燃烧物质的性质、数量、火势蔓延方向、燃烧速度、可能燃烧的范围等作出正确估计。积极组织灭火力量,在火势蔓延的主要方向部署力量扑救和控制火势蔓延。并监视火场周围的建筑物,发现飞火及时扑灭。防止造成新的火点。消防队到来后,应立即向消防队指挥讲明火势情况,指出消防水泵结合器具体部位,积极配合消防队,共同将火灾扑灭。

三、注意安全

在进行灭火作战时,要注意自身安全,采取有力措施,防止被火烧、吸入有毒烟尘等;并防止触电、爆炸等潜在危险的发生。

四、保护火灾现场

保护好火灾现场,以利于消防部门查明发生火灾的原因,分析研究火灾前的防火措施和火势发展的过程,以及扑救的措施是否得当等,总结经验教训。

临床科室避免灾害和逃生预案
LDYYHQ—ZY/BW—08

为了防患于未然,指导患者与医护人员避免灾害并成功逃生,特制定本预案。宗旨:指导医院临床科室如何避免同类灾害的发生,在此类危害中如何沉着、冷静应对,使损伤减少到最低的限度。

1.各科室主任和护士长要对科室的安全隐患进行彻底的检查,如各种电器、水龙头等是否有损,一旦发生问题及时上报相关部门维修并进行记录;同时,教育医护人员正确使用电器,避免操作错误,造成灾害。

2.夜间值班医生和护士要将水、电、暖的安全作为交接班的重要内容,提高警惕,一旦发生隐患及时向相关部门汇报并记录,给予处理,以免造成损害。

3.科室的医护人员都要学会使用灭火器,对新来医院工作的医护人员要进行灭火知识教育,一旦发生火灾时要在最短的时间内扑灭火害。

4.一旦发现火情,要在采取灭火措施的同时立即向院总值班、科主任、护士长汇报。对于科室无法扑灭的火灾,值班医生和护士应组织轻病人迅速从楼梯及其他安全通道进行疏散,撤离火场,危重病人由医院组织的救护队负责搬运到安全地带。

5.科主任、护士长及值班的医护人员要熟知科室的病人的病情及在院人数以及救护中人员的流动去向,疏散后要及时清点人数,不能遗漏。

应对洪涝灾害应急预案
LDYYHQ—ZT/BW—09

为了切实加强对医院发生洪涝灾害的应急和处理,及时有效地处理灾害事故,最大限度地减轻因洪涝灾害造成的损失,坚持"以人为本、预防为主;责任到人、快速反应,科学应对"的工作原则,结合医院实际制定本预案。

1.保卫处近期常备 24 人,24 小时值守医院,以备突发事件发生时的紧急调动。

2.人员分为 2 个小组:

（1）病员转移组,负责门诊一层、内科楼一层、内科楼地下室的病员及住宿人员的转移。以及若发生重大洪涝灾害后外来我院病员的转移工作。

（2）抢险组,负责院内发生洪涝灾害时的抢险工作。

反恐维稳应急预案
LDYYHQ—ZY/BW—10

第一章　总　则

第一条　为了有效预防、及时控制和消除暴力恐怖袭击、暴力伤害医务人员事件的危害,提高医院反恐维稳应急能力,保障医务工作者、患者及公众的身体健康与生命安全,维护正常医疗秩序和社会稳定,结合医疗、救护工作特点和本院实际,制定本预案。

第二条　反恐维稳预防暴力伤医事件应急处理工作应坚持统一指挥、分级负责、反应及时、措施果断、人人参与、加强合作、减少危害的原则。

第二章　组织机构及职责

第三条　医院成立反恐维稳预防暴力伤医事件领导小组,负责全院反恐维稳预防暴力伤医事件方案、措施的决策和制定,组织指挥医院的反恐维稳预防暴力伤医事件工作。在全院范围内调配人力、物资,统一指挥协调各工作组、各处室工作。

组　长:

副组长:

领导小组下设办公室。

主　任:

成　员:

办公室职责:掌握事件基本动态,向上级主管、政府有关部门联系,汇报医院反恐维稳预防暴力伤医事件的进程;负责协调各方面的工作,安排紧急会议等。

第四条　领导小组下设四个工作组、两支医疗救援队。

1.安全保卫组

组　长:

成　员:保卫处全体人员

负责医院反恐维稳预防暴力伤医事件工作中的安全保卫工作;制定并落实医院安全保卫措施和制度;维护好现场秩序,指导全院各处室、科室人员做好安全防范,及时与公安、消防等部门联系,汇报情况,取得帮助。组织安保人员对病区和家属区开展日夜巡视,确保医院无监控死角,加大监控人员管理;加强重点部门和要害部位的安全管理,发现漏洞及时报告,并督促有关科室迅速整改。

2.医疗救治组

组　长:

成　员:医务处、护理部全体工作人员。

组织协调受伤人员、患者的应急处置和医疗救治,组织成立医院医疗救治队,并指挥医疗救治队开展医疗救治工作。

3.医疗救援队

(1)专家救援队。

(2)骨干救援队。

负责开展受伤人员的医疗救治工作,对各类伤害实施紧急救治;接受省政府、卫生主管部门调遣,在医院领导小组的统一指挥下,随时做好抢救急重患者的抢救治疗工作。

4.后勤保障组

组　　长:

成　　员:后勤保障处、设备处、职工餐厅全体工作人员。

负责后勤物资的保障,确保水电、安全通道的畅通,储备应急物资,保证医疗救治所需设备完好;为应急工作提供车辆运输;确保饮食安全。

5.宣传教育组

组　　长:

成　　员:宣传部全体工作人员。

负责医院决策部署的传达宣传,及时收集、发布有关消息,实施网络舆情监控,开展职工和病患思想政治宣教、引导工作,公布院内应急管理相关法律法规和规范性文件,提高职工危机意识和应对突发事件的自救、互救基本知识,维护医院和谐稳定。

第三章　应急处理

第五条　医院内犯罪分子行凶事件应急程序

1.获得事件信息的任何人在第一时间向医院保卫处报告,保卫处接到报告后迅速向医院总值班和院领导汇报,并同时拨打 110 报警。

2.医院总值班干部或任何职工立即组织现场人员,采取有效措施控制事件的发展,防止事态扩大。

3.保卫处迅速集结保安力量,携带防卫器械,与犯罪分子周旋劝阻,制止犯罪行为,为警方援助赢得时间,在有利条件下设法制服犯罪分子。

4.医院中层干部配合保卫处尽快把事件发生区域附近的所有医务人员、患者和无关人员撤离至安全区域。

5.医务处、护理部组织医务人员立即施救受伤伤员。

6.保卫处实施事件现场警戒,阻止无关人员进入医院,维护现场秩序,防范别有用心的人肇事,引导外部救援人员进入事件现场。

7.事件发生后,院长办公室应立即向上级部门报告,由宣传部统一对外发布处置情况。

第六条　医院内发现可疑人物、物品应急程序

1.在医院内发现可疑人物、可疑物品或收到可疑邮包,在场的职工应立即向医院保卫处报告,保卫处接到报告后迅速向医院总值班或院领导汇报,并立即打 110 报警。

对发现的可疑物品邮包,任何职工不要试图打开或随意摆弄它,禁止在周围吸烟、使用手机、对讲机或发动机动车辆等。

2.在可疑人员、可疑物品的处置过程中,保卫处应采取切实有效的措施,确保自身安全,防范可疑人物使用暴力,保证周围人员的安全。配合警方在医院其他区域搜寻检查,以确定在医院内是否还有其他可疑物品。

3.医院配合警方开展可疑人员、可疑物品处理工作,院长办公室专人及时向上级部门报告,由宣传部统一对外发布处置情况。

第七条 医院内暴力伤医事件应急程序

1.医院内一旦发生有暴力伤医事件,在场的任何职工应立即向保卫处报告,保卫处接到报告后立刻向医院总值班或院领导汇报。

2.保卫处迅速组织保安携带防卫器械到达所在科室、诊室,制止暴力伤医,保护医务人员。

3.相关科室、诊室主任、护士长应组织本科室人员采取措施控制事态的进一步发展,尽快把事件发生区域附近的所有医务人员、患者和无关人员撤离至安全区域,并保护好现场。

4.医务处、护理部组织医务人员立即施救受伤伤员。

5.院长办公室、医务处、护理部和相关科室相互配合及时做好受伤医务人员及家属的安抚工作,配合警方开展处理工作,院长办公室专人及时向上级部门汇报相关情况,由宣传部统一对外发布处置信息。

第四章 附 则

第八条 本应急预案管理单位为领导小组办公室,定期进行修订。

第九条 各工作组根据本预案制定各具体预案细则,东岗院区依据本预案结合具体实际制定相应预案并报医院备案。

第四节　消防科工作手册范例

编号:LDYYHQ—ZY/BW—2014	
版本 / 修改状态	A/0
发放控制号	

消防科工作手册

编　制：

审　核：

批　准：

前　言

本工作手册依据 GB/T 19001—2008（ISO 9001:2008,IDT）《质量管理体系　要求》和保卫处实际编制,于 2017 年 07 月 01 日起实施。

本手册的编写、审批人员及部门如下:

主持编写部门:贯标办公室

主要编写人员:

审　核:　　　　　日期:2017 年 07 月 01 日

批　准:　　　　　日期:2017 年 07 月 01 日

修改履历记录

修改日期	修改前内容	修改原因及修改内容	修改人	批准人
2017 年 1 月	各科室、岗位工作手册	新增科室、岗位工作手册		

目　录

序号	文件编号	文件名称	备注
1	LDYYHQ—ZY/BWX—01	消防科组织机构图	
2	LDYYHQ—ZY/BWX—02	消防科质量目标	

消防科组织机构图
LDYYHQ—ZY/BW—01

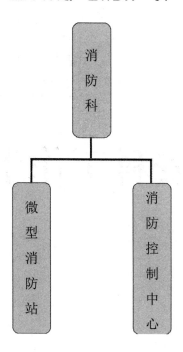

消防科质量目标
LDYYHQ—ZY/BWX—02

1.消防喷淋、消火栓及消防报警系统运行正常。

2.备设施良好,运行正常无事故隐患。

3.灭火器材保养维护正常。

第五节 治安科工作手册范例

编号:LDYYHQ—ZY/BW—2014	
版本 / 修改状态	A/0
发放控制号	

治安科工作手册

编　制:

审　核:

批　准:

2017 年 07 月 01 日发布　　　　2017 年 07 月 01 日实施

前　言

本工作手册依据 GB/T 19001—2008（ISO 9001:2008,IDT）《质量管理体系　要求》和保卫处实际编制,于 2017 年 07 月 01 日起实施。

本手册的编写、审批人员及部门如下:

主持编写部门:贯标办公室

主要编写人员:

审　核:　　　　　　日期:2017 年 07 月 01 日

批　准:　　　　　　日期:2017 年 07 月 01 日

修改履历记录

修改日期	修改前内容	修改原因及修改内容	修改人	批准人
2017 年 1 月	各科室、岗位工作手册	新增科室、岗位工作手册		

目　录

治安科工作职责
LDYYHQ—ZY/BWZ—01

1.落实医院安全保卫工作责任制和安全技术防范措施,防止盗窃、破坏和治安灾害事故的发生。

2.调解处理医院内治安纠纷;维护医院正常的教学秩序和工作秩序。

3.对医院内有轻微违法但尚未构成犯罪的人员进行帮助、教育。

4.积极协助公安机关查破医院内发生的各类刑事案件和治安案件。

5.积极开展法纪法规、安全防范宣传教育工作,配合领导协调各职能部门落实治安责任制,不定期组织各类安全检查。

6.加强对保安人员的业务指导和监督管理。

7.负责对医院治安应急队伍和医院保安队伍的指导,调动职工及患者自我管理、自我防范的积极性,发挥治安自我防范的作用。

8.完成处长交给的其他工作。

治安科组织机构图
LDYYHQ—ZY/BWZ—02

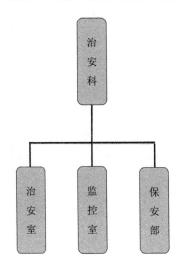

治安科质量目标
LDYYHQ—ZY/BWZ—03

1.服务区域内治安环境良好、安全;

2.停车有序、计时收费;

3.服务对象/用户投诉及时处理率100%

第六节　治安科岗位说明书范例

编号：LDYYHQ—ZY/BW—04—2014	
版本 / 修改状态	A/0
发放控制号	

治安科岗位说明书

编　制：

审　核：

批　准：

前　言

本岗位说明书依据 GB/T 19001—2008（ISO 9001:2008, IDT）《质量管理体系　要求》和保卫处实际编制，于 2017 年 07 月 01 日起实施。

本说明书的编写、审批人员及部门如下：

主持编写部门：办公室

主要编写人员：

审　核：　　　　　日期：2017 年 07 月 01 日

批　准：　　　　　日期：2017 年 07 月 01 日

修改履历记录

修改日期	修改前内容	修改原因及修改内容	修改人	批准人
2017 年 1 月	各类岗位职责	增加科室及相关职责		

目 录

停车场管理员岗位说明书

LDYYHQ—ZY/BWZ—04/01

职务名称	管理员	直接上级	保卫处处长
所属部门	保卫处	所辖人员	
定员人数	1	工作性质	管理

工作职责:
1.做好医院车辆录入审核监管工作。
2.做好停车场的出入车辆信息监管。
3.做好停车场的收费与查账监管。
4.和财务处对接,做好停车收费票据的领取以及账目交接工作。
5.对停车收费员的工作行为进行行为分析和监管。
6.完成上级领导交办的其他任务。

任职资格:
1.本科以上学历,五年以上工作经验;
2.熟悉任职岗位及下属岗位的各项业务及运作流程;
3.具有较强的管理能力和领导水平;
4.通过组织人事部门统一组织的竞聘与考核。

应急队员岗位说明书

LDYYHQ—ZY/BWZ—04/02

职务名称	应急队员	直接上级	治安科科长
所属部门	治安科	所辖人员	
定员人数	1	工作性质	管理

工作职责:

1.了解掌握医院的治安及消防状况,经常深入科室,及时发现不安全因素和不安全苗头,加大预防措施,做好案件和火灾事故预防工作。

2.负责医院治安及消防安全的防范工作,坚持每日巡查院区,及时发现、及时解决、及时汇报巡查中发现的问题,并认真填写好巡查记录。

3.负责医院的接、处警工作,出警迅速,处警文明。严防各类案件的发生,接警后迅速查明情况,控制事态,立即汇报,处警后做好材料整理、上报。

4.掌握全院安全防火工作情况,熟练运用、操作各类消防器材,做好消防器材的检查、保养工作,保证器材处于良好的状态。

5.及时扑救一般火灾,做到出现场快、报告及时、措施得当,查清一般火警原因,配合公安消防部门追查处理火灾事故。

6.做好消防控制室及监控室值班工作。

7.完成处长、科长交办的其他工作。

任职资格:

1.大专以上学历,两年以上工作经验;

2.吃苦耐劳,熟悉本岗位的各项业务;

3.熟悉户籍办理的各项知识及相关程序;

4.通过组织人事部门统一组织的竞聘与考核。

监控员岗位说明书

LDYYHQ—ZY/BWZ—04/03

职务名称	监控员	直接上级	治安科科长
所属部门	治安科	所辖人员	
定员人数		工作性质	

工作职责：

为了加强闭路电视监控系统操作室的管理,确保监控系统的正常使用和安全运作,充分发挥其作用,特制定本规则。

1.监控人员必须具有高度的工作责任心,认真负责完成好医院赋予的安全监控任务,及时掌握各种监控信息,对监控过程中发现的情况及时进行处理和上报。

2.值班人员必须严格按照规定时间上下班,不准随意离岗离位,个人需处理事务时,应征得值班干部的同意并在有人顶岗时方可离开。

3.对监控到的盗窃作案嫌疑人,叫巡逻队员进行跟踪,及时抓获盗窃分子,确保医院的治安稳定。

4.每天对监控的情况进行登记,并对值班登记本保留存档。监控人员服从值班干部的领导,认真完成保卫处交办的各项工作任务。监控人员要爱护和管理好监控室的各项装配和设施,严格操作规程,确保监控系统的正常运作。

5.无关人员未经许可不准进入监控室。

6.不准在监控室聊天、玩耍,不准随意摆弄机器设备,保持室内的清洁卫生。必须保守秘密,不得在监控室以外的场所议论有关录像的内容。

任职资格：

1.35 岁以下,大专以上学历,具有一定的电脑操作水平;

2.熟悉监控设施的性能及报警程序;

3.为人正直,具有较好的耐心,工作细致、不脱岗;

4.通过组织人事部门统一组织的竞聘与考核。

第十一章　第三方认证范例

第一节　第三方认证申请范例

认证申请者基本信息

中文名称					
英文名称					
中文地址					
英文地址					
法定代表人		网址		邮政编码	
联系人		职务		E-mail	
联系人电话		传真		手机	
申请信息	■初次申请　　□再认证　　□扩项　　□证书转换 □				

方圆标志认证集团有限公司：

　　本单位已获取你公司的公开文件，充分了解国家关于认证认可的法律法规及你公司的认证要求，自愿向你公司提出认证申请并承诺始终遵守有关认证、认证标志使用、认证信息变更通报等要求。本单位现行的管理体系文件发布的时间是×××年××月××日，并已经完成内部审核和管理评审。本申请书的内容及所附材料属实，并在接受审核时向审核组提供必要的工作条件和真实有效的运作信息。

　　法定代表人/被授权人（签字）：

　　　　　　　　　　　　　　　　　　　　　年　　　月　　　日

　　　　　　　　　　　　　　　　　　　　　　　　（公章）

认证机构：方圆标志认证集团有限公司　　地址：北京市海淀区增光路 33 号　　邮编：100048
电话：010-88411888　传真：68415033　http://www.cqm.com.cn　E-mail:cqm@cqm.com.cn

受理机构：　　　　　　　　　地址：

邮编：　　　　电话：　　　　　传真：　　　　　E-mail:

拟认证组织信息

名　　称	
英文名称	
注册地址	
注册地址英文	
运作地址	
英文运作地址	
与申请者的关系	□同一　　■下属　　□合约　　□

负责人		网址		邮政编码	
管理者代表		联系人		E-mail	
电　话		传真		手机	
组织机构代码		组织注册资本	万元	组织员工数	
固定分场所数量	1	临时分场所数量	1	体系覆盖的员工人数	

拟认证领域及标准：

■质量管理体系认证（QMS）　　　依据 GB/T 19001—2015□ GB/T 50430□

□环境管理体系认证（EMS）　　　　依据 GB/T 24001—（　　）

□职业健康安全管理体系认证（OHSMS）　依据 GB/T 28001—（　　）

□食品安全管理体系（FSMS）　　　依据 GB/T 22000—（　　）

□能源管理体系（EnMS）　　　　　依据 GB/T 23331—（　　）

　　　　　　　　　　　　　　　　能源管理体系认证实施规则/行业标准

□食品 HACCP 体系认证　　　　　依据 GB/T27341□、GB14881 □

　　　　　　　　　　　　　　　　CAC/RCP1—1969, Rev.4—2003?

□乳制品 GMP　　　　　　　　　　依据 GB 12693□、GB 23790□

□乳制品 HACCP 体系　　　　　　依据 GB/T 27341□、GB/T 27342□、

　　　　　　　　　　　　　　　　GB 12693□、GB 23790□

管理体系覆盖的产品及活动（中文）：

基建维修、大型基建工程外包管理、库房物资及物业管理服务和食堂膳食服务。

管理体系覆盖的产品及活动（英文）：

The Infrastructure maintenance, The Large infrastructure project outsourcing management, The Warehouse materials and property management services, and The canteen catering services.

范围说明：（如主要的外包过程、委托加工情况（适用时））

基建处大型工程外包；物业管理服务的保洁服务外包。

注：申请的拟认证组织分别填写本表，本表可以复制。

认证场所清单

1.认证申请者名称:

2.多场所层级关系说明:■除申请书所列场所外,无其他场所。/ □其他场所说明:

第一层级为拟认证组织

第二层级场所为　　　　　共　　个(如:分公司级),临时场所共　个

第三层级场所为　　　　　共　　个(如:部门级), 临时场所共　个

第四层级场所为　　　　　共　　个(如:门市级), 临时场所共　个

3.本表为第二级场所清单,上一级认证组织全称:

4.固定场所:

序号	名　称	地　址	联系人	电话	人数	产品/活动	下级场所数量
1							
2							
3							
4							
5							
6							

5.临时场所:

序号	名　称	地　址	联系人	电话	人数	活动/进程
1						
2						
3						
4						
5						
6						
7						

6.受审核方承诺

本单位对上述内容真实性负责。

被授权人(签名)：

年　月　日

(公章)

7.抽样合理性的说明(本栏由审核组长填写)：

本次审核抽(选)取第　　项固定场所,第　　项临时场所。抽样代表性说明：

审核组长：　　　　年　月　日

其他信息

1. 对 CQM 认证证书内容的表述是否有特殊要求：
■无 /□有：

2. 希望获得四套认证证书副本：

3. 国际认证联盟(IQNet)证书及国外证书需求信息：

□在获得方圆标志认证证书后,申请获取_____国家 / 地区_____机构的证书。

□获得_____国家 / 地区_____机构颁发的等效性声明,声明方圆标志认证证书与其颁发的证书具有同等效力。

4.希望第一阶段审核时间:2014 年 11 月 26 日左右

5.审核所用语言:■中文;■英文;其他:

6.能否安排在周六、周日进行现场审核? ■能 /□否

7.是否轮班:■否 /□是,轮班制数:

8.作息时间:上午:8:00~12:00　　　　下午:2:30~5:30

9.本组织是否接受咨询服务:□否 /■是,咨询单位名称:方圆标志认证集团

10.是否曾获得过认证证书:■否 /□是

证书类型	颁证机构	证书编号	颁证日期	证书有效期

11. 其他需要说明的问题：

申请体系认证时需提交的关于拟认证组织的资料

基本资料（含质量管理体系认证）	☐申请方和拟认证组织的法律地位证明(法人营业执照或法人授权书等、组织机构代码证) ☐资质或许可证复印件(法律法规规定需要资质和许可证的行业) ☐商标注册证明复印件或商标授权使用证明(认证证书中表明注册商标时需提供) ☐有效的管理体系文件(手册、程序文件等) ☐组织认证场所清单(两个或两个以上场所时提供) ☐生产/服务工艺流程示意图、主要生产和检验/监测设备、产品适用标准清单 ☐对产品符合性或体系绩效产生影响的外包信息
环境管理体系认证补充资料	☐重要环境因素清单,适用的法律法规清单及环境目标、指标和管理方案 ☐环评批复、"三同时"验收报告(适当时) ☐主要污染物,执行的排放标准及类(级)别 ☐主要污染物监测报告(适用时) ☐地市级以上环保局出具被认证组织的在近一年内未因环境违法受到行政处罚的证明(组织的活动产生的环境污染、环境影响重大时须提供) ☐受审核方的环境管理体系所覆盖的活动区域;需要时提供管网示意图(至少包括污水、雨水管)并注明各排污口 ☐主要污染物处理流程示意图/处理方法(需要时)
职业健康安全管理体系认证补充资料	☐不可接受风险清单,适用法律法规清单及职业健康安全目标和管理方案 ☐安全情况简介,包括近一年中是否发生事故及处理情况(需要时) ☐职业健康安全管理体系所覆盖的活动区域示意图 ☐组织一年内未发生重大安全事故承诺 ☐安全生产许可证、"三同时"验收报告、安全批复、职业病危害预评价批复(需要时) ☐作业场所有对人体危害较大的尘毒、噪声等的企业,提供具有法定资格的卫生监测或疾控中心近一年内出具的尘毒、噪声等监测报告(需要时)
能源管理体系补充资料	☐能耗设备设施清单 ☐能源示意图 ☐综合能耗、单位产品/单元产值综合能耗清单 ☐自运行能源管理体系以来取得的能源绩效情况(能源绩效数据清单)
食品安全管理/HACCP体系补充资料	☐食品行政许可(如食品生产/餐饮服务许可证、保健食品、新资源食品等生产活动的许可证、出口企业备案证明)(必要时) ☐加工生产线、HACCP项目、班次 ☐委托加工情况说明(适用时) ☐生产、加工或服务过程中执行的法律法规、标准和技术规范清单;产品执行企业标准时,提供加盖当地政府行政主管部门备案印章的产品标准文本复印件 ☐相关文件(产品描述、简要工艺说明、危害分析、前提方案、HACCP计划、操作性前提方案等);HACCP手册(HACCP体系适用,包括良好生产规范(GMP)) ☐厂区周边环境图、厂区(包括车间)平面图、人流图、物流图、生产工艺或服务工艺流程图、给排水图(必要时)

续表

食品安全 管理/ HACCP 体系补充 资料	□产品符合卫生安全要求的相关证据和自我声明(见附表) □食品添加剂使用情况说明,包括使用的添加剂名称、用量、适用产品及限量标准 等(适用于 HACCP 体系)
乳制品 GMP 认证 补充资料	□生鲜乳日供应与企业日加工能力情况及最大收奶区域半径的说明(适用时) □委托加工情况说明(适用时) □生产管理、质量管理文件目录及 GMP 认证要求的相关文件 □组织机构图、职责说明和技术人员清单 □厂区位置图、平面图、加工车间平面图、产品工艺流程图及工艺说明 □生产经营过程中执行的相关法律、法规和技术规范清单 □近一年内质量监督、行业主管部门产品检验报告复印件 □产品符合卫生安全要求的相关证据和自我声明(同附表)
乳制品 HACCP 体系补充 资料	□HACCP 体系文件 □生产加工过程中执行的相关法律、法规和技术规范清单 □生鲜乳日供应与企业日加工能力情况及最大收奶区域半径的说明(适用时) □组织机构图、职责说明和技术人员名单 □委托加工情况(适用时) □厂区位置图、平面图;加工车间平面图;产品描述;生产、加工工艺流程图、工艺 描述 □产品执行标准目录。产品执行企业标准时,提供加盖当地政府行政主管部门备 案印章的产品标准文本 □每种产品中加入的食品添加剂的名称、作用、添加量和添加的依据的清单 □近一年内质量监督、行业主管部门产品检验报告复印件或其他产品符合国家法 律法规、食品安全标准和有关技术规范要求的证明材料 □产品符合卫生安全要求的相关证据和自我声明(同附表)

管理体系认证覆盖的产品 / 服务清单

系列产品名称			
序号	名称	规格型号	各种执行标准

受审核方确认:(签章)

注:

1.管理体系认证覆盖的产品为系列产品时,每一个系列认证产品填写一份本表。本表可以复制。

2.当申请质量管理体系或食品安全相关管理体系认证时,请填写产品/服务执行标准。

3.本表将作为确定认证证书附件上所表述的认证系列产品的依据。

产品符合卫生安全要求的自我声明

（申请食品安全管理体系、HACCP 体系、乳制品 GMP 认证组织适用）

1. 本企业生产＿＿＿＿＿＿＿＿＿类产品＿＿＿＿＿＿＿种，依据的产品标准和国家卫生标准是：

＿＿＿＿＿＿＿＿＿＿＿＿＿

＿＿＿＿＿＿＿＿＿＿＿＿＿

＿＿＿＿＿＿＿＿＿＿＿＿＿

＿＿＿＿＿＿＿＿＿＿＿＿＿

2. 本企业产品已送检＿＿＿＿＿＿＿＿＿＿＿＿＿＿＿＿＿＿＿＿检验机构检验，质量、卫生各项指标全部合格。（见检验报告复印件）

3. 本企业生产的产品配方中所用的食品添加剂其使用范围和加入量符合 GB 2760 和 GB14880 标准之要求。（没用添加剂的，注明未用）

4. 本企业自愿申请食品安全管理体系认证，承诺在遵守国家法律法规、规章和相关国家或行业/专业/地方标准的基础上，建立☐食品安全管理体系/☐乳制品 GMP/☐乳制品 HACCP 体系，确保交付给消费者质量可靠、卫生安全的产品。

特此声明

法定代表人（签字）

企业（章）

拟认证产品覆盖范围（申请 HACCP 体系、乳制品 HACCP 和 GMP 认证组织适用）（此表可复制）

产品名称	生产场所/车间	产品类型	年产量	年产值(万元)	备注

产品类型：液体乳类、乳粉类（婴幼儿配方乳粉、其他乳粉）、炼乳类、乳脂肪类、干酪类、其他乳制品类。

使用食品添加剂的清单

（申请食品安全管理体系认证、食品 HACCP 体系认证、乳制品 GMP 认证和乳制品 HACCP 体系认证组织适用）

序号	产品名称	使用的添加剂名称	添加量(%)	作　用	添加的依据	备注

法定代表人(签字)

企业(章)

填表日期：　年　　月　　日

附件：CQM/JL-SL-00-3-1《认证证书转换信息》

（涉及证书转换时,附件与申请书一起使用,由申请转换组织填写）

第二节　审核／检查计划范例

1.基本信息：　　　　　　　　　　　　　　　　项目号：CQM-00-2014-0157

受审核方/制造商全称：	受审核方/制造商的法定代表人：
地址：	联系人：
邮政编码：　　电话：	传真：

2.审核组组成：

序号	姓名	代号	性别	组内职务	注册级别	专业代码
1						
2						
3						

3.审核目的：

■管理体系一阶段审核：了解受审核方管理体系的基本情况；确认受审核方文件所述的体系与审核准则的符合性／适宜性；收集受审核方管理体系范围、过程和场所的必要信息；确认受审核方管理体系的实施程度，受审核方已为第二阶段审核做好准备；策划第二阶段审核的关注点(包括第二阶段审核所需人员、时间等的资源提供信息)；进一步核实认证范围。

4.认证的领域和审核类型
质量管理体系认证　　　　　　　　　　第一阶段

5.审核范围：
质量管理体系认证
基建维修、大型工程外包管理、库房物资的物业管理服务和膳食服务 Q32M(32.08.02)、Q30C(30.05.01)

---

b)审核取证期限：自×××年××月××日至本次审核结束时止。需要时，可超期取证。

6.审核准则：
■GB/T 19001—2008

受审核方：　　　　　　　　管理手册及其他体系文件版本：

产品标准、相关法律法规及其他相关文件

7.审核人日要求：

总人日数：　　2.0　　　　　现场人日：　　2.0

说明：

8.审核报告发放范围：■受审核方；■审核机构；■方圆标志认证集团有限公司。

9.其他说明：

现场审核日程安排由审核组长与受审核方代理人商定，在第 3 页拟订；首、末次会议由受审核方管理层或者(适当时)相关职能过程负责人参加；审核过程中请为每个审核小组配备一至两名向导，其职责主要是审核的见证、联络、向导。按审核日程安排，受审核方的有关人员应在本岗位，特殊情况，由审核组长决定调整审核计划。本公司及审核组承诺保守受审核方的技术、商业、管理方面的秘密。

10.批准：

受审核方确认意见：

同意本计划的安排，我单位可以按此计划安排工作，配合现场审核。

批准按此计划实施

受审核方负责人：

　　年　　月　　日　　　　　　　　　　　　年　　月　　日
　　　　（公章）　　　　　　　　　　　　　　　（公章）

日期	第 一 组		第 二 组	
	人员时间	过程/区域/要求	人员时间	过程/区域/要求
12.19	A B C 8:30~9:00	首次会议		
			A C	
	9:00~12:00 14:00~15:30	办公室： 1.质量管理体系策划、建立及运作情况（关键、需要确认过程、条款删减、外包过程等）；2.对质量管理体系文件化的建立和管理情况及文审问题改进情况确认，是否满足标准要求；3.员工能力确认及培训情况；4.质量管理活动监督检查和审核情况的策划；5.改进活动的策划情况；6.内部审核和管理评审策划和实施情况。 /4.1、4.2、5.5.1、5.6、6.2、8.2、8.4、8.5	9:00~12:00	后勤保障处： 现场巡视并了解以下情况： 1.服务实现的策划情况； 2.服务提供过程的策划及控制情况； 3.物业管理服务和膳食服务的监视和测量情况。/6.3、6.4、7.1、7.3、7.5、8.2.3、8.2.4、8.3
	15:30~16:30	高层管理者： 1.确认管理体系认证范围；2.确认其资质、政府许可状况；3.初步确认适用法律法规收集及法规遵循情况；4.事故、顾客申投诉及处理情况；5.确认管理体系的策划：方针和目标、组织结构、职责、资源、技术和经营绩效状况；6.内部审核及管理评审情况；7.标准删减及适用性确认；8.质量管理监督检查和考核机制的建立情况；9.国家或地方政府、行业监督检查情况。 /4.1、5.1、5.2、5.3、5.4.1、5.4.2、5.5、5.6、6.1、8.1	14:00~15:30	基建处： 现场巡视并了解以下情况： 1.服务实现的策划情况； 2.服务提供过程的策划及控制情况； 3.基建维修、大型工程外包管理服务的监视和测量情况。 /6.3、6.4、7.1、7.3、7.5、8.2.3、8.2.4、8.3
	A B C 16:30~17:00	审核组内部沟通会议	15:30~16:30	保卫处： 现场巡视并了解以下情况： 1.服务实现的策划情况； 2.服务提供过程的策划及控制情况； 3.安保服务的监视和测量情况。 /6.3、6.4、7.1、7.3、7.5、8.2.3、8.2.4、8.3
	17:00~17:30	与高层管理者座谈		
	17:30~18:00	末次会议		

说明：本审核计划提供的详细程度应反映审核范围及复杂程度，任何修改应征得各方同意后方可实施。

第三节 文件审核报告范例

1.受审核方名称：兰州大学第一医院后勤保障处　　　项目号：CQM-00-2014-0157

2.认证类别：■QMS □EMS □OHSMS □FSMS □HACCP □乳 GMP □产品认证

3.审核依据：■GB/T 19001—2008 □GB/T 50430

　　　　　　□GB/T 24001—2004 □GB/T 28001—20

　　　　　　□GB/T 22000 □GB/T 27341 GB 14881 □ CAC/RCP1—1969, Rev.4

　　　　　　□GB/T 27341、GB/T 27342、GB 12693 □GB 23790

4.文件审核：

1)■手册（方针、目标）编号：LDYYHQ-SC-2014 版本：A/0

2)■程序文件 11 份

3)□

5.问题清单(可加附页)：

序号	文件资料的名称	章节/条款	问 题 描 述	整改要求	整改确认
1	质量手册 LDYYHQ-SC-2014 版本：A/0	0.6	手册中组织机构图的各部室名称与0.7后勤系统质量管理体系职能分配表及附录A管理层及各处室工作职责中的各部室名称不一致	②	
2					
3		0.7	后勤系统质量管理体系职能分配表中无5.4.2质量管理体系策划的职能分配	②	
4		1.2.2	手册中 1.2.2 删减说明中描述"本后勤系统质量管理体系采用 GB/T 19001 标准的全部条款"，0.7 后勤系统质量管理体系职能分配表中"7.3 设计和开发（删减）"	②	
5					

6.说明：

结论：□受审核方提交的文件基本符合　　　　　标准的要求,可以进行现场审核。

　　　■文件审核中发现不符合,请予以纠正,由审核组长确认纠正有效后再进行现场审核。

现场审核时将继续对管理体系文件进行审核,对发现的文件不符合,提出整改要求。

文审人员：　　　2014 年 12 月 15 日

审核组长：　　　2014 年 12 月 15 日 受审核方：　　　年　　月　　日

注:问题清单中的整改要求可用①或②标识。①请予以纠正,审核组现场对其纠正的有效性进行确认。②请予以纠正,并提供纠正的有效证据,经组长确认后,方可进入现场审核。

第一阶段审核问题清单

■QMS □EMS □OHS □HACCP □ □

序号	部门（区域）	问 题 描 述	不符合标准条款	整改要求	验证

说明：整改要求栏中用代号号说明对审核中发现问题的处理意见："①"表示第二阶段审核前要求提供整改有效性证实资料，第二阶段现场验证整改的有效性；"②"表示进入第二阶段现场审核前，应提供整改有效性证据。

审核组长：　　　　审核员：　　　　受审核方确认：

年　　月　　日　　　　年　　月　　日

现场审核日期：2014 年 12 月 22 日至 2014 年 12 月 24 日，共 3 天

日期	人员时间	过程/区域/要求
12.22	A B C 8:30~9:00	首次会议
	A B C 9:00~12:00 14:00~16:00	办公室： 文件要求（质量手册、文件控制、记录控制等）、质量方针、质量目标管理及体系策划、职责和权限、内部沟通、管理评审、人力资源管理、基础设施、工作环境控制、与顾客有关过程的管理、内审、服务提供过程的控制、过程及服务的监视测量、不合格服务的控制、数据分析及改进情况 4.2.2~4.2.4、5.3、5.4、5.5.1、5.5.3、5.6、6.2、6.3、6.4、7.5、7.2、8.2.1、8.2.2、8.2.3、8.2.4、8.3、8.4、8.5.2、8.5.3；
	16:00~18:00	后勤保障处： 人力资源管理、基础设施、工作环境控制、与顾客有关过程的管理、服务实现的策划、服务设计和开发控制、采购控制、服务提供过程的控制、过程及服务的监视测量、不合格服务的控制、数据分析及改进情况 6.2、6.3、6.4、7.1、7.2、7.3、7.4、7.5、8.2.3、8.2.4、8.3；
12.23	8:30~12:00 14:00~18:00	后勤保障处：/同上 基建处： 人力资源管理、基础设施、工作环境控制、与顾客有关过程的管理、服务实现的策划、服务设计和开发控制、采购控制、服务提供过程的控制、监视和测量设备的管理、过程及服务的监视测量、不合格服务的控制、数据分析及改进情况 6.2、6.3、6.4、7.1、7.2、7.3、7.4、7.5、7.6、8.2.3、8.2.4、8.3；
12.24	8:30~12:00	保卫处： 人力资源管理、基础设施、工作环境控制、与顾客有关过程的管理、服务实现的策划、服务设计和开发控制、采购控制、服务提供过程的控制、过程及服务的监视测量、不合格服务的控制、数据分析及改进情况 6.2、6.3、6.4、7.1、7.2、7.3、7.4、7.5、8.2.3、8.2.4、8.3；
	14:00~15:00	高层管理者： 删减合理性、公司方针、目标、过程指标完成情况、组织机构、体系策划、资源提供、管理评审、持续改进 1.2、4.1、5.1~5.6、6.1、7.1、8.1、8.5.1
	15:00~17:00	审核组内部沟通会议及补充审核
	17:00~17:30	与高层管理者座谈
	17:30~18:00	末次会议

审核组长：　　　2014 年 12 月 20 日　　　项目管理人员：　　　2014 年 12 月 20 日

质量管理体系运行情况报告范例

各位领导：

2015 年 1 月 18 日，我院通过 ISO9001 质量管理体系认证，并获得证书。根据质量管理体系要求，在内部评审之后，进行管理评审，管理评审是由最高管理者医院院长就质量方针和目标，对质量管理体系的现状和适应性进行的正式评价，在今天的评审会上，我就我院后勤系统质量管理体系运行情况汇报如下：

一、质量体系的运行情况

为进一步规范医院后勤管理，提升医院整体服务水平，我院于 2014 年 5 月引进了 GB/T 19001 标准、ISO 9001:2008 质量标准，重新编写医院后勤各处室规章制度及科室工作手册，明确岗位职责，进一步规范工作程序，理顺科室之间的业务关系。其中修订操作规范与工作制度囊括 17 大工作部门共 328 小项，各类登记与记录清单 99 种以满足不同服务部门不同要求，以服务对象为关注焦点，不断改进和完善服务环境、服务流程和服务水平，提高医院管理效率，节约成本。经过半年多的努力，2014 年 12 月 22~24 日，顺利通过了 ISO 9001:2008 质量管理体系认证，2015 年 1 月 28 日正式获得认证证书。

ISO9001:2008 质量管理体系的成功运行，首先更加明确了工作职责，每一个部门甚至精确到每一个岗位都可以根据岗位说明书和工作手册明确职责范围、权限以及工作流程和操作规范，这对以服务范围广、服务对象众多的后勤系统有提纲挈领的作用。权责明晰、操作规范不单填补了以往工作出现的遗漏或发生的重复工作情况，更是杜绝了互相推诿的情况，大大提高了工作效率。

其次，医院后勤工作包括医院基础设施、动力设施、运行安全、物资供应、运输交通、服务支持、餐食供应、环境卫生等多方面，其工作岗位性质多样、工作流程差异性很大。因此，在以工作分析、操作规程为基础，工作指标完成情况为评价标准的医院绩效考核模式下，对于医院后勤人员的绩效考核已经成为医院绩效管理的难点，在后勤管理绩效考核模式中导入了 ISO 9001 质量管理体系，通过形成有效持续的反馈机制，完成对不同岗位员工的客观、量化评价，实现一体化绩效考核，对后勤管理人员的工作和员工的自我评估和提高都有很大的帮助，有属于树立后勤服务人员的新形象。

最后，ISO 质量管理体系中蕴含着过程管理的理念，8 项质量原则中的"持续改善"，是通过管理体系来不断分析、整理跟部门的工作数据和信息并及时反馈进而不断地改进。这是医院后勤管理可持续发展的理论依据，也是后勤不断进步必要条件，只有持续改革与完善才能适应不断变化的环境，立于不败之地。

确立"以人为本、优质服务、满意放心、节能高效"的质量方针。"以人为本"，就是要建立以生物—心理—社会医学模式为指导，把"以病人为中心"及"以服务临床医技为宗旨"的口号在后勤工作方面真正落到实处。"优质服务"，是后勤工作的生命线，是后勤工作的价值体现。而拥有一支高素质的后勤队伍，以及该队伍在服务实践过程中引入质量管理体系形成的规范化、标准化作业程序,是为病人及临床提供一流服务的基本条件和可靠保证。"满意放心",是后勤服务的最终目标,是后勤全员参与质量管理效果的具体体现,是后勤处各科室、各岗位工作好坏的评判标准。其定位于病人满意、临床满意、家属满意、社会满意、医院职工无后顾之忧;设施、设备及工作等方面运行环节无隐患、无事故发生,我们后勤职工自身满意上。"节能高效",就是为病人及临床提供高质量、高效率服务的同时必须厉行节约能源、节约财物,最大限度地把握运行、维保等方面消耗的经济性。为高效、便捷服务于临床,我院后勤保障处于2012年10月成立"后勤一站式服务中心"。该中心24小时派接线员登记临床所需服务项目并及时受理派工,维修或服务人员在规定时限内到达工作点上门服务, 工作完成后由科室签字评价同时作出信息反馈。如果服务不达标,也由中心人员协调、跟踪、整改并详细记录直至服务对象满意,此项服务才算是完成。全部工作流程从"登记——派工——上门服务——服务反馈——服务完成"形成完整的工作体系,服务范围包括全院水、电、暖空调维修及物业协调监督和勤杂。中心成立后,临床科室只需拨打一个电话,后续工作都由中心协调完成,并保证质量与时效。做到了以"以病人为中心"及"以服务临床为宗旨",面向全院提供优质服务,简化工作程序,保障临床用最简便得方法获得最有效的服务。

二、内部质量体系审核情况

按照2017年质量体系审核计划的安排, 于11月17~18日对后勤系统及各部门进行了内审。本次内审未发现不符合报告。

三、质量目标的实施情况

医院后勤服务多年来未发生大不合格现象,实现产品一次交验合格率95%的目标。

四、客户意见处理情况

顾客通常采用电话、口头方式提出意见,办公室对顾客提出的意见都能及时记录并立即着手处理,今后还需进一步加强完善此项工作的管理,通过对顾客意见记录,便于分析原因采取措施,提高服务质量和信誉。

五、存在问题和建议

建议在后勤系统推行绩效考核,按考核成绩发绩效奖金。

六、质量管理体系评价

医院后勤系统的质量体系文件基本符合GB/T 19001—2015版标准要求, 结合医院特点,具有可操作性是适用的,但随着公司的发展仍需不断完善和改进。

质量管理体系自实施以来,运行基本正常,公司员工通过不断熟悉和掌握质量管理体系文件的具体规定和要求,规范了个人行为、使公司的质量管理逐步步入正轨,从而有效地保证了公司质量方针和目标的实现。

2017 年 12 月 2 日